社会药房
中药药学服务指南

魏 骅 主 编

全国百佳图书出版单位
中国中医药出版社
·北 京·

图书在版编目（CIP）数据

社会药房中药药学服务指南 / 魏骅主编 . —北京：中国中医药出版社，2023.9
ISBN 978 – 7 – 5132 – 8119 – 5

Ⅰ . ①社… Ⅱ . ①魏… Ⅲ . ①中药学—临床药学—指南 Ⅳ . ① R285.6–62

中国国家版本馆 CIP 数据核字（2023）第 060069 号

中国中医药出版社出版

北京经济技术开发区科创十三街 31 号院二区 8 号楼
邮政编码 100176
传真 010–64405721
保定市西城胶印有限公司印刷
各地新华书店经销

开本 787×1092 1/16 印张 30.75 字数 685 千字
2023 年 9 月第 1 版 2023 年 9 月第 1 次印刷
书号 ISBN 978 – 7 – 5132 – 8119 – 5

定价 120.00 元
网址 www.cptcm.com

服 务 热 线 010–64405510
购 书 热 线 010–89535836
维 权 打 假 010–64405753

微信服务号 zgzyycbs
微商城网址 https://kdt.im/LIdUGr
官 方 微 博 http://e.weibo.com/cptcm
天猫旗舰店网址 https://zgzyycbs.tmall.com

如有印装质量问题请与本社出版部联系（010–64405510）

《社会药房中药药学服务指南》编委会

序 言

中医药作为我国独具特色的卫生资源，担负着维护和促进人类健康的重要使命。习近平总书记指出，发挥中医药在治未病、重大疾病治疗、疾病康复中的重要作用。努力实现中医药健康养生文化的创造性转化、创新性发展，使之与现代健康理念相融相通，服务于人民健康。这些重要论述充分肯定了中医药的独特优势，彰显了中医药在维护人民健康、促进中国特色卫生健康事业发展中的重要作用。

社会药房作为中药药学服务平台和窗口，必须加强中药药学服务标准化建设，更好发挥中药从业人员的专业技能，向患者提供规范的中药药学服务势在必行，且大有可为。《社会药房中药药学服务指南》的编写填补了国内中药药学服务方面的空白，对中药药学服务的规范化、标准化具有重要指导意义。本书介绍了中医药相关理论知识，阐述了中药药学服务的内涵，明确了中药用药的原则等，内容较为丰富，为社会药房开展中药药学服务提供了重要遵循，也是广大中药学专业技术人员熟悉、了解中药药学服务必不可少的参考书。

希望广大中药学专业技术人员始终牢记保障和促进公众健康的职责使命，在中医学理论指导下，为患者提供更加专业的中药药学服务。《社会药房中药药学服务指南》作为中药药学服务首部指南，作用独特，特为此作序。

安徽省药师协会会长　许伏新

2023 年 8 月 8 日于合肥

编写说明

2020 年 11 月，安徽省在全国率先出版了《社会药房药学服务指南》，为促进安徽省社会药房药学服务起到了指导和促进作用。该指南侧重西药，对于中药的文化、作用表述、医学理论、用药思路、方法及疗效评定等与现代药学完全不同，且中药用药多依靠临床经验，立法组方与用药思路各有差异，所以中药药学服务不能采用西药药学服务的标准来进行指导和评价。

为方便社会药房人员学习和掌握中药药学服务基本要求和相关专业知识、法律法规文件，安徽中医药大学组织来自医院及药品监督管理部门的专家，完成了《社会药房中药药学服务指南》的编写工作。各章节编写情况如下：第一章、第二章由谭辉编写；第三章由沈晨、魏骅编写；第四章由曹康、汪永忠编写；第五章由孙立编写；第六章由李颖编写；第七章由张田田、沈晨、陶有福编写；第八章由沈晨、黄传华、倪华安编写；第九章由陈莉、李立华编写；第十章由徐晓琰、李静、李立华编写；第十一章由李静、李立华编写；第十二章由徐晓琰、李立华编写；第十三章由黄世福、倪凯、张慧编写；第十四章由席永宽、张然、王贺编写。

本书在编写过程中，得到安徽省药品监督管理局、数据科学与中医药创新发展安徽省哲学社会科学重点实验室、安徽省中药监管科学研究中心、安徽省中药协会等单位的大力支持和帮助。同时，得到了安徽省高校优秀科研创新团队——中医药创新发展优秀科研团队（2022AH010039）、安徽省高校优秀青年人才支持重点项目（gxyqZD2022050）等的支持。

由于社会药房中药药学服务的实践探索有待深化，编者水平有限，不妥之处及错漏在所难免，恳请各位同仁提出宝贵意见，以便再版时修订完善。

本书编委会

2023 年 7 月

目　录

第一部分　中药药学服务理论基础

第一章　中医基础知识 ▷▷▷▷

第一节　中医学概述

中医药学是中国古代科学的瑰宝，也是打开中华文明宝库的钥匙，其蕴含的多元价值已深深融入国家经济社会发展的方方面面。中医学是在中国古代整体观和辩证法思想的影响和指导下，经过长期的医疗和生活实践，不断积累总结而形成的具有深厚中华文化底蕴的传统医学科学，是中国人民长期同疾病做斗争的极为丰富的经验总结，是中国传统文化的重要组成部分。在数千年发展进步的历程中，已为中华民族的生息繁衍乃至全人类的文明进步做出了巨大贡献。

中医学形成了以中医药理论与实践经验为主体，研究人类生命活动中健康与疾病转化规律及其预防、诊断、治疗、康复和保健的理论体系。中医学理论体系以气一元论、阴阳学说、五行学说为重要哲学基础，以象思维、系统思维、变易思维为主要思维模式，以整体观为指导思想，以藏象、经络、精气血津液、病因病机、养生防治等理论为核心，以辨证论治为诊疗特点。

一、中医学的基本特点

中医学理论体系形成的标志是《黄帝内经》的问世，其确立了中医学的理论原则，建立了独特的理论体系，形成了以整体观和辩证观为主的基本特点。

（一）整体观念

中医学把人体内脏和体表各部组织、器官看成是一个有机的整体，同时认为四时气候、土地方宜、周围环境等因素对人体生理病理有不同程度的影响，既强调人体内部的统一性，又重视机体与外界环境的统一性，这就是中医学整体观念的主要内容。

中医整体观念强调人是一个有机整体，人与自然环境、社会环境的统一性。中医学的整体观念，对于观察和探索人体及人体与外界环境的关系和临床诊治疾病，具有重要指导意义。

（二）辨证论治

辨证论治，既是中医学认识疾病和治疗疾病的基本原则，又是诊断和防治疾病的基本方法，是中医学术特点的集中表现，也是中医学理论体系的基本特点之一。

证，又称证候。证是中医学的特有概念，是中医学认识和治疗疾病的核心。其本质是对疾病处于某一阶段的各种临床表现，结合环境等因素进行分析、归纳和综合，从而对疾病的致病因素、病变部位、疾病的性质和发展趋势，以及机体抗病反应能力等所做的病理本质的高度概括。

所谓辨证，就是将四诊（望、闻、问、切）所收集的资料、症状和体征，通过分析、综合，辨清疾病的原因、性质、部位，以及邪正之间的关系，概括判断为某种性质的证候。辨证的过程是对疾病的本质病理变化做出正确、全面判断的过程，即从感性认识上升为理性认识，分析并找出病变的主要矛盾。

所谓论治，又称施治，就是根据辨证的结果，确定相应的治疗原则和方法。总而言之，辨证论治是在中医学理论指导下，对四诊所获得的资料进行分析综合，概括判断出证候，并以证为依据确立治疗原则和方法，付诸实施的过程。

二、中医学的哲学基础

中医学属于中国古代自然科学范畴，以中国古代朴素的唯物论和气一元论、阴阳学说和五行学说等自然辨证法思想为哲学基础，来建构理论体系，并使之成为中医学理论体系的重要组成部分。

（一）气一元论

中国古代哲学的物质观，从五行多元论到阴阳二元论，最终统一于气的一元论。中国古代哲学用气一元论的物质概念，说明了世界的物质本原，肯定了世界的物质性。古代哲学的气一元论应用于中医学领域，成为中医学认识世界和生命运动的世界观和方法论，与医学科学相结合，形成了中医学的气一元论。

气，是中国古代哲学标示物质存在的基本范畴，是构成宇宙万物的最基本元素，是世界的本原，是标示着占有空间、能运动的客观存在。气作为哲学范畴是人们对世界物质本质及其现象的高度概括，是天地万物统一的基础，是生成万物的本原，天地万物存在的根据。它不是某一具体的物质形态，而是一个抽象的范畴。限于古代中国的科学发展水平，中国古代哲学对气的认识便不可避免地带有朴素直观的特性，以具体物质形态的气体为模型，构想了气的聚散、氤氲、升降、振荡等运动形式，把气又规定为具有动态功能的客观实体，气又成为一种具体的特质形态，从而把自然科学的具体物质概念与哲学的物质概念并用。

（二）阴阳学说

阴阳学说是在气一元论的基础上建立起来的中国古代的朴素的对立统一理论，体现出中华民族辨证思维的特殊精神。阴阳学说认为，世界是物质性的整体，宇宙间一切事物不仅其内部存在着阴阳的对立统一，而且其发生、发展和变化都是阴阳二气对立统一的结果。

阴阳是中国古代哲学的基本范畴。阴和阳之间有着既对立又统一的辨证关系，阴阳的对立统一是宇宙的总规律，阴阳的对立、互根、消长和转化构成了阴阳的矛盾运动，成为阴阳学说的基本内容。在中医学中，阴阳对立制约、消长变化、相互依存是自然界的根本规律，是标示事物内在本质属性和性态特征的范畴，既标示两种对立特定的属性，如明与暗、表与里、寒与热等，又标示两种对立的特定的运动趋向或状态，如动与静、上与下、内与外、迟与数等。把阴阳学说应用于医学，形成了中医学的阴阳学说，促进了中医学理论体系的形成和发展，是理解和掌握中医学理论体系的一把独特钥匙。中医学用阴阳学说阐明生命的起源和本质，人体的生理功能、病理变化、疾病诊断和防治的根本规律，贯穿并融入于中医的理、法、方、药，长期以来一直有效地指导着中医实践。

（三）五行学说

五行学说是中国古代朴素的唯物主义哲学思想，属元素论的宇宙观，是一种朴素的普通系统论。五行学说认为，宇宙间的一切事物，都是由木、火、土、金、水五种物质元素所构成，自然界各种事物和现象的发展变化，都是这五种物质不断运动和相互作用的结果。天地万物的运动秩序都要受五行生克制化法则的统一支配。五行学说用木、火、土、金、水五种物质来说明世界万物的起源和多样性的统一。自然界的一切事物和现象都可按照木、火、土、金、水的性质和特点归纳为五个系统。五个系统乃至每个系统之中的事物和现象都存在一定的内在关系，从而形成了一种复杂的网络状态。

中医学把五行学说应用于医学领域，以系统结构观点来观察人体，阐述人体局部与局部、局部与整体之间的有机联系，以及人体与外界环境的统一，加强了中医学整体观念的论证，使中医学所采用的整体系统方法进一步系统化和具体化，对中医学特有的理论体系的形成起到了巨大的推动作用。

第二节 藏 象

一、藏象概述

藏，指藏于人体内部的脏腑器官；象，一种含义指脏腑表现于体表的生理、病理征象，另一种含义则为脏腑的形态结构。内在的"藏"是表现在外"象"的本质，外在的"象"则是人体内部"藏"功能活动情况的外在表现，故藏象合称。藏象学说是一种以五脏为中心的、在关注人体自身整体性，同时兼顾五脏与外在环境协调统一的基础上，研究五脏六腑组织表里关系、五脏与形体官窍关系、五脏与精神情志关系，以及五脏功能系统之间关系的理论学说。藏象学说又与阴阳学说、五行学说存在着密切的联系。藏象学说的内容贯穿于中医学各个方面，在临床诊疗活动中常作为判断健康状况、确定病位、后期治疗及指导养生保健的理论基础和依据，在中医学理论体系中具有极其重要的地位和应用价值。

二、五脏

五脏指肝、心、脾、肺、肾五脏。人体内六腑的数量多于五脏，为了完善脏腑经络的表里配合关系，根据历代医家临床实践总结，常将附属于心的心包络作为一脏，纳入藏象学说中进行叙述。

（一）心

心脏位于胸腔之中，肺下膈上，脊柱之前，胸骨之后。心脏尖圆，形状似未开的倒垂莲蕊，色红，中有孔窍，外有心包围护，稍大于人体拳头。在中医学藏象学说中，心在五行属火，其生理功能包含部分现代医学中脑的功能，主要与人体心理活动、血液循环系统、精神情志等方面密切相关。

心主血脉，心具有化生血液并推动和调控血液在脉管中运行不息的作用。心主血脉又需要分为心主血、心主脉两个部分进行叙述。心主血，包括心行血和心生血，血液在脉管中的运行需要心气不断地推动，心气是血液运行的基本动力，心气充沛则心阴心阳协调，血液运行正常，心脏搏动有力、频率适中、节律一致。人体血液的生化依赖心的气化作用，饮食水谷经过脾胃运化产生水谷精微，津液和具有营养作用的营气在心阳作用下化生赤血，这一过程我们称之为"奉心化赤"，心阳充足则血液充足，心火虚衰则血液化生障碍；心主脉，指的是心气推动和调控心脏的搏动和脉管的收缩，使脉道通利，血行流畅，其功能也与心气存在密切关联，心气充足则心脏规律搏动，脉管收缩规律，脉象和缓有力，心气不足则可能出现鼓动无力，脉象细小虚弱，或是出现异常脉象。

心主藏神。心主神志的理论源于中国传统文化的认识，受古代哲学"心灵论"、五行学说、天人相应观念的影响，也源于中医学对人体独特的认识。人体之神分为广义和狭义两种，广义之神指人体生命活动的主宰及其外在总体现，包括面色、眼神、形态、语言、呼吸、饮食、睡眠等；狭义之神指人的精神、意识、思维、情感活动等。心主宰精神意识思维及情志活动，此处指中医学中狭义之神。从整体观念出发，认为神生于五脏，分属五脏，但主导于心，心藏神，肝藏魂、肺藏魄、脾藏意、肾藏志。心可以接受外界客观事物刺激并做出反应，进行思维认知活动，各种情志活动的产生和调节是各种内外刺激作用于人体并通过心做出反应，而形成喜怒悲忧思恐惊的情志变化。

心为火脏，主通明。心位居人体膈上，属阳属火，通于夏气。心阳有温煦推动、鼓舞之用，可以维护心脏正常搏动，使脉管收缩有度，防止精神抑郁之用；而心阴则凉润宁静，制约心阳，濡养心脏，防止精神躁动，血气逆乱。心阳、心阴调和的前提是"心脉以通畅为本，心神以清明为要"，故称为心主通明。

（二）肺

肺位于胸腔，左右各一，覆盖于心上，又称"华盖"，为相傅之官，五行属金。肺在五脏六腑中位居最高，与自然界大气直接相通。

肺主气，肺具有调节呼吸和主司一身之气的作用。人体呼吸运动作用由肺主持，通过肺的呼吸，吸入自然界清气，呼出体内浊气，实现体内外气体交换。肺同时还具有主持一身之气的生成和运行的作用，自然界清气和水谷之气在肺的作用下生成宗气。宗气上能走息道，助肺司呼吸，又可贯心脉，助心行血，亦可下达丹田，以资先天；肺主一身之气运行主要体现在对气机的调节上。

肺主行水，肺气的宣发肃降作用推动和调节全身水液的输布和排泄，又称为"通调水道"。肺气宣发，将津液上输头面外达全身皮毛肌腠，宣发卫气于皮毛肌腠，控制腠理开阖，最后代谢废物为汗液并排出体外；肺气肃降，将津液下输其他脏腑，并将其他脏腑代谢后产生的浊液下输于肾和膀胱，最终代谢为尿液排出。若有外感病邪袭肺，多致肺失宣发，导致恶寒、发热、无汗等表证表现，应宣肺利水；内伤及肺，多致肺失肃降，出现小便不利、全身水肿、咳喘等症状，应降气行水。

肺朝百脉，全身血液都通过百脉汇聚于肺，经肺呼吸进行体内外清浊之气交换，再通过肺气宣降作用，将富有清气的血液通过百脉输送到全身。

肺主治节，治节指肺气的治理调节的功效，对呼吸运动及全身之气、血、津液进行治理调节，其内容主要包括四个方面：呼吸运动、全身气机、血液运行、津液代谢。

肺主宣发肃降。宣发指肺气向上升宣、向外布散的作用；肃降是指肺气向内、向下清肃、通降的作用。宣发肃降相互联系，相反相成，两者协调则呼吸均匀通畅，水液输布、卫气宣发正常。

（三）脾

脾位于腹腔上部，膈膜之下，与胃以膜相连。在中医学理论体系中，脾属土，不仅具有消化功能，还与机体免疫、水液代谢、血液生成密切相关。

脾主运化，脾具有把饮食物化身为水谷精微，并把水谷精微传输到全身的作用。脾的运化作用分为两种，一种是对水谷的运化，另一种则是对水液的运化。水谷入胃，初步消化为食糜，经过脾气的气化作用腐熟，进入小肠进一步消化、泌别清浊，吸收的水谷精微，主要向上散精于肺，再由肺脏输布至四肢百骸，五脏六腑。同样，脾胃具有吸收输布津液，调节水液代谢的功能，水饮入胃，脾散精于肺输布五脏六腑，肾接受来自五脏六腑的糟粕浊液，并经过气化作用存于膀胱，以尿液形式排出体外，肺也将津液、精气散布于头面肌腠，产生的糟粕之物也由汗孔以汗液形式排出。

脾主统血，又称脾裹血，指脾具有统摄血液在血脉中运行而不溢出脉外的作用。脾统摄血液的功能实际上是气固摄作用的体现，若脾不统血，则易出现出血，或是气虚出现的相关症状。同时脾气对气、血同样具有生化作用。

脾主升清，脾气的运动以上升为主，具体表现为升输精微和升举内脏两个方面。脾气的升动传输作用，将脾胃运化的水谷精微上输于心肺，通过心肺作用化生气血，以营养全身，其实质是脾气运化功能的表现形式，脾主升清与胃主降浊是相对而言的，两者相互为用，相反相成。脾气上升同样还能起到维持内脏位置相对稳定，防止下垂的作用。

脾居中央灌四旁，脾喜燥而恶湿。脾脏位居人体中焦，直接向四周脏腑布散水谷精微，脾胃为气机升降之枢。脾属土，通于长夏，主运化水液，脾功能正常则脾体干燥，无痰饮水湿。

（四）肝

肝位于腹腔横膈之下，右胁下而稍偏左，有左右分叶，右叶大于左叶，色紫赤，属木。

肝主疏泄，肝具有疏通、调达全身气机进而促进精血津液的运行输布，脾胃之气的升降，胆汁的分泌排泄及情志的调畅等作用，其具体内容包括：调畅全身气机、推动血行津布、促进脾胃运化及胆汁分泌排泄、调畅情志活动、促进男女生殖。肝气的生理特点是主升、主动、主散，对于全身气机疏通、畅达是一种重要因素，人的生命活动是气机的活动，畅通无阻，需要肝不停地舒展排泄。气属阳，血、津液属阴，气能推动血液、津液运行。肝气疏泄正常对于脾胃气机升降、胆汁正常排泄具有重要作用。肝藏血，血是情志活动的物质基础，血的运行依赖气机调畅，肝主疏泄调畅气机，所以肝具有调畅气机的功能。女子以肝为先天，男子精气贮藏于肾，施泄于肝，是肝肾二脏之气闭藏与疏泄作用相互协作的结果，故肝与生殖密切相关。

肝主藏血，肝脏具有贮藏血液、调节血量、防止出血的功能。肝本身就能储备一定量血液，肝血充足，肝木及形体官窍得养，且能制约肝阳，防止疏泄太过亢逆；女子又以血为本，肝贮藏充足血液，冲脉起于胞中通于肝，为女子月经来潮的重要保障。肝脏贮藏的血液，可根据生理需要调节人体各部分血量，还具有参与生血的作用。肝气还可以固摄肝血，防止出血。

肝为刚脏，主升发，体阴用阳。肝气主动、主升，具有刚强躁急的生理特性，故肝也被称为"将军之官"，肝病常变现为肝气升动太过的病理变化。肝具有升发阳气以疏通诸脏，调畅气机的特性。肝为藏血之脏，以血为体，血属阴，故体阴；肝主疏泄，调畅气机，以气为用，故其用属阳。

（五）肾

肾位于腹腔后壁，腰部脊柱两侧，左右各一，右微下，左微上，形如豇豆。肾属水，在中医学理论体系中被认为是"人体先天之本"。

肾藏精，肾具有贮存、封藏人身之精气的功能，具有促进生长发育和生殖、推动和调节脏腑功能的作用，肾中精气不仅能促进机体的生长、发育和繁殖，而且还能参与血液的生成，提高机体的抗病能力。对于精而言，有广义与狭义之分，其具体内容将在精气血津液有关章节中进行叙述。

肾主水，肾具有主司和调节全身水液代谢的作用。肾气促进参与水液代谢相关脏腑的气化作用，肾阳使津液产生、输布、排泄加快。肾气还与尿液生成、排泄有关，肾气化功能正常，肾阴、肾阳推动调控作用协调，膀胱开阖有度，尿液正常生成排泄。

肾主纳气，肾具有摄纳肺所吸入的自然界清气，保持吸气深度，防止呼吸表浅的作用。肾精充足，肾气充沛，摄纳有权，则呼吸均匀和调。

肾主蛰守位，为水火之宅，脏腑阴阳之本。主蛰，喻肾具有潜藏、封藏、固摄的生理特性，是对其藏精功能的高度概括；守位，指肾中相火涵于肾中，潜藏不露，以发挥其温煦、推动作用。肾主一身阴阳，为五脏六腑之本，水火之宅。肾阴，对人体阴液起滋润濡养作用，为人体阴液根本，五脏六腑之阴，非此不能滋；肾阳，对人体脏腑组织起温煦和推动作用，为人体阳气根本，五脏六腑之阳，非此不能发。

三、六腑

六腑是指胆、胃、小肠、大肠、膀胱、三焦的总称，生理功能是受盛和传化水谷，生理特点为泻而不藏、实而不满。

胆，在右胁之内，与肝相连，形如囊状，内藏胆汁。胆既是六腑之一，也是奇恒之腑，贮藏排泄胆汁，助饮食物消化作用，且与肝有经脉相络属，故属六腑之一，但胆并不直接传化水谷，而藏精汁，这有类似于五脏藏精气的功能而异于其他六腑，故胆又属于奇恒之腑。胆可以贮藏和排泄胆汁，在精神意识思维活动中具有判断事物、做出决定的作用。

胃位于膈下，腹腔左上部。胃主受纳，腐熟水谷，具有接受和容纳饮食水谷，并经过胃的初步消化，形成食糜的作用。胃主通降，以降为和，胃气宜保持通畅下降的运动趋势。胃喜润恶燥，应保持充足的津液以利饮食物的受纳和腐熟。

小肠位于腹中，上与胃相接，下与大肠相接。小肠主受盛和化物、泌别清浊，接受由胃初步消化的食糜而受盛，在脾气与小肠的共同作用下，对其进一步消化，化为精微和糟粕两部分，并将水谷精微吸收，将食物残渣输送至大肠。小肠主液，也具有吸收大量水液的功能。

大肠，位于腹中，其上端在"阑门"与小肠相接，下端通"魄门"。大肠主传导糟粕，可接受由小肠向下传的食物残渣，吸收其中多余水液，形成粪便排出。大肠主津，即所谓燥化作用，大肠吸收食物残渣中多余水液，参与体内的水液代谢。

膀胱位于小腹中央，居肾之下，大肠之前，上口通于肾，大小随尿液充盈度变化而改变。膀胱贮藏、排泄尿液，人体津液通过肺、脾、肾等脏作用，布散全身，代谢后的浊液则下归于肾，经肾气蒸化作用，升清降浊，浊者下输膀胱，变成尿液，由膀胱贮存，在肾气的调控下进行排泄。

三焦是中医藏象学说中的一个特有名词，是上焦、中焦、下焦的合称。其生理特性："上焦如雾，中焦如沤，下焦如渎"，形容上焦心肺宣发卫气、布散水谷精微，充养周身，犹如自然界之雾露；中焦脾胃受纳腐熟水谷，化生气血的作用，犹如以水沤物的状态；下焦肾、膀胱、小肠、大肠排泄食物残渣和废液的作用，犹如疏通的水道，畅通无阻的状态。三焦可以通行元气，使元气可以通过三焦输布到五脏六腑充沛全身，继发脏腑组织功能活动。三焦疏通水道调控体内整个水液代谢过程，在水液代谢中起到关键作用。

四、奇恒之腑

奇恒之腑，是脑、髓、骨、脉、胆、女子胞的总称，因其形态似腑，功能似脏，而似脏非脏，似腑非腑，故称为奇恒之腑。

脑居于头颅内，由髓汇聚而成，又称髓海。其生理功能主要包括：主宰生命活动、主管精神意识思维活动、主感觉运动。在藏象学说中，脑的生理、病理功能由心所统领，而分属五脏，如五脏藏神。神虽分属于五脏，但与心、肝、肾的关系更为密切，但因脑为髓所聚，肾藏精，精生髓，故脑的生理与肾关系最为密切，肾精生髓充养大脑，肾精充盈，髓海得养，脑的功能健全，则精力充沛，耳聪目明，思维敏捷，动作灵巧。

髓，为脑髓、脊髓和骨髓的合称。髓由先天之精所化生，由后天之精所充养，有养脑、充骨、化血之功。髓可以充养脑髓，髓由先天之精为物质基础，依靠后天之精不断充养在骨髓中，由脊髓上引入脑成为脑髓。髓也可以滋养骨，髓藏骨中养骨，骨赖髓的滋养得以正常生长发育，保持坚刚之性。精生髓，故髓亦可化生血液。髓由肾精所化生，气、血、精、髓可以互生，故髓与五脏皆相关，其中以肾为最。

骨，泛指人体的骨骼。骨具有贮藏骨髓，支持形体和保护内脏的功能。骨为髓海，藏髓，性坚刚又可起到对人体形体的支持作用，配合筋、肉可以完成人体身体躯干的自由活动。肾主骨，又因肾藏精，精生髓，髓养骨，肾与骨的正常生长发育、损伤修复存在密切联系。

脉，一指血管，气血运行通道；一指脉象。脉运行气血，气血在脉的约束下，循着一定方向向前运行，使营养物质可以输送至全身。脉搏应指的形象不仅受到心气的影响，全身各个脏腑功能均会对脉象产生影响，故脉也起到传递体内信息的作用。心主血脉，脉道的鼓动与心气存在密切联系；肺朝百脉、脾统血、肝藏血，故脉也与肺、肝、脾存在一定的联系。

女子胞，又称胞宫，位于小腹部膀胱之后，大肠之前，呈倒梨形。随着肾中精气逐渐充盛和"天癸"的产生，女子胞发育成熟，产生正常月经，故女子胞有主持月经的生理功能。同时，胞宫也是孕育胎儿的器官，两精相合，孕卵着床于胞宫发育，故女子胞也有孕育胎儿之用。女子以血为本，经水为血所化，心主血；肝藏血；脾统血；脾与胃同为气血生化之源；肾藏精，精化血；肺主气，朝百脉而输精微，分司血的生化、统摄、调节等重要作用。在五脏之中，女子胞与肝、脾、肾的关系尤为密切。

第三节 精、气、血、津液

中医学中的精、气、血、津液学说与中国古代传统哲学中的精与气存在一定的联系。传统哲学理论体系认为，"气"为构成万物的本源，但传统哲学理论体系中的"气"是一种相对抽象概念的存在。中医学理论认为精、气、血、津液都是构成人体和维持人体正常生命活动的物质基础。

一、精

精气血津液学说中"精"的概念，滥觞于气一元论的"精气说"，被认为是最细微而善于变化的气，是最细微的物质，是构成宇宙万物的本原。"精"在中医学体系中具有较为丰富的概念和含义。

广义之"精"是构成人体和维持人体正常生命活动的物质，其分为"先天之精"和"后天之精"。"先天之精"禀受于父母，藏于肾，与人体先天禀赋、生长发育存在密切联系。当后天之精缺乏时，会消耗先天之精对其进行补充，维持人体生命活动的正常。"后天之精"来源于饮食物，经脾胃运化所产生，故也称为水谷之精，水谷之精产生后输布到五脏六腑、形体组织间，用于满足人体正常生命活动、生长发育的需要。先天禀赋不足，也可以通过后天饮食物所化生的水谷之精进行补养。狭义之"精"仅仅指"先天之精"，禀受于父母，是构成人体的原始物质，与生育繁殖关系密切。

除去广义、狭义之精的概念，在中医学漫长的发展历史和众多中医学古籍文献的记载中，"精"还存在其他的内涵和解释，可以专指后天之精、脏腑之精，也可代指人体正气，也可以是人体精气血津液的总称。"精"的内涵丰富，在文献阅读过程中，需要根据上下文含义进行理解。

"先天之精"藏于肾，肾藏精，主生殖，精生髓；"后天之精"输布于五脏六腑、筋骨肌肉，维持生命活动，故"精"具有维持繁衍生殖能力、促进人体生长发育、生髓化血、润养脏腑的功效。

二、气

在中国古代传统哲学理论体系和中医学理论体系中，认为"气"是一种至精至微的物质，万物的构成均由气的参与，同时气也是构成人体的最基本物质。因为"气"具有运动这一根本属性，所以也认为世间一切物质的变化均由"气"所推动，变化取决于气化作用。人体中的生命活动同样符合这一规律，生理状态下人体无时无刻不在发生着气的运动变化，如：肝主疏泄，调达气机；肺主宣肃，控制升降出入；水谷腐熟依赖脾胃之气运化，血液生成依赖心气奉心化赤，尿液的生成与排泄等，气在人体内和正常生命活动中扮演着重要的角色。

人体的气化作用是人体生命活动的基本特征，人体内血、精、津液均由气化所生；天地之气孕育滋养万物生灵，水谷等饮食物内化于人体，所生水谷之精气是人体生命的基础，用于维持人体正常生命活动；饮食物水谷运化腐熟后，剩余的糟粕物的生成排出也全赖气的作用，故可以认为"气"是构成人体、维持人体生命活动最基本的物质。

气的生成与肺、脾、胃、肾密切相关。肺主气，在呼吸作用过程中将自然界清气吸入，在体内与水谷精气结合形成宗气并积聚于胸中，宗气上能行呼吸、助发音，又可贯心脉，行气血。肺通过呼吸自然清气，为气的生成提供物质基础，肺所生宗气又可进而化生一身之气。脾胃为气血生化之源，脾主运化，胃主受纳，水谷通过脾胃生成水谷之精，维持人体正常生命活动，也为宗气的生成提供基础。肾主藏精，又赖以后天之精的滋养，为人体生命之本，肾所藏之精气充盈，为气的生成提供物质条件，也为后天之精的产生起促进推动作用。

三、血

血指血液，运行在脉中，流经全身而具有营养和滋润的作用，是维持人体正常生命活动的基本物质。中医学认为，血液化生的物质基础有水谷精微、营气、精髓、津液等。同时，血液也和五脏有着重要的关系，例如心主血脉、肺主一身之气、脾为气血生化之源、肝主疏泄主藏血、肾藏精而精生髓等。

血液循行如环无端，周而复始。脉为血之府，脉管系统的完整性，以及全身各脏腑发挥正常生理功能是血液正常循行必须具备的两个生理功能。中医学认为，心主血脉、肺朝百脉、脾主统血、肝主藏血，在这些理论基础的指导下可以看出，血液运行需要推动力和固摄力。

血的生理功能是由它的组成成分所决定的，只有经过了血的濡养，机体的各个部位才可以正常运行，各脏腑才能正常发挥其生理功能。血同时也是神志活动的物质基础，无论何种原因形成的血虚或运行失常，均可以造成不同程度的神志状态异常。

四、津液

津液是津和液的总称，为人体的正常水液。津液包括各脏腑组织的内在体液及其正常分泌物，如胃液、肠液、唾液、关节液等。津液广泛存在于脏腑、形体、官窍等器官组织之内，起着滋润濡养的作用。津能载气，因此津液又是化生血液的物质基础，也是维持人体生命活动的基本物质。

津液的输布主要依靠脾、肺、肾、肝、心和三焦等脏腑生理功能的综合作用完成。脾气散精、肺主行水，肾主精液、肝主疏泄、心主血脉、三焦决渎，这是五脏对津液输布起到的重要作用。

津液的排泄和津液的输布一样，也是依赖于五脏的综合作用。主要的排泄作用有通过汗和呼吸、尿液、粪便。津液代谢的生理过程，需要多个脏腑的综合调节，其中以肺、脾、肾三脏为要。

五、精、气、血、津液之间的关系

气、血、精、津液均是构成人体和维持人体生命活动的基本物质，均依赖于脾胃化生的水谷精微不断地补充，在脏腑组织的功能活动过程中，它们又相互制约、相互促进、相互转化。

（一）气与血的关系

气为血之帅，气能生血、气能行血、气能摄血。气的运动变化是血生成的动力，气的推动作用是血液循行的动力，气也对血具有统摄作用。临床上，如果出现血虚、血瘀、出血等与血有关的病证时，我们可以从气的角度来考虑。

血为气之母，是指在气的生成和运行中始终离不开血。因为血能养气，血也能载气。在临床上每见大出血时，气亦随之涣散，因此必须要峻补固气，来达到固摄止血的目的。

（二）气与精的关系

精有先天后天之分，精依气生，气化生精，精之生成源于气，精的生理功能依赖于气的推动和激发。同时，精盈则气盛，精少则气衰，故精失则元气不生，元阳不充。在临床上，每见失精之人都有少气不足以息，动则喘气，神疲肢懒等气虚之证。

（三）气与津液的关系

气属阳，津液属阴，两者均源于脾胃化生的水谷精微，在生成和输布中有重要关系。气对津液的作用表现为气能生津、行津、摄津三个方面。而水谷精微化生的津液，通过脾气升清散精，在肾阳的推动下，化而为气。此外，津液也是气的载体，气必须依附于津液而存在。若因汗、吐太过，使津液大量丢失，则气亦随之外脱。

（四）血与精的关系

精能化血，血能生精，精血互生，固有精血同源之说。血液存在于肝中，与肾精化合为肾所藏之精。肾藏精，精生髓，髓养骨，骨髓坚固，气血皆从。精足则血足，所以肾精亏损可导致血虚。

（五）血与津液的关系

血与津液均是液态的物质，均有滋润和濡养作用，与气相对而言，两者均属于阴，在生理功能上相互补充。

运行于脉中的血液，渗于脉外便化作有濡养作用的津液。而输布于脉外的津液渗入脉中，则成为血液的组成部分。由于血液与津液在病理上常相互影响而并存，故在治疗上应注意水病治血、血病治水、水血兼顾等。

第四节　病　因

病因包括致病原因和致病条件两方面。致病原因是指引起疾病的主要因素，致病条件则是导致疾病发生发展有关的其他因素。病因学说是指研究致病因素及其性质、致病特点和临床表现的学说。

在正邪相争的理论基础之上，中医学认为，无论是外感六淫，还是内伤七情、饮食劳逸，在人体正气旺盛、生理功能正常的情况下，都不会导致发病；只有在人体正气虚衰、机体功能活动不能适应外部环境时，上述原因才会成为致病因素，使人发病。在疾病的发生发展过程中，致病原因和病理结果相互制约、相互影响。在一定条件下，因果之间可以互相转化。某一阶段中的病理结果，在另一阶段中也可成为致病的原因。例如瘀血，是脏腑气血功能失调所形成的病理产物，这样的病理产物一旦形成，又会作为新的病因，导致其他病变，出现新的病证。

中医病因学具有整体观念、辨因求证的鲜明特点。中医学认为，人体脏腑组织是一个统一的整体，人与自然也是和谐统一的。因此中医学用整体的、联系的、恒动的眼光，用普遍联系的观点，辨证地探讨了外部气候变化、人体饮食劳倦和精神活动等不同原因在发病过程中的作用，奠定了中医病因学的理论基础。

本节根据疾病的致病途径及形成过程，将病因分为外感病因、内伤病因、病理产物形成的病因，以及其他病因四类。

一、外感病因

外感病因，就是外来的，或从皮肤毛孔，或从口鼻，侵入机体引起外感疾病的致病因素。外感疾病是由外感病因而引起的一类疾病，一般发病较急。外感病因大致分为六淫和疠气两大类。

（一）六淫

所谓六淫，就是风、寒、暑、湿、燥、火六种外感病邪的统称。自然界的气候变化都有一定的规律和限度，如果气候变化异常，风、寒、暑、湿、燥、火六种正常的自然气候发生太过或不及都会对人体造成损害。

（二）疠气

疠气则具有强烈的传染性和流行性，可通过口鼻等多种途径在人群中传播。疫疠之气致病可散在地发生，也可以大面积流行。因此，疫疠具有传染性强、流行广泛、死亡率高的特点。如新型冠状病毒感染、大头瘟、虾蟆瘟、烂喉丹痧、天花、霍乱、鼠疫等，实际包括现代医学许多传染病和烈性传染病。

二、内伤病因

内伤病因，又称内伤，泛指因人的情志、饮食、作息不遵常规，超过人体自身调节范围和耐受能力，伤及脏腑而发病的致病因素，如七情内伤、饮食失宜、劳逸失度等。由内伤病因所引起的疾病称之为内伤病。内伤病因，是与外感病因相对而言的，因其病因自内而外，非外邪所侵，故称内伤。

（一）七情内伤

七情是指喜、怒、忧、思、悲、恐、惊等七种正常的情志活动，是人的精神意识对外界事物的反应。七情与人体脏腑功能活动有密切的关系，在正常的活动范围内，一般不会使人致病。只有突然、强烈或长期持久的情绪刺激，超过人体本身的正常生理耐受范围，使人体气机紊乱，脏腑阴阳气血失调，才会导致疾病的发生。

（二）饮食失宜

饮食正常是健康的基本条件。饮食带来的能量维持人体生长、发育，完成各种生理功能，保证生命生存和健康。

正常饮食，是人体维持生命活动的主要来源之一。饮食失宜，也常常是导致许多疾病的原因。食物主要通过脾胃消化吸收，如果饮食失宜，首先就会损伤脾胃，导致脾胃的运化功能失常，引起消化机能障碍；其次，还会生热、生痰、生湿，产生种种病变，都会导致病变。饮食失宜包括饥饱无度、饮食不洁、饮食偏嗜等。饮食失宜能导致疾病的发生，为内伤病的主要致病因素之一。

（三）劳逸失度

劳逸失度包括过度劳累和过度安逸。正常的劳动和体育锻炼，有助于增强体质。必要的休息，可以消除疲劳，恢复精力，不会使人致病。只有长时间的过度劳累，或体力劳动，或脑力劳动，或房劳过度；过度安逸，完全不劳动不运动，才能成为致病因素而使人发病。

三、病理产物性病因

（一）痰饮

痰饮是机体水液代谢障碍所形成的病理产物。这种病理产物同时也是机体致病的因素，会导致脏腑功能失调而引起各种复杂的病理变化。一般说来，痰得阳气煎熬而成，炼液为痰，浓度较大，其质稠黏；饮得阴气凝聚而成，聚水为饮，浓度较小，其质清稀，故有"聚湿为水，水停为饮，饮凝为痰""饮为痰之渐，痰为饮之化""痰热而饮寒"之说。痰饮有有形和无形、狭义和广义之分。痰饮不仅指从呼吸道咳出来的痰液，更重要的是指痰饮作用于机体后所表现出来的症状和体征。痰饮会阻碍经脉气血运行，阻滞气机升降出入，影响水液代谢，易于蒙蔽神明，病证广泛，变幻多端。

（二）瘀血

瘀血，又称蓄血、败血，瘀乃血液停积，不能活动之意。所谓瘀血，是指因血行失度，使机体某一局部的血液凝聚而形成的一种病理产物。瘀血证则是由瘀血而引起的各种病理变化，临床上表现出一系列的症状和体征。瘀血的形成，主要有两个方面：一是由于气虚、气滞、血寒、血热等内伤因素，导致气血功能失调而形成瘀血；二是由于各种外伤或内出血等因素，直接形成瘀血。瘀血同时会导致疼痛、肿块、出血、紫绀、舌质紫暗、脉细涩沉弦或结代。

（三）结石

结石，是指停滞于脏腑管腔里一种砂石样的病理产物。其形态各异，大小不一，停滞体内，又可成为继发的致病因素，引起一些疾病。结石停聚，影响气血，使脏腑气机不通，而发生疼痛，为其基本特征。结石多发于胆、胃、肝、肾、膀胱等脏腑。且病程较长，轻重不一，还会因为阻滞气机，损伤脉络而导致疼痛。

四、其他病因

在中医病因学中，除了外感病因、七情内伤和病理性因素以外，还有外伤、寄生虫、胎传等。因其不属外感内伤和病理因素，故称其为其他病因。

外伤包括枪弹、金刃、跌打损伤、持重努伤、烧烫伤、冻伤、虫兽伤、疯狗咬伤等。寄生虫是动物性寄生物的统称。寄生虫寄居于人体内，不仅消耗人的气血津液等营养物质，而且能损伤脏腑的生理功能，导致疾病的发生。胎传是指疾病经母体而传及子代的过程。疾病经胎传使胎儿出生之后易于发生某些疾病，胎寒、胎热、胎肥、胎弱、胎毒、解颅、五软等，均属胎疾范围。

第二章　中药基础知识 ▷▷▷▷

第一节　中药药性

中药的性能是中药作用的基本性质和特征的高度概括，又称药性。药性理论是中药理论的核心和主要特点，是指导临床用药和阐释作用机制的重要依据。药性理论是中医药理论体系的重要组成部分，是在中医理论指导下中医治病用药规律的总结。药性主要包括四气、五味、归经、升降浮沉、有毒无毒等。

一、四气

中药四气，又称四性，即寒、热、温、凉四种药性。中医学认为，病证寒热根本上讲是由于人体阴阳偏盛、偏衰而引起的。四气反映了药物在影响人体阴阳盛衰、寒热变化方面的作用倾向，是说明药物作用性质的重要理论之一。

四气中温热与寒凉属于两类不同的性质。温热属阳，寒凉属阴。温次于热，凉次于寒，即在共同性质中又有程度上的差异。对于有些药物，通常还标以大热、大寒、微温、微寒等予以区别，这是对中药四气程度不同的进一步区分。此外，还有一些平性药，是其寒热偏性不明显，称其性平是相对而言的，仍未超出四性的范围。故四性从本质而言，实际上是寒热二性。

药性寒热温凉，是从药物作用于机体所发生的反应概括出来的，是与所治疾病的寒热性质相对应的。故药性的确定是以用药反应为依据，病证寒热为基准，能够减轻或消除热证的药物，一般属于寒性或凉性，如黄芩、板蓝根对于发热口渴、咽痛等热证有清热解毒作用，表明这两种药物具有寒性。反之，能够减轻或消除寒证的药物，一般属于温性或热性，如附子、干姜对于腹中冷痛、四肢厥冷、脉沉无力等寒证具有温中散寒作用，表明这两种药物具有热性。

一般来讲，具有清热泻火、凉血解毒等作用的药物，性属寒凉；具有温里散寒、补火助阳、温经通络、回阳救逆等作用的药物，性属温热。

关于药性寒热与治则，《神农本草经》谓："疗寒以热药，疗热以寒药。"《素问·至真要大论》谓："寒者热之，热者寒之。"指出了药性寒热与治则的关系。阳热证用寒凉药，阴寒证用温热药，这是临床用药的一般原则。反之，则会造成以热益热、以寒增寒的不良后果，王叔和谓"桂枝下咽，阳盛则毙；承气入胃，阴盛以亡"便是此意。至于寒热错杂之证，往往采用寒药热药并用。对于真寒假热之证，则当以热药治本，必要时反佐以寒药；真热假寒之证，则当以寒药治本，必要时反佐以热药。

药性寒热与药物功效的关系必须明确以下两点。

1. 药性寒热与药物功效是共性与个性、抽象与具体的关系。药性寒热与八纲寒热相对应，是高层次上的抽象，而阴阳则是更高层次上的抽象。药性寒热只反映药物影响人体阴阳盛衰、寒热变化方面的基本倾向，并不说明药物的具体作用。因此，掌握药性寒热不能脱离其具体功效。正如徐灵胎所说："同一热药，而附子之热与干姜之热迥乎不同；同一寒药，而石膏之寒与黄连之寒迥乎不同。"也就是说，对于药性寒热，不仅要从共性方面进行理解，还必须结合每一药物的具体作用，方能掌握其性寒、性热的特点。

2. 药性寒热是从特定角度概括药物作用性质，它只反映药物作用性质的一个侧面，而非所有方面。对药物作用可以从不同角度来认识，如作用性质、作用范围、作用趋势、作用强度、作用的益害性等。药性寒热是从药物对机体阴阳盛衰、寒热变化的影响这一特定角度来概括药物作用性质，而不概括药物作用的所有方面。因此，必须与其他方面的内容相结合，方能全面地认识和掌握药物性能和作用。

二、五味

中药五味即辛、甘、酸、苦、咸五种味。药物的味不止五种，但辛、甘、酸、苦、咸是五种最基本的滋味，此外还有淡味和涩味等。由于长期以来将涩附于酸，淡附于甘，故习称五味。

将五味与药物相结合最早见于《黄帝内经》和《神农本草经》。《素问·至真要大论》云："淡味渗泄。"《神农本草经·序例》云："药物酸咸甘苦辛。"《素问·脏气法时论》云："辛散、酸收、甘缓、苦坚、咸软。"以上这些是对五味作用的最早概括。在此基础上，用阴阳五行的哲学思想探讨五味的作用，五味与五脏的关系，五味对五脏生理病理的影响等。

确定中药"味"主要是根据药物的作用和药物的滋味来推定。一是标示药物作用的基本特征，二是提示药物的真实滋味。而五味的实际意义，不一定是用以表示药物客观具有的真实滋味或气味，更主要的是用以反映药物功效在补、泄、散、敛、升、降、润、燥等方面的作用特征。

《素问·宣明五气》曰："酸入肝，辛入肺，苦入心，咸入肾，甘入脾。"指出五味各归所喜而入脏的一般规律，对临床用药有一定指导意义，但不可拘泥，应用时须与药物的具体功效相结合。此外，由于确定药味的依据不止一种，且多属经验积累获得的知识，因而历代对药味的标定难免出现一些分歧。

综合前人的论述和用药经验，五味作用有如下述。

辛：能散、能行，有发散、行气、行血等作用。如治疗表证的药物，麻黄、薄荷发散表邪；治疗气血阻滞的药物，如木香行气止痛、红花活血化瘀等。

甘：能补、能和、能缓，即有补益、和中、调和药性、缓急止痛的作用。如人参大补元气，熟地滋补精血，饴糖缓急止痛，甘草调和诸药等。某些甘味药还具有解药食中毒的作用，如甘草、绿豆等，故又有甘能解毒之说。

酸：能收、能涩，即有收敛固涩作用。多用于体虚多汗、久泻久利、肺虚久咳、遗精滑精、尿频遗尿等症。如山茱萸、五味子涩精敛汗，五倍子涩肠止泻，乌梅敛肺止咳、涩肠止泻等。

涩：能收敛固涩，与酸味作用相似。如龙骨、牡蛎涩精，赤石脂、禹余粮涩肠止泻，莲子固精止带，乌贼骨收敛止血、固精止带等。

酸味药的作用与涩味药相似而不尽相同，如酸能生津、酸甘化阴等皆是涩味药所不具备的作用。

苦：能泄、能燥、能坚。泄的含义较广，有指通泄的，如大黄泻下通便。有指降泄的，如杏仁降泄肺气。又如枇杷叶除能降泄肺气外，还能降泄胃气。有指清泄的，如栀子、黄芩清热泻火。燥即燥湿，用于湿证。湿证有寒湿、湿热的不同。温性的苦味药，如苍术、厚朴，用于寒湿证，称为苦温燥湿；寒性的苦味药，如黄连、黄柏，用于湿热证，称为苦寒燥湿。坚，即坚实，强壮之义。即坚实组织，强壮脏腑功能之意，能消除由于热邪或湿热引起的脏腑组织的软弱、胀满之病理变化。坚的另外一个含义是指"使之坚挺"，即泻火存阴、泻火坚阴。

咸：能软、能下，有软坚散结和泻下作用。多用于瘰疬、瘿瘤、痰核、癥瘕等病证，如海藻、昆布消散瘰疬，鳖甲软坚消癥（用于大便秘结），芒硝泻下通便等。

淡：能渗、能利，有渗湿、利水作用。多用于治疗水肿、小便不利等证，如猪苓、茯苓、薏苡仁、通草等。

性和味分别从不同的角度说明药物的作用，二者合参才能较全面地认识药物的作用和性能。例如，紫苏、薄荷皆有辛味，能发散表邪。但紫苏辛温，能发散风寒；薄荷辛凉，能发散风热。麦冬、黄芪皆有甘味。前者甘凉，有养阴生津的作用；后者甘温，有温养中焦、补中益气的作用。

三、升降浮沉

中药的升降浮沉反映药物作用的趋向性，是说明药物作用性质的概念之一。

升是上升，降是下降，浮表示发散，沉表示收敛固藏和泄利二便，因而沉实际上包含着向内和向下两种作用趋向。升降浮沉之中，升浮属阳，沉降属阴。一般具有升阳发表、祛风散寒、涌吐、开窍等功效的药物，都能上行向外，药性都是升浮的；具有泻下、清热、利水渗湿、重镇安神、潜阳息风、消导积滞、降逆止呕、收敛固涩、止咳平喘等功效的药物，则能下行向内，药性都是沉降的。有的药物升降浮沉的特性不明显，如南瓜子的杀虫功效。有的药物则存在二向性，如川芎既上行头目，治头痛，又下行血海，治经产诸疾。

掌握药物的升降浮沉性能，可以更好地指导临床用药，以纠正机体功能的失调，使之恢复正常；或因势利导，有助于祛邪外出。一般说来，病变在上、在表宜用升浮而不宜用沉降，如外感风寒，用麻黄、桂枝发表；在下、在里宜用沉降，而不宜用升浮，如里实便秘之证，用大黄、芒硝攻下。病势逆上者，宜降不宜升，如肝阳上亢之头痛，当用牡蛎、石决明潜降；病势陷下者，宜升而不宜降，如久泻、脱肛当用人参、黄芪、升麻、柴胡等药益气升阳。

药性升降浮沉理论形成于金元时期，当时很强调药性升降浮沉与四时气候的关系："风升生，热浮长，湿化成，燥降收，寒沉藏。"（张元素《医学启源》）注意服药、服食与季节、气候的关系，这一思想在今天仍有一定的指导意义。

（一）升降浮沉与性味的关系

一般来说，药性升浮的大多具有辛甘之味和温热之性；药性沉降的大多具有酸苦咸涩之味和寒凉之性。故李时珍说："酸咸无升，辛甘无降，寒无浮，热无沉。"但对此"无"字，应理解为"多数不"。如前所述，性味是从特定角度对中药作用特征的概括，药性升降浮沉也是如此。前人往往将性味作为影响或确定药性升降浮沉的重要因素，实际上，由于性味和升降浮沉都是从不同角度对药物作用特点的概括，因此，从逻辑关系而言，升降浮沉与性味是间接相关，与功效是直接相关的。

（二）升降浮沉与药物质地的关系

前人重视药物升降浮沉与药物质地的关系，认为花、叶、皮、枝等质轻的药物大多数是升浮的，而种子、果实、矿物、贝壳等质重者大多是沉降的。然而，前人也认识到，上述关系并非是绝对的，如旋覆花降气消痰，止呕止噫，药性是沉降的；苍耳子祛风解表，善通鼻窍，药性是升浮的。

（三）影响药性升降浮沉的主要因素——炮制和配伍

例如，酒炒则升，姜汁炒则散，醋炒则收敛，盐水炒则下行。在复方配伍中，性属升浮的药物在同较多沉降药配伍时，其升浮之性可受到一定的制约。反之，性属沉降的药物同较多的升浮药同用，其沉降之性亦能受到一定程度的制约。而在某些情况下，又需利用升降配合斡旋气机以恢复脏腑功能。如血府逐瘀汤中用柴胡、枳壳一升一降，以助气血周行。故李时珍说："升降在物，亦在人也。"

四、归经

中药归经是药物对机体治疗作用及适应范围的归纳，是中药对机体脏腑经络选择性的作用或影响，反应的是中药作用的定位概念，即表示药物作用的定位。归是作用的归属，经是脏腑经络的概称。

归经是以脏腑经络理论为基础，以所治病证为依据而确定的。由于经络能沟通人体内外表里，所以体表病变可通过经络影响在内的脏腑，脏腑病变亦可反映到体表。通过疾病过程中出现的证候表现以确定病位，这是辨证的重要内容。归经是药物作用的定位概念，因而与疾病定位有着密不可分的关系。例如，心主神志，当出现精神、思维、意识异常的证候表现，如昏迷、癫狂、呆痴、健忘等，可以推断为心的病变。能缓解或消除上述病变的药物，如开窍醒神的麝香、镇惊安神的朱砂、补气益智的人参皆入心经。

同理，桔梗、杏仁能治胸闷、咳喘，归肺经；全蝎能止抽搐，归肝经。

经络与脏腑虽有密切联系，但各成系统，故有经络辨证与脏腑辨证的不同。经络辨证体系的形成早于脏腑辨证体系，因而历史上不同时期的不同医家，在确定药物的归经时，或侧重于经络系统，或侧重于脏腑系统。这样一来，便造成有些药物归经含义有所不同。例如，本草文献记载，羌活、泽泻皆归膀胱经。羌活能疗外感风寒湿邪所致的头痛身痛、肢体关节酸楚之证，其归膀胱经，是依据经络辨证，盖足太阳膀胱经主表，为一身之藩篱。泽泻利水渗湿，其归膀胱经，是指膀胱之府。羌活与泽泻，一为解表药，一为利水药，虽都归膀胱经，但两者包含的意义是不同的。至于有的药物只归一经，有的药物则归数经，这正说明不同药物的作用范围有广、狭之分。

掌握归经，有助于提高用药的准确性。正如徐灵胎所说："不知经络而用药，其失也泛。"例如，里实热证有肺热、心火、肝火、胃火等不同，应当分别选用清泄肺热、心火、肝火、胃火的药物来治疗。头痛的原因很多，疼痛的性质和部位亦各有不同。羌活善治太阳经头痛，葛根、白芷善治阳明经头痛，柴胡善治少阳经头痛，吴茱萸善治厥阴经头痛，细辛善治少阴经头痛。治疗头痛时，考虑到药物的归经特点可以提高疗效。

运用归经理论，必须考虑到脏腑经络间的关系。由于脏腑经络在生理上互相联系，在病理上互相影响，因此，在临床用药时并不单纯使用某一经的药物。如肺病见脾虚者，每兼用补脾的药物，使肺有所养而逐渐痊愈。肝阳上亢往往因于肾阴不足，每以平肝潜阳药与滋补肾经药同用，使肝有所涵而亢阳自潜。若拘泥于见肺治肺、见肝治肝，单纯分经用药，其效果必受影响。故徐灵胎又指出："执经络而用药，其失也泥，反能致害。"

五、毒性

毒性是指药物对机体的损害性。毒性反应与副作用不同，它对人体的危害性较大，甚至可危及生命。为了确保用药安全，必须认识中药的毒性，了解毒性反应产生的原因，掌握中药中毒的解救方法和预防措施。

前人是以偏性的强弱来解释有毒、无毒及毒性大小的。有毒药物的治疗剂量与中毒剂量比较接近或相当，因而治疗用药时安全度小，易引起中毒反应。无毒药物安全度较大，但并非绝对不会引起中毒反应。人参、艾叶、知母等皆有产生中毒反应的报道，这与剂量过大或服用时间过长等有密切关系。

毒性反应是临床用药时应当尽量避免的。现代本草书籍大多以"大毒""有毒""小毒"来指药物毒副作用的大小。由于毒性反应的产生与药物储存、加工炮制、配伍、剂型、给药途径、用量、使用时间的长短及病人的体质、年龄、证候性质等都有密切关系。因此，使用有毒药物时，应从上述各个环节进行控制，避免中毒发生。

有毒药物的偏性强，根据以偏纠偏、以毒攻毒的原则，有毒药物也有其可利用的一面。古今利用某些有毒药物治疗恶疮肿毒、疥癣、麻风、瘰疬瘿瘤、癌肿癥瘕，积累了大量经验，获得了肯定疗效。

古代文献中有关药物毒性的记载大多是正确的，但由于历史条件和个人经验与认识的局限性，其中也有些错误之处。如《神农本草经》认为丹砂无毒，且列于上品药之首;《本草纲目》认为马钱子无毒等。我们应当借鉴现代药理毒理学及临床研究成果，全面客观地认识中药的毒性。

应当强调的是，古人对药物毒性的认识大多是从急性中毒反应的观察中总结出来的，对于慢性中毒和蓄积中毒虽有一些认识，但由于历史条件的限制，未能进行系统、深入的观察和总结。在当今条件下，我们应当加强这方面的研究。

第二节　中药的作用与功效

一、中药的作用原理

中医理论认为，任何疾病的发生发展过程都是由于致病因素作用于人体，引起机体阴阳偏盛偏衰，脏腑经络功能失调的结果。药物防病治病的基本作用很多，但不外是祛邪去因。即祛除外邪，解除引起人体功能失常的原因，如清热泻火、散寒解表等;扶正固本，补益正气，增强体质，消除衰弱，补充人体不足或调动人体正气生成精微物质，如补气生血、回阳救逆等;调整脏腑经络气血功能，如理气活血、和胃止呕、平冲降逆等，从而纠正阴阳偏盛偏衰，使机体恢复到阴平阳秘的正常状态。药物之所以能够针对病情，发挥上述基本作用，是由于各种药物各自具有若干特性和作用，前人也称之为药物的偏性。意思是说，以药物的偏性纠正疾病所表现的阴阳偏盛或偏衰。

除了用上述"以偏纠偏"来解释药物作用的基本原理外，前人还对药物作用的物质基础进行了探究。但是，由于历史的局限性，不可能对这些精微物质进行深入细致的认识，所以长期以来，仍以药物的偏性来解释药物作用的基本原理。

中药的作用是指中药对机体的影响，或机体对药物的反应。中药的作用包括治疗作用和不良作用（不良反应）。中药的治疗作用又称为中药的功效，中药的不良作用包括副作用和毒性反应。

副作用是指在常用剂量即治疗剂量时出现与治疗需要无关的不适反应。一般都较轻微，对机体危害不大，停药后能消失。副作用的产生固然与药物的偏性有关，更重要的是因为一味中药往往有多种作用，治疗时利用其一种或一部分作用，其他作用便成为副作用。因而中药的治疗作用和副作用是相对的，在一定条件下是可以相互转化的。

正确利用中药的治疗作用，尽量避免不良反应发生，确保用药安全、有效，这是临床用药的一条基本原则。

二、中药的功效

中药的功效是在中医药理论指导下，将中药对人体的治疗和保健作用进行高度的概括和总结，亦称为中药的"功能"。

中药功效的认识和概括，是根据机体的用药反应，即用药前后症状、体征的变化，通过审证求因、辨证论治的方法归纳出来的。因此，中药功效的确定和功效系统的形成，与中医辨证论治体系的形成和发展过程有着密不可分的关系。

与功效相对应的是中药的主治，是指其所主治的病证，又称为"应用范围"或"适应证"。从认识方法而言，主治是确定功效的依据；从临床运用的角度来看，功效提示中药的适用范围。例如，鱼腥草能治疗肺痈咳吐脓血、肺热咳嗽痰稠及热毒疮疡等病证，因而具有清热解毒、排脓的功效；本品又能治疗热淋小便涩痛之证，故有清热利尿通淋的功效。从另一个角度而言，鱼腥草具有清热解毒排脓、利尿之功效，提示本品宜用于热证，而不宜用于虚寒证。

中药的功效是中药学用以概括中药特有医疗作用的专业术语，属于中药作用的一部分。明末以来，随着中药功效概念的廓清，功效专项开始分列，推动了药物功效和应用的全面总结和深入研究，促进了中药按主要功效进行分类的发展，加强了中药的性能、主治、证候禁忌等内容与功效的有机联系，又由于功效的纽带作用，也使中医学理、法、方、药真正成为统一的整体。

三、中药的功效分类

中药的功效多种多样，内容十分复杂。从总体功能上，可以分为治疗功效和保健功效，保健功效包含预防、养生及康复三个方面，但究其本质，仍是以中药的治疗功效为基础。从疾病的治疗中总结出的功效称为治疗功效，包括对证功效、对病功效和对症功效。从中药功效主次中分析归纳出功效又可以分为直接功效、延伸功效和配伍功效。阐明功效的特性和种类，可以准确地识别和选用中药，也能更好地指导方药的实验研究。

中药治疗功效的总结，既依赖于药物临床实践，又依赖于中医理论。随着临床用药经验的积累，主治范围的扩大，以及中医病因病机学说及辨证理论的进一步深入，中药治疗功效也向纵深发展，从而逐渐形成了纵向的多系统和横向的多层次。如在纵向方面，有对因治疗功效系统及对症治疗功效系统；前者是药物的功效在于消除疾病发生的原因，即治本作用，而后者是药物的功效在于减轻或消除疾病症状，即治标作用。在横向层次方面，中药功效是与辨证论治相适应的，证有不同的层次，功效也应表现为不同的层次。由于中医辨证体系的多层次性，如虚证有气虚、血虚、阴虚、阳虚的不同，气虚又有在肺、在脾、在心等的差异，故相应的补虚功效，可分化为第二层次的补气、补血、补阳和补阴；补气又可再分化为第三层次的补肺气、补脾气等。又如石膏的清热泻火，包括了清气分热、清肺热与清胃热；麦冬养阴，包括了养肺阴、养胃阴与养心阴等。药物功效的层次分化越细致，对其个性的认识越深入，临床选用就越准确。

（一）从疾病的治疗中总结出的功效

中医学的病因学说认为，人体的致病因素不外乎邪气外犯，正气内虚引起生理失调。因此，祛邪、扶正和调理脏腑功能的作用，都属于治疗功效。其可以分为以下三类。

1. 对证功效

"证"是中医学的特有概念，是对疾病一定阶段的病因、病性、病位等所做出的病理综合性概括。对证功效是针对中医所特有的"证"发挥治疗作用，如平肝息风的功效，是针对"肝阳上亢证"发挥治疗作用；活血化瘀的功效，是针对"血行不畅""瘀血"发挥治疗作用等。

对证功效既是各药性能概括的基础，又是临床用药的主要依据。如炮姜性温，味涩，入血分，归肝、心二经，有温经止血的功效，其主治的出血属于寒证。又如麻黄药性辛温，归肺经，发散风寒，其主治应为风寒表证。

为了使药物的治疗功效与证候有机地联系，必须使对证功效在层次上不断细化。所以，对证治疗的中药功效具有多层次性，并与不同层次的证相对应。如八纲辨证有热证，中药功效则相应有清热；而卫气营血、脏腑等不同层次的辨证，又可辨出气分、血分或心、肺等不同层次的热证，中药功效亦相应有清气分热、清血分热、清心热、清肺热等不同层次的概念。

中药对证治疗功效的应用必须以正确认识证候为前提。由于中医有各种不同的辨证方法，诸如八纲辨证、脏腑辨证、六经辨证、三焦辨证、卫气营血辨证、气血津液辨证等，因而就有不同的证型，这些证型均从不同的角度反映了疾病的不同本质，为对证功效的概括奠定了基础。如石膏一药，在六经辨证中，是用以主治阳明经热证，相应具有清阳明经热的功效；在卫气营血辨证中，主要是用以主治气分热证，相应具有清气分热的功效；而在脏腑辨证中，又主治肺胃热证，相应有清肺热、清胃热的功效。

2. 对病功效

"病"是对某种特定疾病全过程的特点与规律所做出的概括，代表着该病种的基本矛盾。对病功效就是针对中医的"病"发挥治疗作用的功效。如截疟、驱蛔等，分别针对疟疾、蛔虫病发挥治疗作用，体现了中医辨证施治的特色。

任何一种疾病，在其病变的发生和发展过程中，其证候和症状虽然可以千变万化，但总有其基本矛盾贯穿疾病的始终，只要能抓住这一基本矛盾，予以有针对性的药物进行对病治疗，皆可收到较好的疗效，因此，清代徐灵胎的《医学源流论》说："欲治病者，必先识病之名……一病必有主方，一病必有主药。"可见，因病施治历来就在中医学中占有一席之地，并通过该医疗实践总结出了若干对病治疗功效。

3. 对症功效

除对证和对病的功效外，在中药治疗功效中还存在一类能消除或缓解患者某一自觉症状或临床体征的"对症治疗功效"。如麻黄之平喘，生姜之止呕，延胡索之止痛，三七之止血，皆属对症功效。随着对中药的研究和开发越来越深入，也发现不少针对现代医学检查指标的对症治疗药物，如天麻、地龙降压，五味子降低转氨酶，山楂、玉竹降脂等。

虽然中医对疾病的治疗主要着眼于病证机制的区别，所谓"证同则治亦同，证异则治亦异"，即从"证"来确定相应的治法，又从治法选用相应的方药。但是，由于证候是由若干症状和体征构成的，不少证候还常常有一种突出的主症，需要首先予以缓解；对于大出血等危及生命的症状需以止血为要。对症治疗的意义还在于，一是出现病症较轻的症状时，运用对症药物能够缓解痛苦，人体在愉悦的心情下，能够充分发挥体内正气的调适，从而恢复正常状态。二是对于某些危重绝症，如晚期肿瘤患者，丧失治愈机会，此时，减轻痛苦，增进食欲，改善体征，提高生存质量，则更有意义。所以，中医在治疗原则上强调"标本兼治"或"急则治标"，说明辨证用药需要对症用药补充，并使两者紧密配合。

（二）从中药功效主次中分析归纳出功效

中药的内在药性决定着各自的治疗和预防功效不同，但药性的种种差异，又使得相同（相似）功效的药物作用于机体及相应的病症途径和方式是有所不同的，所以药物的各个功效所反映出与药性的相关性是不一样的。

1. 直接功效

由药性决定的最本质的功效，称为直接功效，又称固有功效。如黄连、黄芩味苦，性寒，均有清热泻火、解毒燥湿的功效。只不过黄连主入心经，故善清心火；黄芩主归肺经，善清肺热；黄芪性温升浮，善补脾肺之气，又能升提中气等。部分药物的固有功效不止一种，如麻黄的发汗解表、宣肺平喘，都是麻黄最基本的功效。直接功效是药物的最基本功效，代表着药物治疗保健的根本机理，它在药物多种功能中占主导地位，是指导临床用药的主要依据。

2. 延伸功效

由中药的直接功效衍化、派生出来的功效，称为延伸功效。延伸功效属于间接功效。

部分中药有从固有功效中根据病机演变来的次生功效。如生石膏性味辛、甘，大寒，既能清热泻火，又能泻火存津而间接达到止渴效果，所以止渴是生石膏的次生功效。人参的生津止渴，半夏的和胃安神等，都是这种次生功效的表述形式。

延伸功效，也是机体对药物的直接功效发生应答后功能改变，从而消除原有病证的过程体现。如黄芪的利水消肿功效，是由于黄芪的直接补肺气功效，使机体发生应答，即肺的气化功能恢复或增强，气虚不能通调水道而出现的小便不利之水肿便随之消退。这种功效完整的表述应该为"补气利水消肿"，与车前子的利水消肿是有区别的。药物的延伸功效往往是同类药物功效的特色反映。

3. 配伍功效

两味或数味药同用所形成的原单味药不具备的新功效称配伍作用。通过配伍，可使药物发生协同、增效或减少某些毒副作用，甚至还能改变单味药的性能，产生新功效。

桂枝汤中的桂枝与白芍配伍有"调和营卫"功效，但桂枝及白芍单味药则无此功效；交泰丸中黄连与肉桂配伍产生交通心肾的功效，但单味黄连与肉桂则无此功效。利用药物组合而成的"合力"，扩展了单味药的功效，弥补了病情复杂单味药的功能所不逮。

掌握药物的直接功效、延伸功效和配伍功效分类，有助于了解药物的本质特征及功用特色，指导临床合理高效选择用药。

第三节　中药的配伍

配伍是指有目的地按病情需要和药性特点，有选择地将两味以上药物配合使用，把单味药的应用及药物之间的配伍关系概括为七种情况，称为"七情"。前人总结的"七情"，除单行者外，其余六个方面都是讲配伍关系。

一、相须

相须，即性能功效相类似的药物配合应用，可以增强原有疗效。如石膏与知母配合，能明显增强清热泻火的治疗效果；大黄与芒硝配合，能明显增强攻下泄热的治疗效果；全蝎、蜈蚣同用，能明显增强止痉作用。

二、相使

相使，即在性能功效方面有某些共性，或性能功效虽不相同，但是治疗目的一致的药物配合应用，而以一种药为主，另一种药为辅，能提高主药疗效。如补气利水的黄芪与利水健脾的茯苓配合时，茯苓能提高黄芪补气利水的治疗效果。

三、相畏

相畏，即某种药物的毒性反应和副作用，能被另一种药物减轻或消除。如生半夏和生南星的毒性能被生姜减轻或消除，所以说生半夏和生南星畏生姜。

四、相杀

相杀，即一种药物能减轻或消除另一种药物的毒性或副作用。如生姜能减轻或消除生半夏和生南星的毒性或副作用，所以说生姜能杀生半夏和生南星的毒。

由此可知，相畏、相杀实际上是同一配伍关系的两种提法，是药物间相互对立而言的。

五、相恶

相恶，即两药合用，一种药物能使另一药物原有功效降低，甚至丧失。如人参恶莱菔子，因莱菔子能削弱人参的补气作用。相恶，是指两药的某方面或某几方面的功效减弱或丧失，并非二药的各种功效全部相恶。如生姜恶黄芩，是指生姜的温肺、温胃功效与黄芩的清肺、清胃功效互相牵制而疗效降低，但生姜还能和中开胃，治不欲饮食并喜呕之证，黄芩尚可清泄少阳以除热邪，在这些方面，两药并不一定相恶。

六、相反

相反，即两种药物合用能产生或增强毒性反应或副作用，或者降低药物原有的疗效。如"十八反""十九畏"中的若干药物。

上述六个方面，在配伍应用的情况下，其变化关系可以概括为四项。

1. 相须、相使关系的药物合用因产生协同作用而增进疗效，是临床用药时要充分利用的。

2. 相恶关系的药物合用可能会互相拮抗而抵消、削弱原有功效，用药时应加以注意。

3. 相畏、相杀关系的药物合用能减轻或消除其中一味药的毒性或副作用，在应用毒性药或烈性药时必须考虑选用。

4. 相反关系的药物合用因产生或增强毒副作用，属于配伍禁忌，原则上应避免配用。

第四节 中药的使用禁忌

为了保证用药安全，有些中药在某种情况下不宜使用或不宜同用，以免降低药效，甚至产生不良后果，这就是中药的使用禁忌。主要包括配伍禁忌、妊娠用药禁忌、饮食禁忌、病证禁忌等内容。根据对患者造成的不良影响程度的不同，又常分为忌用类和慎用类。

一、配伍禁忌

《神农本草经》指出："勿用相恶、相反者。"但相恶与相反所导致的后果不一样。相恶配伍可使药物某些方面的功效减弱，但又是一种可以利用的配伍关系，并非绝对禁忌。而"相反为害，甚于相恶"，可能危害患者的健康，甚至危及生命。故相反的药物原则上禁止配伍应用。目前医药界共同认可的配伍禁忌有"十八反"和"十九畏"。

十八反：甘草反甘遂、大戟、海藻、芫花；乌头反贝母、瓜蒌、半夏、白蔹、白及；藜芦反人参、沙参、丹参、玄参、苦参、细辛、芍药。

十九畏：硫黄畏朴硝，水银畏砒霜，狼毒畏密陀僧，巴豆畏牵牛，丁香畏郁金，川乌、草乌畏犀角，牙硝畏三棱，官桂畏赤石脂，人参畏五灵脂。

对于十八反、十九畏作为配伍禁忌，历代医药学家虽然遵信者居多，但亦有持不同意见者，有人认为十八反、十九畏并非绝对禁忌；有的医药学家还认为，相反药同用，能相反相成，产生较强的功效。倘若运用得当，可愈沉疴痼疾。

关于配伍禁忌的现代研究一直没有停止，部分实验显示乌头类与其反药配伍后，毒性较大的双酯型乌头生物碱显著增加，吸收加快；芫花、京大戟、甘遂与甘草配伍后，二萜类毒性成分转移溶出率明显提高，且抑制其体内代谢过程，长期给药易产生蓄积中毒；海藻配伍甘草后总砷、亚砷酸和二甲基砷溶出量增大，实验动物出现心、肝、肾多脏器损伤；人参、玄参与藜芦配伍后，芥藜芦碱类、棋盘花胺类、藜芦定碱等毒性甾体生物碱溶出明显增加，代谢减慢；乌头与半夏、贝母、白及配伍后，可延缓或降低川乌镇痛抗炎效应，也干扰生半夏、川贝母的止咳作用；甘草与芫花、京大戟、甘遂配伍，拮抗后者的利水作用，同时引起肠道黏膜损伤；人参与藜芦同用后，抗疲劳、增强免疫力、抗肿瘤及雌激素样作用减弱。有些动物配伍后具有毒－效双重作用，如乌头与贝母配伍，对肺心病模型动物可改善肺功能，但明显增加心脏毒性；附子与贝母、瓜蒌、半夏配伍，在慢性阻塞性肺病阶段可以改善肺功能，在心衰阶段则明显加速心衰的进展。

总而言之，迄今对于十八反、十九畏等配伍禁忌研究尚属初级阶段，目前决定其取舍为时过早。临床若无充分根据和应用经验，还应遵守。

二、妊娠用药禁忌

妊娠禁忌药是指妇女妊娠期除中断妊娠、引产外，为防止损伤胎儿或导致流产、早产而禁忌使用或须慎重使用的药物。

在为数众多的妊娠禁忌药中，不同的药对妊娠的危害程度是有所不同的，因而在临床上也应区别对待。古代对妊娠禁忌药主要提禁用与忌用，极少提慎用。近代则多根据临床实际，将常用中药中的妊娠禁忌药分为禁用与慎用两大类。属禁用的多系剧毒药，或药性作用峻猛之品及堕胎作用较强的药。慎用药则主要是活血祛瘀药、行气药、攻下药、温里药中的部分药。

禁用药：如水银、砒霜、雄黄、轻粉、斑蝥、马钱子、蟾酥、川乌、草乌、藜芦、胆矾、瓜蒂、巴豆、甘遂、大戟、芫花、牵牛子、商陆、麝香、干漆、水蛭、虻虫、三棱、莪术等。

慎用药：如牛膝、川芎、红花、桃仁、姜黄、牡丹皮、枳实、大黄、番泻叶、芦荟、芒硝、附子、肉桂等。

总的说来，对于妊娠禁忌药物，如无特殊必要，应尽量避免使用，以免发生不良后果。如孕妇患病非用不可，则应注意辨证准确，掌握好剂量与疗程，并通过恰当的炮制和配伍，尽量减轻药物对妊娠的危害，做到用药安全而有效。

三、饮食禁忌

服药禁忌是指服药期间对某些食物的禁忌，又称服药食忌，简称食忌，俗称忌口。饮食禁忌主要包括三方面的内容：一是指患病治疗期间，患者均有不同程度的脾胃虚弱、消化不良及正气不足，应忌食生冷、辛热、油腻、腥膻、有刺激性的食物，以免加重胃肠负担，引起消化不良，或助热伤阴，或增寒伤阳，以及敛邪等不良作用。二是指根据病情及用药特点，忌食与病情和药性不相宜的食物。根据不同病情和治疗需要，如寒性病者，忌食生冷食物、寒性饮料等；热性病者，忌食辛辣、热性、煎炸食物及酒类；胸痹患者，忌食肥肉、脂肪、动物内脏及烈性酒；肝阳上亢者，忌食胡椒、辣椒、大蒜、酒等辛热助阳之品；疮疡、皮肤病患者，忌食鱼、虾、蟹等腥膻发物及辛辣刺激性食品；外感表证者，忌食油腻类食品等。三是指服某些药物期间对某些特定饮食的禁忌。如古代文献中的甘草、黄连、桔梗、乌梅忌猪肉；常山忌葱；薄荷忌鳖肉；地黄、何首乌忌葱、蒜、萝卜；丹参、茯苓、茯神忌醋；土茯苓、使君子忌茶；蜜反生葱、柿反蟹等。

古今中医皆重视病、药、食之间的服用禁忌，其目的是避免发生不良反应和疗效降低，或对病情不利，影响患者康复。关于饮食禁忌的现代研究甚少，且结果很不一致，有待进一步探讨。

附：

1.十八反歌：本草明言十八反，半蒌贝蔹及攻乌，藻戟遂芫俱战草，诸参辛芍叛藜芦。（金代张从正《儒门事亲》）

2.十九畏歌：硫黄原是火中精，朴硝一见便相争，水银莫与砒霜见，狼毒最怕密陀僧。巴豆性烈最为上，偏与牵牛不顺情，丁香莫与郁金见，牙硝难合京三棱。川乌草乌不顺犀，人参最怕五灵脂。官桂善能调冷气，若逢石脂便相欺。大凡修合看顺逆，炮爁炙煿莫相依。（明代刘纯《医经小学》）

3.妊娠服药禁忌歌：蚖斑水蛭及虻虫，乌头附子配天雄，野葛水银并巴豆，牛膝薏苡与蜈蚣，三棱代赭芫花麝，大戟蝉蜕黄雌雄，牙硝芒硝牡丹桂，槐花牵牛皂角同，半夏南星与通草，瞿麦干姜桃仁通，硇砂干漆蟹爪甲，地胆茅根都失中。（《珍珠囊补遗药性赋》）

第二部分 中药药学服务

第三章 中药药学服务概述 ▷▷▷▷

第一节 中药药学服务的基本概念

一、中药药学服务的含义

运用中药学专业知识向公众包括医务人员、患者及其家属和众多医药消费者，提供直接的、负责任的、与中药使用有关的服务，包括药物选择、药物作用知识和信息，以期提高药物治疗或预防的安全性、有效性、经济性与合理性，实现改善与提高人类生活质量的理想目标。

二、中药药学服务的对象

①用药周期长的慢性病患者，需长期或终生用药者；②病情和用药复杂，患有多种疾病，需同时合并应用多种药品者；③特殊人群，如特殊体质者、肝肾功能不全者、过敏体质者、小儿、老年人、妊娠及哺乳期妇女、血液透析者、听力障碍人士、视力障碍人士及特殊职业者（如驾驶员等）；④用药效果不佳，需要重新选择药品或调整用药方案、剂量、方法者；⑤用药后易出现明显的药品不良反应者；⑥应用特殊剂型、特殊给药途径者。

三、中药药学服务的目的

面向患者的中药药学服务包括：研究解决患者的用药顾虑，提高用药依从性；防止疾病恶化，宣传慢性病防治知识；预防药品不良反应的发生；减轻患者的经济负担等。

面向健康人群的中药药学服务包括用药教育、健康教育、宣传药品知识等，满足公众对健康生活的追求。

四、中药药学服务的流程

中药药学服务流程包括收集信息、分析评估、制订计划和跟踪随访。

（一）收集信息

收集信息是指当中药学专业技术人员与服务对象进行面谈时，通过中药学问诊对服务对象的个体疾病、健康素养、沟通能力及沟通意愿等进行个体化信息收集。信息收集内容包括：服务对象的基本信息（年龄、性别、住址、医保等），健康信息（个人史、家族史、生育史、既往病史、现病史、生活习惯等），用药信息（用药史、药物不良反应史、免疫接种史等），需求信息（药物治疗、健康状况）等。

（二）分析评估

中药药学服务分析评估是指将收集到的信息进行综合评估分析，评估服务对象是否存在潜在的药物相关问题（drug-related problems，DRPs）。中药学专业技术人员应从安全性、有效性、经济性和适当性四个核心要素展开合理用药评价，尤其应注重特殊人群DRPs的发现与干预。药物相关问题的发现与分析主要着眼以下类型：①用药目的不明确；②重复用药；③药物相互作用；④禁忌证用药；⑤药物治疗方案不足；⑥药品不良反应；⑦过度用药；⑧服药时间不当/剂量间隔不当等；⑨药品储存保管不当；⑩用药依从性问题；⑪药品管理的其他问题。

（三）制订计划

中药学专业技术人员应根据分析评估的结果，制订清晰明确、可量化、可实现、使服务对象能够准确理解的干预计划，并给出具体的完成时间。

1. 干预计划所包含的推荐内容应为服务对象力所能及，符合中药学专业技术人员专业范围，同时和服务对象其他治疗方案不冲突。

2. 干预计划包括药物治疗建议、药物使用建议、生活方式改善指导等内容。

3. 中药学专业技术人员在全面分析服务对象疾病和用药的基础上，提出药物治疗方案调整建议，如果干预的方案超出其专业范围，中药学专业技术人员应及时建议服务对象就诊或寻求医师等医疗服务提供者的帮助。

4. 中药学专业技术人员应鼓励服务对象主动将药物治疗相关方案展示给其他中药学专业技术人员；每次进行药房用药教育或购药时，这些相关方案建议随身携带，以便中药学专业技术人员更新相关内容。

（四）执行计划

中药学专业技术人员可以通过直接干预来解决、减少或避免药物相关问题。每项干预要考虑到服务对象的状况、用药需求及药物治疗问题，做到个体化；中药学专业技术人员在不超出其职责范围的情况下，可以基于自己的专业技能，给予服务对象充足的帮助。

（五）跟踪随访

通过跟踪随访，记录服务对象药物治疗的实际结果，以及医师是否经中药学专业技术人员建议后更改处方，或服务对象经中药学专业技术人员教育后而改变用药行为的成效；通过跟踪随访，评估药物治疗的疗效；比较实际结果与预期达到的治疗目标，以确定服务对象的疗效进展状况；通过跟踪随访，评估药物治疗的安全性，服务对象的用药依从性，并依需要调整照护计划，调整内容必须记录下来；跟踪随访评估必须是系统性的，且持续执行，直至达到治疗目标。

第二节　中药药学服务的内涵

一、中药处方审核与调配

中药处方审核，是指中药学专业技术人员运用专业知识与实践技能，根据相关法律法规、规章制度与技术规范等，对医师在诊疗活动中为患者开具的处方，进行合法性、规范性和适宜性审核，并做出是否同意调配发药决定的药学技术服务。

中药处方调配，是指中药学专业技术人员按照操作规程调剂处方药品。认真审核处方，准确调配药品，正确书写药袋或粘贴标签，注明患者姓名、药品名称、用法、用量等。《处方管理办法》规定药师调剂处方时必须做到"四查十对"：查处方，对科别、姓名、年龄；查药品，对药名、剂型、规格、数量；查配伍禁忌，对药品性状、用法用量；查用药合理性，对临床诊断。尤其要注意是否存在"十八反""十九畏"等配伍禁忌或不良相互作用情况。

二、中药合理用药指导

中药合理用药指导可概括为综合运用中医药学相关知识，用简洁明了、通俗易懂的语言向患者说明按时、足量、按疗程服用中药对治愈疾病的重要性，解释用药过程中可能出现的不良反应及应对措施，科学指导患者正确合理使用中药。中药合理用药指导旨在通过向患者普及中药合理用药知识，增强患者合理用药意识，预防中药不良反应的发生，提高患者用药依从性，并降低用药错误的发生率。社会药房应建立用药指导的相关制度、规程和记录，从事中药用药指导的人员应具有中药师或以上专业技术职称。

为患者提供中药药学服务是当前社会药房工作的重要组成部分，向患者或其家属进行中药合理用药指导，提高患者接受中药治疗的依从性，是促进中药治疗安全有效的重要保证。在社会药房中，药师在中药药学服务方面的工作已不能满足于只是照方发药，重视对患者及其家属的中药用药指导，促进中药合理用药是一项很重要的工作。

三、中药药物治疗管理

药物治疗管理（medication therapy management，MTM）是指具有药学专业技术优势的药师对患者提供用药教育、咨询指导等一系列专业化服务，从而提高用药依从性、预防患者用药错误，最终培训患者进行自我的用药管理，以提高用药疗效。

MTM 起源于美国，其目的是授权药师识别并解决药物治疗相关问题，减少医疗保险负担，优化患者药物治疗结果。实施 MTM 可以增强药师与医疗人员的合作，促进药师与患者及其他初级保健人员的交流，优化患者对于药物的使用，从而提高患者的治疗效果。同时，它也强调了患者在 MTM 中自我管理药物的重要性。

药物治疗管理的重点对象包括以下 6 种。

（1）就医或变更治疗方案频繁者。

（2）多科就诊或多名医师处方者。

（3）患有 2 种以上慢性疾病者。

（4）服用 5 种以上药品者。

（5）正在服用高危药品或依从性差者。

（6）药品治疗费用较高者。

药物治疗管理服务（medication therapy management services，MTMs）是践行药学监护（pharmaceutical care，PC）时运用临床实践经验向患者提供可衡量结果的服务项目。药物治疗管理是优化患者个体治疗效果的独特服务或服务组合。其包含了一系列的服务内涵，根据患者的个体需求，包括但又不仅限于以下内容。

（1）采集患者个体的所有治疗相关信息。

（2）评估和确认患者是否存在药物治疗问题。

（3）与患者一起确定治疗目标，制订干预措施，并执行药学监护计划。

（4）对制定的治疗目标进行随访和进一步评估，以确保患者的药物治疗达到最佳效果。

四、中药用药教育

中药用药教育是指中药师对患者提供合理用药指导、普及合理用药知识等药学服务的过程，以提高患者用药知识水平，提高用药依从性，降低用药错误发生率，保障医疗质量和医疗安全。

中药用药教育服务是指药学技术人员应用所掌握的中药学相关知识，包括药效学、药动学、药理学、毒理学、药品不良反应、用药安全、药物经济学等，面向患者和公众提供中药治疗相关知识的宣传、教育与服务的过程。中药用药教育服务是药学技术人员全程参与中药药学服务的重要环节，对于促进合理用药、保障药物治疗的安全有效具有十分重要的意义。

五、中药药物警戒

药物警戒是指发现、识别、评价和预防药品不良反应或其他任何可能与药物治疗有关的不良后果的科学研究与活动。药物警戒不仅包括对合格药品在正常用量用法下所出现不良反应的监测，还包括对药品质量问题、药物滥用及用药错误等的监测；既包括药品上市前的临床试验和动物毒理学研究，也包含上市后的不良反应监测和药品安全性再评价。

我国传统药物警戒思想主要包括配伍禁忌、妊娠禁忌、配伍或炮制减毒方法、剂量与疗程控制思想、中药毒性分级以及中药解救等，这些警戒思想都是历代中医药学家临床经验的积累与结晶，均可理解在中药药物警戒的范畴之内，是中医药安全用药理论的集中体现。

第三节 中药药学服务的胜任力要求

一、职业道德

1. 诚实守信 忠诚正直，信守承诺，遵纪守法，遵守制度规定和社会道德规范。

2. 认真负责 以自觉的态度树立对国家和社会、家庭和集体、他人和自己所担负责任的认识、情感和信念，并付诸行动。

3. 爱岗敬业 热爱自己的职业，有良好的职业道德和强烈的职业使命感，忠于职守，乐于奉献；工作兢兢业业、任劳任怨；根据岗位职责和工作要求，在主体意识的积极支配下开展工作。

4. 服务意识 具有为公众提供热情、周到、主动服务的意愿，以及自觉做好服务工作的观念和愿望。

5. 严谨有序 对待学习和工作能做到严肃、认真、细致、周全，重视规则和秩序；对工作中的各项事物按照紧迫性、重要性区分优先等级，有计划有步骤地安排工作进程，确保工作有条不紊地进行。

二、知识要求

（一）基本知识

1. 心理学知识 掌握基础的心理学知识，关注服务对象的心理变化，有针对性地进行心理沟通、疏导和服务。

2. 药学计算知识 掌握药物使用所需的给药剂量、浓度、单位转换、疗程等的计算，尤其针对特殊人群。

3. 计算机知识 能熟练运用计算机和办公软件处理、分析及解决问题。

4. 外语知识 了解国内外医药的新动态、新技术及新知识，并运用其进行交流与服务。

5.统计学知识 了解统计学的基本理论和方法，并运用其进行数据处理及统计分析。

（二）专业知识

1.相关法律法规知识 熟悉《药品管理法》《药品经营质量管理规范》《药品经营监督管理办法》等相关法律法规和药事管理等相关知识。

2.临床医学知识 掌握基本医学相关知识并运用于药学服务实践中。

3.药物治疗学知识 掌握临床药物治疗学知识，参与并配合临床药物治疗。

4.中药学相关专业知识 掌握现代药物和传统药物的药理学、药剂学、药物分析、药物化学等专业知识。

三、技能要求

（一）基本技能

1.临床思维能力 将从理论和实践中所获得的知识融会贯通于药学实践，以及对具体临床现象进行思路清晰、逻辑性强的分析和思考，并做出符合实际的判断的能力。

2.解决问题能力 运用已掌握的知识、经验、技能，借助于各种思维活动和行动来处理问题的能力。

3.团队合作能力 在团队中，能主动征求他人意见，与他人共享信息，互相尊重、互相鼓励，为了团队共同的目标与大家通力合作完成任务的能力。

4.采集与分析信息能力 通过传媒、会议和人际交流等多种途径，快速获得大量信息，并经过归纳整理、综合分析，转化为系统的、具有较强操作性和指导性的意见及建议的能力。

5.沟通协调能力 善于交流，妥善处理各种人际关系，促进相互理解，以及获得他人的支持与配合的能力。

6.学习发展能力 不断学习、增加学识、提高技能，通过汲取自己或他人的经验教训、科研成果等方式，以有助于未来发展的能力。

（二）专业技能

1.处方调剂能力 认真审核处方，准确调配药品，正确书写药袋或粘贴标签；向患者交付药品时，应当进行用药交代与指导；开展处方点评工作。

2.药学咨询能力 解答公众关于药品的问题；为公众解读各类检查化验单数据或体检报告单；开展用药指导与药品知识宣教。

3.药物治疗管理能力 在药物使用过程中，通过对用药方案、用药过程、用药指导、药学监护计划、药物疗效及安全性、不良反应、治疗药物监测（therapeutic drug monitoring，TDM）、各种实验室检查数据及药物治疗的干预性意见，以及对患者健康教

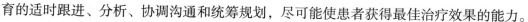

育的适时跟进、分析、协调沟通和统筹规划，尽可能使患者获得最佳治疗效果的能力。

4. 药物治疗评价能力 对药物的有效性、安全性及经济性进行评价，制订适当的治疗方案，促进临床合理用药的能力。

四、内驱力

内驱力是在需求的基础上产生的内部唤醒或自我刺激的积极状态。现在，对于中药师的需求很大，但药师缺失严重。2001年，北京中医药大学创建临床中药学学科，开始了临床中药师的培养工作。国医大师颜正华的学术继承人张冰教授作为学科带头人，带领5所中医药大学共同培养临床中药学人才。2015年该学科已成为国家中医药管理局优秀重点学科；历经20年教学创新，已为我国医疗机构输送了一批宝贵人才，很多已成为我国中药临床药师培训基地的第一批"种子教师"。自2016年中华中医药学会牵头中药临床药师的培养工作，截至目前，已有43家中药临床药师培训基地，先后培养了900多名中药临床药师。

第四章　中药处方审核与调剂 ▷▷▷▷

第一节　基本概念

一、中药处方的定义

根据《处方管理办法》第二条规定：处方是指由注册的执业医师和执业助理医师（以下简称"医师"）在诊疗活动中为患者开具的，由取得药学专业技术职务任职资格的药学专业技术人才（以下简称"药师"）审核、调配、核对，并作为患者用药凭证的医疗文书。处方包括医疗机构病区用药医嘱单。

中药处方是指载有中药名称、数量、煎服方法等内容和制备任何中药制剂的书面文件，是医师辨证论治的书面记录和凭证，反映了医师的辨证立法和用药要求。既是给中药调剂人员的书面通知，又是计价、中药调剂工作的依据或凭证，具有法律意义，同时又具有技术上和经济上的意义。

中药处方应当由具备中药饮片或（和）中成药处方资质的执业医师开具。根据我国《处方管理办法》和 2019 年《关于印发第一批国家重点监控合理用药药品目录（化药及生物制品）的通知》中关于中药处方资质的规定和要求，除中医类别医师可以开具中药处方外，其他类别的医师应经过不少于 1 年系统学习中医药专业知识并经考核合格后，遵照中医临床基本的辨证施治原则，可以开具中成药处方；取得省级以上教育行政部门认可的中医、中西医结合、民族医医学专业学历或学位的，或者参加省级中医药主管部门认可的 2 年以上西医学习中医培训班（总学时数不少于 850 学时）并取得相应证书的，或者按照《传统医学师承和确有专长人员医师资格考核考试办法》有关规定跟师学习中医满 3 年并取得《传统医学师承出师证书》的，既可以开具中成药处方，也可以开具中药饮片处方。

中药处方是临床医师为患者用药需要而开具的书面文件，亦是药学专业技术人员调配药品的凭证。临床医师在开具中药处方时，应当以中医药理论为指导，依据《医院中药饮片管理规范》和《中成药临床应用指导原则》等，遵照中医临床基本的辨证论治和配伍原则，并遵循安全、经济、有效的原则。社会药房药学技术人员在调剂中药处方时，应严格按照处方调剂流程进行，遵守国家相关部门出台的法律法规等政策性文件，如《药品管理法》《麻醉药品和精神药品管理条例》《处方管理办法》《医疗用毒性药品管理办法》等，并做好相关用药指导工作，以保证患者临床药物治疗的安全有效。

二、处方分类和中药处方

处方分为法定处方、协定处方及医师处方三类。

法定处方：即指国家药典、国家药监局颁布的标准等法定标准所收录的处方。它具有法律的约束力。

协定处方：系指医疗机构的药学部门与临床医师根据日常的医疗用药需要而协商制定的处方。要求可以大量生产与贮备，具备相对稳定的生产工艺并有严格的质量标准。协定处方可以缩短患者等候取药的时间。协定处方药剂的制备必须经上级主管部门批准，并只限于本医疗机构使用。

医师处方：系指医师为患者诊断、治疗或预防用药而开具的书面文件，为常见处方。

我国《处方管理办法》将处方分为如下五类。

（1）处方颜色为白色的普通纸质处方。

（2）处方颜色为淡黄色的急诊处方，处方右上角标有"急诊"字样。

（3）处方颜色为淡绿色的儿科处方，处方右上角标有"儿科"字样。

（4）处方颜色为淡红色的麻醉品和第一类精神药品处方，处方右上角标有"麻、精一"字样。

（5）处方颜色为白色但右上角标有"精二"字样的为第二类精神品处方。

目前，我国中药饮片和中成药并无"精神类药品"分类，因此中药处方主要包含"普通处方""急诊处方""儿科处方""麻醉药品处方"。

根据中药处方正文所列药物不同，亦可将中药处方分为中药饮片处方、中成药（含医疗机构中药制剂）处方，并且中药饮片与中成药应当分别开具处方。

三、中药处方的内容

根据《中药处方格式及书写规范》要求，中药饮片处方和中成药处方均应当包含以下内容：

1. 一般项目，包括医疗机构名称、费别、患者姓名、性别、年龄、门诊或住院病历号、科别或病区和床位号等，可添加特殊要求的项目。

2. 中医诊断，包括疾病诊断名称和证型（如果病名不明确的可不写），要求填写清晰完整，并与患者病历记载相一致。

3. 药品名称、数量、用法用量，中成药应标明剂型、规格，中药饮片应标明药品特殊煎煮方法。

4. 开具处方医师的签名或加盖专用签章，并标明处方日期。

5. 药品金额、审核、调配、核对、发药药师的签名或加盖专用签章。

以上五个部分，其中第1、2部分属于处方前记内容；第3部分属于处方正文；第4、5部分则为处方后记。

每张处方应只限一名患者的用药。处方内容应书写完整，不得缺失；字迹工整，不宜涂改；如需修改，开具处方的医师应当在修改处签名并注明修改日期。

四、中药处方正文的要求

中药处方正文内容是临床医师根据患者病情辨证施治的体现，也是中药调剂人员进行药物调配工作的主要依据。临床医师开具中药处方时，应严格按照相关规范要求开具处方。

（一）中药饮片处方正文的要求

1.应当体现"君、臣、佐、使"的特点要求。

2.饮片名称应当按《中华人民共和国药典》规定准确使用，《中华人民共和国药典》没有规定的，应当按照本省（区、市）中药饮片炮制规范和其他中药饮片炮制规范或本单位中药饮片处方用名与调剂给付的规定书写。

3.剂量使用法定计量单位，用阿拉伯数字书写，原则上应当以克（g）为单位，"g"（单位名称）紧随数值后。

4.调剂、煎煮的特殊要求注明在药品右上方，如打碎、先煎、后下等。

5.对饮片的产地、炮制有特殊要求的，应当在药品名称之前写明。

6.根据整张处方中药味多少选择每行排列的药味数，并原则上要求横排及上下排列整齐。

7.中药饮片的用法用量应当符合《中华人民共和国药典》规定，无配伍禁忌。当处方中存在配伍禁忌和超剂量使用情况时，因特殊病情确需继续使用时，应当在该药品名称（右）上方（或其他适当位置）注明原因并再次签名。

8.中药饮片剂数应当以"剂"为单位。

9.处方用法用量紧随剂数之后，书写应准确规范，包括每日剂量、采用剂型（水煎煮、酒泡、打粉、制丸、装胶囊等）、服用次数、用药方法（内服、外用等）、服用要求（温服、凉服、顿服、慢服、饭前服、饭后服、空腹服等）等内容。例如：每日1剂，水煎400mL，分早、晚两次空腹温服。不得使用"遵医嘱""自备"等含糊不清的语句。

10.按毒麻药品管理的中药饮片的使用，应当严格遵守有关法律、法规和规章的规定。

（二）中成药处方正文的要求

1.按照中医诊断（包括病名和证型）结果，辨证或辨证辨病结合选用适宜的中成药。

2.中成药名称应当使用经药品监督管理部门批准并公布的药品通用名称，院内中药制剂名称应当使用经省级药品监督管理部门批准的名称。

3.用法用量应当按照药品说明书规定的常规用法用量使用，书写准确规范，不得使用"遵医嘱"等模糊不清语句。因特殊情况需要超剂量使用时，应当注明原因并再次签名。

4.片剂、丸剂、胶囊剂、颗粒剂分别以片、丸、粒、袋为单位，软膏及乳膏剂以支、盒为单位，溶液制剂、注射剂以支、瓶为单位，应当注明剂量。

5. 每张处方不得超过 5 种药品，每一种药品应当分行顶格书写，药性峻烈的、含毒性成分的药物应当避免重复使用，功能相同或基本相同的中成药不宜叠加使用。

另外，中药注射剂应单独开具处方。

五、中药处方的时效性

中药处方开具后，一般当日有效。特殊情况下需要延长有效期的，必须由开具处方的医师注明有效期限，其有效期限最长不超过 3 日。

每张处方开具的药品一般不超过 7 日用量，急诊处方一般不得超过 3 日用量，根据患者诊疗需要，对于某些慢性病、老年病或特殊情况，处方用量可适当延长，但应注明理由。

六、中药处方的保管

社会药房的药学技术人员完成发药工作后，应在处方上签名或加盖签章，并将处方妥善留存备查。处方保管应遵循分类保管、定期留存的原则，将处方收集整理后，按照药品销售目录以"月"或"季度"为单位装订成册。应当由专人负责将含罂粟壳的麻醉药品处方，按照年、月、日逐日编制顺序号整理留存。

应按照相关管理规定保管留存处方和药品销售记录。按照《处方管理办法》要求：普通处方、儿科处方、急诊处方留存 1 年，医疗用毒性药品处方、第二类精神药品处方留存 2 年，麻醉药品处方和第一类精神药品处方留存 3 年。处方留存到期满后登记，由单位负责人批准，登记备案后方可销毁。

七、中药饮片处方应付

中药饮片处方应付是中药调剂工作的重要事项，调剂工作人员应能按照处方内容正确理解处方医师的用药意图，依据中药应付标准正确调剂，否则易发生错配、漏配等事故，进而影响患者临床用药的安全性和疗效。

由于我国不同地域的地理文化差异、饮片炮制方法及药材基源不同等差异，使得中药饮片常具有多个名称，如黄连又名云连、川连、鸡爪连；半夏有清半夏、姜半夏、法半夏等多个炮制品种。现在一般以《中华人民共和国药典》所载中药饮片名称为"正名"。其他名称则统称为"别名"。此外，一些中医师在开具处方尤其是手写处方时，经常将两三种饮片名称写在一起，习称"并开"（即一名多药），如川怀牛膝、炒谷麦芽、猪茯苓等。所以，社会药房调剂工作人员应熟知处方中饮片名称及其来源，准确理解医师用药意图，按照中华中医药学会 2021 年发布的《中药饮片处方应付规范》正确调剂处方，保证患者用药的安全性和疗效。

社会药房应执行所在省（区、市）的中药饮片处方用名和调剂应付的相关规定。无统一规定的品种，应在符合国家有关标准和中医药理论的前提下，制定本单位中药饮片的处方用名和调剂应付标准。调剂人员应严格执行饮片应付相关规定，避免出现调剂错误。对于未按照要求书写的中药饮片处方，应交由处方医师修改并签名后再行调剂。而对于有特殊炮制要求的饮片，调剂时应进行临方炮制。

第二节　中药用法和用量

一、中药的用法

临床医师开具中药处方时应结合患者病情辨证论治，选择合适的中药饮片炮制品规或中成药品种，并在处方正文中标明药物的煎煮方法如先煎、后下、烊化、包煎等和使用方法，如内服、外用、冲服、熏蒸、搽洗、泡浴等。

社会药房的药学技术人员应根据处方要求，调剂药物品规和剂量应准确无误，对贵细或有特殊煎煮要求的中药应另包，并在发药过程中向患者或委托人认真耐心进行用药方法指导，减少药物浪费，避免与药物有关不良事件的发生。

二、中药用量与计量

中药饮片处方用量应符合《中华人民共和国药典》中关于饮片用法用量的限定要求，尤其是含有毒性成分的品种。如药典中未收录，则应符合局颁标准或者本省（区、市）或本单位中药饮片用法用量的相关要求。

中药处方中计量应符合《处方管理办法》要求，应当使用法定剂量单位：重量以克（g）、毫克（mg）、微克（μg）、纳克（ng）为单位；容量以升（L）、毫升（mL）为单位；国际单位（IU）、单位（U）；中药饮片以克（g）为单位。

中成药按片剂、丸剂、胶囊剂、颗粒剂分别以片、丸、粒、袋为单位；溶液剂以支、瓶为单位；软膏及乳膏剂以支、盒为单位；注射剂以支、瓶为单位，应当注明含量；中药饮片以剂为单位。

对于含毒性中药饮片的处方，每次处方剂量不得超过2日极量。按麻醉药品管理的中药饮片，罂粟壳不得单方发药，必须凭有麻醉药处方权的执业医师签名的淡红色处方（盖有乡镇卫生院以上医疗单位公章）方可调配，每张处方不得超过3日用量，连续使用不得超过7日，成人一次的常用量为每日3～6g。

第三节　中药处方审核

处方审核是指药学专业技术人员运用专业知识与实践技能，根据相关法律法规、规章制度与技术规范等，对医师在诊疗活动中为患者开具的处方，进行合法性、规范性和适宜性审核，并做出是否同意调配发药决定的药学技术服务。社会药房承担中药处方审核工作的药学技术人员应由执业中药师负责承担。

处方审核常用临床用药依据：国家药品管理相关法律法规和规范性文件、临床诊疗规范或指南、临床路径、药品说明书、国家处方集等。

社会药房中负责审核中药处方的药师是中药处方审核工作的第一责任人。所以，审方药师应对处方各项内容进行逐一审核。社会药店可以为药师配置相关信息系统以辅助药师更好地开展审方工作。

一、中药处方的审核流程

社会药房的执业中药师接收到待审核的中药处方（包括中药饮片处方和中成药处方）后应该按照以下流程进行：

1. 对接收到的中药处方的合法性、规范性、适宜性进行审核。

2. 经审核判定为合理处方，应由审方药师在纸质处方上签名或加盖专用签章后，方可进入计价收费和调配环节。

3. 如处方经审核被判定为不合理者，审方药师应告知购药者原因，请其联系开具处方医师确认或者重新开具，并再次进入处方审核流程。

二、中药饮片处方审核

（一）合法性审核

1. 处方开具人是否根据《执业医师法》取得医师资格，并经执业注册，处方开具人还应取得开具中药处方资质的要求。

2. 处方开具时，处方医师是否根据《处方管理办法》在执业地点取得处方权。

3. 麻醉药品、医疗用毒性药品等处方，是否由具有相应处方权的医师开具。

（二）规范性审核

1. 处方是否符合规定的标准和格式，处方医师签名或者加盖的签章是否清晰易辨认。电子处方是否有处方医师的电子签名。

2. 处方的前记、正文、后记是否符合《处方管理办法》《中药处方格式及书写规范》等有关规定，文字是否正确、清晰、完整。

3. 条目是否规范。

（1）年龄应当为实足年龄，新生儿、婴幼儿应当写日、月龄，必要时要注明体重。

（2）中药饮片应当单独开具处方。

（3）中药饮片名称应当按《中华人民共和国药典》规定准确使用，《中华人民共和国药典》没有规定的，应当按照本省（区、市）或本单位中药饮片处方用名与调剂给付的规定。

（4）中药饮片（炮制）规格、剂量、剂数、用法、用量应准确清楚，符合《处方管理办法》和《中华人民共和国药典》（一部）规定，不得使用"遵医嘱""自用"等含糊不清字句。

（5）中药饮片处方量及处方效期应符合《处方管理办法》的规定，麻醉药品、医疗用毒性药品、易制毒药品等的使用应符合相关管理规定。

（6）中药饮片的处方书写应符合《中药处方格式及书写规范》。

（三）适宜性审核

1. 中药饮片处方用药与中医诊断（病名和证型）是否相符。

2. 饮片的名称、炮制品选用是否正确，煎法、用法用量、脚注等是否完整、准确。

3. 处方中饮片之间是否存在"十八反""十九畏"等配伍禁忌或不良相互作用情况。

4. 处方中饮片是否与同时开具的其他药物存在相互作用和重复给药的情况，包括与西药或和中成药之间是否存在重复给药和有临床意义的相互作用。

5. 毒麻贵细饮片是否按规定开方。

6. 特殊人群如儿童、老年人、孕妇及哺乳期妇女、脏器功能不全患者用药是否有禁忌使用的药物。

7. 是否存在其他用药不适宜情况。

三、中成药处方审核

（一）合法性审核

1. 处方开具人是否根据《执业医师法》取得医师资格，并执业注册，处方开具人还应取得开具中药处方或中成药处方资质的要求。

2. 处方开具时，处方医师是否根据《处方管理办法》在执业地点取得处方权。

3. 对于含有麻醉药品、医疗用毒性药品等成分的中成药处方，是否由具有相应处方权的医师开具。

（二）规范性审核

1. 处方是否符合规定的标准和格式，处方医师签名或者加盖的签章是否清晰易辨认。

2. 处方的前记、正文、后记是否符合《处方管理办法》《中药处方格式及书写规范》等有关规定，文字是否正确、清晰、完整。

3. 条目是否规范。

（1）年龄应当为实足年龄，新生儿、婴幼儿应当写日、月龄，必要时要注明体重。

（2）中成药可单独开具，亦可与西药开具在一张处方中。每一种药品应当另起一行，每张处方不得超过 5 种药品。

（3）中药注射剂应该单独开具处方。

（4）中成药名称应当使用经药品监督管理部门批准并公布的药品通用名称，或原卫生部公布的药品习惯名称，院内制剂名称应当使用经省级药品监督管理部门批准的名称。

（5）药品剂型、规格、数量、用法、用量准确清楚，符合《处方管理办法》规定，不得使用"遵医嘱""自用"等含糊不清字句。

（6）中成药处方量及处方效期符合《处方管理办法》的规定，麻醉药品、医疗用毒性药品、易制毒化学品等的使用符合相关管理规定。

（7）中成药的处方书写应符合《中药处方格式及书写规范》。

（三）适宜性审核

1. 处方用药与诊断是否相符。

2. 规定必须做皮试的药品，是否注明过敏试验及结果的判定。

3. 处方剂量、用法是否正确，单次处方总量是否符合规定。

4. 选用剂型与给药途径是否适宜。

5. 药品所含成分是否有重复给药和相互作用情况，包括西药、中成药、中成药与西药、中成药与中药饮片之间是否存在重复给药和有临床意义的相互作用。

6. 是否存在配伍禁忌。

7. 是否有用药禁忌。儿童、老年人、孕妇及哺乳期妇女、脏器功能不全患者是否有药物使用禁忌，患者用药是否有食物及药物过敏史禁忌证、诊断禁忌证、疾病史禁忌证与性别禁忌证。

8. 溶媒的选择、用法用量是否适宜，静脉输注的药品给药速度是否适宜。

9. 是否存在其他用药不适宜情况。

四、中药处方审核结果

中药处方经审核后，结果分为合理处方和不合理处方。只有经审核后为合理处方，才可进入收费和调配环节。

不合理处方包括不合法处方、不规范处方和用药不适宜处方。当药师认为中药处方存在不合法、不规范、用药不适宜或者有不合理用药等情况时，应告知购药者（患者本人或其委托人，下同），联系开具处方的医师修改或者重新开具处方；如对方（包含医师、购药者）不同意修改，或处方出现严重不合理，或出现用药错误时，药师应当予以拒绝调配，同时告知对方原因并记录。

第四节　中药处方调剂

社会药房的中药饮片处方和中成药处方的调剂工作应由依法经资格认定的中药师或者其他中药学专业技术人员承担。

一、中药饮片处方调剂

（一）调配

中药饮片处方的调剂人员接收到处方后，首先应再次审核处方中有无"相反""相畏"、妊娠禁忌和毒性中药，以及其他不规范或不适宜情况。如无以上情况则可按照中药饮片调剂操作规程配药，否则应请处方医师确认或修改。发现严重不合理用药或用药错误时，应拒绝调配，联系处方医师，并做好记录。药房调剂人员对于不规范处方或不能判定其合法性的处方，不得调配。

调剂人员在调剂处方时必须做到"四查十对"：查处方，对科别、姓名、年龄；查药品，对品名、（炮制）规格、剂量、剂数；查配伍禁忌，对药品性状、用法用量；查用药合理性，对临床诊断。同时在配药过程中，还应该观察所调剂饮片是否存在质量问题，如虫蛀、霉变、泛油、风化或其他被污染等情况。

完成处方调配工作后，调剂人员应当在处方上签名或加盖专用签章。

（二）复核与包装

调配完成后，应当由本单位另一名中药学技术人员进行复核。一是复核是否存在配伍或妊娠用药禁忌；二是复核剧毒药、贵细药应用是否得当；三是对所调配饮片的应付品种、炮制品规及炮制方法、甚至真伪等均应逐一查验；四是将所称取饮片的分量、剂数与处方进行核对；五是复核有特殊煎服法的药物是否已做另包和说明。经全面复核无误后，复核人员即可签名（盖），而后将饮片按处方剂（付）数和处方要求（如包煎等）进行包装。

饮片包装要求包扎牢固、美观且易携带。应在饮片包装的醒目位置或者专用标签上书写患者姓名、年龄、性别等信息，以便于发药时核对患者信息；复核人员还应按照处方要求注明饮片煎煮方法、用法用量、注意事项等。

（三）发药

发药岗位的药学技术人员在发药时应注意：

1.首先应核对患者姓名、年龄、住址等关键信息以确认购药者。

2.应当向购药者交代清楚中药的煎煮方法，尤其是特殊煎煮方法，如先煎、后下、包煎、烊化等；是否需要添加其他药引，如生姜片、黄酒等；交代中药的用法，如内服、泡洗、熏蒸等。同时，还须交代用药期间的注意事项、饮食"忌口"等方面事项。

3.对购药者的询问应热情、耐心、详尽地解答，并尊重购药者（包括患者和委托人）的个人隐私。

4.发药后，发药人员应在处方上签名或加盖专用签章。

原则上，社会药房的中药饮片处方的审核、调剂、复核、发药应该双人完成，如仅有一名药学技术人员在岗，则应按照双人调配操作，然后单人双签。

二、中成药处方调剂

（一）调配

中成药处方的调剂人员接收到处方后，应再次审核处方中各中成药之间、中成药与中药饮片之间、中成药组成成分与西药成分之间是否存在重复用药、相反相畏、配伍禁忌、药物相互作用等情况，以及其他不规范或不适宜情况。如无以上情况则按照中成药调剂操作规程配药，否则应请处方医师确认或修改。发现严重不合理用药或用药错误时，应拒绝调配，联系处方医师，并做好记录。药房调剂人员对于不规范处方或不能判定其合法性的处方，不得调剂。

调剂人员在调剂处方时必须做到"四查十对"：查处方，对科别、姓名、年龄；查药品，对药名、剂型、规格、数量；查配伍禁忌，对药品性状、用法用量；查用药合理性，对临床诊断。同时在配药过程中，调剂人员除保证所调剂药品的名称、数量、规格等与处方要求一致外，还应查验药品有效期，并观察药品是否有包装破损、发霉、被污染等情况。

完成处方调配工作后，调剂人员应当在处方上签名或加盖专用签章，按要求留存处方。

（二）复核

调配完成后，应当由本单位另一名药学技术人员进行复核。主要复核所调配药品与处方所列药品的名称、剂型、规格、数量是否一致，以及药品的有效期。经复核无误后，复核人员即可签字，并将药品交于发药人员。

（三）发药

1. 发药人员应仔细核对患者信息，如姓名、年龄等，避免出现错误发药。

2. 发药人员应按照说明书要求或处方医嘱，向患者或其委托人交代药物的用法用量、注意事项及用药期间饮食"忌口"问题。

3. 应热情、耐心、详尽地为购药者解答问题，做好患者的用药指导工作，并尊重购药者（包括患者和委托人）的个人隐私。

原则上，社会药房的中成药处方的审核、调配、复核、发药应有双人完成，如仅有一名药学技术人员在岗，则应按照双人调剂操作要求，单人双签。

第五节　特殊中药的调剂与管理

特殊中药主要是指麻醉中药、毒性中药和贵细中药等。为加强麻醉药品和毒性药品管理，保证其临床使用过程的安全有效、合理合法，同时为避免因管理或使用不当而被不法分子非法利用，最终造成社会危害性事件，国家卫生、药监等部门制定了相应的法律法规，如《中华人民共和国药品管理法》规定：国家对麻醉药品、精神药品、医疗用毒性药品、放射性药品，实行特殊管理。

社会药房在日常经营活动中，应该严格遵照《中华人民共和国药品管理法》《麻醉药品和精神药品管理条例》《医疗机构麻醉药品、第一类精神药品管理规定》《麻醉药品、精神药品处方管理规定》《医疗用毒性药品管理办法》等法律法规对特殊管理的中药品类加强管理。

社会药房应结合国家法律法规和实际情况制定本单位特殊中药的管理制度。做好本单位药学技术人员的相关培训考核工作，经考核合格后并取得相应调剂资格后，方可从事特殊管理中药的调剂工作。

一、麻醉中药的调剂与管理

麻醉中药是指连续使用后易产生身体依赖性、能成瘾癖的一类中药。我国《麻醉药品和精神药品品种目录》将罂粟壳列入麻醉药品品种目录，其种植、生产、经营、储存、临床应用等活动及监督管理，应严格按照《麻醉药品和精神药品管理条例》执行。根据《麻醉药品和精神药品管理条例》，罂粟壳只能用于中药饮片和中成药的生产及医疗配方使用。

我国对麻醉品和精神药品实行定点经营制度，麻醉药品和第一类精神药品不得零售。禁止使用现金进行麻醉药品和精神药品交易，但是个人合法购买麻醉药品和精神药品的除外。药品经营企业不得经营麻醉药品原料药和第一类精神药品原料药。供应医疗、科学研究、教学使用的小包装的上述药品可以由国务院药品监督管理部门规定的药品批发企业经营。

根据《罂粟壳管理暂行规定》，罂粟壳的经营企业必须是县（市、区）以上药品监督管理部门指定的中药饮片经营门市部，并且其罂粟壳来源必须由承担罂粟壳批发业务的单位直接供应。罂粟壳入库前必须执行货到即验，双人验收，双人签字。采用专簿登记，记录内容包含：日期、凭证号、品名、规格、数量、批号、生产单位、供货单位、质量情况、验收结论、验收和保管人员签字。

具备经营罂粟壳资质的企业在日常经营活动中不得将罂粟壳陈列展示，其储存必须实行"五专管理"，即：专人负责、专柜（库）加锁、专用账册、专用处方、专册登记。对进出专柜（库）的罂粟壳应逐笔记录，内容包括：日期、凭证号、领用人（部门）品名、规格、数量、批号、生产单位、发药人、复核人及领用人签字，并应当做到物、账、批号相符。

罂粟壳不得生用或单味零售，用作医疗配方用途时不得单方发药，且必须凭有麻醉药处方权的执业医师签名的、盖有处方医师所在医疗机构（乡镇卫生院以上医疗单位）公章的淡红色处方，方可调配。每张处方不得超过 3 日用量，连续使用不得超过 7 日，成人一次的常用量为每日 3 ～ 6g。处方应该留存 3 年。

罂粟壳的日常管理工作应指定专职人员负责，包括采购、储存、保管、调配及相关管理工作，并应当保持人员相对固定。含罂粟壳的中药饮片处方的调剂工作必须由经过麻醉药品、第一类精神药品使用管理专项培训，且考核合格后获得罂粟壳处方调剂资格的执业中药师进行，其签名应留样和备案。调配含罂粟壳的中药饮片处方时，调配和核对人员应再次仔细审核处方，对不符合规定的处方，应拒绝调配和发药。处方调配后应签名并按相关要求进行专册登记，登记内容包含：患者或委托人姓名、年龄、性别、身份证号码、病历号、疾病名称、药品名称、规格、数量、处方医师、处方编号、日期、发药人、复核人等。包括专册登记在内的与罂粟壳相关账册和记录应至少留存 2 年，含罂粟壳处方则应留存 3 年。

调配含罂粟壳的小包装中药饮片时，应按调配剂数逐一拆包混入群药中，装袋交予患者，防止患者变相套购或留作他用。

二、毒性中药的调剂与管理

毒性中药是指药性剧烈、治疗剂量与中毒剂量相近，使用不当会致人中毒或死亡的中药。其管理工作应该按照《医疗用毒性药品管理办法》《医院中药饮片管理规范》《处方管理办法》执行。毒性中药品种按我国国务院发布的《医疗用毒性药品管理办法》规定共有 28 个品种，详见附录。

根据《医疗用毒性药品管理办法》规定，毒性药品的收购、经营，由各级医药管理部门指定的药品经营单位负责；配方用药由国营药店、医疗单位负责，其他单位或个人均不得从事毒性药品收购、经营和配方业务。

国营药店供应和调配毒性药品，应凭盖有处方医师所在的医疗单位公章的正式处方。每次处方剂量不得超过 2 日剂量。如遇群众自配民间单方、验方需要毒性中药，必须持本单位或所在城市街道办事处、乡镇人民政府的证明信，供应方方可发售，每次购用量不得超过 2 日剂量。

调配含毒性中药处方时，调剂人员必须具备责任心强、严谨认真的态度，调配计量准确，应能严格按医嘱要求调配，并由配方人员及具有中药师以上技术职称的复核人员签名盖章后方可发出。对于处方未注明"生用"的毒性中药，应当给付炮制品。调配过程中如对处方有疑问时，应由处方医师重新确认或重开后再行调配。毒性中药饮片处方一次有效，调配和发药完成后处方应留存 2 年备查。

社会药店应该设置本单位的毒性中药专用账册和登记本。严格做到账物相符，并详细记录购药患者姓名、年龄、单位、联系方式、所购毒性中药名称、数量和期限、处方医生姓名、调剂和核对人员姓名等信息。

其他药典或炮制规范规定的有毒中药调配过程应参照上述内容严格审核调剂，确保用药安全。

附录：《医疗用毒性药品管理办法》中规定的毒性中药品种（28 种）

砒石、砒霜、水银、生马钱子、生川乌、生草乌、生白附子、生附子、生半夏、生天南星、生巴豆、斑蝥、芫青、红娘子、生甘遂、生狼毒、生藤黄、生千金子、生天仙子、闹羊花、雪上一支蒿、红升丹、白降丹、蟾酥、洋金花、红粉、轻粉。以上 28 种毒性中药的主治功效、用法用量、注意事项请参考《中华人民共和国药典》（2020 年版一部）、本省（自治区或直辖市）卫生行政部门制定的炮制规范、中药大辞典等。

三、贵细中药的调剂与管理

贵细中药是指临床疗效显著、来源特殊或生产年限长、产量稀少、价格昂贵且市场紧缺的中药品种。我国卫生、药监等部门将冬虫夏草等 26 种中药材确定为贵细中药，以确保此类中药材的临床供应。

社会药房应该根据国家相关法律法规，结合本企业的经营情况，制定贵细药品保管、调剂等方面的管理制度，以规范相关人员的工作方式，提高责任心，保证贵细药品经营行为合法合规。相关管理制度应包括：

1. 根据本企业的经营能力和实际情况，确定本企业贵细中药的品种和数量等，以保证本企业药材供需平衡。

2. 应当建立专人、专柜、专用账册管理。对于本企业贵细药品的领用、消耗、销售等管理应落实到专人，实现责任可循。

3. 贵细中药应遵循优先供应急重症、饮片配方使用的原则。调剂时，调剂人员应对贵细中药饮片的质量进行查验，避免出现调剂错误，或发出质量不合格品种。

4. 贵细中药处方不得涂改，因特殊情况涂改者，处方医师应在涂改处签字或盖章后才能调配。

5. 贵细中药计价时应在饮片名称右上角注明等级品规等，避免调剂错误。

6. 贵细中药处方应按照饮片名称、等级品规整理装订，定期盘点，如出现短缺应及时查找原因，确定相应补救措施。

附录：26 种贵细中药品种

菌类：冬虫夏草。

树脂类：血竭、琥珀、苏合香。

植物类：西洋参、天麻（野生）、沉香、川贝母、藏红花。

动物类：麝香、人工麝香、牛黄、鹿茸、海马、海龙、羚羊角、蛤蚧、蛤蟆油、犀角、广角、燕窝、马宝、猴枣、狗宝、金钱白花蛇、蕲蛇。

注：以上 26 种贵细中药主治功效、用法用量、注意事项请参考《中华人民共和国药典》（2020 年版 一部）、本省（自治区或直辖市）卫生行政部门制定的炮制规范、中药大辞典等。

第五章　中药合理用药指导 ▷▷▷▷

第一节　基本概念

一、用药指导的概念

随着药师职能和工作模式的转变，社会药房的工作重心已不仅仅只是单纯的配方发药，正逐步转向"以患者为中心"的药学服务上来。指导患者安全合理用药是提供优质药学服务的核心和关键所在。合理用药指导是指综合运用医药学知识，用简洁明了、通俗易懂的语言向患者说明按时、足量、按疗程用药对治愈疾病的重要性，解释用药过程中可能出现的不良反应及应对措施，科学指导患者正确合理使用药品。合理用药指导旨在通过以系统的医学和药学知识指导用药，从而促进药物治疗达到有效、安全、经济的基本要求。在社会药房中为广大患者进行用药指导，帮助患者正确地认识、使用药物，能够在促进患者合理用药，提高患者用药依从性，让患者正确对待用药后的药物不良反应，避免和减少不良反应和用药错误的发生等方面起到积极的主导作用。

为患者提供中药药学服务是当前社会药房工作的重要组成部分，向患者或其家属进行中药合理用药指导，提高患者接受中药治疗的依从性，是促进中药治疗安全有效的重要保证。在社会药房中，药师在中药药学服务方面的工作已不能满足于只是照方发药，重视对患者及其家属的中药用药指导，促进中药合理用药是一项很重要的工作。越来越多的患者都会主动要求药师提供用药指导，尤其是在中药合理使用方面。如果药师不具备足够的中医药学知识，业务不熟练，缺乏适当的沟通技巧，没有丰富的实践工作经验，对患者的询问回答得不到要领，是不能够满足患者要求的，甚至会引起患者的不满。社会药房应建立中药合理用药指导的相关制度、规程和记录，从事中药用药指导的人员应具备中药师或以上专业技术职务资格。

合理用药的目的是为了尽可能减少药物损害的发生，进而提高治疗效果，减少患者不必要的痛苦。作为社会药房的药学工作者要主动强化责任意识，丰富专业知识，工作要细心、解释要耐心、发药要准确、指导要合理，为患者提供满意的药学服务。

二、用药指导的基本要求

（一）对药师个人素质的要求

1. 要具有扎实的专业知识　药师应了解所有药品的性质、功能主治和适应证、用法用量、作用机制、不良反应、配伍禁忌、注意事项及贮藏方法等，了解疾病及治疗疾病所应使用的药品和用药方法，站在疾病治疗的角度而不仅是药物治疗的角度，运用专业知识和信息正确指导患者。药师还应当不断加强新药等信息的学习，不断学习新的专业理论知识，完善知识结构，提高业务知识水平。

2. 要具有良好的沟通技巧　药师应具有较强的语言表达和沟通协调能力，进行用药指导时要耐心细致，注意面对不同人群和性格各异的患者的用药交待技巧。在与患者进行言语沟通时应注意避免使用医学、药学专业名词，尽量用浅显易懂的词汇来解释药物作用，注意患者的反应，语速宜慢而肯定，并鼓励患者多表达，不宜打断患者或过早做出判断，应正确理解患者的意图。

（二）对用药指导内容的要求

1. 针对患者疾病治疗用药方面的问题　进行用药指导时药师首先应了解患者需要的是何种用药服务，通过收集患者的疾病史、用药史、文化程度等信息，根据初步掌握情况，确定用药指导的方式，充分考虑患者的特殊情况，如视力障碍、听力障碍、语言不通等；评估患者对自身健康问题和用药情况的了解及期望、能正确使用药物的能力及对治疗的依从性；通过询问，了解患者对用药目的、药物服用方法、剂量、疗程、用药注意事项、常见不良反应等的掌握程度，制定个体化的用药指导方案。对于特殊人群（如妊娠及哺乳期妇女、老人、儿童、肝肾功能不佳患者）需进行针对性指导，如儿童或一些老年患者，需对其家属进行指导。

2. 针对患者的日常生活方式和饮食习惯　良好的生活习惯对疾病康复有着十分重要的意义，错误的饮食会加重肾脏系统的负担，甚至可能导致严重的后果。因此，药师需指导患者进行生活方式的调整，如避风寒、畅情志、慎起居、忌劳累、防外感，适度加强功能锻炼等；药师还需向患者交待饮食与药物的相互作用，如酒精、茶、咖啡、葡萄柚汁等对药物影响；对于高血压、高血脂、高血糖或高尿酸血症患者，应分别给予不同的饮食建议，如低盐、低脂、低糖、低嘌呤、优质蛋白饮食等；对于服用中药的患者，一般应建议其忌食生冷、油腻、腥膻、有刺激性的食物。

三、用药指导的方式

用药指导的方式通常有口头指导、书面材料、实物演示、视频音频、宣教讲座、电话或互联网在线指导等。对于社会药房的患者，药师常用的用药指导方式主要是口头指导、书面指导和实物演示指导。

（一）口头指导

口头指导是社会药房最常用的用药指导方式之一。药师通过与患者面对面采取一对一的个体化用药指导，用通俗易懂的话语向患者表达出用药信息。这种方式针对性强，药患之间互动好，有利于药师与患者之间的相互交流，且可节省用药指导时间，有效地避免了用药指导的盲目性。

（二）书面指导

书面指导方式可以分为文字指导和图片指导。书面指导可反复阅读，能弥补口头指导中患者对宣教内容理解不够或易遗忘的不足。文字指导的形式可以是纸质的教育材料，也可以是有详细用法用量的药袋或者是面向患者的用药宣传单（宣传册）等。图片指导由于形象、生动，更易于被患者接受。对于一些低文化水平的患者，可以通过采用特殊的图标或图片，形象地描绘患者的药物治疗方案，为患者定制独特的用药安排表。以文字或图片为工具进行用药指导更易于患者接受，帮助患者用药更加准确。

（三）实物演示指导

实物演示指导即对照实物进行说明。对于一些特殊剂型，如缓控释制剂、外用制剂及呼吸系统疾病患者常用的吸入制剂等，可以对照具体实物向患者演示正确的使用及贮存方法，加深患者的印象，这也是当前较为推崇的一种用药指导方式。在实际用药指导工作中可以采用上述多种方式综合运用，从而更好地提高患者的理解程度和用药依从性。

第二节　中成药药品说明书解读

中成药是以中药饮片为原料，在中医药理论指导下，为了预防及治疗疾病的需要，按规定的处方和制剂工艺将其加工制成一定剂型的中药制品，是经国家药品监督管理部门批准的商品化的一类中药制剂。中成药性质稳定、疗效确切、毒副作用相对较小，具有服用、携带、贮藏保管方便等特点，临床应用非常广泛，常常也是广大患者自行服药治疗时的首选药物，在各个药房中几乎占据了半壁江山，份额极大。作为供临床应用的中成药，不仅要具备相应的药名、用法用量、规格和特定的质量标准及检验方法，而且要有确切的疗效、明确的适用范围、应用禁忌与注意事项等。

药品说明书，是指药品生产企业印制并提供的，包含药理学、毒理学、药效学、医学等药品安全性、有效性重要科学数据和结论的，用以指导临床正确使用药品的技术性资料。药品说明书是载明药品的重要信息的法定文件，是药品生产、供应部门向医药卫生人员和人民群众宣传介绍药品特性、指导合理、安全用药和普及医药知识的主要媒介，其内容应包括药品的品名、规格、生产企业、药品批准文号、产品批号、有效期、主要成分、适应证或功能主治、用法、用量、禁忌、不良反应和注意事项，中成药说明书还应包括主要药味（成分）性状、药理作用、贮藏方法等。《中药、天然药物处方药说明书撰写指导原则》规定中药、天然药物说明书基本内容为：药品名称、成分、功能主治、用法用量、禁忌、不良反应、注意事项等 26 项基本内容。目前常用的中成药药品说明书均具备以上规定的多数说明项，基本可以满足医务人员和患者的使用要求。

中成药药品说明书是广大患者获取中成药药品信息的重要途径，也是医师、药师和患者合理、正确选择和使用中成药的主要依据。因此，要想合理使用中成药，掌握其药品说明书的正确解读是十分必要的。

一、药品名称和成分

中成药说明书中的药品名称通常包含通用名称和汉语拼音。如该中成药属《中华人民共和国药典》收载的品种，其通用名称应当与药典一致；药典未收载的品种，其名称应当符合药品通用名称命名原则。实际应用中，中成药多以具体的中药名称或其主要功效命名，如依主药名称命名的有板蓝根颗粒、银杏叶滴丸、茵栀黄口服液等；依其主要功效命名的有稳心颗粒、疏风解毒胶囊、除湿止痒软膏等；依主治病证命名的有消渴丸、血脂康胶囊、风湿骨痛胶囊等；或在药品名称中同时列出主药和主要功效，如枣仁安神颗粒、连花清瘟胶囊、芪参益气滴丸等。中成药独特的名称，直接根源于中医辨证论治、理法方药一致性的理论特点，也是该药处方组成、功效或功能主治的高度集中概括，对于临床医务人员和患者选择用药具有很大的帮助。

在中成药说明书中，除《中药品种保护条例》第十三条规定的情形外，必须列出全部处方组成和辅料，处方所含成分及药味排序应与药品标准一致。处方中所列药味其本身为多种药材制成的饮片，且该饮片为国家药品标准收载的，只需写出该饮片名称。通俗来说，中成药说明书中的成分项一般是指中成药所含的中药饮片或有效成分。然而，大多数中成药组方是由多味中药组成，且多数中药一般均含有两种或两种以上活性成分，故大多数中成药所含成分较为复杂，在当前提取分离工艺的限制下，主要成分难以明确，尤其是其主要治疗作用与次要治疗作用成分往往不易区分。如口服中成药银翘解毒颗粒，主要成分为金银花、连翘、薄荷、荆芥、淡豆豉、牛蒡子（炒）、桔梗、淡竹叶、甘草；桂枝茯苓丸，主要成分为桂枝、茯苓、牡丹皮、赤芍、桃仁，上述举例中药品主要成分均未能进一步细化到有效单体。中成药配伍组方的科学性早已为数千年的临床实践所证明，如在说明书中对该药品的配伍组方进行简单说明，不仅能更加体现中成药配伍的科学性，同时也能使临床合理用药更加有据可依。

二、功能主治

功能主治项是中成药药品说明书中最重要的内容之一，必须按照原国家食品药品监督管理局公布的功能主治内容书写，并不得超出原国家食品药品监督管理局公布的该药品功能主治范围。《中国药典》（2020 年版）凡例第二十五条规定的功能与主治一般是指按中医或民族医学的理论和临床用药经验对饮片和制剂所做的概括性描述；天然药物以适应证形式表述。通常我们在西药说明书中看到列出的是适应证，是指药物所适合治疗的疾病，常用西医的病名表述，如糖尿病、高血压、高脂血症等；而功能主治则是对中药治疗的病症或病机及主要症状的概述，体现了中医的病机和证候，体现了整体观念和辨证论治。中药现代化的一大步骤就是引入了西药的研究方法，设立了一定的药理指标，再根据药物对指标的影响判断作用，使用西药的药理术语，如降压、消炎等。因此，目前常见中成药药品说明书中的功能主治表述主要有以下几种情况：

（1）仅用中医术语表述，如知柏地黄丸，其说明书功能主治项下表述为滋阴清热。用于潮热盗汗，耳鸣遗精，口干咽燥。

（2）仅用西医术语表述，如珍菊降压片，其说明书功能主治项下表述为降压。用于高血压症。

（3）功能用中医术语表述，主治用西医术语表述，如苁蓉通便口服液，其说明书功能主治项下表述为润肠通便。用于老年便秘，产后便秘。

（4）功能用中医术语表述，主治表述同时使用中西医术语，如银杏叶滴丸，其说明书功能主治项下表述为活血化瘀通络。用于瘀血阻络引起的胸痹心痛、中风、半身不遂、舌强语謇；冠心病稳定型心绞痛、脑梗死见上述证候者。

（5）功能表述同时使用中西医术语，主治用中医术语表述，如六神丸，其说明书功能主治项下表述为清凉解毒，消炎止痛。用于烂喉丹痧，咽喉肿痛，喉风喉痛，单双乳蛾，小儿热疖，痈疡疔疮，乳痈发背，无名肿毒。

（6）功能表述中同时使用中西医术语，主治用西医术语表述，如裸花紫珠胶囊，其说明书功能主治项下表述为消炎，解毒，收敛，止血。用于细菌感染引起的炎症、急性传染性肝炎、呼吸道和消化道出血。

（7）中西术语混杂使用，如胆舒胶囊，其说明书功能主治项下表述为舒肝理气、利胆。主要用于慢性结石性胆囊炎、慢性胆囊炎及胆结石肝胆郁结，湿热瘀滞证。

上述表述方式的不同体现了中西医两种医学体系辨证求因方式的差异。每一种中成药都有其特定的疗效适用范围，即使为同类中成药，由于药物组成和配伍关系不同，其功能主治亦有较大区别。如龙胆泻肝丸和当归龙荟丸两种中成药，均有清肝热作用，但龙胆泻肝丸中配伍利尿之品车前子、木通、泽泻等，重在清肝胆湿热，利小便；当归龙荟丸中配伍大黄、芦荟等泻下之品，重在清肝热，通泻大便。由此可见，只有药证相符，才能达到理想的临床治疗效果。由于一些市售中成药存在着功能主治上的模糊，导致在实际使用时容易产生混淆。因此，广大患者应在临床医师和药师的指导下，根据中医理论，四诊结合，合理选择使用中成药，才能真正做到药到病除。

三、用法用量

正确掌握中成药的用法用量非常重要。药品说明书中的用量应按照原国家食品药品监督管理局公布的该药品用量书写。数字以阿拉伯数字表示，所有重量或容量单位必须以汉字表示。用法可根据药品的具体情况，在原国家食品药品监督管理局公布的该药品用法用量和功能主治范围内描述，用法不能对用药人有其他方面的误导或暗示。需提示用药人注意的特殊用法用量应当在注意事项中另外加以说明。

中成药的用法常见的有口服、含服、肌内注射、静脉注射和外用等；患者应严格按照药品说明书注明的方法用药，否则可能达不到药效或者会导致不良反应的发生。至于给药时机，"饭前""饭后""空腹""睡前"等概念在中成药说明书中往往没有提及。《神农本草经》记载"病在胸膈以上者宜先食后服药"，说的是身体上部的病症宜饭后服药。中医名家葛洪曾说过"未食内虚，令毒势易行"，意思是空腹服药有助于对实证的药力发挥，古代医家对服药时间与药物疗效的关系可见一斑。中成药的服用方法有时还有着不同于西药的独特之处，如六味地黄丸可以用淡盐水送服，引药入肾，滋阴补肾效果更佳。这就需要医师或药师给予患者特殊的用药指导或者为患者提供用药清单，帮助患者更好地服用药物。

药品用量是指每天用药几次，每次使用多大剂量。药品说明书中的用量通常是指成人剂量，小儿用药则根据年龄或体重不同折算，60 岁以上老人可以按成人用量的 3/4 服用。服药次数是依据药物在人体血液中的浓度变化制定的。关于用药次数和剂量，说明书中常常会提供一个范围，例如"一日 2～3 次，每次 2～4 粒"，成人建议取中服用。对于不同的病情，服药剂量是否相同；老年人和儿童服药剂量的特殊之处，以及用药疗程等等，这些一般药品说明书上都有记载。患者应注意不要超量服用，以免浪费资源，甚至造成危害；但也不能不足量使用，以免达不到治疗效果。

四、不良反应

不良反应是指合格药品在正常用法用量下出现的与用药目的无关的或者意外的有害反应。不良反应项是临床安全用药的重要保证，在此项目下应当实事求是地详细列出该中成药已知的或者可能发生的不良反应，并按不良反应的严重程度、发生的频率或症状的系统性列出。原国家食品药品监督管理局公布的该药品不良反应内容不得删减。

我们应注意这个用药"目的"，因为一种药物往往有多种作用，用药目的不同，那么其他作用也就成为副作用了。目前大部分中成药说明书中不良反应项下内容常标注为"尚不明确"或过于简单，不能满足临床使用的需要。然而在实际运用中，中成药不良反应，尤其是中药注射剂不良反应报道较多，可能存在以下几点原因：一是一些生产企业认为在说明书上注明了"不良反应"后，药品就难以销售了，因此淡化药品不良反应，误导用药者产生中成药没有任何毒副作用的错觉，可以放心大胆使用；二是有时开具中成药处方的可能是西医医师，对中药知识不甚了解，临床不适宜用药会导致不良反应的发生；三是由于不同厂家制备工艺的差异，使制剂中各项杂质含量不同，药品生产工艺和质量问题可能也是导致中成药不良反应产生的重要原因。

药物出现各种不同的不良反应，除药物本身的特性外，还与很多因素有关，如遗传因素、酒精、用药者自身的身体健康状况、年龄等。在服药之前做到心中有数，可以对不良反应加以预防或在不良反应出现时及时加以纠正。但是，不要看到说明书上列出了很多不良反应，就认为这药很危险或不合格，不敢服用。说明书上所列不良反应包括所有可能出现的不良后果，但是并不一定都会发生，也并不是有不良反应存在的药物就不能服用，完全没有副作用的药物是不存在的。反过来说，列出不良反应少的药物也不一定就特别安全，它可能发生率很高。而且，列出的不良反应越详细，在一定程度上还表明该药品已经做了充分的药理和临床验证。所以我们对中成药在治疗过程中出现的不适反应要客观认识、正确对待，较轻微的如嗜睡、恶心等可观察服用，用药过量、时间过长引起的较严重的毒性反应则需及时停药就医、寻求指导。

五、禁忌和注意事项

中成药说明书中应列出该药品不能应用的各种情况，如禁止应用该药品的人群或疾病等情况。禁忌内容应采用加重字体印刷。大多数药品说明书上都标注有"慎用""忌用""禁用"字样，虽只有一字之差，但表示的轻重程度却大不相同。"慎用"指用药时应小心谨慎，使用药物后应注意观察有无不良反应，如若出现不良反应应立即停药，如没有可继续用药。如龙胆泻肝丸药品说明书中标注有脾胃虚弱者慎用，因为龙胆中含龙胆苦苷，具有促进胃酸分泌的作用。"忌用"比"慎用"进了一步，指个体差异大的患者服用可能出现不良反应，已达到不适宜使用或应尽量避免使用的程度。说明其不良反应比较明确，发生不良反应后果的可能性很大。如参苓白术散药品说明书中标注高血压、感冒、热证患者及孕妇忌用，因为该药成分中人参含皂苷类，可提高心脏收缩力和收缩频率。"禁用"是对用药的最严重警告，会使某些病人引起严重不良反应或中毒，绝对禁止使用。如纯阳正气丸孕妇禁用，因为组方中麝香含麝香酮，具有终止妊娠作用。

药品说明书注意事项项下应列出使用该药必须注意的问题，包括需要慎用的情况（如肝、肾功能的问题），影响药物疗效的因素（如食物、烟、酒等），孕妇、哺乳期妇女、儿童、老人等特殊人群用药，用药对于临床检验的影响，滥用或药物依赖情况，以及其他保障用药人自我药疗安全用药的有关内容。必须注明"对本品过敏者禁用，过敏体质者慎用""本品性状发生改变时禁止使用""如正在使用其他药品，使用本品前请咨询医师或药师""请将本品放在儿童不能接触的地方"。对于可用于儿童的药品必须注明"儿童必须在成人监护下使用"。处方中含兴奋剂的品种应注明"运动员应在医师指导下使用"。对于是否适用于孕妇、哺乳期妇女、儿童、老人等特殊人群尚不明确的，必须注明"应在医师指导下使用"。如有与中医理论有关的证候、配伍、饮食等注意事项，应在该项下列出。中药和化学药品组成的复方制剂，应注明本品含XX（化学药品通用名称），并列出成分中化学药品的相关内容及注意事项。注意事项内容也应采用加重字体印刷。

目前大部分中成药药品说明书的注意事项多作做了详细的说明，给临床用药带来了很大的帮助。但也有少部分中成药注意事项"尚不明确"，如宫宁颗粒等。近年来有关中成药不良反应事件屡有发生，其中部分原因就是由于患者对所服中成药的相关禁忌、注意事项不甚了解，盲目用药所造成的。对于患者而言，不仅不应该听人介绍盲目使用中成药，更应该在用药之前仔细了解相关药品的禁忌证和注意事项，不明确之处应及时咨询医师或药师，才能更好地保障中成药临床用药的安全有效。

六、药物相互作用

药物相互作用即药物与药物之间的相互作用，是指一种药物改变了同时服用的另一种药物的药理效应。其结果是一种药物的效应加强或消弱，也可能导致两种药物的效应同时加强或消弱。中成药药品说明书中应列出与该药产生相互作用的药物及合并用药的注意事项。未进行该项实验且无可靠参考文献的，应当在该项下予以说明。必须注明："如与其他药物同时使用可能会发生药物相互作用，详情请咨询医师或药师。"

现代治疗很少使用单一药物，在中成药的临床使用过程中与其他药物联用现象十分普遍，几乎是少则2～3种，多则6～7种药物同时应用。传统中药有着相须、相使、相畏、相杀、相恶、相反的配伍，也有着十八反、十九畏的配伍禁忌，即两种中药同时使用后出现疗效降低和毒副作用增加的现象，如人参与藜芦，人参与五灵脂等。中成药的使用也应遵循这一点。如参莲胶囊禁忌中指出"请勿与乳癖消片合用，有文献报道合用可导致肝损害"，而在其他中成药的说明书中少有对相互作用的提及。如藿香正气软胶囊含有半夏，痛血康胶囊含有乌头，对应了"半蒌贝蔹及攻乌"，不建议同时服用。另外，许多中成药与西药之间也存在各种各样的相互作用。所以患者在用药前一定要仔细阅读药品说明书，尤其是在跨科用药，或者同时使用多种中成药和西药时，如果不清楚自己所有的药物能否同时服用，在用药之前应向医师或药师进行咨询。

服用药物是治疗疾病的基本环节，正确解读中成药药品说明书，了解中成药药品信息对于中成药的合理使用至关重要。只有在详细解读、客观理解药品说明书的基础上，结合患者实际状况，选择适宜的药物，并参考用药注意事项，指导患者科学、安全、合理地服用中成药，才能发挥药物的最大效应，减少药物不良反应的发生，达到治疗疾病、祛除病痛的目的。

第三节　中药用药指导

一、中药汤剂煎煮方法指导

汤剂是中药最为常见的剂型之一，且多由患者自己煎煮，若煎煮不得法则会影响中药的疗效与用药安全。中药汤剂的煎煮对于器具、用水、火候、煮法等都有一定的要求。

（一）煎药器具

煎药宜用不易与药物成分发生化学反应，且导热均匀，保暖性能良好的砂锅、砂罐等陶瓷器皿。煎药忌用铁、铝、铜等金属器皿。因为金属容易与中药成分发生化学反应，可能使疗效降低，甚至产生毒副作用。

（二）煎药水量

煎煮中药时，头煎加水量应包含饮片吸水量，煎煮过程中的蒸发量及煎煮后所需药量。二煎加水量应减去饮片吸水量。通常只能根据饮片质地的疏密，吸水性能的强弱及煎煮所需时间的长短来估计加水量。一般可行性的做法是：头煎将饮片适当加压后，液面应高出饮片 2 ~ 5cm，二煎水面没过药材即可。

（三）煎前浸泡

煎煮前将中药饮片用冷水适当浸泡，既有利于有效成分的溶出，又可缩短煎煮时间，避免因煎煮时间过长，导致有效成分散失或破坏过多。如饮片不经浸泡直接煎煮，还会因饮片表面的淀粉、蛋白质膨胀，阻塞毛细管道，使水分难于进入饮片内部，饮片的有效成分亦难于向外扩散。一般药物宜冷水浸泡 30 分钟左右。以种子、果实为主者可适当延长浸泡时间。夏季气温高，适当缩短浸泡时间，以免药液变质。

（四）煎煮火候

煎药一般宜用武火使药液迅速沸腾，然后改用文火使药液保持沸腾。有效成分不易煎出的矿物类、骨角类、介壳类药物及补虚药，一般宜文火久煎 1 小时左右，使有效成分能充分溶出。解表药及其他挥发性有效成分的药，宜用武火迅速煮沸，改用文火维持沸腾 10 分钟左右即可。

（五）及时滤汁

将药煎好后趁热滤取药液，防止药液温度降低后有效成分反渗入药渣内。取汁时宜绞榨药渣，充分利用药物有效成分减少浪费。

（六）煎煮次数

中药煎煮时，有效成分会先溶解在进入饮片组织内的水溶液中，然后再通过分子运动扩散到饮片外部的水溶液中。当饮片内外溶液浓度相同时，渗透压平衡，有效成分就不再扩散了。这时，只有将药液滤除，重新加水煎煮，有效成分才会继续溶出。一剂药最好煎煮 3 次，花叶类为主，或饮片薄而粒小者，至少也应该煎煮 2 次。将煎好的药液混合后分次服用，急性病则一煎一服。

注意煎煮过程中视情况可以补加适量开水，并适当搅拌，防止溢锅、糊锅。糊锅的药禁止饮用。

（七）特殊煎煮方法

1. 先煎　有效成分难溶于水的一些金石、矿物、介壳类药，如磁石、代赭石、生石膏、紫石英、龙骨、牡蛎、瓦楞子、珍珠母、龟甲、鳖甲等，应打碎先煎。毒副作用较强的药物，如附子、乌头等应久煎减毒。

2. 后下　气味芳香的药物，如薄荷、青蒿、香薷、砂仁、白豆蔻、草豆蔻、肉桂、沉香等宜后下。一般在药熬好前 5～10 分钟入锅共煮。钩藤、大黄、鱼腥草、番泻叶等，为防止破坏其有效成分也不宜久煎，宜后下。

3. 包煎　黏性强、粉末状及带有绒毛的药物，如蛤粉、滑石、青黛、旋覆花、车前子、蒲黄、辛夷、五灵脂、葶苈子等应包煎。

4. 另煎　人参、西洋参等名贵药材与其他药同用，入煎剂时宜单煎取汁，再与其他药物的煎液兑服，以免煎出的有效成分被其他药物的药渣吸附，造成名贵药材的浪费。

5. 烊化　阿胶、鹿角胶等胶类药材与其他药同煎，容易粘锅、熬焦，或黏附于其他药渣上，既造成胶类药材的浪费，又影响其他药物的有效成分溶出，因此，宜烊化（将胶类药物放入开水中或已煎好的药液中加热溶化，用黄酒蒸化与药同服效果更佳）而不同煎。

6. 冲服

（1）某些贵重药材，用量较轻，常研成细末，用温开水或其他煎液冲服，如麝香牛黄、珍珠、羚羊角、鹿茸、蛤蚧等。

（2）某些药物根据病情需要，为提高药性，常研成散剂冲服，如用于止血的三七、花蕊石、白及、血余炭及用于息风止痉的蜈蚣、全蝎、僵蚕、地龙和用于制酸止痛的海螵蛸、瓦楞子、延胡索等。

（3）某些药物高温易破坏药效或有效成分难溶于水也只能做散剂冲服，如雷丸、鹤草芽、甘遂等，还有一些液体药物如竹沥汁、姜汁、藕汁等也必须冲服。

7. 煎汤代水　为防止某些药物与其他药物同煎使煎液混浊难于服用，宜先煎后，取其上清液代水再煎煮其他药物，如灶心土等。此外。某些药物质轻用量多、体积大、吸水量大，如玉米须、丝瓜络、金钱草等，也须煎汤代水用。

二、中药汤剂服用方法指导

（一）服药时间

具体服药时间，应根据患者的胃肠情况、病情的需要及药物的特性来决定。驱虫药等治疗肠道疾病的药，需要在肠内保持较高浓度宜在清晨空腹时服用。峻下逐水药在晨起空腹服用不仅有利于药物迅速入肠发挥作用，且可避免夜间频频如厕而影响睡眠。攻下药及其他治疗肠道疾病的药宜饭前服用。对胃有刺激性的药宜饭后服用。消食药宜饭后及时服用，使药物与食物充分接触，以利其充分发挥药效。除消食药外，一般药物不论饭前饭后服用，服药与进食都应该间隔 30 ～ 60 分钟。

有些药物需要在特定时间服用。如截疟药应在疟疾发作前 4 小时、2 小时、1 小时各服药一次。安神药用于安眠时，睡前 0.5 ～ 1 小时应服药一次。缓下通便药宜睡前服用，以便翌日清晨排便。急性病则不拘时服用。

（二）服药剂量

一般疾病是每日一剂，每剂分 2 ～ 3 次服用。病情急重者，可每隔 4 小时左右服药一次，昼夜不停，以利顿挫病势。呕吐患者服药宜少量频服。服用药力较强的发汗药、泻下药时，服药应适可而止，一般以得汗或得下为度，不必尽剂，以免因汗、下太过，损伤正气。

（三）服药温度

中药汤剂在治疗一般疾病时均宜采用温服法，即药汤煎煮后立即滤出，在常温下放至 35℃左右时再喝。除了温服还有热服和冷服。热服是指将刚煎好的药液趁热服下。所谓寒证用热药，即指温热药治寒性病宜热服，如发散风寒的中药，应该热服，并且可在服后吃些热稀饭、喝些热水，以助药力。另外，理气类药和活血化瘀药宜热服，因为热则易舒，凉则增滞。冷服是指将煎好的汤剂放冷后服下。一般解毒、清热类的药物冷服效果更好；收涩固精止血之剂亦宜冷服；呕吐病人或中毒病人服药均宜冷服。在复杂的病理过程中，当疾病发展到严重阶段时，需采用特殊的服药方法以适应病情的特殊需要，如"真热假寒"证，宜以"寒药热服"的方法来适应病情的变化；如属"真寒假热"，则应采取"热药冷服"的方法。

总之，应根据具体情况具体分析，治疗热证的药可冷服，而治疗寒证宜热服。患者可以根据自己的情况掌握服药的温度。除了适宜的服药温度以外，正确的服药剂量、次数、时间，以及饮食禁忌等都很重要。

（四）中药储存方法

中药储存应根据饮片类型采取避光、遮光、通风、防潮、防虫、防鼠等措施，一般中药饮片应置于阴凉通风干燥处保管。含淀粉多的中药饮片（如泽泻、山药、葛根等）应贮于通风、干燥处，以防虫蛀；含挥发油多的中药饮片（如薄荷、当归、川芎、荆芥等）贮藏时室温不可太高，否则容易走失香气或泛油，应置阴凉、干燥处贮存；含糖分或黏液质较多的饮片（如肉苁蓉、熟地黄、天冬、党参等），应贮于通风干燥处；少数贵重饮片（如人参、西洋参、麝香、藏红花、冬虫夏草等）应与一般饮片分开贮藏，并注意防虫防霉，置阴凉、通风、干燥处贮藏。

代煎中药应及时服用，建议冰箱 2 ～ 8℃冷藏，宜恒温储存，变温储存会减短其保质期。熬好的中药汤剂不建议隔夜服用。

三、中成药服用方法指导

中成药是防治疾病的重要武器，但是如果使用不当，也会产生不良的后果。正确掌握中成药的选择和服药方法是至关重要的。

（一）中成药的选用

首先要了解所选的药品，是指要了解所选中成药的组成、功效和适应证，不能仅仅以中成药的名称来作为选用的依据。如"人参再造丸"适用于中风病及中风后遗症、痹证等，而非人参类补品。

其次应辨证选药，是指根据中医药理论进行辨证论治，按病情选择药品，而不能仅仅以病名作为选用中成药的依据。如治疗感冒，如果不分风寒和风热，都选用"感冒退热冲剂"，则可能对于风寒引起的感冒达不到理想的治疗效果。

另外，对于急重病症，如高热不退、剧烈腹痛、神昏抽搐等，应尽快到医院就诊。如果要使用中成药治疗，也应在医师或药师的指导下进行，切不可自行盲目购用，以免耽误病情，造成不良后果。

（二）中成药的服药时间

无特殊规定的一般口服中成药，一日量分 2～3 次，于早、晚或早、中、晚饭后 0.5～1 小时各服一次；补益类中成药宜饭前服，但补阴药宜晚上 18～20 时一次服，补阳药宜在早上 6～8 时服，以此保持药效与人体阴阳、脏气气律的消长一致；危急重症使用中成药必须及时，为了保证药力持续发挥，可将所需药量酌情分次给予或不拘时数服用；镇静安神的中成药应在睡前 1～2 小时服用；截疟药应在发作前 3～5 小时给予；祛痰制酸中成药宜饭前服；消食及对胃有刺激的中成药均宜饭后服。

（三）中成药的给药方法

1. 口服

（1）送服：又称"吞服"，即用水或药引将成药经口送入体内。送服药物时，要注意服药的姿势和送药的饮水量，一般以站立服药，饮水量超过 100mL 为佳。同时还要注意：大蜜丸宜掰成小块吞服；肠溶片剂整粒吞服，不可压碎；液体药剂宜摇均后服；止咳、润喉的药液服后不必用水送服，使其在咽喉、食管挂一薄层效果更好。某些疾病若出现服药后呕吐，可先饮生姜汁少许或用生姜片擦舌之后然后服药。

（2）调服：即用糖水、乳汁或温开水将成药调成糊状后服用。此法适用于小儿和不能吞咽的病人。散剂直接倒入口中用水送服容易呛入气管，一般宜调成糊状。为了加快蜜丸、水丸的吸收，也可压碎调成糊状服。

（3）含化：系将成药含于口中，使缓缓溶解，再慢慢咽下。

（4）炖服：亦称烊化，阿胶等胶剂常用开水或黄酒炖化后服用。

2. 外用

（1）涂撒患处：即运用外用油膏、外用散剂、药液等成药在洗净患处后涂一薄层。

（2）吹布患处：即用纸卷成直径 2 ～ 3mm 的小管，一端挑少许药粉，一端对准耳内、咽喉或牙龈等病灶将成药粉直接吹入。

（3）贴患处：大膏药微热烘软后贴患处，小膏药、橡胶膏直接贴患处或规定部位。如遇外伤，待询问医生后方可使用。

（4）纳入腔道：是将栓剂按医嘱纳入肛门或阴道的一种外治法。

（5）其他外用方法：如滴耳、点眼等。

3. 注射 中药注射剂也有皮下、肌内、静脉、穴位注射之分，参照西药注射剂的给药方法要求严格使用。

（四）中成药的保管

中成药应存放在阴凉、干燥、通风的地方，避免日光直射、高温、潮湿及小儿误拿误吃误用。已经启用的瓶装中成药应注意按瓶签说明保管。购用、保管中成药时，要注意检查药品的批号和有效期，原则上超过有效期或已到失效期的中成药，一般不能再用。虽然药品在有效期内，但遇有发霉变质现象，也不得应用。贮存中成药建议使用标签，写清药名、规格，不可凭记忆无标签地存放。对名称、规格有疑问的药品，切勿贸然使用，以免发生意外。

另外，由于糖浆剂、口服液、合剂等易发霉、发酵变质，开瓶后宜及时用完，未用完的最好放入冰箱内。瓶装成药用多少取多少，以免污染。对瓶装液体成药更应注意，只能倒出，不宜再往回倒入，更不宜将瓶口直接对嘴服用。

四、服用中药饮食禁忌指导

服药时的饮食禁忌是指服药期间对某些食物的禁忌，又简称"食忌"，也就是通常所说的"忌口"。在服用中药期间，一般宜饮食清淡，忌食生冷、辛热、油腻、腥膻、有刺激性的食物。另外，根据原患病情的不同，饮食宜忌也有所区别。如热性病应忌食辛辣、油腻、煎炸类食物；寒性病应忌食生冷食物、清凉饮料等；胸痹患者应忌食肥肉、脂肪、动物内脏及烟、酒；肝阳上亢、头晕目眩、烦躁易怒等应忌食胡椒、辣椒、大蒜、白酒等辛热助阳之品；脾胃虚弱者应忌食油炸黏腻、寒冷固硬、不易消化的食物；疮疡、皮肤病患者，应忌食鱼、虾、蟹等腥膻发物及辛辣刺激性食品。

此外，据古代中医文献记载：甘草、黄连、桔梗、乌梅忌猪肉，鳖甲忌苋菜，常山忌葱，地黄、何首乌忌葱、蒜、萝卜，丹参、茯苓、茯神忌醋，土茯苓、使君子忌茶，薄荷忌蟹肉，以及蜜反生葱、柿反蟹等。通常我们认为服用中药时不宜吃生萝卜（服理气化痰药除外），因萝卜有消食、破气等功效，特别是服用人参、黄芪等滋补类中药时，吃萝卜会削弱人参等的补益作用，降低药效。上述这些也应作为中药服药禁忌的参考。

第四节　中药不良反应

一、中药不良反应的概念和分类

（一）中药不良反应的概念

药物的两重性是药物作用的基本规律，中药也不例外。虽然中药大多是植物、动物或矿物药，但"是药三分毒"，中药既能起到预防和治疗疾病的作用，同时在特定情况下也会引起机体损害，导致生理功能紊乱，甚至组织结构的改变。近年来，中药引起的不良反应甚至中毒和死亡病例的报道也越来越多，引起广大患者和医务工作者的关注。

从广义上来说，药品不良反应指的是因用药引起的任何对机体的不良作用。狭义的药品不良反应，即世界卫生组织对药品不良反应（adverse drug reactions，ADR）的定义："为了预防、诊断或治疗人的疾病、改善人的生理功能，而给予正常剂量的药品时所出现的任何有害且非预期的反应。"我国《药品不良反应报告与监测管理办法》将药品不良反应定义为："合格药品在正常用法用量下出现的与用药目的无关或意外的有害反应。"

根据世界卫生组织和我国药监部门对药品不良反应的定义，中药不良反应可界定为：在中医药理论指导下，应用中药预防、治疗疾病时出现的与用药目的不符，且给患者带来不适或痛苦的有害反应，主要是指合格中药在正常用量、用法条件下所产生的有害反应。引发不良反应的药物包括中药饮片和中成药。由于中药临床应用灵活，实际应用时剂量差异大、给药途径多样，自行用药现象普遍，以及成分复杂、作用靶点多等特点，中药不良反应的概念界定较化学药物更加困难，临床报道大多涉及了较为宽广的范围，不可一概而论。有些中药不良反应是药物的固有作用，可以预知的，有些是可以避免的，而有些则与药物的固有作用无关，难以预测。鉴于中药临床应用的广泛性和特殊性，下文中提及的中药不良反应包涵狭义与广义两种含义，旨在更为全面地警戒中药用药安全问题，更好地发挥中药临床治疗作用。

（二）中药不良反应的分类

我们可以根据中药的药性、不良反应发生时间、不良反应发生程度、病理机制及证候特点等对中药不良反应的性质进行分类。主要包括副作用、毒性作用、过敏反应、后遗效应、特异质反应、致癌作用、致畸作用、致突变作用、依赖性、成瘾性等。

1. 副作用　副作用是指药物在治疗剂量时与治疗目的无关的药理学作用所引起的反应。副作用是药物本身固有的作用，药物的治疗范围越广，选择性越低，副作用就越多。在一定条件下，随着用药目的的不同，药物的治疗作用和副作用可以相互转化。临床上通常使用的中药饮片、中药复方及中成药有效成分种类较多，作用广泛，以其中一种功效作为治疗目的，其他的作用功效就成为了该药物的副作用。如生大黄有泻热通

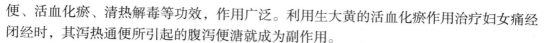

便、活血化瘀、清热解毒等功效，作用广泛。利用生大黄的活血化瘀作用治疗妇女痛经闭经时，其泻热通便所引起的腹泻便溏就成为副作用。

2. 毒性作用　毒性作用是指药物剂量过大或用药时间过长对机体产生的有害作用。毒性反应可以是药理学毒性、病理学毒性和基因毒性（基因损伤）。如中药麻黄，常规日用量为 1.5 ～ 9g，过量服用时可引发心跳加快、烦躁不安、血压升高、失眠等。毒性作用可以表现为急性毒性和慢性毒性，急性毒性多发生在循环、呼吸和中枢神经系统，而慢性毒性多发生在肝脏、肾脏、骨髓、血液和内分泌系统。毒性反应通常与药物的剂量和用药时间有关，减少剂量或缩短给药时间可以防止毒性反应的发生。如果毒性作用部位的药物浓度没有超过太多，毒性反应一般是可逆的，可因药物的代谢和排泄而消失。例如大剂量使用麻黄引起的心动过速、心悸等，可称为急性毒性；长期使用黄药子引发肝细胞损害，出现黄疸，可称为慢性毒性。

3. 后遗效应　停药后仍残留在体内的低于最低有效治疗浓度的药物所引起的药物效应称后遗效应。药物的后遗效应可以是短暂的或是较持久的。例如长期大量服用甘草在停药后可发生低钾血症、高血压、水肿、乏力等假性醛固酮增多症。

4. 依赖性　反复使用某种药物后，如果停药可能出现一系列的综合征，从而患者强烈要求继续服用以避免因停药而引起的不适，这种现象称药物依赖性。依赖性可表现为精神依赖性和躯体依赖性。例如中药罂粟壳，其主要化学成分为吗啡、可待因、罂粟碱等，具有显著的镇痛、镇咳作用，反复使用后，能引起精神作用的耐受，患者会不断要求增加剂量以产生欣快感，同时避免因终止服药出现不适，属于精神依赖性。

5. 特异质反应　特异质反应也称为特异反应性，是指少数人用药后发生的药理作用完全不同的特殊反应，是药物引起的一类遗传学性异常反应，发生在有遗传性药物代谢或反应变异的个体。这种反应大多是由于机体某种酶缺乏所致，具有遗传性。例如某些患者口服一般剂量的板蓝根糖浆发生溶血，可能与其缺乏红细胞膜内葡萄糖 –6– 磷酸脱氢酶有关。

6. 变态反应　变态反应也称为过敏反应，是指外源性抗原（变应原），在机体内引起抗体或致敏淋巴细胞形成，并与相应的抗体或致敏淋巴细胞发生特异性结合，从而引发对机体有害的反应，导致组织损伤或功能紊乱。药物作为抗原或半抗原引发的变态反应，称为药物变态反应。药物变态反应是一种有免疫机制介导的特异质药物反应或高敏反应。由于中药成分复杂，种类繁多，本身多为大分子物质，这些大分子如蛋白质、多肽、多糖等都具有免疫原性，当敏感性强的个体吸入、口服、注射或接触后，可引起药物变态反应。药物变态反应临床表现各种各样，因人而异，同一药物引起的变态反应临床表现也不尽相同。

7. 致癌作用、致畸作用、致突变作用　致癌作用、致畸作用和致突变作用为药物引起的三种特殊毒性，均为药物和遗传物质或遗传物质在细胞的表达所发生的相互作用的结果。由于这些特殊作用发生延迟，在早期不易发现，而且由于其表现可能和非药源性疾病相似，很难将它与引起的药物联系起来，因此应特别引起注意。

（1）致癌作用：某些药物服用或长期接触后能引起机体某些器官、组织、细胞的过度增长，形成良性或恶性肿瘤。相关研究发现，有些中药因含致癌活性成分，或含有前致癌物，经体内代谢后生成由致癌代谢产物易诱发的肿瘤；有些本身可能没有直接的致癌作用的中药，在药物联用时，则增强致癌物质的致癌作用，使癌症的发生率显著增高。

（2）致畸作用：是指药物引起胎儿、出生婴儿机体功能或结构异常，甚至胎儿死亡。特别是妊娠第 3 周至第 8 周内胎儿易受药物的直接或间接作用，造成染色体的缺失或断裂，而出现畸形。因此在妊娠头三个月内应避免使用药物，如果必须用药，应尽可能选用有确定证据无致畸作用的药物，避免选用妊娠禁忌类中药饮片或含有此类成分的中成药。值得一提的是，现代药理学实验表明，即便是某些非妊娠禁忌的中药，也具有一定程度的致畸作用。例如半夏对妊娠家兔和胚胎具有毒性，观察到制半夏和生半夏对妊娠家兔母体无明显影响的情况下，能导致妊娠家兔死胎显著增加，胎儿体重显著下降，胎儿之间的个体差异突出等现象的发生。

（3）致突变作用：药物可能引起细胞的遗传物质（DNA、染色体）异常，从而使遗传结构发生永久性改变（突变）。如果突变发生在精子或卵子等生殖细胞，即可导致遗传性缺损。这种缺损可以出现在第一代子代，也可能仅仅成为隐性性状，只有当两个具有由药物引起的突变个体结婚后的子代才有显性表现。因此，药物的致突变作用不是几个月或几年可以发现的，一般需要几十年时间观察。间隙期越长，越难找到致病药物，故应特别警惕。如果突变发生在体细胞（即非生殖细胞），则可使这些组织细胞产生变异而发生恶性肿瘤等疾病，例如骨髓细胞的突变可导致白血病。

二、中药不良反应常见临床表现

（一）皮肤／附件不良反应临床表现

皮肤／附件不良反应主要临床表现为荨麻疹、猩红热样皮疹、红斑、湿疹样皮疹、剥脱性皮炎、血管性水肿、溃疡等。可能涉及的中药有：瓦楞子、土鳖虫、天竺黄、蜈蚣、蒲公英、熟地黄、木香、砂仁、金钱草等。

（二）消化系统不良反应临床表现

消化系统不良反应主要临床表现为恶心、呕吐、口苦咽干、食欲不振、嗳气流涎、腹泻、腹痛、腹胀、便秘、肝脏肿大、药物性肝炎，严重者死亡。可能涉及的中药有：巴豆、蓖麻子、甘遂、牵牛子、芒硝、青黛、斑蝥、益母草、板蓝根、北豆根、穿心莲、川芎、丁香、苦杏仁等。

（三）神经系统不良反应临床表现

神经系统不良反应主要临床表现为头晕、头痛、意识模糊、意识丧失、失眠、嗜睡、肌肉震颤、肢体麻木、癫痫发作、瞳孔缩小或扩大、语言障碍。可能涉及的中药有：雷公藤、丁公藤、乌头、马钱子、洋金花、蕲蛇、全蝎、蜈蚣等。

（四）循环系统不良反应临床表现

循环系统不良反应主要临床表现为过敏性休克、心慌、心率加快或减慢、低血压、胸闷、气短、口唇发绀、死亡。可能涉及的中药有：乌头、附子、蟾酥、罗布麻、北五加皮、夹竹桃等。

（五）泌尿系统不良反应临床表现

泌尿系统不良反应主要临床表现为肾功能损害、血红蛋白尿、尿失禁、小便困难、月经延迟、尿潴留、尿频尿急。可能涉及的中药有：朱砂、关木通、马兜铃、牵牛子、雷公藤、番泻叶、金钱草、大青叶等。

（六）呼吸系统不良反应临床表现

呼吸系统不良反应主要临床表现为干咳、呼吸急迫、哮喘、喉头水肿。可能涉及的中药有：苦杏仁、桃仁、郁李仁、白果、商陆、麻黄、甘草、五味子、细辛、罂粟壳等。

（七）血液系统不良反应临床表现

血液系统不良反应主要临床表现为静脉炎、血管痛、粒细胞减少、牙龈出血等。可能涉及的中药有：洋金花、芫花、斑蝥、狼毒、雷公藤等。

（八）生殖系统不良反应临床表现

生殖系统不良反应主要临床表现为阳痿、阳强、早泄、性交不射精、闭经、月经稀少、功能性子宫出血、不孕不育、流产。可能涉及的中药有：雷公藤、苦参、合欢皮、天花粉、商陆、半夏、僵蚕、水蛭等。

（九）中药的其他不良反应

中药的其他不良反应临床表现有乏力、出汗、视物模糊、流泪、低血糖、眼花、致畸、致癌、致突变等。可能涉及的中药有：雷公藤、槟榔、巴豆油、石菖蒲、番泻叶等。

三、中药不良反应发生因素

（一）药物因素

1. 品种混乱 中药品种繁多，经历代本草不断增加，至今已逾万余种，这些药材来源复杂，其中同名异物或异物同名的也不少。因此，品种混乱的现象较为普遍，不少药材的基原有数种甚至几十种，加白头翁就有16种，石斛有20多种植物来源，不同基原的药材其所含的化学成分有差异，所出现的生物活性及毒性也就不同。

2. 超量使用 当今社会不少人片面认为中药无毒或毒性很小，在服用中药过程中认为用量多一点，时间长一点无关紧要。就目前资料所见，超剂量服药是引起中毒、死亡的主要原因。

3. 剂型改变　中药随剂型的改变，其理化性质及药效、毒性也可能随之而变。一些中药，在其有效成分、药效、毒理、疗效等不是很清楚的情况下，尤其在缺乏科学的、有效的质量控制情况下制成注射剂，应用时常发生不良反应。

4. 炮制不当或未经炮制　中药通过炮制可以降低毒性，减少副作用，增强疗效。中药若不经炮制或炮制不当入药，也是产生不良反应的重要原因。

5. 药物不纯或受污染　中药材本身来自高山或农田，来源广而杂，包装和储运等都不是很规范，容易造成霉变、虫蛀、发酵、发芽、泛油等变化；中成药加工亦不够规范化，生产过程中控制不佳就易造成污染，这些被污染的中药服用后易导致不良反应。

6. 方剂配伍不当　中医临床用药，多以方剂为主，一个方剂所用药味，少则几个，多则几十个，其功效应当是该方剂中所有药物的群体效应，若配伍不当，不仅降低疗效，还可能增加毒性。

7. 中西药联用不当　近年来出现中西药共同伍用的制剂，由此所引起的不良反应已时有报道。盲目的联用中西药物，不仅可能相互产生拮抗，降低药效，而且还可能引起严重的毒副作用，甚至危及生命。

8. 用法不当　疾病有寒热虚实之分，药物有寒热温凉之性，药物不同，使用方法则异，用法不当，就会导致不良反应。

9. 药不对证　中医治病，讲究辨证施治，对证下药，即指用药要因人因病因证因地因时而异，随证加减，这是中医中药治病的精髓。同一药物，对证使用，可以治病，若不对证使用则可导致不良反应。

（二）机体因素

1. 个体差异　由于患者间存在着个体差异，如种族、年龄、性别、体质、生理状态、病理状态、精神状态等均存在着差异，因此对药物的敏感性、反应性、耐受性均有所不同。同时，病人体质强弱，病情轻重，病程的长短及有无兼证等都与中药的性味功效密切相关，若在用药时不加注意，也易引起不良反应。

2. 免疫缺陷　有免疫缺陷的患者，在使用某些药物时，也可导致一些特殊的不良反应。

（三）其他因素

除以上因素可影响中药不良反应的产生外，还可受到地理条件、气候变化、饮食起居、给药时间、给药环境等因素的影响。

四、中药不良反应的评价、监测与报告

（一）中药不良反应评价方法

药品不良反应因果关系评价是药品不良反应监测中的关键问题和难点所在。中药因其成分复杂，往往有效成分与毒性成分不明确，且在临床上常以复方形式使用，导致中药不良反应的判断和评价难度更高。目前中药不良反应评价采用西药相同的评价标准，即世界卫生组织（WHO）国际药品不良反应监测合作中心所采用的因果关系评定标准。

1. 评价标准（方法）

（1）时间顺序：用药与 ADR 出现有无合理的时间关系（用药在前，ADR 在后）。

（2）是否已知：可疑 ADR 是否符合药物已知的 ADR 类型。

（3）排除其他：所怀疑的 ADR 是否可用患者的病理状态、合并用药、并用疗法的影响来解释。

（4）停药消失：停药或减少剂量后，可疑 ADR 是否减轻或消失。

（5）给药再现：再次接触可疑药物是否再次出现同样反应（ADR 再出现可以肯定因果关系）。

2. 评价结果　根据上述方法将不良反应因果关系的确定程度分为 6 级，即：肯定、很可能、可能、可能无关、待评价、无法评价。

（1）肯定：用药及反应发生时间顺序合理；停药以后反应停止，或迅速减轻或好转；再次使用，反应再现，并可能明显加重；同时有文献资料佐证；并已排除原患疾病等其他混杂因素影响。

（2）很可能：无重复用药史，余同"肯定"或虽然有合并用药，但基本可排除合并用药导致反应发生的可能性。

（3）可能：用药与反应发生时间关系密切，同时有文献资料佐证；但引发 ADR 的药品不止一种，或原患疾病病情进展因素不能除外。

（4）可能无关：ADR 与用药时间相关性不密切，反应表现与已知该药 ADR 不相吻合，原患疾病发展同样可能有类似的临床表现。

（5）待评价：报表内容填写不齐全，等待补充后再评价，或因果关系难以定论，缺乏文献资料佐证。

（6）无法评价：报表缺项太多，因果关系难以定论，资料又无法补充。

（二）药品（中药）不良反应的监测与报告

1. 药品不良反应监测的概念及意义　药品不良反应监测是指根据我国药品管理法的有关规定，对合格药品在正常用法、用量时出现的与用药目的无关或意外的有害反应开展监督和考察。

实行药品不良反应监测制度的意义主要体现在以下几个方面：①发现各种类型的不良反应，特别是严重的、新的、罕见的或前所未见的不良反应；发现长期毒性作用，如

致癌、致畸、致突变作用等，需要在用药后长时间的监测，必要时做药物流行病学调查和研究，并及时完善药品说明书。②为药物治疗提供参考：对指导临床合理、安全用药提供可靠参数。提高医、药、护各专业人员对药物不良反应的警惕性和识别能力，避免或减少不良反应的重复发生，提高疾病的治愈率，降低死亡率，缩短住院天数，降低医疗费用支出，减少医疗纠纷的发生等。③药物评价的重要指标：研究药物不良反应的诱发因素，对于造成死亡或永久性残疾的药物还必须评价其发生频率及用药的必要性，防止药害事件的悲剧重演。④新药审批的重要资料：报批新药必须有足够的临床疗效和药物不良反应监测结果；对上市后药物进行再审查提供证据。⑤发现老药新用的途径：从新的副作用情报中发现新用途。⑥为淘汰药品提供参考依据。⑦有助于中医药走出国门，走向世界。中医药在我国的应用已有上千年的历史，在世界医药发展史上占有重要地位。近年来，由于个别中药不良反应事件的发生，一些国家发出了中药、中成药的进口和销售禁令，直接影响了中药国际化发展道路。因此必须加强中药不良反应的监测，促进中医药更好地走向世界市场，为中医药的全面健康发展奠定坚实的基础。

2. 不良反应监测方法 目前，常用的药品不良反应监测方法有自愿呈报、医院集中监测、病例对照研究、前瞻性队列研究等。

（1）自愿呈报系统：是一种自愿而有组织的报告制度，监测中心通过监测报告单位把大量分散的不良反应病例收集起来，经加工、整理、因果关系评定后储存，并将不良反应信息及时反馈给各监测报告单位以保障用药安全。目前，WHO 国际药物监测合作中心的成员国大多采用这种方法。自愿呈报是药物上市后 ADR 监测的最简单也是最常用的形式，成本低，耗费少，监测范围广，参与人员多，不受时间、空间的限制，是 ADR 的主要信息源，有利于新药上市后，其不良反应得到早期的预警。自愿呈报的 ADR 呈报最大的缺陷是漏报，不能计算 ADR 的发生率，且对自愿呈报的 ADR 进行适宜解释的暴露人群的资料缺乏，由于对药物的 ADR 报告率的差异，在同等条件下，可影响医生对治疗药物的选择。此外，自愿呈报的随意性也易导致资料偏差，报告的信息不完善，难以确定因果关系。

（2）集中监测系统：是指在一定的时间（数月或数年）、一定的范围内对某一医院或某一地区内所发生的 ADR 及药物利用详细记录，以探讨 ADR 的发生规律，既可是患者源性或药物源性的集中监测，也可是专科性集中监测，从而计算相应的 ADR 发生率并探讨其危险因素，资料详尽，数据准确可靠。其缺点是耗费较大，由于监测范围受到局限，故代表性不强。但从国家监测中心来说，希望多开展这类监测，因统计分析时可得到较多的数据，并有针对性。对 ADR 最理想的监测方法是，自愿呈报与集中监测两者相互结合进行。

（3）病例对照研究：为研究某药与某 ADR 之间的相关性，可以选择一组可疑药物引起 ADR 的患者作为病例组，同时选择未发生 ADR 的患者作为对照组，回顾调查这两组人群既往是否曾暴露于某一可疑药物及暴露程度，然后进一步检验可疑药物与 ADR 之间的关系。其目的是为了找出两组患者对先前的药物暴露的差异，如 ADR 确由这种药物引起，则有这种反应的患者会比没有这种反应的患者有更高的该药物的使用率。这种研究是回顾性的，可以提示药物和 ADR 的因果关系。该方法最大的优点是能迅速进行，对在临床上表现独特的 ADR 的确立十分有效。缺点是资料的偏差，不能发现 ADR 的发生率，在资料不全时，难以选择对照。此项 ADR 监测中，患者的 ADR 史具有重要作用。

（4）前瞻性队列研究：队列研究是一种常用和有效的药物流行病学方法，一般分为回顾性和前瞻性两种。回顾性研究是系统收集过去药物治疗时发生的特定反应，并将发生反应的患者根据是否使用过被监测药物而分组，然后比较两组患者 ADR 的差异性，这种方法可收集到用药人数和 ADR 发生的人数，可用来分析、确定药物最常见的 ADR、各种不良反应的发生率、促使不良反应 ADR 发生的因素。前瞻性研究则是从预先对设定的用药和不用药人群进行观察和比较，这种方法较回顾性研究有一定的优点，主要是能定向地、有目的持续随访患者，收集到全部的资料。近年来，队列研究被广泛用于新药上市后监测。

（5）记录应用：是在一定范围内，通过记录应用研究每个患者用药的有关资料，以提供没有偏性的抽样人群，从而可以了解 ADR 在不同人群（老年人、妇、儿童等）的发生情况，计算 ADR 发生率，寻找 ADR 的易发因素。

3. 不良反应报告表的主要内容　各国报告药品不良反应的表格或卡，其基本内容相似。我国目前使用的报告表包括以下 4 项内容：

（1）患者的一般情况。

（2）药品不良反应的表现、临床检查、处理和结果。

（3）引起不良反应的药物。

（4）因果关系分析判断。

可疑为药品不良反应时，应在国家药品不良反应监测系统网上填写国家药品不良反应监测中心下发的《药品不良反应 / 事件报告表》，该表是药品安全监测工作的重要档案资料。

需要引起重视的是，在填写药品不良反应报告表时，应注意不良反应的严重程度，如果是严重不良反应特别是出现死亡病例应立即上报。通过不良反应的信息上报、信息分析可以及时发现问题，避免更大的伤害发生。

第六章　中药药物治疗管理 ▷▷▷▷

第一节　药物治疗管理的基本概念

一、药物治疗管理的现状

药物治疗管理（medication therapy management，MTM）最早可追溯到 1990 年 Hepler 等提出的"药学服务"概念，后来这个基本理念并入 MTM 服务。1997 年，美国药师协会提出医师与药师共同合作的协作药物治疗管理新概念，MTM 又在协作药物治疗管理的基础上得以发展。经过多年探索，MTM 服务在美国蓬勃发展，成为专门学科，药师在诊疗过程中的作用逐渐受到美国政府和患者的认可。MTM 是指具有专业技术优势的药师为患者提供的用药教育、咨询指导等一系列专业化服务，最大程度地减少药物相关问题，其目的是提高患者用药依从性，预防药物相关问题的发生，最终培训患者能够进行自我用药管理，以提高疗效，减少医疗费用支出。MTM 服务模式增进了药师、医师及其医务人员之间的合作，增强了患者与医疗团队的交流，让患者积极参与自身药物治疗管理中来，从而优化药物使用，改善患者获益。

美国作为 MTM 的发源地，针对 MTM 的定义、内涵、核心要素、服务流程、沟通技巧、市场营销、评估方法等方面设置了相应的课程和考核方法，并逐渐发展成为以患者为中心、药师为主导，帮助患者优化药物使用、降低不良反应发生风险的一种综合性方法。药师提供 MTM 服务的场所很多，包括社区药房、药学门诊、住院病房、长期护理机构、远程医疗/电话中心，甚至在患者家中。药师提供 MTM 服务方式、场所及内容不断得到丰富与拓展。MTM 服务既可减少医保费用，又可提高患者用药意识和合理用药效果，减少潜在的用药风险或毒副作用的发生。药学服务随着药师的专业优势不断凸显，逐步得到病患的认可和政府的关注，如今 MTM 已在美国各大药房及医院成熟运行，已纳入美国医保范围的医疗服务。加拿大等国家也不断研究和开展 MTM 服务，对药师的专业价值和服务评估都有不少的研究成果，目标是进一步提升病患的用药合理性和科学性，让病患受益。MTM 纷纷被许多国家逐渐纳入药学服务中来。

随着医疗智能化与数字化时代的到来，更多的 MTM 服务逐渐转移到家庭环境中，带动了远程医疗、智能化技术和健康管理的迅速拓展。远程 MTM 服务也极大改善了对缺乏足够医疗和药学服务的偏远地区患者，以及需要频繁监测的高风险患者的管理效果。

我国在 MTM 方面的药学服务也在逐步开展，在住院患者、药学门诊及社区开展药学服务，并且取得了一定的成效。从目标管理来看，利用 MTM 服务可作为一个重要的思路和突破口，例如北京有部分社区与三甲医院联合开展 MTM 服务，对慢性高血压病患的服务管理进行对照研究，结果显示经过 MTM 服务后，血压达标率达 71.4%，相比较对照组的 28.6% 有巨大的提升。我国政府越来越注重老年群体的健康服务，老年人共患疾病多，家庭及社会为之付出的医疗负担巨大。"健康中国"等规划都特别强调对老年人心脑血管疾病、糖尿病、恶性肿瘤、呼吸系统疾病等常见慢性病开展指导、综合干预，指导老年人合理用药。老年慢性病患者是 MTM 服务的重点人群，普遍存在多重用药，潜在的不适当用药及用药不良风险高，迫切需要药师运用专业能力来提出用药计划和咨询管理。

在我国，MTM 服务刚刚起步，MTM 服务的实践模式尚在探索中。国内关于 MTM 的研究成果越来越多，研究文献逐年上升。初期以介绍和阐述国外的研究经验和现状等为主要内容，提出 MTM 对国内医疗服务的借鉴意义及对未来的预期等。目前，中国药师的 MTM 服务在医疗活动中也非常活跃，如：因药物短缺选择替代药物并相应地调整药物处方；提供用药监护；监测药物不良反应并进行药物警戒；提供远程互联网 MTM 服务；公共健康教育；参与临床试验中药物的评估；传统中药治疗照护等，也证实了药师提供及时、全方位、全周期 MTM 服务的价值。

二、药物治疗管理核心要素

美国药师协会、美国连锁药店协会，以及医疗保险和医疗补助服务中心（centers for medicare and medicaid services，CMS）规定 MTM 由药物治疗评估（medication therapy review，MTR）、干预和 / 或转诊、用药清单（personal medication list，PML）、用药行动计划（medication action plan，MAP）及记录与随访 5 个核心要素构成。2020 年 CMS 规定的可以接受 MTM 服务患者资格标准为：合并 2 种或 3 种慢性病、使用至少 2 ~ 8 种医疗保险 D 部分药物及年度费用大于 4225 美元等。药师依据 5 个核心要素为有资格的患者提供 MTM 服务。

药师首先开展 MTR，准确掌握患者生理、病理信息，评估患者疾病控制情况和药物相关问题（medication related problems，MRPs），进而制定个体化干预方案，直接或协作完成干预，并在干预过程中建立 PML 和 MAP，交付患者执行。同时进行 MTM 服务内容文件记录及后续随访，保证患者接受 MTM 服务的一致性。需要强调的是，上述顺序可根据患者具体情况进行调整（图 6–1）。

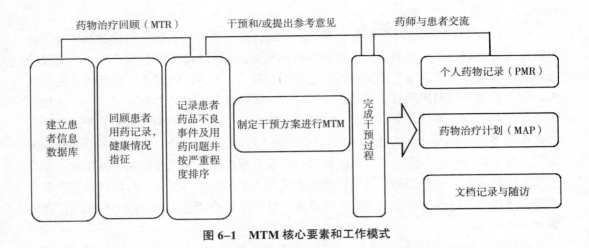

图 6-1　MTM 核心要素和工作模式

三、中药药物治疗管理特点

中医药理论中虽然没有单独提出中药药物治疗管理（chinese medicine therapy management，CMTM）的概念，但 CMTM 的理念在传统中医药理论和实践中早有体现。传统中药理论四气五味、升降浮沉、归经理论、有毒无毒及每一味中药的药性、炮制方法、功能主治、药物组方、用法用量、用药禁忌、七情配伍等，均是我们开展 CMTM 需要掌握的内容。

早在《神农本草经》开篇即有"上药一百二十种为君，主养命以应天，无毒，多服久服不伤人，欲轻身益气不老延年者。中药一百二十种为臣，主养性以应人，无毒，有毒，斟酌其宜，欲遏病补虚羸者。下药一百二十五种为佐使，主治病以应地，多毒，不可久服，欲除寒热邪气、破积聚、愈疾者。"说明古人对药物的作用、作用强弱、毒性大小、使用疗程均有思考。如《伤寒论》中对桂枝汤的主治人群、中药炮制、煎煮方法、如何服药及药后调摄、服药可能出现的反应、不同体质与不同症状患者的随证加减、证候禁忌、饮食进行了细致、严谨的描述，这些对 CMTM 具有重要指导作用。《伤寒论》中桂枝汤的用法及治疗思路是药师进行 CMTM 需要学习的。传统中医药的密切结合，对中药的安全合理使用发挥了很好的作用，也为 CMTM 奠定了雄厚的基础。

中医用药讲究辨证论治，其实质为个体化给药，与 MTM 的核心内容合理用药是一致的。CMTM 与 MTM 有相同之处，也有其独特之处。药师应用中药学及药学专业知识向医护人员、患者及家属提供直接的负责任的与药物使用有关的服务，以期提高药物治疗的安全性、有效性和经济性等方面与西药药学服务相同；但应用中医药理论，在中药饮片品种选择、中药不同炮制品选择、中药个体化给药及制剂服务等方面，又有其独特之处。

药师在 CMTM 中对中药饮片的选择、中药不同炮制品的选用、用药后的安全性监测、中西药联合使用、如何保证中药使用既安全有效又经济适用等工作涉及多个学科和多个层面，包括中药学、中药鉴定、中药炮制、中药制剂、中药调剂、中药方剂、中药药理、中药评价与药物经济学、中药药事管理、中药化学、治疗药物监测、中药信息学、西药知识、中西药相互作用等，需要药师在开展药学服务时能够将多学科的知识融会贯通。

四、开展中药药物治疗管理应具备的素养

从事 CMTM 药学服务人员应具备以下素养：扎实的专业基础，灵活运用所学知识的能力，理解和运用药学服务相关的法律法规依法开展工作，具有高尚的职业道德，较强的交流沟通能力、发现问题和解决问题的能力，能够熟练运用所学的知识和现代科技手段为临床服务。

（一）医药知识储备

开展 MTM 服务的首要条件在于药师懂医精药的专业知识综合储备。在美国，MTM 服务的提供者必须拥有药学博士学位；药师在进入 CMTM 服务岗位后，仍需要定期参加培训、考核、会议交流等，学习医药最新前沿知识，更新自身医药知识储备。开展 CMTM 服务要求药师掌握中药鉴定学、中药学、中药方剂学、中药药理学、中药药物治疗学、药事法规等知识，同时应具备一定医学知识，如中医内科学、中医诊断学、中医诊疗路径、流行病学、疾病治疗指南等。

（二）良好沟通技巧

掌握沟通技巧是保证交流顺利进行的重要手段，也是开展 CMTM 的重要条件。沟通是人类社会中信息的传递、接收、交流和分享的重要途径，目的是为了相互了解，达成共识。良好的沟通，可使矛盾和疑问化解，问题得到解决。目前，美国已经将沟通技巧学习纳入药师常规培训课程和合格评定依据。

药师与患者沟通时，应具备与患者建立信任关系的能力，提升患者参与度和增加交流积极性等；应具备评估患者非语言暗示能力，同时药师作为交流的主导者应掌握提问顺序和倾听技巧，具有同理心。药师与医护人员沟通时，应注意沟通形式及沟通态度，同时应注意沟通场所和沟通时间，确保医护人员能够接受干预建议。

（三）团队合作能力

药师提供 MTM 服务时，应与医生建立良好的合作关系。在美国，部分慢性病门诊药师具有处方权，可以直接对患者进行用药干预。我国药师尚不具备处方权，药师干预患者 MRPs 涉及更改药物种类、剂量等问题需要通过处方医生确认。药师和医生之间的跨学科协作将是保证患者成功接受 CMTM 服务的必要条件。药师致力于药物治疗、管理和分配，医生则注重患者病情评估、疾病诊断和治疗，药师和医生的跨学科协作实现优势互补，共同为患者制定合理的药物治疗方案。药师应当在保证患者安全用药的基础上，尊重和理解医生的治疗决策。

（四）临床药学实践能力

药师掌握MTM理论与方法并付诸临床实践是成功开展MTM的关键。药师提供MTM服务时，应具备患者病情、药物治疗评估能力，应具备危机识别及应变能力；具备患者用药教育能力，帮助患者掌握治疗药物服用剂量、服用时间、作用机制及教育患者如何使用皮下注射剂、吸入剂等特殊剂型，确保患者正确用药；具备软件操作及文献阅读能力，解决患者咨询问题；具备药物经济学和风险效益评估能力，针对患者经济情况提供多种备选方案，确保患者治疗的安全性和可持续性。

（五）文书书写能力

药师借助病历系统、MRPs筛查及记录工具，及时发现、处理和记录药学服务过程，保证CMTM服务高效性和可查性。药历是药师在参与药物治疗过程中，发现问题、分析问题和解决药物相关问题的技术档案，也是开展个体化药物治疗的重要依据，是药师开展药学监护过程的记录。药历书写不是简单的记录患者用药的流水账，而应有药师对患者用药情况的分析，并发现可能出现的用药问题，解决已经出现的用药问题，预料可能出现的用药问题的过程记录。

（六）科研能力

在开展药学服务的过程中，药师应不断积累并提炼，将实际工作中遇到的问题，积极开展科学研究，从而不断提升药学服务能力和服务水平。

第二节　中药临床药物治疗管理流程

目前，MTM在国内外得到迅速发展。在美国MTM工作模式基础上，结合我国药师实际工作情况，CMTM流程分为相关信息收集、药学评估、计划制定、计划执行、随访等环节。CMTM是一个系统的、全面的服务过程，贯穿于患者整个药物治疗的始终，同时CMTM也是一个动态的、持续的服务过程。

一、相关信息收集

药师收集并整理患者的信息主要包括基本资料、疾病信息、药物治疗信息、行为/生活方式信息和社会/经济信息等方面内容。患者信息采集是药师需要掌握的基本技能。信息收集过程应有系统性，并能持续追踪进行。

获取患者信息途径主要通过面对面药学问诊、询问患者家属及医护人员、查阅病历或其他医学记录、电话或远程医疗等多种方式，其中药学问诊是收集患者信息的最佳途径。通过药学问诊，面对面的沟通有助于建立患者与药师之间的联系，明确患者的需求和预期的治疗效果。药学问诊的主要内容包含患者诊疗过程中的所有疾病和药物治疗相关信息，评估患者药物治疗的获益和风险，获取患者治疗需求，为CMTM服务的定制和实施提供基础信息和客观证据。药师在问诊时重点关注患者用药问题，核实患者是否按正确的方法煎煮和服用中药、用药的时机、用药后的反应、是否有不适情况及生活方式等信息，以便有针对性地进行用药教育，指导患者正确使用中药。如果患者曾经出现中药药品不良反应／事件，应详细记录怀疑药品、用法用量、不良反应／事件发生时间、临床表现、处理措施及转归情况。药品不良反应／事件填写与上报按照《药品不良反应报告和监测管理办法》（中华人民共和国卫生部令第 8 号）的要求执行。见表 6-1。

表 6-1　相关信息收集要点

信息收集	收集要点
基本信息	1. 包括患者姓名、年龄、性别、种族、身高、体重、职业、个人史、家族史等 2. 关注与药物选择相关的特殊生理状况或时期，如妊娠期、哺乳期
疾病信息	1. 疾病诊断：主诉、现病史、既往史、家族史、营养状况等 2. 必要的与主要疾病疗效和用药安全相关检查结果，如肝肾功能指标、血糖、血脂指标等 3. 四诊（望、闻、问、切）的临床资料 4. 关注药物、食物过敏史或药物不良反应史 5. 关注与当前用药常见风险相关的病史和手术史
用药信息	1. 包括中药饮片、中成药、处方药、非处方药、疫苗及药食同源的保健品等 2. 包括药品名称、种类、来源、用药原因、服用剂量、用药途径或方法、用药时辰、疗程或用药起止时间等 3. 关注正确的中药煎煮及使用方法
行为／生活方式信息	1. 包括饮食、运动、娱乐、吸烟、饮酒、日常活动等方面 2. 关注服药禁忌和饮酒
社会／经济信息	1. 包括家庭、婚姻、工作、经济状况、医疗保险类型等 2. 关注患者的状态和患者的社会生存环境

二、药学评估

药学评估是整个 CMTM 服务中至关重要的一环。正确的药学评估要求药师具有丰富的中、西药物治疗学和疾病治疗的知识，并且要全面考虑患者和用药的危险因素。药师将收集到的信息进行综合评估，根据现有诊疗指南、中医诊疗路径、中医诊疗方案和治疗目标，评估患者疾病控制情况；评估患者药物治疗方案在适应性、有效性、安全性和依从性方面实际存在的和潜在的 MRPs，并依据其危害和紧急程度对 MRPs 进行优先等级排序。

在临床药物治疗实践中，安全、有效、经济是合理用药基本原则。药物治疗时应首先选择具有较高安全性，不良反应风险低的中药及其制剂，药物的偏性或毒性处于可控的范围内；长期用药避免选用含毒性成分或易在体内蓄积的中药及其制剂，以免产生毒性反应；治疗药物应有效，选用药物紧密结合患者病证选择相应的中药方剂，针对性地改善患者病证；治疗药物应满足经济性的要求，在满足患者的基本治疗需求条件下，尽可能选择价廉的药品，节省患者和国家医疗保险的经济负担。见表 6-2。

表 6-2　药学评估要点

项目	评估要点
适应性	1. 使用中药是否经过辨证 2. 使用中药是否药证相符 3. 当前所有药物是否都有应用指征 4. 患者是否存在未干预的疾病或症状 5. 疾病是否可以先进行非药物干预
有效性	1. 与患者当前疾病相关中医证候、症状 / 体征是否改善 2. 与患者当前疾病相关实验室检查指标是否改善 3. 用药选择：遴选药品是否根据患者的个体化特点（年龄、性别、体质、肝肾功能、妊娠期或哺乳期、既往病史等）、中药不同炮制品特点、药品可获得性与患者意愿选用 4. 用法用量：用药的用法用量是否正确 5. 特殊剂型药物的存放要求、给药装置操作及给药方式和途径等关键环节是否正确
安全性	1. 患者当前用药是否剂量过大，关注含毒性、麻醉药品成分中药及其制剂、含西药成分中成药用法用量，关注特殊人群用药剂量 2. 是否存在中药配伍禁忌，如"十八反""十九畏" 3. 合并用药是否存在重复用药或加大患者用药风险，关注中药、中西药联合使用相互作用 4. 某些用药患者虽然有相应证型，但是否同时存在该药的禁忌 5. 患者当前用药是否疗程过长，关注含毒性、麻醉药品成分中药及其制剂、含西药成分中成药用药疗程 6. 患者是否存在常见或严重药品不良反应
依从性	1. 患者是否存在自行调整用药的习惯 2. 药物是否会漏服及漏服的频率 3. 患者是否能定期复诊或对相关检查、指标进行监测
经济性	1. 是否符合医疗保险报销要求，关注贵细中药使用 2. 是否符合患者经济能力要求
生活方式	患者是否存在影响当前疾病疗效或用药安全性的不良生活习惯

三、计划制定

为该患者制定具体、详细的用药行动计划（MAP）是体现药师价值的重要环节。MAP 内容需要根据患者的药学评估制定，并根据患者病情和治疗方案的变化而改变。针对不同的药学评估结果制定相应计划。简而言之，MAP 应该是为每个患者量身定制的。

治法与治则是辨证论治的一个重要环节。药师应熟悉治疗法则，各种治法的使用范围、具体运用和注意事项。药师应针对患者病情及目前的诊疗问题，协助医师与患者共同讨论设定治疗目标，达成共识。药物治疗目标中的具体指标应包括患者有能力自行监测的，也有通过定期就医可检测的。每次评价治疗目标的测量方法应该是相同的，以保证其结果的可比性。见表 6-3。

表 6-3　计划制定要点

项目	计划制定要点
治疗目标	1. 治法治则应依照患者的每一种疾病不同证型设定 2. 目标应具体化、可观察和衡量，如临床症状、体征、舌象、脉象及实验室检查 3. 有达到治疗目标的时间计划
有效性监护	1. 患者当前疾病相关中医证候、症状/体征 2. 患者当前疾病相关实验室检查指标 3. 用法用量调整
安全性监护	1. 一般监护，服药后有无不适 2. 特殊监护，建立中药使用监护点，如在服用含有麻黄的止咳中药，应监测血压和心率
依从性监护	1. 定期询问患者用药情况 2. 经验性的对患者生理指标，包括血压、血糖、血脂、血药浓度等进行监测 3. 药片计数法
生活调摄	1. 饮食禁忌 2. 食疗辅助

四、计划执行

　　计划执行过程可分为药师干预、医师干预以及转诊三种不同情况，药物治疗方案的干预包括医师层面、患者层面等。药师通过干预，解决、减少或避免药物治疗过程相关问题，每项干预要考虑到患者状况、用药需求以及药物治疗问题，并做到个体化。药师根据患者药物治疗中存在问题，可通过提供用药清单和开展用药教育解决患者用药疑问和误区，指导患者进行自我药物治疗管理，提高患者用药依从性。药师没有处方权，当涉及到调整药物种类、剂量及监测实验室指标时，药师需要做出干预建议，依据 MRPs 紧急程度采取面对面、电话、传真、电子邮件和信件等方式与处方医师沟通，确定最终干预方案。如果干预的方案超出其执业范围，药师务必及时将患者转诊给医师或者其他医务人员。见表 6-4。

表 6-4　用药教育要点

项目	用药教育要点
用药清单	1. 用药清单：应包括患者当前服用的所有药品和保健品 2. 指导内容：包括药品名称、规格、给药单次剂量、频次、途径、时间及疗程 3. 中成药单次给药剂量：建议以"片"或"粒"等通俗的方式表述 4. 介绍贵细中药的鉴别、功效和使用方法 5. 特殊剂型药物用法：建议通过模具演示、图片或视频教学的方法进行指导
注意事项	1. 告知患者用药后常见和严重的风险，指导患者如何监测、应对及在什么情况下需要就诊，如告知长期服用何首乌中药及其制剂患者有致肝功能损害风险，定期监测肝功能，如出现乏力、恶心、皮肤和巩膜黄染，请立即就医 2. 告知患者贵细中药、膏方贮存方法和某些中药的特殊贮存方法 3. 针对当前用药方案中影响药物疗效或安全性的常见用药误区的提醒

续表

项目	用药教育要点
定期监测和随访建议	1. 患者可自行在家检测的项目应指导患者购买检测的器具、进行检测的关键步骤和具体时间，可配合监测用具演示指导，如自行监测血糖、血压等 2. 根据个体化情况，指导患者到具体哪个专科进行就诊，定期监测，完善哪些具体的检查项目
生活调摄	1. 健康生活方式教育 2. 告知饮食禁忌 3. 介绍食疗辅助
依从性指导	1. 简化药物治疗方案 2. 制定服药清单 3. 设置服药提醒 4. 反复进行疾病知识和用药知识教育 5. 消除患者对中药不良反应的恐惧和误区

五、随访

随访是确保患者用药安全性、有效性和依从性的重要环节。随访评估必须是系统性的，且持续执行，直至达到治疗目标。随访没有严格的时间限制，可以是短期的，也可以是长期的，但应有一定的随访周期并制定相应的随访计划，尤其是对于慢性病患者。随访多以电话的形式进行，对于有条件的患者可以在定期购药时进行。随访的目的主要是了解患者药物治疗的实际结果和病情控制情况，从而对患者近阶段的整体情况进行评估，同时解答患者用药过程中的疑问并给予相应的指导。药师应关注医师是否经药师建议后更改处方，或患者经药师教育后改变错误用药行为，患者实际结果与预期治疗目标差异。用药疗效和安全性较好的患者只需定期随访即可，需要调整用药方案的则重新进入 MTM 的循环服务路径或直接向上级转诊。见表 6-5。

表 6-5　随访评估要点

项目	随访评估要点
疗效评估	1. 患者当前治疗方案下的疾病控制情况 2. 是否达到慢性疾病的控制目标
安全评估	1. 用药是否出现不良反应／不良事件 2. 关注含毒性成分中药及其制剂使用风险 3. 警惕长期使用含罂粟止咳中药及制剂成瘾性风险
经济性评估	用药品种或用量减少后病情稳定或好转的患者，根据处方精简药物的品种及用量估算节约费用
依从性评估	患者对上次药师／医师指导的实际执行情况
其他	1. 患者对药师服务满意度评价 2. 制定下一次随访评估计划：包括随访时间和随访内容

第三节 药 历

一、药历的概念与作用

药师提供 CMTM 服务应当书写医疗文书，应记录 CMTM 服务内容和过程，以保证 CMTM 服务质量和获取服务费用。药历是目前药师最常用的药学监护文档记录，也是为患者进行个体化药物治疗的重要依据，是目前我国药学服务工作值得使用和提倡的有效记录形式。

中国药学会医院药学专业委员会在《中国药历书写原则与推荐格式》中指出"药历是药师在临床实践中形成的一种很好的药物治疗过程记录"，"药历是药师在临床药学实践中形成的全面、客观记录和评价，当然也应包括药师对患者进行的与医疗有关的教育与指导，以及对药物治疗过程的干预"。因此，药历是指药师在参与患者临床用药实践过程中形成的患者药物治疗过程的记录、药师对药物治疗过程的干预、评估及对患者的用药指导和教育记录，它包括门诊患者药历、住院患者药历和社会药房药历。

如同病历对医师的宝贵作用一样，药历也是药师的必备资料。通过书写药历可以真实记录反映患者用药的整个过程，及时发现和解决患者在药物治疗过程中的问题；记录与评估药物治疗方案，对不合理用药问题进行干预，确保患者药物治疗的安全性、有效性、经济性；有助于积累临床药学资料，学习临床思维，提升药师的临床药学实践水平；记录药师的工作方向和工作量，体现药师的职业价值。

二、药历的内容

在书写药历的过程中，主要应用文字叙述，简明扼要、系统地对患者整个发病和药物治疗过程进行记录。在开展 CMMT 服务时，药师书写药历的主要内容包括：患者基本情况、患者药物治疗过程、用药相关问题（MRPs）评估、用药行动计划（MAP）、计划实施措施、随访情况等。在药历书写中应重点突出用药相关问题（MRPs）评估、药物治疗计划（MAP）、计划实施措施情况。

三、药历书写格式与基本要求

（一）药历书写格式

药师在实际工作中对药历记录的内容，因建立药历的目的和用途不同会有差异。国内尚未对药历具体内容和格式有统一的规定，也未界定其法律地位。开展 CMMT 服务患者药历书写格式见表 6-6 ～ 表 6-10。药师也可根据各类疾病的治疗指南、患者特点，结合自身工作实际情况进行修改，但一般应该注意适当加入中医药临床望、闻、问、切四诊的内容，注意药历书写过程中有关中医药辨证治疗的内容尽量使用中医药传统术语表述。

（二）药历书写基本要求

1.药师书写药历时应当客观、真实、准确、及时、完整、规范。

2.药师书写药历时应当文字工整、字迹清晰、表述准确、语句通顺、标点正确。

3.药师手写药历时应当使用蓝黑墨水、碳素墨水。

4.药师书写药历过程中出现错误时，应当用双线划掉，在旁边书写正确内容并签名，不得采用刮、粘、涂等方法掩盖或去掉原来的字迹。

5.药师书写药历时，应当使用中文和医药学术语。通用的外文缩写和无正式中文译名的症状、体征、疾病名称等可以使用外文。药品名称应使用通用名称。

6.药师书写药历时一律使用阿拉伯数字日期和时间，采用 24 小时制记录。

7.药师书写药历时按照规定的内容书写，并由药师本人签名。

四、药历档案的保管与维护

1.药历档案应由药师负责填写，做到及时收集、及时记录、统一编号、分类归档保管，以便查阅。

2.加强药历档案的管理和收集、整理工作，有效地保护和利用药历档案。社会药房的药历格式应采用统一表格，内容要具备真实性、完整性、准确性和规范性。

3.建立专人、专室、专柜保存药历档案。管理人员应严格遵守保密纪律，确保档案安全，按照编号顺序摆放，转诊、借用必须登记，用后及时收回放于原处。有条件的社会药房可以逐步实现档案电子化管理。电子档案需要做好同步备份及防御外界病毒入侵的准备。

4.为保证患者的隐私，未经准许不得随意查阅和外借药历档案。

5.定期整理药历档案，动态管理，不得有死档、空档出现。

6.药历档案的存放处要做到"十防"（即防盗、防水、防火、防潮、防尘、防鼠、防虫、防高温、防强光、防泄密）工作。

7.达到保管期限的药历档案，销毁时应严格执行相关程序和办法，禁止擅自销毁。

表 6-6　患者药历模板

患者药历

XX 药房：　　　　　　　记录人：　　　　　　　建立日期：

姓名		性别		出生年月		医保卡号 / 身份证号	
身高		体重		家庭住址			
联系方式					职业		
婚姻					医保类型		
诊断	中医（主病、主证）：				西医：		
既往病史							

续表

个人史				家族史			
药物 / 食物过敏史							
既往药物不良反应 / 事件							
重要实验室检查结果							
患者用药情况（根据具体情况增减）	**中药饮片**						
	方剂	用法用量	起止时间			用药目的	来源
	中成药						
	药品名称 / 商品名 / 规格	用法用量	起止时间			用药目的	来源
	西药						
	药品名称 / 商品名 / 规格	用法用量	起止时间			用药目的	来源
	保健品						
	名称 / 商品名 / 规格	用法用量	起止时间			使用目的	来源
用药相关问题（MRPs）评估	项目	具体情况				实际 / 潜在	优先等级
	适应性						
	有效性						
	安全性						
	依从性						
	经济性						
	生活方式						
用药行动计划（MAP）							

续表

服务主要内容（药师可根据实际情况调整，补充每项工作的要点）	□用药清单的整理和制作 □药物相互作用筛查 □依从性评估及干预 □疗效监测 □药品不良反应监测 □用药方案调整建议 □用药教育 □科普宣教 □整理家庭药箱 □其他： 药师签名：
随访情况	 药师签名：

表 6-7 个人用药清单模板

个人用药清单								
患者姓名：					日期：			
药物（名称、规格）	作用	服用方法				开始日期	停止日期	医生	备注
		早	中	晚	睡前				

表 6-8 疗效监测表（以高血压为例）

项目\日期	早起后（吃药前）8～10点		午后 下午4～6点		睡前		备注（睡眠、情绪等）
	血压（mmHg）	心率（次/分）	血压（mmHg）	心率（次/分）	血压（mmHg）	心率（次/分）	
1号							
……							
……							
31号							

表6-9　疗效监测表（以 2 型糖尿病为例）

日期 \ 血糖	早餐（mmol/L）		午餐（mmol/L）		晚餐（mmol/L）		睡前（mmol/L）	备注（饮食、运动等）
	餐前	餐后 2 小时	餐前	餐后 2 小时	餐前	餐后 2 小时		
1 号								
……								
……								
31 号								

表6-10　用药方案调整建议

日期	药物治疗问题描述	问题分类（适应证 / 有效性 / 安全性 / 依从性）	药师建议内容	医师反馈意见	处方是否调整

第七章　中药用药教育 ▷▷▷

第一节　中药用药教育的概述

一、中药用药教育的含义

中药用药教育是指中药师对患者提供合理用药指导、普及合理用药知识等药学服务的过程，以提高患者用药知识水平和用药依从性，降低用药错误发生率，保障医疗质量和医疗安全。

中药用药教育服务是药学技术人员应用所掌握的中药学知识，包括药效学、药动学、药理学、毒理学、药品不良反应、用药安全、药物经济学等，面向患者和公众提供中药治疗相关知识的宣传、教育与服务。中药用药教育是药学技术人员全程参与中药药学服务的重要环节，对于促进合理用药、保障药物治疗的安全有效具有十分重要的意义。

二、中药用药教育的目的和意义

中药用药教育的目的是通过收集与患者用药相关的信息，对患者进行合理用药的宣教、指导，介绍相关知识，增强患者对疾病与中药的认知，从而提高患者的用药依从性，减少不良反应和用药错误的发生几率。

中药用药教育的意义在于为患者解决"吃什么药、怎么吃药"等专业问题，为患者提供人文关怀，帮助他们树立对治疗的信心，切实实施以患者为中心的药学服务。以患者为中心的药学服务需要在医学伦理学、医学心理学、药事管理法规等知识的基础上，运用有效的沟通手段为患者提供专业的药学服务，从而实现药师的职业价值。

三、用药教育人员应具备的知识与能力要求

（一）基本知识

1. 具备扎实的中药学专业知识。
2. 具备临床医学基础知识。
3. 具备开展药学服务工作的实践经验和能力。
4. 具备药学服务相关的药事管理与法律知识。

（二）基本要求

1. 回答咨询内容应正确，有据可查。

2. 确定回答的目标，即有针对、有侧重地回答不同人群的问题。

3. 对不能确切回答的问题，应积极寻求答案，再进行回答。当面不能回答时，可通过电话等方式尽快给予答复。

4. 热情、冷静、耐心地听取咨询者的询问，回答问题应认真、仔细、通俗易懂，注意交流技巧，尊重并保守患者的秘密。

（三）沟通能力

1. 认真倾听　仔细倾听、理解患者表述的信息，不要轻易打断对方的谈话，以免影响患者的思路和内容的连贯性。

2. 及时恰当地反馈信息　在倾听的同时还要对患者传递的信息作出及时、恰当的反馈，与患者产生互动，便于深入了解病情和用药情况。

3. 注意表达方式　用药教育人员在与患者沟通时要善于发问，主动引导话题，注意多使用服务用语和通俗易懂的语言，尽量避免使用专业术语，确保患者能够理解和领会。对小儿、老年人、少数民族和境外患者等，要对患者及家属特别详细地提示服药方法。

4. 体会患者感受　有时候患者很难表达自己的治疗感受，这就需要用药教育人员耐心引导，并对患者的描述感同身受，凭借经验和相关知识准确判断病情，对症下药，提高治疗效果。

5. 注意肢体语言的运用　在与患者交谈时，眼睛要始终注视对方。比如对于因视力听力原因存在沟通障碍的人群和用药依从性差的人群，则应反复交代药品的用法禁忌和注意事项直至患者完全明白。

四、咨询环境

1. 紧邻门诊药房或药店大堂　咨询处宜紧邻门诊药房或设在药店大堂的明显处，方便患者向药学技术人员咨询与用药相关的问题。

2. 标志明显　用药教育处应设置明显的标志，使患者可以快速找到。

3. 环境舒适　咨询环境应舒适，并相对安静，较少受外界干扰，创造一个让患者感到信任和舒适的咨询环境。如遇咨询时间较长的患者、老年患者或站立不便的患者，应请其坐下，并进行面对面咨询。

4. 适当隐蔽　对大多数患者可采用柜台式面对面咨询的方式；但对某些患者应单设一个比较隐蔽的咨询环境，以便为特殊患者（如计划生育、妇产科、泌尿科、皮肤性病科患者）进行咨询，使患者能放心、大胆地提出问题。

5. 必备设备　咨询台应准备药学、医学的参考资料、书籍及面向患者发放的医药科普宣传资料；有条件的单位可以配备装有数据库的计算机及打印机，以便当场打印患者所需电子资料。

第二节　中药用药教育的内容

一、患者用药教育

口服是中药的主要给药途径，不同的中药有不同的服用方法，需要主动向患者进行宣教。

（一）服药剂量

服药剂量包括药物的首次剂量、维持剂量、服药次数、疗程等。如汤剂一般每日一剂，煎煮后分两次服用。发汗药、泻下药等药力峻猛者，一般得汗下或泻下为度，不必尽剂，以免耗伤正气。毒性大的药物当中病即止或逐渐减量，不宜长时间用药。中成药通常依照说明书或遵医嘱服用。

（二）服药时间

天人相应观是中国古代思想体系的重要组成部分，也是中医理论的基本观点之一。天地自然与人息息相关，人能参合自然的变化而与之相适应，需重视自然环境及阴阳四时气候等对人生理、病理的影响。中医学中天人相应观源于《内经》，强调自然界的变化和人类生命活动密切相关，人与自然是相互依赖的和谐统一体，主要体现在生理、病理、治疗、养生等几个方面。《灵枢·顺气一日分为四时》曰："以一日分为四时，朝则为春，日中为夏，日入为秋，夜半为冬。"将每日24小时分为4个阶段，夜半至黎明为阴中之阳，黎明至中午为阳中之阳，中午至黄昏为阳中之阴，黄昏至夜半为阴中之阴。因此药性不同、治疗的疾病不同，服药的时间也各不相同。

1. 空腹服　峻下逐水药宜空腹服，可使药力直达病所，如攻积导滞药空腹服可使泻下之力更强；驱虫药空腹服可使药效更佳。《伤寒论》中的十枣汤要求清晨空腹服下；诸如仲景之桃核承气汤等活血化瘀之剂，多注明"食前"或"空心服"，体现了《神农本草经》之"病在四肢血脉者，宜空腹而在旦"的思想。

2. 饭前服　补益药宜饭前服以利于吸收，如六味地黄丸、参苓白术散等；制酸药宜饭前服，以增强对胃黏膜的保护；治疗胸腹以下脏器疾病（如肝、肾等）药物宜饭前服，旨在使药力直达病所，发挥最佳效力。

3. 饭后服　对胃肠道有刺激的药物及苦寒伤胃之药宜饭后服；健胃消食药宜饭后服，如保和丸、大山楂丸等；病在胸膈以上，如头痛、眩晕、目疾、咽痛等，药物宜饭后服，使药力停留于上焦，有助于发挥药效。

4. 清晨服　利水蠲饮祛湿剂可于清晨服，如通阳利湿之鸡鸣散即宜于五更时服药，盖因水湿之邪一般多留于阳分、气分，清晨进药，既可借营卫之气行阳之际载药直达病所，又可因清晨人体阳气旺盛，增强药物温行水湿之力。此外，涌吐药如常山饮、七宝饮等清晨服用药效更佳。

5. 清晨至午前服 凡需借助阳气扶正祛邪的方药，均宜清晨至午前服，此时处于阴中之阳、阳中之阳，阳气渐旺，有助于发挥最大药力，扶助正气，祛除病邪。"午前为阳之分，当发汗；午后阴之分，不当发汗"，因而发汗解表药宜取清晨至午前分三次服用，如桂枝汤、麻黄汤、桂枝加葛根汤、九味羌活汤等即宜午前服。凡温补肾阳、温阳健脾等的方药，亦宜清晨至午前服，借助阳气充盛之势增强扶正祛邪之药效，如金匮肾气丸、附子理中丸、右归丸等。

6. 午后至夜晚服 具有滋阴潜阳、清热解毒、重镇固摄的中药，应在午后至夜晚服，此时为阳中之阴、阴中之阴，可助药物发挥养阴、清热、摄纳、潜藏的功效。例如寒下之剂宜午后至夜晚分服，得效即止。"乃当日已午之后，为阴之分下之"，"伤寒潮热不纳食者，已午以后下之尤好，杂病皆同"，皆取午后人体气机下降之时协助泻下药从内从下夺其病势之意。

7. 睡前服 安神药宜睡前服，如酸枣仁汤、朱砂安神丸、天王补心丹等；涩精止遗药宜睡前服，以便增强治疗梦遗滑精之效；部分缓泻药宜睡前服，以便翌日清晨排便；治疗夜汗出、夜半腹痛者，均宜睡前服用。

8. 疾病发作时服 截疟药宜于疟疾发作前1～2小时服用；平喘药宜于哮喘发作前两小时服用。

9. 其他 急性病应立即服药；慢性病宜定时服药；调经药应于经前或经期服用；呕吐、惊厥、石淋、咽喉病须煎汤代茶饮者，可不定时服药。

（三）服用次数

1. 分服 将一天的药量分次服用。中成药多遵照说明书服用。汤剂通常采用一日二次的服法；年老体弱、久病体虚者，宜少量多次，可分为三至四次服用。此外，有些药物可日三夜一服用，如麦门冬汤治疗咳逆证，因肺阴虚内热多于夜间加剧，故夜间需加服一次；奔豚汤治疗奔豚气上冲胸，腹痛，往来寒热，发作频繁，故日三夜一服用以利于控制症状。

2. 顿服 将一剂药量一次服完。量大力峻、起效较快，多用于正气未虚的急重症治疗，年老体虚患者慎用此法。如《金匮要略》中的大黄牡丹皮汤，方后注明"顿服之"，意在集中药力，直趋下焦而泄热邪。此外，如桑杏汤、瓜蒂散等也宜顿服。

3. 频服 少量多次服用。多用于病变在上焦者，如咽喉病，旨在服药时取少量多服的方法，即少饮慢咽，多次饮用。目的是使药力能持续作用于咽喉，达到清解热邪之功，如半夏汤和苦酒汤。此外，止吐药宜小量多次频服；重病、急病可间隔四小时左右服药一次，昼夜不停，以使药效持续。

4. 连服 在短时间内连续给予大剂量药物，可在短时间内使体内药物浓度达到较高水平，多用于急病和危重症的治疗。

（四）服药温度

1. 温服 一般汤剂均适宜温服，对于丸、散、胶囊、片剂等固体剂型，除有特殊规定外，通常用温开水送服。温服一方面可和胃益脾，避免损伤脾阳，如补益、散寒的汤剂等；另一方面可减轻药物对胃肠道的刺激。

2. 热服 适用于解表药、寒证药，以助药力。如桂枝汤、麻黄汤等解表药，需趁热服用后温覆衣被，或啜热稀粥以助发汗。治疗寒证用热药宜热服，如出现真热假寒之证也应寒药热服。

3. 冷服 通常适用于解毒药、止吐药、热证药、清热祛暑药。如中毒患者服用热药易促进毒药扩散，因此冷服为宜。治疗热证用寒药宜冷服，如玉女煎清胃滋阴，治水亏火盛、烦热干渴，即宜冷服。如出现真寒假热之证也应热药冷服，以防格拒药势。此外，如蚕矢汤、鸡鸣散等，古人亦要求冷服。

（五）服药方式

丸剂、散剂、片剂、胶囊剂等固体剂型通常直接以温开水送服，其中大蜜丸可咀嚼服用，或搓成小丸服用；老人、儿童及吞咽困难的患者可将普通片剂等碾碎服用，但应注意缓控释制剂不可碾碎，以免影响药物的生物利用度，如雷公藤缓释片等。

含服剂用药时需保持口腔湿润，其中舌下含服速效救心丸、复方丹参滴丸、冠心丹参滴丸等应将药物放于舌下。咽喉含片（丸）如草珊瑚含片、清咽滴丸等是将药物含于口中，合并双唇，避免舌头搅动，直至药物完全溶解，用药过程中避免吃喝吞咽、抽烟等动作，不可咀嚼或吞咽药物。

颗粒剂用开水冲服；口服液、糖浆剂可直接服用；煎膏剂可以用温开水化开后服用；胶剂可用水或黄酒加热熔化后服用，或兑入煎好的药液中加热烊化服用，如阿胶、鳖甲胶、鹿角胶等；茶剂用时以沸水泡汁或煎汁，不定时饮用；外用剂型及部分特殊剂型在临床使用时需向患者特别交代使用方法和注意事项。

二、公众用药教育

伴随社会的高速发展、文明程度的提高和医药学知识的普及，公众的自我保健意识也在不断加强，人们更加注重日常保健和疾病预防，公众对药物的认知和接受程度直接影响着国家相关政策的推进，随着人们生活水平和健康意识的提高，在医疗过程中越来越重视药物使用的主动权。中药在我国具有悠久的历史和广泛的群众基础，但是由于用药教育普及程度不高、内容形式单一、公共接受用药教育的意识薄弱等原因，使得公众用药教育的开展普及度和接受度都较低，导致在选择和使用中药时容易产生偏差，因此应普及面向公众的中药用药教育和健康教育，增强公众健康意识，在常见病治疗、减肥、补钙、补充营养素等方面给予公众科学的用药指导，除了增加公众对于常用药品的用法、适宜的给药时间、注意事项、禁忌证、不良反应及相互作用的知识以外，还应提供关于药品的储存、运输、携带等方面的知识，使公众对药物的使用有更全面的了解，帮助公众更加准确地做出选择，安全用药。

（一）公众用药教育内容

1. 中药临床应用基本原则　中药必须在中医理论的指导下辨病、辨证用药，根据病人的表现，依据中医理论，辨认、分析疾病的证候，确定具体治法，再遣方用药，即所谓"法随证立，方从法出"。因此，中药的临床应用需要在临床医生的诊断和药师的指导下使用，不能仅根据西医诊断和个人理解选用药物。

2. 不良反应与应对方法　药品不良反应是药品的固有属性，服用药品出现不良反应是正常现象，应该正确认识药物的不良反应，严格按照药品说明书或医嘱使用可以有效减少不良反应的发生，同时加强对可能出现的不良反应的监测，在发生不良反应后及时处置，并在日常用药中注意预防。

汤剂以其灵活、个体的给药方式始终占有中医治疗的一席之地，不可取代。然其疗效好坏与煎药方法是否得当尤为密切，李时珍曰"凡服汤药，虽品物专精，修治如法，而煎药者鲁莽造次，水火不良，火候失度，则药亦无功"。可见，适当的煎药方法对疗效起着至关重要的作用。汤药的不良反应多因长时间用药、药不对证或超大剂量用药造成。对于第一种情况，药学技术人员应告知患者方中可能引起不良反应药物所造成不良反应的具体表现，一旦出现状况立即停药或就诊。对于第二种情况，则需药学技术人员有一定的临床知识方可做出判断。对于超大剂量用药亦是提醒患者多加注意，服药中如有不适反应需立即停药，待查出原因后再决定用药与否。

中药不良反应的应对方法包括：①身体对新药物需要一个适应地过程，因此要特别注意对新增药物的不良反应监测。②加强对易出现不良反应药品的监测，如中药注射剂、毒性中药等。其中肝功能不良者应加强对含黄药子、生首乌、苍耳子等易导致肝损伤中药的监测，肾功能不良者应加强对含青木香、细辛、天仙藤、朱砂莲等易导致肾损伤中药的监测。③可能出现的不良反应及其应对方法。如服用含大黄、番泻叶的患者可能出现腹泻、腹痛的不良反应，应及时减量或停药；服用熊胆粉、黄连等苦寒药物可能损伤胃气，出现胃部不适，纳差等不良反应，该类药应饭后服用以减轻对胃肠道的刺激；女性月经期应暂停服用红花、益母草等活血化瘀药，以避免月经量过多等。④一旦发现或怀疑出现药物不良反应，应立即停药并及时就医。⑤就医时，告知医生所有正在服用的药物，包括中药、西药和保健品，以便分析不良反应发生的原因。

3. 对中药不良反应的预防　①辨证用药采用合理的剂量和疗程。②关注过敏史。③注意避免因药物间的相互作用而可能引起的不良反应，特别是在同时服用多种中药及中西药联用时。④关注中药的服用禁忌，包括配伍禁忌、证候禁忌、妊娠禁忌、饮食禁忌等。⑤需长期服药的患者要加强安全性指标的监测。⑥遵医嘱用药，未经医生或药师的同意，不应擅自使用或停用任何药物。

（二）公众用药教育形式

开展用药教育宣传讲座、社区开展用药教育培训、街头派发用药教育宣传单、播放用药教育宣传片、微信公众号推送等丰富多彩的形式可以提高公众对用药教育的接受和参与程度，提高公众对于药学技术人员的信任，从而在需要的时候主动要求药学技术人员或相关人员为其提供用药教育，保证用药安全。

三、用药特殊提示

（一）需特殊提醒的用药人群

1. 老年人　随着各组织、器官的功能呈退行性改变，老年人对药物的反应和普通人相比存在差异，另外由于老年人往往服用药品种类多、依从性差，故在指导老年人用药时要重点关注药物的剂量、剂型和药物之间的相互作用，减少药物的不良反应和药源性疾病发生的几率。

2. 妊娠期及哺乳期妇女　充分考虑妊娠期及哺乳期妇女的生理和药动学特点，选择安全性较高的品种，从低剂量开始，注意中药之间的配伍和妊娠禁忌，避免自行用药。对于一天只服一次的药品，建议晚上给药；对于一天服用多次的药物建议哺乳后立即给药，以延长与哺乳时间的间隔。

3. 婴幼儿和儿童　处在生长发育阶段的婴幼儿和儿童，药物在体内药效学和药代学的特点和成人不同，应严格掌握用药指征和药物剂量，避免或减少使用猛药重剂，加强药品使用方法、疗程、药品保存及注意事项等相关内容的用药教育。

4. 肾功能不全者　肾是药物及其代谢产物排泄的重要器官，肾功能对药物的吸收、分布、代谢、排泄过程均有重要影响。肾功能不全者用药时要重点关注对肾功能有影响的药物，注意药物之间的相互作用、剂量，避免产生新的肾损害，另外定期检查肾功能，关注病情变化。

5. 肝功能不全者　肝功能不全对体内药物的药动学影响重大，用药时宜选择肝毒性小、从肾脏排泄的低风险药物，从小剂量开始，必要时要进行血药浓度监测，做到个体化给药。要指导患者定期检查肝功能，及时调整治疗方案。

（二）需特殊提示的情形

在向患者或公众提供咨询服务时，要注意对方在种族、文化背景、性别及年龄等方面的差异，采用适宜的方式方法，并注意尊重患者的个人意愿，保护隐私。另外要特别注意以下需特殊提示的情形：

1. 患者同时使用 2 种或 2 种以上含同一成分的药品时；或合并用药较多时。

2. 当患者用药后出现不良反应时；或既往曾发生过不良反应事件。

3. 当患者依从性不好时或患者认为疗效不理想，或剂量不足以有效时。

4. 病情需要，处方中配药剂量超过规定剂量时（需医师双签字）。处方中用法用量与说明书或非药品说明书中所指示的用法、用量、适应证不一致时。

5. 超越说明书范围的适应证或超过说明书范围的使用剂量（需医师双签字确认）。

6. 患者正在使用的药物中有配伍禁忌或配伍不当时（如有明显配伍禁忌时应第一时间联系该医师以避免纠纷的发生）。

7. 第一次使用该药的患者。

8. 近期药品说明书有修改（如商品名、适应证、剂量、有效期、贮存条件、药品不良反应）。

9. 患者所用的药品近期发现严重或罕见的不良反应。

10. 使用含有毒中药或有毒成分药品的患者。

11. 同一种药品有多种适应证或用药剂量范围较大或剂量接近阈值时。

12. 药品被重新分装，而包装的标识不清晰时。

13. 使用需特殊贮存条件的药品或使用临近有效期药品时。

第三节　沟通原则与技巧

一、沟通原则

（一）相互尊重

被尊重是人的本质需要，由于信息的不对称，患者在面对专业医护人员时心理处于劣势，因此在沟通过程中，应充分尊重和理解患者的需求，并通过提供专业、优质的药学服务来获得患者的尊重，才能在双方之间构建有效沟通的桥梁，使患者接受药学技术人员的建议。

（二）相互理解

药学技术人员在面对患者时，要考虑到每个人的价值观、家庭情况等都存在差异，因此需要换位思考，理解对方的处境和想法，才能够真正有效地为患者提供建议，实现有效沟通。

（三）以诚相待

药学技术人员对患者的真诚是通过专业化的药学服务和尽职尽责的优良作风体现出来的，不仅要为患者提供高质量的专业咨询服务，还应该从患者的利益出发，切实为患者着想。

（四）关爱包容

在面对疾病时，患者往往由于专业知识缺乏、治疗效果达不到预期等原因而出现情绪波动，面对患者的各种质疑和顾虑，药学技术人员应该给予足够的理解和体谅，在安抚情绪的同时提供专业上的帮助和指导，缓解医患矛盾。

二、沟通技巧

（一）认真聆听

聆听是人与人沟通的基本素质，既表达尊重和礼貌，也表示关注和重视。药学技术人员要仔细听取患者的描述和诉求，不要轻易打断对方的讲话，以免影响表述者的思路和内容的连贯性，在充分理解患者的想法的基础上做出准确的回应。

（二）准确表达

药学技术人员必须具备良好的语言表达能力，熟练掌握专业和职业语言技巧，如劝导性语言、鼓励性语言及安慰性语言等，选择适宜的语调和语气，注意多使用服务用语和通俗易懂的语言，避免使用难懂的专业术语，尽量使用开放式的提问方式，从患者的回答中获取更多、更详细的信息内容，为患者提供有效的用药指导。

（三）肢体语言

肢体语言包括人的动作、姿势、表情、手势、体位等。作为一种沟通技巧，肢体语言能够帮助我们更好地表达态度和情感，传递更加丰富的信息。例如当我们面对患者的倾诉时，身体坐姿是前倾还是后倚，眼神是专注还是游移，表情是冷漠还是微笑，这些肢体语言都会向患者透露我们是否对患者有足够的关心。

（四）书面材料

书面材料具有准确、详细、易保存、可反复阅读的优势，尤其是涉及专业性较强的药学知识、同时涉及多种药物，或是面对记忆力较差的中老年人群时，药学技术人员可以通过提供详尽的书面材料以防止患者由于记忆偏差而出现混淆、误服、漏服等问题。书面材料力求既能高度概括药品说明书的核心内容，又能够结合患者病情，有针对性地为患者提供简单明了、详尽细致的用药指导。

（五）谈话时间

与患者沟通的时间不宜过长，否则不但无法获取关键信息而且会影响药学技术人员的工作，可以事先准备好一些宣传资料，咨询时发给患者，既可以节省谈话时间，也方便患者保存信息、反复阅读。

（六）特殊人群

在面对特殊人群时，如婴幼儿、老年人、外籍人员、少数民族人群等，需要就服药的方法做出特别提示。老年人的记忆力减退，容易忘服或误服药品，需要反复向患者或家人交代药品的用法、禁忌证和注意事项，在用药时宜选择每日仅服用 1～2 次的药品，同时辅助于书面材料或单剂量药盒；对外籍人员要耐心沟通，确保双方理解准确；对少数民族人群要注意不同的习俗和生活习惯，选择适合他们服用的药品。

三、投诉应对

正确妥善处理患者投诉，可以增进患者对药学技术人员的信任，提高药学服务质量，若处理不当，则可能产生纠纷，导致顾客流失。

（一）患者投诉的类型

1. 服务态度和质量　门诊药房和社会药房是药学服务工作的窗口，是患者就医流程中接受的最后服务环节，药学技术人员服务态度和服务质量的优劣直接影响患者的心情，甚至因沟通不畅而影响药物治疗的安全性和有效性。

2. 药品数量和质量　遇到患者取药后发现数量不符或因各种原因而怀疑药品质量存在问题的情况，对确属药品数量错误或质量有问题的，应立即予以退换；对包装改变或更换品牌等引致患者疑问的，应耐心细致地予以解释。

3. 退药　要求退药的原因比较复杂，既可能有患者方面的，也可能有医院和医师方面的。若因患者个人原因要求退药的，应按照相关的管理办法妥善处理，同时严格规范医师的处方行为，避免因医师对药物的作用、不良反应、适应证、禁忌证、规格、剂量、用法等信息了解不足、处方不当而引发退药投诉。

4. 用药后发生严重不良反应　对这类投诉应会同临床共同应对，原则上应首先处理不良反应，减轻对患者造成的伤害。

5. 价格异议　医疗单位和社会药店应严格执行国家药品价格政策，如因招标或国家药品价格政策调整导致价格波动的，应耐心向患者解释；确因价格或收费有误的，应查找原因并退还多收费用。

（二）患者投诉的处理

1. 合适的地点　接待患者投诉的地点宜选择办公室、会议室等安静的场所，以有利于谈话和沟通。如果投诉即时发生（即刚刚接受服务后便发生投诉），则要尽快将患者带离现场，以减缓、转移患者的情绪和注意力，不使事件造成对其他服务对象的影响。

2. 合适的人员　患者投诉不宜由事件当事人直接接待，可由当事人的同事或者主管接待，接待人员应具有亲和力，善于沟通，最好能具有接待投诉的经验。

3. 接待行为举止　①足够的尊重：接待患者投诉首先需要从接待者的行为、言语、举止等细节都表现出对患者的尊重，可以让接待事件事半功倍。②亲和的微笑：微笑可以拉近人与人的距离，化解消费者的怨气，有利于问题的解决。③得体的仪态：接待者应举止大方，行为端庄，以取得患者的信任，可以通过倒茶、聊天等方式缓解患者的情绪，拉近双方的距离。④适当的方式和语言：很多情况下的患者投诉，是因为患者对服务方的制度、程序或其他制约条件不够了解，以致对服务不满意。在处理这类投诉时，可采用换位思考的方式，要通过适当的语言或方式使患者尝试着站在医院、药店或药学技术人员的立场上予以理解、体谅，使双方在一个共同的基础上达成谅解。⑤证据原则（强调有形证据）：对于患者投诉的问题应有确凿的证据，在工作中应当注意保存有形的证据，如处方、清单、病历或电脑存储的相关信息，以应对患者的投诉。

第八章 中药陈列、贮藏与养护 ▷▷▷

第一节 中药陈列

一、中药陈列的基本设施

中药陈列的基本设施一般包括中药饮片斗柜（含毒性中药、贵细中药）、中成药柜。社会药房在经营中药的过程中应当因地制宜进行合理布局，要求放置整齐、美观、大方。

（一）中药饮片斗柜

中药饮片斗柜又称"百药斗"，主要用于装中药饮片，供处方调剂使用，其规格可根据社会药房店铺面积大小和业务量而定。一般斗架高约 2 米，宽约 1.5 米，厚约 0.6 米，装药斗 60 ～ 70 个，可排列成"横七竖八"或"横八竖八"，有的在斗架最下面设3 个大斗。每个药斗中又分为 2 ～ 4 格，底部大斗一般不分格，以装有些体积大而质地轻的饮片。1 个斗架约装药 150 ～ 170 种，一般药房应配置此类斗架 2 ～ 4 个。

（二）中成药柜

中成药柜的构造、尺寸大小与药斗架基本相似，自中间一半以上不设药斗，改为3 ～ 4 个阶梯状台阶，用于贮存中成药；下半截设有药柜。另有一种中成药柜，其内用板材隔为 3 层，外装玻璃门，以防止灰尘落入。目前中成药柜的结构样式较多，形状各异，但一般以能容纳 100 余种中成药为宜。

二、中药饮片斗谱编排

中药斗谱编排主要是便于调剂操作、减轻劳动强度、避免差错、提高调剂质量、确保患者用药安全。

（一）中药饮片斗谱编排的原则

1. 按中药饮片名称首字笔画排序分类 如《中国药典》（2020 年版一部）、《中药大辞典》均采用此种分类法，其优点是将所收载的全部中药材名称纳入笔画索引表，查阅方便。

2. 按自然分类法分类　即根据原生药的原植物在自然界中的位置，运用分类学的门、纲目、科、属种的分类方法。本法有助于了解药用植物或动物在自然界的位置、形态特征和彼此间的关系，也有助于在同科属研究中寻找具有类似化学成分的新药源。而对于矿物药则不便纳入归类。

3. 按药用部位分类　即根据植物药入药部位的不同分为根及根茎类、茎木类、皮类、叶类、花类、种子与果实类、全草类，这种方法一般运用在《中药鉴定学》《炮制学》《药材学》等方面，优点是便于掌握植物药材的形态特征，有利于同类药物性状的比较。

4. 按药物化学成分分类　即根据药物中含有的有效成分或主要成分分类，如碳水化合物、有机酸、酚类、挥发油、树脂、苷类、生物碱等。

5. 按中药的功效分类　即在中医学基础理论指导下，按照药物功效的共性进行分类的方法，分为解表药、清热药、泻下药、祛风湿药、芳香化湿药、利水渗湿药、温里药、理气药、消食药、驱虫药、止血药、活血祛瘀药、化痰止咳平喘药、安神药、平肝息风药、开窍药、补虚药、收涩药、涌吐药、外用药及其他药等约二十大类。

6. 其他　其他编排方式还有：按药物功效编排、按药物质地轻重编排、按常用方剂编排等。

（二）中药饮片斗谱编排的要求

1. 常用饮片应放在斗架的中上层，便于调剂时称取，如当归、白芍与川芎；黄芪、党参与甘草；麦冬、天冬与北沙参。

2. 质地较轻且用量较少的饮片应放在斗架的高层，如月季花、白梅花与佛手花。

3. 质重饮片（包括矿石类、化石类和贝壳类）和易于造成污染的饮片（炭药类）应放在斗架的低层，如磁石、赭石与紫石英。

4. 质地松泡且用量大的饮片应放在斗架最下层的大药斗内，如灯心草与通草；芦根与茅根。

（三）中药饮片斗谱编排的注意事项

1. 形状类似的饮片不宜放在一起，以防混淆，如山药片与天花粉片、天南星片与白附子片。

2. 配伍禁忌的饮片不允许同放一斗或上下、邻近药斗有配伍禁忌的药物不能装于一斗或上下药斗中，如甘草与京大戟、甘遂、芫花；藜芦与丹参、南沙参、玄参、白芍、赤芍、细辛，不适合放在一起。

3. 药名相近，但性味功效不同的饮片不应排列在一起，如附子与白附子。

4. 同一植物来源但不同部位入药的并且功效不同的饮片不能排列在一起，如麻黄和麻黄根。

5. 一些黏性药物、花粉类药物，不适合放在药斗里，如熟地黄、龙眼肉、青黛、天花粉。

6. 有恶劣气味的药物，不能与其他药物放在同一个药斗中，如阿魏；贵细药品不能存放在一般的药斗中，应该设专柜存放，如牛黄、人参等。

三、中成药排列

中成药的种类很多，性质各不相同，必须分类存放，并结合包装特点进行排列。中成药的排列一般按照丸剂、散剂、冲剂、膏剂、片剂、糖浆剂、注射剂等常见剂型归类，并结合某些药物的特殊要求，尽可能将相同性质的药物分类排列在一起。然后根据具体存放条件，再选择每一类成药最合适的存放位置，并把排列位置划分为若干区，每个区又划分为若干货位，依次编号。这种"分区、分类、分货位编号"的存放方法，便于药品出入提高工作效率；便于调剂员熟悉药品性能，掌握变化规律，妥善保管和发放药品。

另外，按照《处方药与非处方药流通管理暂行规定》，必须将处方中成药及非处方中成药分柜摆放，并在药柜上面做好标记，避免因混合放置而导致发生医疗责任事故。

四、中药装斗

中药装斗主要是为了防止处方调配差错，保障用药安全。

（一）中药装斗的原则

1. 装斗前的中药饮片必须符合国家药品标准炮制的规定，未经炮制或炮制不合格的不能装斗。《药品管理法》第十条中规定："中药饮片必须按照国家药品标准炮制；国家药品标准没有规定的，必须按照省、自治区、直辖市人民政府药品监督管理部门制定的炮制规范炮制。"

中药饮片装斗前的质量复核应包括以下内容：①包装符合药用要求，无污染；②有生产企业的名称、详细厂址、邮政编码、电话或传真、网址；③有质量合格标志，其中应有检验员签章；④品名、炮制规格与国家药品标准炮制要求相符，正名正字，并与饮片实物相符，标明产地；⑤中药饮片应无质量变异和杂质、异物；⑥应标明生产批号、生产日期；⑦实施批准文号管理的中药饮片在包装上应标明批准文号（未实施批准文号管理的除外）；⑧应标示中药饮片的净重，其计量单位符合法定的标准，如千克、克等。

2. 坚持"三查三对"的原则，对号入座。即查药斗上书写的药名与饮片包装合格证名称应一致，查看在药斗内残存的饮片与饮片包装内品种应一致，查药斗内饮片与饮片包装内炮制的片型规格应一致。绝不允许有错斗、借斗情况发生。尤其是中药名称多有一字之差或同物异名、同名异物情况，炮制品也不例外，如炒党参与蜜党参，同源一物而炮制方法的不同决定其不同的功能选择。

3. 坚持"先进先出，先产先出"的原则。装斗前应先倒出药斗内残存的饮片，清扫斗内的灰尘与死角，并将饮片过筛；将新进的饮片装斗后，再将原剩下的饮片装在表面，以便推陈出新，保证质量。

4.饮片装斗应留有余地。一般饮片（片、段、块、丝）装斗后，其饮片与斗面应保留约 2cm 的空间；细小种子类药材如菟丝子、紫苏子、白芥子等应保留 3～4cm 的空间，以避免调配过程中推拉药斗用力过猛而使饮片外溢，导致串斗、混药事故而产生不良后果。

（二）中药装斗的要求

1.药斗装量不可过满，4/5 为宜，种子药 3/5 处。

2.对补充的饮片，应做好标注。

3.对细粉或细小种子类，须垫纸盛装；外形相似者，一定核对清楚。

4.掌握先入者先出的原则，新添的饮片放下面，原有的浮在上面。

（三）中药装斗的注意事项

1.富含油脂及糖分、黏液汁类的药材不宜装斗，而应采用瓷缸、土陶罐、糖瓷缸（桶）盛装并加盖，如龙眼、柏子仁、桑椹、枸杞、蜜款冬花、蜜紫菀、熟地黄、黄精等，以避免泛油、糖化导致变质。必要时，在高温潮湿季节可进入冷柜在 2～10℃条件下保存。

2.贵细中药材切制的饮片不宜装斗，而应用适当的容器密封保存，如西洋参（薄片）、人参（薄片）、冬虫夏草（净制）、西红花等，是为了避免干枯失水或吸湿变色、生霉。

3.吸湿性较强的如天竺黄、含盐易风化起霜的如全蝎、芳香易挥发的如冰片等均不宜装斗，而须用容器加盖保存。

4.外用药不得与内服药同贮装斗，而应集中陈列，一般在药柜最下层较冷背处或另用容器，如硫黄、黄丹、铅粉、铜绿、胆矾等。

5.中药饮片装斗加药前，必须对药斗及容器进行清洁处理，特别是盛装蜜炙饮片的容器，必须对内部黏附的物质彻底清洗，擦试干燥后装药，以避免污染和虫害的滋生。含糖较高及蜜炙饮片若需装斗，应有与木质药斗相隔离的金属或塑料等盒盛装并加盖。

第二节　中药饮片贮藏与养护

中药饮片的贮存是否得当，直接影响药物质量，关系到用药的安全与有效，必须引起高度重视。

一、中药饮片的变异现象

中药在运输、贮藏过程中，由于管理不当，可能出现虫蛀、发霉、泛油、变色、变味、风化等理化变化，影响中药的质量和疗效，这种现象称为中药变异现象。常见的中药饮片变异现象包括以下几个方面：

（一）虫蛀

虫蛀是指昆虫侵入中药内部所引起的破坏作用。中药材及其制剂大都含有淀粉、脂肪、糖、蛋白质、氨基酸等，营养丰富，若温度和水分适宜则极易滋生昆虫，发生虫蛀，造成药材变质。易受虫蛀的中药有白芷、天花粉、北沙参等。

（二）霉变

霉变是指中药在适宜的温度（20～35℃）、湿度（对湿度75%以上或中药含水量超5%）和足够的营养条件下，其表面附着或内部寄生的霉菌繁殖滋生所致的发霉现象。过程中可以见到很多的毛状、线状、网状物或斑点，继而萌发成黄色、绿色的菌丝，分泌酵素而侵蚀药物。发霉的药物轻则颜色变化、气味走失，严重的变质败坏，以致中药的有效成分发生变化而失效。易受霉变的中药有车前子、大青叶、马齿苋、独活、紫菀等。

（三）泛油

中药泛油，习称"走油"，是指某些含油中药的油质溢于中药表面的现象。含有脂肪油、黏液质、糖类等成分较多的中药，在温度和湿度较高时出现的油润、返软、发粘、颜色变深等现象被称为"走油"或"泛油"，实际上即是指干燥中药表面呈现出油样物质。如含植物油脂多的中药（杏仁、桃仁等）出现内外色泽严重加深，油质渗透外表，具有油哈气；含黏液质多的中药（天冬、党参等）质地变软，外表发黏，内色加深，但无油哈气；动物类药材（刺猬皮、九香虫等）躯体易残，色泽加深，外表呈油样物质，酸败气味强烈等，这几种现象均通称泛油。易泛油的中药有牛膝、天冬、玉竹、杏仁、太子参、北沙参等。

（四）变色

色泽是中药外表美观的标志，也是中药品质好坏的指标之一。中药的变色指中药在采收、加工、贮藏过程中，由于受到温度和空气、日光的影响而引起中药自身原有色泽改变的现象。变色的中药往往变质失效，不能再供药用。变色的主要原因是中药所含化学成分不很稳定（如含酚羟基成分），或由于酶的作用而发生氧化、聚合、水解等反应而产生新的有色物质。而中药一旦发热、生霉、泛油之后，就会产生不同程度的变色，这种现象比较普遍，尤其是一些色泽鲜艳的中药，如玫瑰花、月季花、梅花、款冬花、腊梅花、扁豆花、菊花、红花、山茶花、金银花、槐花（米）、莲须、莲子心、橘络、佛手片、通草、麻黄等。

（五）散气变味

散气变味是指一些中药含有易挥发的成分（如挥发油等），因贮藏保管不当而造成挥散损失，使得中药的气味发生改变的现象。药物的气味是由所含成分决定的，各种气味都包含有治疗作用，如果气味散失或变淡薄甚至消失，就会使药性受到影响。如药物发霉、泛油变色能使气味不同程度地散失，从而导致疗效的降低或丧失。挥发油含量丰富的药物容易散气变味，如当归、木香、独活、羌活、苍术、降香、沉香、厚朴、肉桂、花椒、青皮、檀香、薄荷、乳香、冰片等。

（六）风化

风化是指含结晶水的盐类药物经风吹后失去结晶水，变为非结晶状的无水物质而形成粉状的现象，如月石、芒硝等。

（七）潮解融化

潮解融化是指某些固体药物在潮湿的空气中逐渐吸收水分而发生溶解的现象，如大青盐、碱秋石等。

（八）粘连

粘连是指有些固体药物因受热发黏后连在一起，使原来的形态发生变化的现象，如芦荟、乳香等。

（九）腐烂

腐烂是指有些新鲜药物因受到气温影响而引起焖热，或存放过久，出现干枯、霉烂、腐烂等现象，如鲜生地、鲜生姜、鲜藿香等。

二、中药饮片贮藏与养护原则

为了适应中药饮片品种多、流动大的特点，多采用分类贮存保管的传统方法，即饮片以药用部分分类，以便于检查、取药，并根据药物的不同性质，配以适当的储存容器，采取干燥、避光、对抗同贮及小型密封等方法进行储存保管。

中药饮片的分类贮藏一般分为根与根茎类、果实种子类、全草类、叶花类、皮藤木类、树脂类、动物类、矿物类、其他类等。但由于各种药物的性质特点不同，或贮、销量大小不一，其贮存原则一般是将易霉而体轻量大的药物放置于干燥通风处，容易虫蛀而量少的药物贮存在石灰缸内，即先干燥后置缸内盖紧或采用小型密封的方法，容易变色或挥发及融化的药物以避光、避热等方法储存。

1. 先进先出　即库存的中药饮片先进来的先使用，防止某些药物因长期积压而变质败坏。

2. 四定原则　即定人、定点、定时、定品种。将保管制度落实到人，实行岗位责任制，以更好地保证中药饮片不发生霉蛀变质。

3. 三勤三查　三勤，即勤查、勤翻、勤整理；三查，即自查、互查、监督员查。形成一个多层次的监督网，是防止中药饮片发生霉蛀变质的有效措施。

4. 三色标志　即根据中药饮片的不同特性划分三大类，用三种不同颜色作标志，这是实行"三勤""三查"制度，便于管理人员分类检查的一种方法。如将最易霉变的品种定为第一类，用红色标志，以下用黄色、绿色分别标志第二类、第三类，从而规定各类品种有主次地分期、分批进行检查，同时必须做好记录。

三、中药饮片贮藏与养护方法

1. 通风法　利用自然气候来调节库房的温、湿度，以起到降温防潮的作用。合理通风可以使干燥的药物不受潮，一般应在晴天无雾及室外相对湿度低时开窗开门通风，反之则关窗关门。如不考虑室内外温、湿度情况盲目通风，反而会使药物返潮，甚至带来不良后果。

2. 吸潮法　为了保持库房储药环境的干燥，除采取上述通风的方法来降低室内的温湿度外，还可用吸潮剂吸收空气中的水分和药物中的潮分，吸潮方法一般采用以下几种：

（1）选择较好的小库房，全部密封后放入吸潮剂，以减少库内湿度，保持储存环境的干燥。

（2）选择一定的容器（如缸、罐、皮箱、铁桶、糊封后的木箱等），放入适量的石灰块，其上放置药物，以吸收药物的潮分，保持其干燥。常用的吸潮剂有生石灰块，其吸潮率可达 20% ～ 25%；还有无水氯化钙，它是一种白色无定型的固体，呈粒状或粉状，其吸潮率可达 100% ～ 120%。氯化钙吸潮后即融化成液体，将其融化物放在搪瓷缸内加热，待水分蒸发后仍恢复为块状固体，可继续使用。

3. 密封法　此法是一种简单有效的保存方法。药物经严密密闭后可隔绝外界湿度、害虫等的侵入，保持其原来的品质，但在密封前必须注意以下条件：①药物必须干燥；②没有虫蛀现象；③有些含有糖类易受潮的药物应提前密封；④密封前应对药物进行干燥处理。

密封方法：数量大的用麻袋、木箱等包装的药物可选择小间库房，经四周封闭，将药物放置较高干燥处，然后将门封闭。数量少的如散装或分包装的药物，采用缸罐等小容器密封，要求不使漏气，如前所述"吸潮法"也可以放适量块石灰于药物底部。种子类药材经炒制后增加了香气，如紫苏子、莱菔子、薏苡仁、扁豆等若包装不坚固易受虫害及鼠咬，故多于缸、罐中封闭保管养护。某些矿物类饮片如硼砂、芒硝等，在干燥空气中容易失去结晶水而风化，也应贮于密封的缸、罐中，置于凉爽处养护。

4. 对抗同贮法　一般适用于数量不多的药物，如牡丹皮与泽泻放在一起，则泽泻不会生虫；花椒与动物类的蕲蛇、乌梢蛇等同储，能起到控制虫害的作用。

四、中药饮片贮藏与养护条件

中药饮片不同于一般的药品，其性质的特殊性决定了储存条件的重要性。为了保证良好的储存保管环境，库内的中药饮片应整齐放置，并保持整洁。对仓库的通风、调温、调湿、防潮、防虫、防鼠条件和设施要经常观察和记录。

1.中药饮片库房一般要求定期开窗通风或者打开换气扇调节，室内温度 15 ～

20℃，一般不超过20℃，相对湿度为45%～75%，也不能过低，否则一些叶、花类药材会失水脆裂。要根据不同的药材饮片来合理调控温湿度，要防潮，保持干燥，避免阳光直射。

2. 防治害虫，采用曝晒或烘烤等方法杀虫，注意一些含挥发油的药材不应超过60℃，避免影响质量和疗效。

3. 防治鼠害，有些药材饮片如大枣、白扁豆等含糖类、油脂、淀粉多的药材易遭老鼠啃食破坏。为防止鼠害，要经常检查墙边、下水道口、天花吊顶等地方，及时堵塞防止老鼠进入中药饮片的库房。

通过以上方法可以营造一个通风、干燥、避光、防潮、防虫、防鼠的优良的储存环境，来有效地保证中药饮片的品质优良。如果储存条件不当，容易使饮片产生霉变、虫蛀、变色、泛油等不同程度的变质现象，从而影响饮片的质量和疗效。

第三节　中成药贮藏与养护

中成药是按照处方加工成各种剂型的药物，从其变异范围和程度来说，主要与原材料的性质、制作方法、剂型、干燥程度及包装有关。因此，也应采取相应的养护方法和措施，才能保证药品的质量安全。

一、中成药常见的变质现象

中成药在贮存过程中，由于受到外界诸多因素的影响，其质量不断发生变化。这些外界因素主要有：温度、湿度、空气、日光、微生物（霉菌）及害虫等。若养护不当，受其影响可使中成药产生复杂的物理和生化变化而变质。中成药常见的变质现象主要有以下几种：

1. 虫蛀　其原因是多方面的，主要与原材料的性质有关，其次是生产和运输过程中的污染及包装封口的不善等因素。变异现象往往从发现蛀口、蛀粉、害虫的分泌排泄物开始，直至变质。

2. 发霉　大多数从表面开始逐渐向深部发展，起初受潮、粘连、变色，继而出现白色斑点直至霉烂变质。

3. 发硬　多指蜜丸，由于长期储存使失去的水分过多，导致失润变硬。此外，外用膏药储存过久也可干枯变硬、失去黏性而不能使用。

4. 粘连　是因受潮、受热而致变形黏在一起的现象，如阿胶、龟甲胶、感冒清热冲剂等原呈块状或颗粒状的药物，一经粘连即失去原来的形状，结块成饼，影响质量。

5. 发酵　是指内服膏药或糖浆之类的中成药因受热、受潮，在酵母菌的作用下膨胀酸败变质。

6. 返砂　一般是指内服膏药由于蔗糖转化不够而使结晶析出，影响膏药的质量，如益母草膏等。

7. 沉淀　多指药酒、花露、针剂等。由于灭菌操作不严，过滤不清，储存过久，

pH 值影响等因素，使药物产生絮状沉淀而变质。

8. 变色、开裂　一般是指各类片剂、丸剂等药品，由于受潮、受热和日光的影响，或储存日久而使之变色、开裂乃至影响质量，如牛黄解毒片等。

二、常用中成药的贮存与养护

（一）丸剂

1. 蜜丸　蜜丸有大、小之分。大蜜丸如通宣理肺丸、再造丸、乌鸡白凤丸等；小蜜丸如朱砂安神丸、柏子养心丸、杞菊地黄丸等。蜜丸中的蜂蜜及药材本身含有少量水，而糖和某些药物又是害虫极好的营养物质。如果药物贮存环境潮湿，可吸收空气中的水，极易发霉生虫，是最不易保存的一种剂型。如健脾丸、六味地黄丸等，均易遭受霉败和虫蛀，贮存时应防潮，防霉变、虫蛀，应置于室内阴凉干燥处，注意包装完好。

夏秋季节应经常检查，如发现变质者，必须立即拣出。若发现丸药表面吸湿，可置于石灰缸内干燥（一般 3～5 天），但不宜吸潮过度而使丸药质地过硬，以免不易化服。蜡皮包装的蜜丸保护性能虽好，却因性脆而易破裂，易软化塌陷，甚至熔化流失，故应防止重压与受热。蜜丸贮藏期通常以 1 年半左右为宜。

2. 水丸　因颗粒比较疏松，与空气接触面积大，能迅速吸收空气中的水，易造成霉变、虫蛀、松碎等。水丸在制成后如能充分干燥，将水驱除出去，可延长保存时间。通常以纸袋、塑料袋或玻璃瓶密封包装，可防变质。宜置于室内阴凉干燥处，通常能贮存 2 年左右。

3. 糊丸　如小金丹、犀黄丸、普济丹等。因赋形剂是米糊或面糊，故此类药亦不易保存。且因剂量少，又多半是小丸药，若吸潮变软后即易发霉、虫蛀。浓缩丸、微丸亦可同水丸、糊丸一样保管养护。

（二）片剂

片剂因含药材粉末或浸膏量较多，因此极易发生吸潮、松片、裂片、糖衣脱裂以致黏结、霉变等，发现上述现象，则不宜继续使用。片剂常用无色或棕色玻璃瓶或塑料瓶加盖密封，亦有用塑料袋铝塑泡包装密封，如牛黄解毒片、蒲公英片、千里光片等，宜于室内凉爽、通风、干燥、遮光处保存养护。

（三）散剂

散剂的吸湿性较显著，故须充分干燥，包装防潮性能要好。例如紫雪散中含有多量吸湿的玄明粉、石膏粉等矿物性成分，应密封防潮，否则能吸湿成硬结；含有挥发性成分的如避瘟散中有藿香、冰片、薄荷脑等，应密闭贮藏，防止挥发和香气散失；含有树脂性成药如七厘散中的乳香、没药等遇热极易结块，故应防高热。

一般散剂用防潮、韧性大的纸或塑料薄膜包装折口或熔封后，再装入外层袋内封口。含有挥发性成分的散剂，应用玻璃管或玻璃瓶装，塞紧，沾蜡封口。贮藏较大量散剂时，可酌加 0.5% ～ 1% 苯甲酸为防腐剂，以防久贮变质。散剂宜贮于室内阴凉干燥处养护。如果发霉变质或虫蛀严重则不得再作药用。

（四）膏剂

煎膏剂是按处方将药物用水煎煮，去渣浓缩后，加糖、蜂蜜制成的稠厚状半流体制剂，如十全大补膏、枇杷膏、益母草膏、参芪膏、梨膏等。若保管不当，可出现结皮、霉变、发酵、变酸、糖晶析出较多或有焦臭味，不宜药用。

若浓度稀，蜂蜜炼得太嫩，或操作不慎，沾有生水，则极易生霉，故应在制成后待煎膏温度降至 40 ～ 50℃时装入干燥洁净玻璃瓶内，待蒸气彻底散发冷却后，瓶口用蜡纸或薄膜覆盖，加盖旋紧。宜密封于棕色玻璃瓶内，置于室内阴凉干燥处保存。贮存期 1 年左右。

（五）胶剂

胶剂在夏季温度过高或受潮时会发软发黏，甚会粘连成坨，有时发霉败坏。如胶面已生霉斑，可用纱布沾少许酒精拭去，吹干。若发现胶剂受潮发软，可置于石灰缸内保存数日，使之除潮，防止发霉。如有霉变、异臭或严重焦臭味、粘连熔化者不宜药用。

胶剂应包妥装于盒内（如龟甲胶、鳖甲胶），置室内阴凉干燥处。夏季或空气潮湿时可贮于石灰缸内或干燥稻糠内。新胶在 5 ～ 9 月炎热季节要经常检查。一般龟甲胶 0.5kg 一包，内衬老油纸包好放入灰缸或灰箱内，隔 3 天检查 1 次，待 1 个星期后换入木炭缸内，或铅皮箱内，再过 1 个星期后，再选择灰缸存放，如此循环调整，既防止粘连，又防止散裂。陈胶不必入灰缸，可放于铅皮箱内或木炭缸内，以防受潮、发霉及碎裂。

（六）胶囊剂

胶囊剂容易吸水，轻者可膨胀，胶囊表面浑浊；严重时可长霉、粘连，甚至软化、破裂。胶囊遇热易软化、粘连；过于干燥，水分过少则易脆裂。应贮于密闭塑料袋或玻璃、塑料瓶中，置于阴凉干燥处，温度不超过 30℃为宜。

检验胶囊剂时，外观应整洁、无粘结、不变形或爆裂。若经敲动瓶子发现瓶底细粉或外表附着药粉增多，说明胶囊套合不严，或有砂眼渗漏。凡内外包装不严都会引起药物霉变，有的还会生虫。

（七）丹剂

丹剂要求色泽鲜艳，纯净而无杂质。凡因接触空气或遇光引起变色变质者，不可再供药用。含重金属化合物的丹剂，如红升丹应装于棕色玻璃瓶内密封，置阴凉干燥处，防止潮湿和光照；植物性药料制成的丹剂，如小儿金丹等应分别按各剂型的要求保管。

（八）冲剂

冲剂含有浸膏及大量蔗糖，极易受潮结块、发霉。通常装入塑料袋，袋口热熔封严，再装于铁罐或塑料盒内，置于室内阴凉、干燥处，遮光、防潮、防热。且不宜久贮，一般不超过 1 年。

（九）糖浆剂

蔗糖是一种营养物质，其水溶液很易被霉菌、酵母菌等所污染，使糖浆被分解而酸败混浊。糖浆含糖量最好为 65%，是近饱和溶液。盛装容器一般为容积不超过 500mL 的棕色细颈瓶，灌装后密封，贮于室内阴凉干燥处，应避光、防潮、防热等。

糖浆系近饱和溶液，但经过较长时间的贮存也会产生糖分子与药液分离现象，故一般贮藏 1 年为宜，如无变质方可使用。

（十）酒剂

酒剂制成后应装于小口长颈的玻璃瓶或瓷瓶内，密封瓶口，置阴凉处保存。酒瓶封口必须严密，以防止挥发、溶媒浓度改变而产生沉淀、变色或降低疗效。酒剂中因含有乙醇，可使其冰点降低，故一般不易冻结。夏季则尤应注意避光防热，置阴凉处。

酒剂应澄清而无杂质。一般虽不易发生变质现象，但因包装不严、易挥发、散失气味或酒精含量低于 20℃时受热或光照射也能使其酸败变质。若发生少量的沉淀或浑浊现象（含有胶类的药酒例外），可经重新处理再供药用。若含醇量低于原处方规定的 10% ～ 15%，有严重沉淀（底部发现絮状沉淀）或酸败变质者，不可再供药用。

（十一）酊剂

酊剂中所含的乙醇有挥发性，有些酊剂还含有挥发油，应装入小口瓶中以蜡密封。若贮藏温度较高，可使所含乙醇或挥发油挥散；温度过低又可使某些药物成分发生沉淀。故应置于温度适宜的地方贮存，一般以 10 ～ 20℃为宜。酊剂中所含成分，有些遇光可发生分解变色，应装在棕色容器中，置避光处保存。

（十二）锭剂

锭剂黏合性较大，不易干燥，容易发霉，若遇热即变形，吸潮即松散。发霉、生虫及形变质有异样气味者，不可供药用。库时应检查药品的干燥程度，凡质地坚实、用指甲按不动者，表示干透。锭剂以防潮纸包好，装于盒内或璃瓶内，置于阴凉干燥处保存养护。

（十三）栓剂

栓剂是以可可豆油或甘油明胶等为基质而制成的，熔点较低，遇热容易软化变形。甘油明胶有很强的吸湿性，易霉变；空气中湿度过低时，它又可析出水而干化。故在贮存中，应以蜡纸、锡纸包裹，放于纸盒内或装于塑料瓶、玻璃瓶中，注意不要挤压，以免因互相接触而发生粘连或变形。宜置于室内阴凉干燥处，最好贮存在 30℃以下。

(十四) 合剂

合剂成分复杂，久贮容易变质，故在制剂中应讲清洁卫生，必要时加防腐剂，灌装后密封。应于防潮、遮光、凉爽处保存与养护。

(十五) 茶剂

茶剂制成后应先阴至半干，然后晒干或加热以低温烘干，待充分干燥后放冷，每块以纸包或袋装，置木箱内贮存。

茶剂应干燥，无霉变、虫蛀、结串等现象。茶剂为药材粗粉，包装又简易，极易吸潮霉蛀，挥发油成分又易散失。故茶剂必须贮于干燥、通风处，严防受潮，最好不要久贮，一般约 1 年为宜。

(十六) 曲剂

曲剂（如神曲、沉香曲、午时茶等）粉性较大，易吸潮而霉烂变质，应以防潮纸包好，装于箱内，密封置干燥通风处保存。为了防止在梅雨季节变质，可在雨季之前烘干，或置石灰缸内或干燥后密封于适宜的容器内保存，以防霉蛀。

(十七) 露剂

盛装露剂（如金银花露、地骨皮露等）的容器洗净、烘干之后方可使用，有条件的单位最好进行灭菌处理。露剂应装于棕色的细口长颈瓶内密塞严封，夏季应防热防晒，置阴凉处保存。

若包装不严或受热，水溶液内的挥发性物质易于散发，使香味走失，降低疗效，同时容易生霉和发生大量的絮状沉淀而变质。冬季为了防止结冻瓶裂，可用稻草或谷糠围封。露剂常因霉菌生长继而产生令人不快的臭味而失去药用价值，故应经常检查养护，不宜贮藏过久。

第三部分　常见疾病的中药用药指导

第九章　内科疾病的中药用药指导 ▷▷▷▷

第一节　肺系疾病

一、咳嗽

咳嗽是指外感或内伤等因素，导致肺失宣肃，肺气上逆，冲击气道，发出咳声或伴咯痰为临床特征的一种病证。历代将有声无痰称为咳，有痰无声称为嗽，有痰有声谓之咳嗽。临床上多为痰声并见，很难截然分开，故以咳嗽并称。

咳嗽是内科中最为常见的病证之一，发病率甚高，据统计慢性咳嗽的发病率为3%～5%，在老年人中的发病率可达10%～15%，尤以寒冷地区发病率更高。中医中药治疗咳嗽有较大优势，积累了丰富的治疗经验。

（一）病因病机

咳嗽分外感咳嗽与内伤咳嗽，外感咳嗽病因为外感六淫之邪；内伤咳嗽病因为饮食、情志等内伤因素致脏腑功能失调，内生病邪。外感咳嗽与内伤咳嗽，均是病邪引起肺气不清失于宣肃，迫气上逆而作咳。

1. 外感病因　由于气候突变或调摄失宜，外感六淫从口鼻或皮毛侵入，使肺气被束，肺失肃降，《河间六书·咳嗽论》谓"寒、暑、湿、燥、风、火六气，皆令人咳嗽"即是此意。由于四时之气不同，因而人体所感受的致病外邪亦有区别。风为六淫之首，其他外邪多随风邪侵袭人体，所以外感咳嗽常以风为先导，或挟寒，或挟热，或挟燥，其中尤以风邪挟寒者居多。《景岳全书·咳嗽》说："外感之嗽，必因风寒。"

2. 内伤病因　内伤病因包括饮食、情志及肺脏自病。饮食不当，嗜烟好酒，内生火热，熏灼肺胃，灼津生痰；或生冷不节，肥甘厚味，损伤脾胃，致痰浊内生，上迁于肺，阻塞气道，致肺气上逆而作咳。情志刺激，肝失调达，气郁化火，气火循经上逆犯肺，致肺失肃降而作咳。肺脏自病者，常由肺系疾病日久，迁延不愈，耗气伤阴，肺不能主气，肃降无权而肺气上逆作咳；或肺气虚不能布津而成痰，肺阴虚而虚火灼津为痰，痰浊阻滞，肺气不降而上逆作咳。

咳嗽的病位，主脏在肺，无论外感六淫或内伤所生的病邪，皆侵及于肺而致咳嗽，故《景岳全书·咳嗽》说："咳证虽多，无非肺病。"这是因为肺主气，其位最高，为五脏之华盖，肺又开窍于鼻，外合皮毛，故肺最易受外感、内伤之邪，而肺又为娇脏，不耐邪侵，邪侵则肺气不清，失于肃降，迫气上逆而作咳。正如《医学三字经·咳嗽》所说："肺为五脏之华盖，呼之则虚，吸之则满，只受得本脏之正气，受不得外来之客气，客气干之则呛而咳矣；亦只受得脏腑之清气，受不得脏腑之病气，病气干之，亦呛而咳矣。"《素问·咳论》说："五脏六腑皆令人咳，非独肺也。"说明咳嗽的病变脏腑不限于肺，凡脏腑功能失调影响及肺，皆可为咳嗽病证相关的病变脏腑。但是，其他脏腑所致咳嗽皆须通过肺脏，肺为咳嗽的主脏。肺主气，咳嗽的基本病机是内外邪气干肺，肺气不清，肺失宣肃，肺气上逆迫于气道而为咳。《医学心悟·咳嗽》指出："肺体属金，譬若钟然，钟非叩不鸣，风寒暑湿燥火六淫之邪，自外击之则鸣，劳欲情志，饮食炙煿之火自内攻之则亦鸣。"提示咳嗽是肺脏为了祛邪外达所产生的一种病理反应。

外感咳嗽病变性质属实，为外邪犯肺，肺气壅遏不畅所致，其病理因素为风、寒、暑、湿、燥、火，以风寒为多，病变过程中可发生风寒化热，风热化燥，或肺热蒸液成痰等病理转化。

内伤咳嗽病变性质为邪实与正虚并见，他脏及肺者，多因邪实导致正虚，肺脏自病者，多因虚致实。其病理因素主要为"痰"与"火"，但痰有寒热之别，火有虚实之分，痰可郁而化火，火能炼液灼津为痰。他脏及肺，如肝火犯肺每见气火耗伤肺津，炼津为痰。痰湿犯肺者，多因脾失健运，水谷不能化为精微上输以养肺，反而聚为痰浊，上贮于肺，肺气壅塞，上逆为咳。若久病，肺脾两虚，气不化津，则痰浊更易滋生，此即"脾为生痰之源，肺为贮痰之器"的道理。久病咳嗽，甚者延及于肾，由咳致喘。如痰湿蕴肺，遇外感引触，转从热化，则可表现为痰热咳嗽；若转从寒化，则表现为寒痰咳嗽。肺脏自病，如肺阴不足每致阴虚火旺，灼津为痰，肺失濡润，气逆作咳，或肺气亏虚，肃降无权，气不化津，津聚成痰，气逆于上，引起咳嗽。

外感咳嗽与内伤咳嗽可相互影响为病，病久则邪实转为正虚。外感咳嗽如迁延失治，邪伤肺气，更易反复感邪，而致咳嗽屡作，转为内伤咳嗽；肺脏有病，卫外不固，易受外邪引发或加重，特别在气候变化时尤为明显。久则从实转虚，肺脏虚弱，阴伤气耗。由此可知，咳嗽虽有外感、内伤之分，但有时两者又可互为因果。

（二）辨证论治

1. 辨证思路

（1）辨外感内伤：外感咳嗽，多为新病，起病急，病程短，常伴肺卫表证。内伤咳嗽，多为久病，常反复发作，病程长，可伴见他脏之证。

（2）辨证候虚实：外感咳嗽以风寒、风热、风燥为主，均属实，而内伤咳嗽中的痰湿、痰热、肝火多为邪实正虚，阴津亏耗咳嗽则属虚，或虚中夹实。另外，咳声响亮者多实，咳声低怯者多虚；脉有力者属实，脉无力者属虚。

2. 治疗原则 咳嗽的治疗应分清邪正虚实。外感咳嗽，为邪气壅肺，多为实证，故以祛邪利肺为治疗原则，根据邪气风寒、风热、风燥的不同，应分别采用疏风、散寒、清热、润燥治疗。内伤咳嗽，多属邪实正虚，故以祛邪扶正，标本兼顾为治疗原则，根据病邪为"痰"与"火"，祛邪分别采用祛痰、清火为治，正虚则养阴或益气为宜，又应分清虚实主次处理。

咳嗽的治疗，除直接治肺外，还应从整体出发注意治脾、治肝、治肾等。外感咳嗽一般均忌敛涩留邪，当因势利导，肺气宣畅则咳嗽自止；内伤咳嗽应防宣散伤正，注意调理脏腑，顾护正气。咳嗽是人体祛邪外达的一种病理表现，治疗决不能单纯见咳止咳，必须按照不同的病因分别处理。

3. 分证论治（表9-1、表9-2）

表9-1　分证论治

证型		证候	治法	常用方剂	
				方剂及来源	药物组成
外感咳嗽	风寒袭肺	咳声重浊，气急，喉痒，咯痰稀薄色白，常伴鼻塞，流清涕，头痛，肢体酸楚，恶寒发热，无汗等表证，舌苔薄白，脉浮或浮紧	疏风散寒宣肺止咳	三拗汤合止嗽散（《太平惠民和剂局方》）加减	麻黄、杏仁、桔梗、白前、百部、橘红、紫菀、甘草等
	风热犯肺	咳嗽咳痰不爽，痰黄或稠黏，喉燥咽痛，常伴恶风身热，头痛肢楚，鼻流黄涕，口渴等表热证，舌苔薄黄，脉浮数或浮滑	疏风清热宣肺止咳	桑菊饮（《温病条辨》）加减	桑叶、菊花、杏仁、连翘、薄荷、桔梗、甘草、芦根等
	风燥伤肺	喉痒干咳，无痰或痰少而粘连成丝，咳痰不爽，或痰中带有血丝，咽喉干痛，唇鼻干燥，口干，常伴鼻塞，头痛，微寒，身热等表证，舌质红干而少津，苔薄白或薄黄，脉浮	疏风清肺润燥止咳	桑杏汤（《温病条辨》）加减	桑叶、杏仁、沙参、贝母、栀子皮、淡豆豉、梨皮等

续表

证型		证候	治法	常用方剂	
				方剂及来源	药物组成
内伤咳嗽	痰湿蕴肺	咳嗽反复发作，尤以晨起咳甚，咳声重浊，痰多，痰黏腻或稠厚成块，色白或带灰色，胸闷气憋，痰出则咳缓、憋闷减轻。常伴体倦，脘痞，腹胀，大便时溏，舌苔白腻，脉濡滑	燥湿化痰理气止咳	二陈汤（《太平惠民和剂局方》）合三子养亲汤（《寿世保元》）加减	半夏、茯苓、陈皮、甘草、白芥子、苏子、莱菔子等
	痰热郁肺	咳嗽气息急促，或喉中有痰声，痰多稠黏或为黄痰，咳吐不爽，或痰有热腥味，或咳吐血痰，胸胁胀满，或咳引胸痛，面赤，或有身热，口干欲饮，舌苔薄黄腻，舌质红，脉滑数	清热肃肺化痰止咳	清金化痰汤（《医学统旨》）	黄芩、山栀子、知母、桑白皮、瓜蒌仁、贝母、麦门冬、橘红、茯苓、桔梗、甘草等
	肝火犯肺	上气咳逆阵作，咳时面赤，常感痰滞咽喉，咯之难出，量少质黏，或痰如絮状，咳引胸胁胀痛，咽干口苦。症状可随情绪波动而增减。舌红或舌边尖红，舌苔薄黄少津，脉弦数	清肝泻火化痰止咳	黛蛤散（《卫生鸿宝》）合黄芩泻白散（《症因脉治》）	青黛、煅蛤粉、黄芩、桑白皮、地骨皮、甘草等
	肺阴亏耗	干咳，咳声短促，痰少黏白，或痰中带血丝，或声音逐渐嘶哑，口干咽燥，常伴有午后潮热，手足心热，夜寐盗汗，口干，舌质红，少苔，或舌上少津，脉细数	滋阴润肺化痰止咳	沙参麦冬汤（《温病条辨》）	沙参、玉竹、麦冬、天花粉、扁豆、桑叶、生甘草等

表 9-2　常用中成药

药物名称	功能主治	用法用量	注意事项	不良反应
止嗽化痰丸	痰热阻肺，久嗽，咯血，痰喘气逆，喘息不眠	口服，一次15粒，一日1次	1. 本品含马兜铃药材，该药材含马兜铃酸，马兜铃酸可引起肾脏损害等不良反应； 2. 本品为处方药，必须凭医师处方购买，在医师指导下使用，并定期检查肾功能，如发现肾功能异常应立即停药； 3. 儿童及老年人慎用，孕妇、婴幼儿及肾功能不全者禁用； 4. 风寒咳嗽者不宜服用，运动员慎用	尚不明确
杏贝止咳颗粒	具有清宣肺气，止咳化痰的功效。外感咳嗽属表寒里热证，症见微恶寒，发热，咳嗽，咯痰，痰稠质黏，口干苦，烦躁等	开水冲服。一次1袋，一日3次。疗程7天	请将本品放在儿童不能接触的地方	尚不明确

续表

药物名称	功能主治	用法用量	注意事项	不良反应
苏黄止咳胶囊	疏风宣肺，止咳利咽。用于风邪犯肺、肺气失宣所致的咳嗽、咽痒，或呛咳阵作，气急、遇冷空气、异味等因素突发或加重，或夜卧晨起咳剧，多呈反复性发作，干咳无痰或少痰，舌苔薄白。感冒后咳嗽及咳嗽变异型哮喘见上述证候者	一次3粒，一日3次。疗程7～14天	1. 运动员慎用； 2. 尚无研究数据表明本品对外感发热、咽炎、慢性阻塞性肺病、肺癌、肺结核等有效； 3. 尚无研究数据支持本品可用于65岁以上和18岁以下患者，以及妊娠期或哺乳期妇女； 4. 尚无研究数据支持本品可用于儿童咳嗽变异型哮喘； 5. 高血压、心脏病患者慎服	偶见恶心、呕吐、胃部不适、便秘、咽干
麻杏宣肺颗粒	宣肺止咳，清热化痰。用于慢性支气管炎急性发作属痰热咳嗽证，症见咳嗽，咯痰，发热，口渴，舌红，苔黄或黄腻	开水冲服，一次8g，一日3次	尚不明确	尚不明确
二母宁嗽丸	具有清肺润燥、化痰止咳的功效。用于燥热蕴肺所致的咳嗽，痰黄而黏不易咳出，胸闷气促，久咳不止，声哑喉痛	口服，一次9g，一日2次	1. 忌烟、酒及辛辣、生冷、油腻食物； 2. 不宜在服药期间同时服用滋补性中药； 3. 外感风寒、痰涎壅盛者禁用，其表现为咳嗽气急，痰多稀薄色白，易咳出，伴鼻塞，流清涕，头身疼痛，恶寒发热； 4. 脾胃虚寒症见腹痛、喜暖、泄泻者慎服； 5. 有支气管扩张、肺脓疡、肺心病、肺结核患者出现咳嗽时应去医院就诊； 6. 有高血压、心脏病、肝病、糖尿病、肾病等慢性病严重者应在医师指导下服用； 7. 儿童、年老体弱者应在医师指导下服用； 8. 服药3天症状无缓解，应去医院就诊； 9. 对本品过敏者禁用，过敏体质者慎用； 10. 本品性状发生改变时禁止使用； 11. 如正在使用其他药品，使用本品前请咨询医师或药师； 12. 服用前应除去蜡皮、塑料球壳；本品可咀嚼，也可分份吞服	尚不明确

续表

药物名称	功能主治	用法用量	注意事项	不良反应
养阴清肺丸	具有养阴清肺、清热利咽的功效。用于咽喉干燥疼痛，干咳少痰	口服，大蜜丸一次1丸，一日2次	1. 忌烟，酒及辛辣、生冷、油腻性食物； 2. 不宜在服药期间同时服用滋补性中药； 3. 有支气管扩张、肺脓疡、肺心病、肺结核患者出现咳嗽时应去医院就诊； 4. 儿童、年老体弱者、孕妇应在医师指导下服用； 5. 服药3天症状无缓解，应去医院就诊； 6. 对本品过敏者禁用，过敏体质者慎用； 7. 本品性状发生改变时禁止使用； 8. 请将本品放在儿童不能接触的地方； 9. 如正在使用其他药品，使用本品前请咨询医师或药师	尚不明确
蜜炼川贝枇杷膏	具有清热润肺、止咳平喘、理气化痰的功效。用于肺燥之咳嗽，痰多，胸闷，咽喉痛痒，声音沙哑	口服，一次22g（约一汤匙），一日3次	1. 忌食辛辣、油腻食物； 2. 本品适用于肺燥咳嗽，其表现为干咳，咽喉疼痛，鼻唇干燥，痰少而质黏，不易咯出； 3. 支气管扩张、肺脓疡、肺心病、肺结核患者出现咳嗽时应去医院就诊； 4. 有高血压、心脏病、肝病、糖尿病、肾病等慢性病患者应在医师指导下服用； 5. 儿童、孕妇、年老体弱者慎用，并在医师指导下服用； 6. 服药期间，若患者出现高热，体温超过38℃，或出现喘促气急者，或咳嗽加重、痰量明显增多者应到医院就诊； 7. 服用7天症状无缓解，应去医院就诊； 8. 严格按用法用量服用，本品不宜长期服用； 9. 对本品过敏者禁用，过敏体质者慎用； 10. 本品性状发生改变时禁止使用； 11. 儿童必须在成人监护下使用； 12. 请将本品放在儿童不能接触的地方； 13. 如正在使用其他药品，使用本品前请咨询医师或药师	尚不明确

续表

药物名称	功能主治	用法用量	注意事项	不良反应
枇杷叶膏	具有清肺润燥、止咳化痰的功效。用于肺热燥咳，痰少咽干	口服。一次9～15g，一日2次	1. 忌烟、酒及辛辣、生冷、油腻食物； 2. 风寒咳嗽者不适用； 3. 支气管扩张、肺脓疡、肺心病、肺结核患者出现咳嗽时应去医院就诊； 4. 糖尿病患者及有高血压、心脏病、肝病、肾病等慢性病严重者应在医师指导下服用； 5. 儿童、孕妇、哺乳期妇女、年老体弱者应在医师指导下服用； 6. 服药期间，若患者发热，体温超过38.5℃，或出现喘促气急者，或咳嗽加重、痰量明显增多者应去医院就诊； 7. 服药7天症状无缓解，应去医院就诊； 8. 对本品过敏者禁用，过敏体质者慎用； 9. 本品性状发生改变时禁止使用； 10. 儿童必须在成人监护下使用； 11. 请将本品放在儿童不能接触的地方； 12. 如正在使用其他药品，使用本品前请咨询医师或药师	尚不明确
润肺膏	具有润肺益气、止咳化痰的功效。用于肺虚气弱，胸闷不畅，久咳痰嗽，气喘自汗	口服或开水冲服，一次15g，一日2次	1. 忌食辛辣、油腻食物； 2. 本品适用于气虚咳嗽，其表现为咳嗽短气，咳声低弱，痰吐稀薄，自汗畏风，体虚乏力； 3. 支气管扩张、肺脓疡、肺心病、肺结核、糖尿病患者应在医师指导下服用； 4. 服用一周病症无改善，应停止服用，去医院就诊； 5. 服药期间，若患者出现寒热表现，或出现喘促气急者，或咳嗽加重，痰量明显增多者应到医院就诊； 6. 长期服用，应向医师或药师咨询； 7. 对本品过敏者禁用，过敏体质者慎用； 8. 本品性状发生改变时禁止使用； 9. 儿童必须在成人监护下使用； 10. 请将本品放在儿童不能接触的地方； 11. 如正在使用其他药品，使用本品前请咨询医师或药师； 12. 用法用量可遵医嘱	尚不明确

（三）预防调护

咳嗽的预防，重点在于提高机体卫外功能，增强皮毛腠理适应气候变化的能力，遇有感冒及时治疗。每年冬春季是高发季节，尤其老年人应注意防寒保暖，保证充足睡眠，适量运动，增强抵抗力。若常自汗出者，必要时可予玉屏风散服用。咳嗽时要注意观察痰的变化，咳痰不爽时，可轻拍其背以促其痰液咳出，饮食上慎食肥甘厚腻之品，以免碍脾助湿生痰，若属燥、热、阴虚咳嗽者，忌食辛辣动火食品，各类咳嗽都应戒烟，避免接触烟尘刺激。

二、喘证

喘病是指由于外感或内伤，导致肺失宣降，肺气上逆或气无所主，肾失摄纳，以致呼吸困难，甚则张口抬肩，鼻翼扇动，不能平卧等为主要临床特征的一种病证。严重者可由喘致脱出现喘脱之危重证候。喘病古代文献也称"鼻息""肩息""上气""逆气""喘促"等。

喘病是以症状命名的疾病，既是独立性疾病，也是多种急、慢性疾病过程中的症状，若伴发于其他疾病时，应结合其他疾病的证治规律而治疗。喘病主要见于西医的喘息性支气管炎、肺部感染、肺炎、肺气肿、心源性哮喘、肺结核、矽肺及癔病性喘息等疾病。

（一）病因病机

喘病的病因很复杂，外邪侵袭、饮食不当、情志失调、劳欲久病等均可成为喘病的病因，引起肺失宣降，肺气上逆或气无所主，肾失摄纳便成为喘病。

1. 外邪侵袭　外感风寒或风热之邪未能及时表散，邪蕴于肺，壅阻肺气，肺气不得宣降，因而上逆作喘。

2. 饮食不当　恣食生冷、肥甘，或嗜酒伤中，脾失健运，痰浊内生；或急慢性疾患影响于肺，致肺气受阻，气津失布，津凝痰生，痰浊内蕴，上阻肺气，肃降失常，发为喘促。

3. 情志失调　悄怀不遂，忧思气结，肝失调达，气失疏泄，肺气痹阻，或郁怒伤肝，肝气上逆于肺，肺气不得肃降，升多降少，气逆而喘。

4. 劳欲久病　肺系久病，咳伤肺气，或久病脾气虚弱，肺失充养，肺之气阴不足，以致气失所主而喘促。若久病迁延，由肺及肾，或劳欲伤肾，精气内夺，肺之气阴亏耗，不能下荫于肾，肾之真元伤损，根本不固，则气失摄纳，上出于肺，出多入少，逆气上奔为喘。

若肾阳衰弱，肾不主水，水邪上犯，干肺凌心，肺气上逆，心阳不振，亦可致喘，此属虚中夹实之候。

喘病的病位，主脏在肺和肾，与肝、脾、心有关。因肺为气之主，司呼吸，外合皮毛，内为五脏之华盖，若外邪袭肺，或他脏病气上犯，皆可使肺气壅塞，肺失宣降，呼吸不利而致喘促，或使肺气虚衰，气失所主而喘促。肾为气之根，与肺同司气之出纳，故肾元不固，摄纳失常则气不归元，阴阳不相接续，亦可气逆于肺而为喘。若脾虚痰浊饮邪上扰，或肝气逆乘亦能致喘，则为肝脾之病影响于肺。心气喘满，则发生于喘脱之时。

喘病的病理性质有虚实两类。实喘在肺，为外邪、痰浊、肝郁气逆，肺壅邪气而宣降不利；虚喘当责之肺、肾两脏，因精气不足，气阴亏耗而致肺不主气，肾不纳气。故喘病的基本病机是气机的升降出纳失常，"在肺为实，在肾为虚"。病情错杂者，每可下虚上实，虚实夹杂并见。但在病情发展的不同阶段，虚实之间有所侧重，或互相转化。若肺病及脾，子盗母气，则脾气亦虚，脾虚失运，聚湿生痰，上渍于肺，肺气壅塞，气津失布，血行不利，可形成痰浊血瘀，此时病机以邪实为主，或邪实正虚互见。若迁延不愈，累及于肾，其病机则呈现肾失摄纳，痰瘀伏肺之肾虚肺实之候。若阳气虚衰，水无所主，水邪泛溢，又可上凌心肺，病机则为因虚致实，虚实互见。

因心脉上通于肺，肺气治理调节心血的运行，宗气贯心肺，肾脉上络于心，心肾相互既济，又心阳根于命门之火，心脏阳气的盛衰，与先天肾气及后天呼吸之气皆有密切关系。故本病的严重阶段，肺肾虚极，孤阳欲脱，必致心气、心阳亦惫，心不主血脉，血行不畅而瘀滞，面色、唇舌、指甲青紫，甚则出现喘汗致脱，亡阳、亡阴，则病情危笃。

（二）辨证论治

1. 辨证思路

（1）辨病位：凡外邪、痰浊、肝郁气逆所致喘病，病位在肺，为邪壅肺气；久病劳欲所致喘病，病位在肺肾，若自汗畏风，易感冒则属肺虚，若伴腰膝酸软，夜尿多则病位在肾。

（2）辨虚实：可以从呼吸、声音、脉象、病势等辨虚实。呼吸深长有余，呼出为快，气粗声高，伴有痰鸣咳嗽，脉象有力者为实喘；呼吸短促难续，深吸为快，气怯声低，少有痰鸣咳嗽，脉象微弱者为虚喘。

2. 治疗原则　喘病的治疗原则是按虚实论治。实喘治肺，治以祛邪利气。应区别寒、热、痰、气的不同，分别采用温宣、清肃、祛痰、降气等法。虚喘治在肺肾，以肾为主，治以培补摄纳。针对脏腑病机，采用补肺、纳肾、温阳、益气、养阴、固脱等法。虚实夹杂，下虚上实者，当分清主次，权衡标本，适当处理。

喘病多由其他疾病发展而来，积极治疗原发病，是阻断病势发展，提高临床疗效的关键。

3. 分证论治（表 9-3、表 9-4）

表 9-3　分证论治

证型		证候	治法	常用方剂	
				方剂及来源	药物组成
实喘	风寒闭肺	喘息，呼吸气促，胸部胀闷，咳嗽，痰多稀薄色白，兼有头痛，鼻塞，无汗，恶寒，或伴发热，口不渴，舌苔薄白而滑，脉浮紧	散寒宣肺	麻黄汤（《伤寒论》）加减	麻黄、桂枝、杏仁、炙甘草
	痰热遏肺	喘咳气涌，胸部胀痛，痰多黏稠色黄，或夹血色，伴胸中烦热，面红身热，汗出口渴喜冷饮，咽干，尿赤，或大便秘结，苔黄或腻，脉滑数	清泄痰热	桑白皮汤（《圣济总录》）加减	桑根白皮（锉）、木通（锉）各一两半，泽泻、犀角屑（现用水牛角代）、黄芩、旋覆花、茯神、玄参、川大黄（锉，炒）各一两，甘菊花半两，甘草（炙）一分
	痰浊阻肺	喘而胸满闷窒，甚则胸盈仰息，咳嗽痰多黏腻色白，咯吐不利，兼有呕恶纳呆，口黏不渴，苔厚腻色白，脉滑	化痰降逆	二陈汤（《太平惠民和剂局方》）合三子养亲汤（《寿世保元》）加减	半夏、茯苓、陈皮、甘草、白芥子、苏子、莱菔子
	肝气乘肺	遇情志刺激而诱发，发病突然，呼吸短促，息粗气憋，胸闷胸痛，咽中如窒，咳嗽痰鸣不著，喘后如常人，或失眠、心悸，平素常多忧思抑郁，苔薄，脉弦	开郁降气	五磨饮子（《医方考》）加减	木香、沉香、槟榔、枳实、乌药
	饮凌心肺	喘咳气逆，倚息难以平卧，咯痰稀白，心悸，面目肢体浮肿，小便量少，怯寒肢冷，面唇青紫，舌胖暗，苔白滑，脉沉细	温阳利水泻肺平喘	真武汤（《伤寒论》）合葶苈大枣泻肺汤（《金匮要略》）	茯苓、芍药、生姜、附子、白术、葶苈子、大枣
虚喘	肺气虚	喘促短气，气怯声低，喉有鼾声，咳声低弱，痰吐稀薄，自汗畏风，极易感冒，舌质淡红，脉软弱	补肺益气	补肺汤（《备急千金要方》）合玉屏风散（《究原方》）加减	甘草、钟乳、人参、桂心、干地黄、茯苓、白石英、厚朴、桑白皮、干姜、紫菀、橘皮、当归、五味子、远志、麦门冬、大枣、防风、黄芪、白术
	肾气虚	喘促日久，气息短促，呼多吸少，动则喘甚，气不得续，小便常因咳甚而失禁，或尿后余沥，形瘦神疲，面青肢冷，或有跗肿，舌淡苔薄，脉微细或沉弱	补肾纳气	金匮肾气丸（《金匮要略》）合参蛤散（《普济方》）加减	地黄、茯苓、山药、山茱萸（酒炙）、牡丹皮、泽泻、桂枝、牛膝（去头）、车前子（盐炙）、附子（炙）、蛤蚧、人参
	肝火犯肺	上气咳逆阵作，咳时面赤，常感痰滞咽喉，咯之难出，量少质黏，或痰如絮状，咳引胸胁胀痛，咽干口苦。症状可随情绪波动而增减。舌红或舌边尖红，舌苔薄黄少津，脉弦数	清肝泻火化痰止咳	黛蛤散（《卫生鸿宝》）合黄芩泻白散（《症因脉治》）加减	青黛、煅蛤粉、黄芩、桑白皮、地骨皮、甘草
	喘脱	喘逆甚剧，张口抬肩，鼻翼扇动，端坐不能平卧，稍动则喘剧欲绝，或有痰鸣，咳吐泡沫痰，心慌动悸，烦躁不安，面青唇紫，汗出如珠，肢冷，脉浮大无根，或见歇止，或模糊不清	扶阳固脱镇摄肾气	参附汤（《圣济总录》）合黑锡丹（《太平惠民和剂局方》）加减	人参、附子（炮，去皮脐）、青黛、黑锡、硫黄、胡芦巴、补骨脂、小茴香、木香、沉香、附子、川楝子、肉豆蔻、肉桂

表 9-4 常用中成药

药物名称	功能主治	用法用量	注意事项	不良反应
蛤蚧定喘丸（胶囊）	滋阴清肺，止咳定喘。用于虚劳久咳，年老哮喘，气短发热，胸满郁闷，自汗盗汗，不思饮食	口服，水蜜丸一次5～6g，小蜜丸一次9g，大蜜丸一次1丸，一日2次	1.忌烟、酒及辛辣、生冷、油腻食物； 2.本品用于虚劳咳喘，咳嗽新发者不适用； 3.支气管扩张、肺脓疡、肺心病、肺结核患者出现咳嗽时应去医院就诊； 4.高血压、心脏病患者慎用。有肝病、糖尿病、肾病等慢性病严重者应在医师指导下服用； 5.儿童、孕妇、哺乳期妇女、年老体弱及脾虚便溏者应在医师指导下服用； 6.服药期间，若患者发热体温超过38.5℃，或出现喘促气急者，或咳嗽加重、痰量明显增多者应去医院就诊； 7.若哮喘急性发作，或胸闷严重者应及时去医院就诊； 8.服药7天症状无缓解，应去医院就诊； 9.对本品过敏者禁用，过敏体质者慎用； 10.本品性状发生改变时禁止使用； 11.儿童必须在成人监护下使用； 12.请将本品放在儿童不能接触的地方； 13.如正在使用其他药品，使用本品前请咨询医师或药师	尚不明确
桂龙咳喘宁胶囊	具有止咳化痰、降气平喘的功效。用于外感风寒、痰湿阻肺引起的咳嗽、气喘、痰涎壅盛及急慢性支气管炎见上述证候者	口服。一次5粒，一日3次	1.服药期间忌烟、酒、猪肉及生冷食物； 2.不宜在服药期间同时服用滋补性中药； 3.支气管扩张、肺脓疡、肺心病、肺结核患者出现咳嗽时应去医院就诊； 4.高血压、心脏病、肝病、糖尿病、肾病等慢性病严重者应在医师指导下服用； 5.儿童、孕妇、哺乳期妇女、年老体弱者应在医师指导下服用； 6.服药期间，若患者发热体温超过38.5℃，或出现喘促气急者，或咳嗽加重、痰量明显增多者应去医院就诊； 7.服药3天症状无缓解，应去医院就诊； 8.对本品过敏者禁用，过敏体质者慎用； 9.本品性状发生改变时禁止使用； 10.儿童必须在成人监护下使用； 11.请将本品放在儿童不能接触的地方； 12.如正在使用其他药品，使用本品前请咨询医师或药师	尚不明确

续表

药物名称	功能主治	用法用量	注意事项	不良反应
海珠喘息定片	具有平喘、祛痰、镇静、止咳的功效。用于支气管哮喘，慢性气管炎	口服，一次2～4片，一日3次	1.忌食生冷、辛辣、油腻、刺激性食物； 2.本品是中西药复方制剂，应尽量避免合并使用与本品相同或类似组分的其他药品，使用时应参照盐酸氯丙那林、盐酸去氯羟嗪等药品说明书的禁忌及注意事项，或在医师指导下使用； 3.冠心病、心律失常、高血压等心血管疾病患者慎用； 4.甲状腺功能亢进、震颤性麻痹者慎用； 5.过敏体质者慎用； 6.本品含有盐酸氯丙那林，故应注意以下几点： （1）糖尿病及前列腺增生的患者慎用； （2）必须按推荐剂量服用，不可超量服用； （3）药物相互作用：①盐酸氯丙那林与肾上腺素及异丙肾上腺素等儿茶酚胺类并用时会引起心律失常、心率增加，故应避免与上述药物并用；②与抗胆碱药或茶碱类药并用，其扩张支气管、缓解哮喘的效果增强；③可抑制过敏引起的皮肤反应作用，故评估皮肤试验反应时，应考虑到本药的影响；④避免与单胺氧化酶抑制剂及三环类抗抑郁药同时应用。 7.本品含盐酸去氯羟嗪，故应注意：与酒精和其他中枢抑制药有相加作用，不应同服	1.消化系统：恶心、呕吐、口干、胃部不适、腹痛等； 2.精神及神经系统：头痛、头晕、局部震颤、嗜睡、失眠等； 3.其他：心悸、乏力、皮疹、呼吸困难、胸闷等
丹葶肺心颗粒	具有清热化痰、止咳平喘的功效。用于肺心病（发作期）属痰热证，症见咳嗽喘促，痰黄黏稠，或胸闷，心悸，发热，口唇发绀，便干，舌红，苔黄或黄腻等	温开水冲服，每次10g，一日3次，4周为一疗程	1.必要时配合使用抗生素等综合治疗措施； 2.运动员慎用	尚不明确
定喘膏	具有止咳定喘的功效。用于气促喘息，冬季加重，胸膈满闷，咳嗽痰盛等症	温热软化，外贴肺俞穴	尚不明确	尚不明确

药物名称	功能主治	用法用量	注意事项	不良反应
复方川贝精片	用于风寒咳嗽、痰喘引起的咳嗽气喘、胸闷、痰多；急、慢性支气管炎见上述证候者	口服，一次3～6片，一日3次；小儿酌减	1. 忌烟、酒及辛辣、生冷、油腻食物； 2. 不宜在服药期间同时服用滋补性中药； 3. 支气管扩张、肺脓疡、肺心病、肺结核患者出现咳嗽时应去医院就诊； 4. 高血压、心脏病患者及孕妇慎用； 5. 有肝病、糖尿病、肾病等慢性病严重者应在医师指导下服用； 6. 儿童、哺乳期妇女、年老体弱者应在医师指导下服用； 7. 服药期间，若患者发热体温超过38.5℃，或出现喘促气急者，或咳嗽加重、痰量明显增多者应去医院就诊； 8. 服药3天症状无缓解，应去医院就诊； 9. 对本品过敏者禁用，过敏体质者慎用； 10. 本品性状发生改变时禁止使用； 11. 儿童必须在成人监护下使用； 12. 请将本品放在儿童不能接触的地方； 13. 如正在使用其他药品，使用本品前请咨询医师或药师	尚不明确
固本咳喘片	具有益气固表、健脾补肾的功效。用于脾虚痰盛、肾气不固所致的咳嗽、痰多、喘息气促、动则喘剧、慢性支气管炎见上述证候者	口服。一次3片，一日3次	1. 忌不易消化食物； 2. 感冒发热患者不宜服用； 3. 有高血压、心脏病、肝病、糖尿病、肾病等慢性病严重者应在医师指导下服用； 4. 儿童、孕妇、哺乳期妇女应在医师指导下服用； 5. 支气管扩张、肺脓疡、肺心病、肺结核患者出现咳嗽时应去医院就诊； 6. 本品仅用于慢性支气管炎缓解期，发作期不宜服用； 7. 服药期间，若患者发热体温超过38.5℃，或出现喘促气急者，或咳嗽加重、痰量明显增多者应去医院就诊； 8. 服药4周症状无缓解，应去医院就诊； 9. 对本品过敏者禁用，过敏体质者慎用； 10. 本品性状发生改变时禁止使用； 11. 儿童必须在成人监护下使用； 12. 请将本品放在儿童不能接触的地方； 13. 如正在使用其他药品，使用本品前请咨询医师或药师	尚不明确

续表

药物名称	功能主治	用法用量	注意事项	不良反应
固肾定喘丸	具有温肾纳气、健脾化痰的功效。用于肺脾气虚、肾不纳气所致的咳嗽、气喘、动则尤甚；慢性支气管炎、肺气肿、支气管哮喘见上述证候者	口服。一次1.5～2.0g（15～20粒），一日2～3次，可在发病预兆前服用，也可预防久喘复发，一般服15日为一疗程	感冒发热忌服	尚不明确
咳喘宁	具有宣通肺气、止咳平喘的功效。用于支气管哮喘，咳嗽，老年痰喘	口服，一次2～4片，一日2次	高血压及冠状动脉病患者忌服，运动员慎用	尚不明确
咳喘顺丸	具有宣肺化痰、止咳平喘的功效。用于痰浊壅肺、肺气失宣所致的咳嗽、气喘、痰多、胸闷；慢性支气管炎、支气管哮喘、肺气肿见上述证候者	口服。一次5g，一日3次，7日为一疗程	尚不明确	尚不明确
苓桂咳喘宁胶囊	具有温肺化饮、止咳平喘的功效。用于外感风寒，痰湿阻肺，症见咳嗽痰多，喘息胸闷气短等	口服。一次5粒，一日3次	1. 忌食辛辣、油腻食物； 2. 本品适用于风寒咳嗽，其表现为咳嗽声重，气急，咳痰稀薄色白，常伴鼻塞，流清涕； 3. 支气管扩张、肺脓疡、肺心病、肺结核患者应在医师指导下服用； 4. 服用一周病证无改善，应停止服用，去医院就诊； 5. 服药期间，若患者出现高热，体温超过38℃，或出现喘促气急者，或咳嗽加重，痰量明显增多，或痰色由白转黄者应到医院就诊； 6. 儿童、孕妇、体质虚弱者慎用； 7. 对本品过敏者禁用，过敏体质者慎用； 8. 本品性状发生改变时禁止使用； 9. 儿童必须在成人监护下使用； 10. 请将本品放在儿童不能接触的地方； 11. 如正在使用其他药品，使用本品前请咨询医师或药师	偶有口干及胃脘部不适，胃脘不适者宜饭后服。不宜久服多用

续表

药物名称	功能主治	用法用量	注意事项	不良反应
苏子降气丸	具有降气化痰、温肾纳气的功效。用于上盛下虚、气逆痰壅所致的咳嗽喘息，胸膈痞塞	口服。一次6g，每日1～2次	1. 忌烟、酒及辛辣食物； 2. 阴虚燥咳者忌服，其表现为干咳少痰、咽干咽痛、口干舌燥； 3. 有支气管扩张、肺脓疡、肺结核、肺心病的患者及孕妇，应在医师指导下服用； 4. 服用3天，症状无改善，应去医院就诊； 5. 按照用法用量服用，小儿、年老体虚者应在医师指导下服用； 6. 长期服用，应向医师咨询； 7. 本品过敏者禁用，过敏体质者慎用； 8. 本品性状发生改变时禁止使用； 9. 儿童必须在成人监护下使用； 10. 将本品放在儿童不能接触的地方； 11. 正在使用其他药品，使用本品前请咨询医师或药师； 12. 本品含姜半夏	尚不明确
哮喘丸	具有定喘、镇咳的功效。用于年久咳嗽，年久痰喘	口服。一次10g，一日2次	尚不明确	尚不明确
止喘灵口服液	具有平喘、止咳、祛痰的功效。用于哮喘、咳嗽、胸闷痰多；支气管哮喘、喘息性支气管炎见上述证候者	口服。一次10mL，一日3次，7日为一疗程	1. 本品含有洋金花，主要含有东莨菪碱等成分； 2. 孕妇慎用； 3. 严重高血压、冠心病、前列腺肥大、尿潴留患者应在医生指导下使用； 4. 运动员慎用	少数患者用药后出现口干、皮肤潮红、心率增快

（三）预防调护

慎风寒，戒烟酒，饮食宜清淡，忌食辛辣刺激及甜黏肥腻之品。平素宜调畅情志，因情志致喘者，尤须怡情悦志，避免不良刺激。加强体育锻炼，提高机体的抗病能力等，有助于预防喘病的发生。老年人是喘病高发人群之一，并易造成严重并发症，应引起重视。

喘病发生时，应卧床休息，或取半卧位休息，充分给氧。密切观察病情的变化，保持室内空气新鲜，避免理化因素刺激，做好防寒保暖，饮食应清淡而富营养，消除紧张情绪。

三、肺胀

肺胀是指多种慢性肺系疾病反复发作，迁延不愈，肺、脾、肾三脏虚损，从而导致肺管不利，气道不畅，肺气壅滞，胸膺胀满为病理改变，以喘息气促，咳嗽咯痰，胸部膨满，胸闷如塞，或唇甲紫绀，心悸浮肿，甚至出现昏迷，喘脱为临床特征的病证。本病相当于西医学中慢性阻塞性肺气肿和慢性肺源性心脏病，也见于老年性肺气肿。

（一）病因病机

本病的发生，多因久病肺虚，痰瘀潴留，每因复感外邪诱使本病发作加剧。

1. 肺病迁延　肺胀多见于内伤久咳、久喘、久哮、肺痨等肺系慢性疾患，迁延失治，逐步发展所致，是慢性肺系疾患的一种归宿。因此，慢性肺系疾患也就成为肺胀的基本病因。

2. 六淫乘袭　六淫既可导致久咳、久喘、久哮、支饮等病证的发生，又可诱发加重这些病证，反复乘袭，使它们反复迁延难愈，导致病机的转化，逐渐演化成肺胀。故感受外邪应为肺胀的病因。

3. 年老体虚　肺胀患者虽可见于青少年，但终归少数，而以年老患者为多。年老体虚，肺肾俱不足，体虚不能卫外是六淫反复乘袭的基础，感邪后正不胜邪而病益重，反复罹病而正更虚，如是循环不已，促使肺胀形成。病变首先在肺，继则影响脾、肾，后期病及于心、肝。因肺主气，开窍于鼻，外合皮毛，主表卫外，故外邪从口鼻、皮毛入侵，每多首先犯肺，导致肺气宣降不利，上逆而为咳，升降失常则为喘，久则肺虚，主气功能失常。若肺病及脾，子盗母气，脾失健运，则可导致肺脾两虚。肺为气之主，肾为气之根，肺伤及肾，肾气衰惫，摄纳无权，则气短不续，动则益甚。且肾主水，肾阳衰微，则气不化水，水邪泛溢则肿，凌心肺则喘咳心悸。肺与心脉相通，肺气辅佐心脏运行血脉，肺虚治节失职，则血行涩滞，循环不利，血瘀肺脉，肺气更加壅塞，造成气虚血滞，血滞气郁，由肺及心的恶性后果，临床可见心悸、紫绀、水肿、舌质暗紫等症。心阳根于命门真火，肾阳不振，进一步导致心肾阳衰，可呈现喘脱危候。

病理因素有痰浊、水饮、瘀血、气虚、气滞，它们互为影响，兼见同病。痰饮的产生，初由肺气郁滞，脾失健运，津液不归正化而成，渐因肺虚不能布津，脾虚不能转输，肾虚不能蒸化，痰浊潴留益甚。痰、饮、湿（浊）同属津液停积而成。痰饮水浊潴留，其病理是滞塞气机，阻塞气道，肺不能吸清呼浊，清气不足而浊气有余，肺气胀满不能敛降，故胸部膨膨胀满，憋闷如塞。痰浊水饮亦可损伤正气和妨碍血脉运行。气虚气滞的形成，因气根于肾，主于肺，本已年老体虚，下元虚惫，加之喘咳日久，积年不愈，必伤肺气，反复发作，由肺及肾，必致肺肾俱虚。肺不主气而气滞，肾不纳气而气逆，气机当升不升，当降不降，肺肾之气不能交相贯通，以致清气难入，浊气难出，滞于胸中，壅埋于肺而成肺胀。瘀血的产生，与肺、肾气虚，气不行血及痰浊壅阻，血涩不利有关。瘀血形成后，又因瘀而滞气，加重痰、气滞塞胸中，成为肺胀的重要病理环节。

由此可见，肺胀的病理性质多属标实本虚。标实为痰浊、水饮、瘀血和气滞，痰有寒化与热化之分；本虚为肺、脾、肾气虚，晚期则气虚及阳，或阴阳两虚。其基本病机是肺之体用俱损，呼吸机能错乱，气壅于胸，滞留于肺，痰瘀阻结肺管气道，导致肺体胀满，张缩无力，而成肺胀。如内有停饮，又复感风寒，则可成为外寒内饮证。感受风热或痰郁化热，可表现为痰热证。痰浊壅盛，或痰热内扰，蒙蔽心窍，心神失主，则意识朦胧、嗜睡甚至昏迷；痰热内闭，热邪耗灼营阴，肝肾失养，阴虚火旺，肝火挟痰上扰，气逆痰升，肝风内动则发生肢颤、抽搐；痰热迫血妄行，则动血而致出血。亦可因气虚日甚，气不摄血而致出血。病情进一步发展可阴损及阳，阳虚不能化气行水，成为阳虚水泛证；阳虚至极，出现肢冷、汗出、脉微弱等元阳欲脱现象。

（二）辨证论治

1. 辨证思路

（1）辨标本虚实：肺胀的本质是标实本虚，要分清标本主次，虚实轻重。一般感邪发作时偏于标实，平时偏于本虚。标实为痰浊、瘀血，早期痰浊为主，渐而痰瘀并重，并可兼见气滞、水饮错杂为患。后期痰瘀壅盛，正气虚衰，本虚与标实并重。

（2）辨脏腑阴阳：肺胀的早期以气虚或气阴两虚为主，病位在肺、脾、肾，后期气虚及阳，以肺、肾、心为主，或阴阳两虚。

2. 治疗原则

根据标本虚实，分别选用祛邪扶正是本病的治疗原则。一般感邪时偏于邪实，侧重祛邪为主，根据病邪的性质，分别采取祛邪宣肺（辛温、辛凉），降气化痰（温化、清化），温阳利水（通阳、淡渗），活血化瘀，甚或开窍、息风、止血等法。平时偏于正虚，侧重以扶正为主，根据脏腑阴阳的不同，分别以补养心肺，益肾健脾，或气阴兼调，或阴阳兼顾。正气欲脱时则应扶正固脱，救阴回阳。祛邪与扶正只有主次之分，一般相辅为用。

3. 分证论治（表 9-5）

表 9-5　分证论治

证型	证候	治法	常用方剂	
			方剂及来源	药物组成
风寒内饮	咳逆喘满不得卧，气短气急，咯痰白稀，呈泡沫状，胸部膨满，恶寒，周身酸楚，或有口干不欲饮，面色青暗，舌体胖大，舌质暗淡，舌苔白滑，脉浮紧	温肺散寒降逆涤痰	小青龙汤（《伤寒论》）加减	麻黄（去节）、芍药、细辛、干姜、甘草（炙）、桂枝（去皮）、五味子、半夏
痰热郁肺	咳逆喘息气粗，痰黄或白，黏稠难咯，胸满烦躁，目胀睛突，或发热汗出，或微恶寒，溲黄便干，口渴欲饮，舌质暗红，苔黄或黄腻，脉滑数	清肺泄热降逆平喘	越婢加半夏汤（《金匮要略》）加减	麻黄、石膏、生姜、大枣、甘草、半夏

续表

证型	证候	治法	常用方剂	
			方剂及来源	药物组成
痰瘀阻肺	咳嗽痰多，色白或呈泡沫，喉间痰鸣，喘息不能平卧，胸部膨满，憋闷如塞，面色灰白而暗，唇甲紫绀，舌质暗或紫，舌下瘀筋增粗，苔腻或浊腻，脉弦滑	涤痰祛瘀泻肺平喘	葶苈大枣泻肺汤（《金匮要略》）合桂枝茯苓丸《金匮要略》）加减	葶苈子、大枣、赤芍、茯苓、桂枝、牡丹皮、桃仁
痰蒙神窍	咳逆喘促日重，咳痰不爽，表情淡漠，嗜睡，甚或意识朦胧，谵妄，烦躁不安，入夜尤甚，昏迷，撮空理线，或肢体困动，抽搐，舌质暗红或淡紫，或紫绛，苔白腻或黄腻，脉细滑数	涤痰开窍	涤痰汤（《奇效良方》）合安宫牛黄丸（《温病条辨》）或至宝丹《灵苑方》）加减	茯苓、人参、甘草、陈皮（橘红）、胆南星、半夏、竹茹、枳实、石菖蒲
肺肾气虚	呼吸浅短难续，咳声低怯，胸满短气，甚则张口抬肩，倚息不能平卧，咳嗽，痰如白沫，咯吐不利，心慌，形寒汗出，面色晦暗，舌淡或暗紫，苔白润，脉沉细无力	补肺纳肾降气平喘	补虚汤（《医略六书》）合参蛤散（《普济方》）加减	人参、黄芪（蜜炙）、白术（制）、当归、川芎、茯神（去木）、炙甘草、生姜、大枣、人参、蛤蚧
阳虚水泛	面浮，下肢肿，甚或一身悉肿，脘痞腹胀，或腹满有水，尿少，心悸，喘咳不能平卧，咯痰清稀，怕冷，面唇青紫，舌胖质黯，苔白滑，脉沉虚数或结代	温阳化饮利水	真武汤（《伤寒论》）合五苓散（《伤寒论》）加减	附子、桂枝、茯苓、白术、猪苓、泽泻、生姜、白芍

（三）预防调护

预防本病的关键，是重视对原发病的治疗。一旦罹患咳嗽、哮病、喘病、肺痨等肺系疾病，应积极治疗，以免迁延不愈，发展为本病。老年人需加强体育锻炼，平时常服扶正固本方药，有助提高抗病能力。既病之后，宜适寒温，预防感冒，避免接触烟尘，以免诱发加重本病。如因外感诱发，立即治疗，以免加重。戒烟酒及恣食辛辣、生冷之品。有水肿者应进低盐或无盐饮食。

第二节　心系疾病

一、心悸

心悸是因外感或内伤，致气血阴阳亏虚，心失所养；或痰饮瘀血阻滞，心脉不畅，引起以心中急剧跳动，惊慌不安，甚则不能自主为主要临床表现的一种病证。本病相当于西医学的各种原因引起的心律失常，如心动过速、心动过缓、过早搏动、心房颤动或扑动、房室传导阻滞、病态窦房结综合征、预激综合征及心功能不全、神经官能症等。

心悸因惊恐、劳累而发，时作时止，不发时如常人，病情较轻者为惊悸；若终日悸动，稍劳尤甚，全身情况差，病情较重者为怔忡。怔忡多伴惊悸，惊悸日久不愈者亦可转为怔忡。

（一）病因病机

1.体虚久病 禀赋不足，素体虚弱，或久病失养，劳欲过度，气血阴阳亏虚，以致心失所养，发为心悸。

2.饮食劳倦 嗜食膏粱厚味，煎炸炙煿，蕴热化火生痰，或伤脾滋生痰浊，痰火扰心而致心悸。劳倦太过伤脾，或久坐卧伤气，引起生化之源不足，而致心血虚少，心失所养，神不潜藏，而发为心悸。

3.七情所伤 平素心虚胆怯，突遇惊恐或情怀不适，悲哀过极，忧思不解等七情扰动，忤犯心神，心神动摇，不能自主而心悸。

4.感受外邪 风、寒、湿三气杂至，合而为痹，痹证日久，复感外邪，内舍于心，痹阻心脉，心之气血运行受阻，发为心悸；或风寒湿热之邪，由血脉内侵于心，耗伤心之气血阴阳，亦可引起心悸。如温病、疫毒均可灼伤营阴，心失所养而发为心悸。或邪毒内扰心神，心神不安，也可发为心悸，如春温、风温、暑温、白喉、梅毒等病，往往伴见心悸。

5.药物中毒 药物过量或毒性较剧，损害心气，甚则损伤心质，引起心悸，如附子、乌头，或西药锑剂、洋地黄、奎尼丁、肾上腺素、阿托品等，当用药过量或不当时，均能引发心动悸、脉结代一类证候。

心悸的发病，或由惊恐恼怒，动摇心神，致心神不宁而为惊悸；或因久病体虚，劳累过度，耗伤气血，心神失养，若虚极邪盛，无惊自悸，悸动不已，则成为怔忡。

心悸的病位主要在心，由于心神失养，心神动摇，悸动不安。但其发病与脾、肾、肺、肝四脏功能失调相关。如脾不生血，心血不足，心神失养则动悸。脾失健运，痰湿内生，扰动心神，心神不安而发病。肾阴不足，不能上制心火，或肾阳亏虚，心阳失于温煦，均可发为心悸。肺气亏虚，不能助心以主治节，心脉运行不畅则心悸不安。肝气郁滞，气滞血瘀，或气郁化火，致使心脉不畅，心神受扰，都可引发心悸。

心悸的病性主要有虚实两方面。虚者为气血阴阳亏损，心神失养而致。实者多由痰火扰心，水饮凌心及瘀血阻脉而引起。虚实之间可以相互夹杂或转化。如实证日久，耗伤正气，可分别兼见气、血、阴、阳之亏损，而虚证也可因虚致实，而兼有实证表现，如临床上阴虚生内热者常兼火亢或夹痰热，阳虚不能蒸腾水湿而易夹水饮、痰湿，气血不足、气血运行滞涩而易出现气血瘀滞，瘀血与痰浊又常常互结为患。总之，本病为本虚标实证，其本为气血不足，阴阳亏损，其标是气滞、血瘀、痰浊、水饮，临床表现多为虚实夹杂之证。

（二）辨证论治

1. 辨证思路

（1）辨惊悸与怔忡：大凡惊悸发病，多与情绪有关，可由骤遇惊恐，忧思恼怒，悲哀过极或过度紧张而诱发，多为阵发性，病来虽速，病情较轻，实证居多，病势轻浅，可自行缓解，不发时如常人。怔忡多由久病体虚、心脏受损所致，无精神因素亦可发生，常持续心悸，心中惕惕，不能自控，活动后加重，病情较重，每属实证，或虚中夹实，病来虽渐，不发时亦可见脏腑虚损症状。惊悸日久不愈，亦可形成怔忡。

（2）辨虚实：心悸证候特点多为虚实夹杂，虚者指脏腑气血阴阳亏虚，实者多指痰饮、瘀血、火邪之类。辨证时，要注意分清虚实的多寡，以决定治疗原则。

（3）辨脉象：观察脉象变化是心悸辨证中重要的客观内容，常见的异常脉象如结脉、代脉、促脉、涩脉、迟脉，要仔细体会、掌握其临床意义。临床应结合病史、症状，推断脉症从舍。一般认为，阳盛则促，数为阳热，弱脉虽数、促而沉细、微细，伴有面浮肢肿，动则气短，形寒肢冷，舌淡者，为虚寒之象。阴盛则结，迟而无力为虚，脉象迟、结、代者，一般多属虚寒，其中结脉表示气血凝滞，代脉常为元气虚衰、脏气衰微。凡久病体虚而脉象弦滑搏指者为逆，病情重笃而脉象散乱模糊者为病危之象。

（4）辨病情：对心悸的临床辨证应结合引起心悸原发疾病的诊断，以提高辨证准确性，如功能性心律失常所引起的心悸，常表现为心率快速型心悸，多属心虚胆怯，心神动摇；冠心病心悸，多为气虚血瘀，或由痰瘀交阻而致；风心病引起的心悸，以心脉痹阻为主；病毒性心肌炎引起的心悸，多由邪毒外侵，内舍于心，常呈气阴两虚，瘀阻络脉证。

2. 治疗原则 心悸虚证由脏腑气血阴阳亏虚、心神失养所致者，治当补益气血，调理阴阳，以求气血调畅，阴平阳秘，并配合应用养心安神之品，促进脏腑功能的恢复。心悸实证常因于痰饮、瘀血等所致，治当化痰、涤饮、活血化瘀，并配合应用重镇安神之品，以求邪去正安，心神得宁。临床上心悸表现为虚实夹杂时，当根据虚实之多少，攻补兼施，或以攻邪为主，或以扶正为主。

3. 分证论治（表 9-6、表 9-7）

表 9-6　分证论治

证型	证候	治法	常用方剂	
			方剂及来源	药物组成
心虚胆怯	心悸不宁，善惊易恐，坐卧不安，少寐多梦而易惊醒，食少纳呆，恶闻声响，苔薄白，脉细略数或细弦	镇惊定志养心安神	安神定志丸（《医学心悟》）加减	远志、石菖蒲、茯神、茯苓、朱砂（冲服）、龙齿、党参

续表

证型	证候	治法	常用方剂	
			方剂及来源	药物组成
心脾两虚	心悸气短，头晕目眩，少寐多梦，健忘，面色无华，神疲乏力，纳呆食少，腹胀便溏，舌淡红，脉细弱	补血养心益气安神	归脾汤（《正体类要》）加减	白术、当归、白茯苓、黄芪（炒）、龙眼肉、远志、酸枣仁（炒）、木香、甘草（炙）、人参
阴虚火旺	心悸易惊，心烦失眠，五心烦热，口干，盗汗，思虑劳心则症状加重，伴有耳鸣，腰酸，头晕目眩，舌红少津，苔薄黄或少苔，脉细数	滋阴清火养心安神	黄连阿胶汤（《伤寒论》）加减	黄连、黄芩、芍药、阿胶、鸡子黄
心阳不振	心悸不安，胸闷气短，动则尤甚，面色苍白，形寒肢冷，舌淡苔白，脉虚弱，或沉细无力	温补心阳安神定悸	桂枝甘草龙骨牡蛎汤（《伤寒论》）加减	桂枝（去皮）、甘草（炙）、牡蛎（熬）、龙骨
水饮凌心	心悸，胸闷痞满，渴不欲饮，下肢浮肿，形寒肢冷，伴有眩晕，恶心呕吐，流涎，小便短少，舌淡苔滑或沉细而滑	振奋心阳化气利水	苓桂术甘汤（《金匮要略》）加减	茯苓、桂枝（去皮）、白术、甘草（炙）
心血瘀阻	心悸，胸闷不适，心痛时作，痛如针刺，唇甲青紫，舌质紫暗或有瘀斑，脉涩或结或代	活血化瘀理气通络	桃仁红花煎（《陈素庵妇科补解》）加减	红花、当归、桃仁、香附、延胡索、赤芍、川芎、乳香、丹参、青皮、生地
痰火扰心	心悸时发时止，受惊易作，胸闷烦躁，失眠多梦，口干苦，大便秘结，小便短赤，舌红苔黄腻，脉弦滑	清热化痰宁心安神	黄连温胆汤（《六因条辨》）加减	黄连、竹茹、枳实、半夏、陈皮、甘草、生姜、茯苓

表 9-7　常用中成药

药物名称	功能主治	用法用量	注意事项	不良反应
天王补心丸	具有滋阴、养血、补心安神的功效。用于心阴不足，心悸健忘，失眠多梦，大便干燥	口服，一次8丸，一日3次	1. 本品处方中含朱砂，不宜过量久服，肝肾功能不全者慎用；2. 服用前应除去蜡皮、塑料球壳；本品可嚼服，也可分份吞服	尚不明确
柏子养心丸	具有补气、养血、安神的功效。用于心气虚寒，心悸不宁，失眠多梦，健忘	口服。水蜜丸，一次6g。2～3次/日	忌食辛辣食物。肝阳上亢者不宜服用	尚不明确

药物名称	功能主治	用法用量	注意事项	不良反应
枣仁安神颗粒	具有补心养肝、安神益智的功效。适用于心肝血虚，神经衰弱	开水冲服。一次5g，临睡前服	1. 孕妇慎用； 2. 由于消化不良所导致的睡眠差者忌用； 3. 照用法用量服用，糖尿病患者、小儿应在医师指导下服用； 4. 服药2周症状未缓解，应去医院就诊； 5. 本品过敏者禁用，过敏体质者慎用； 6. 本品性状发生改变时禁止使用； 7. 儿童必须在成人监护下使用； 8. 请将本品放在儿童不能接触的地方； 9. 正在使用其他药品，使用本品前请咨询医师或药师	尚不明确
乌灵胶囊	具有补肾健脑、养心安神的功效。适用于心肾不交所致的失眠、健忘、神疲乏力、腰膝酸软、脉细或沉无力等；神经衰弱见上述证候者	口服，一次3粒，一日3次	1. 忌烟、酒及辛辣、油腻食物； 2. 服药期间要保持情绪乐观，切忌生气恼怒； 3. 有高血压、心脏病、糖尿病、肝病、肾病等慢性病严重者应在医师指导下服用； 4. 孕妇慎用。儿童及年老体弱者应在医师指导下服用； 5. 服药7天症状无缓解，应去医院就诊； 6. 对本品过敏者禁用，过敏体质者慎用； 7. 本品性状发生改变时禁止使用； 8. 儿童必须在成人监护下使用； 9. 请将本品放在儿童不能接触的地方； 10. 如正在使用其他药品，使用本品前请咨询医师或药师	尚不明确
安神补心丸	具有养心安神的功效。用于心血不足、虚火内扰所致的心悸失眠、头晕耳鸣	每15丸重2g，口服，每次15丸，一日3次	1. 忌烟、酒及辛辣、油腻食物； 2. 服药期间要保持情绪乐观，切忌生气恼怒； 3. 感冒发热患者不宜服用； 4. 有高血压、心脏病、肝病、糖尿病、肾病等慢性病严重者应在医师指导下服用； 5. 儿童、孕妇、哺乳期妇女、年老体弱者应在医师指导下服用； 6. 服药7天症状无缓解，应去医院就诊； 7. 对本品过敏者禁用，过敏体质者慎用； 8. 本品性状发生改变时禁止使用； 9. 儿童必须在成人监护下使用； 10. 请将本品放在儿童不能接触的地方； 11. 正在使用其他药品，使用本品前请咨询医师或药师	偶有胃痛、食欲减退等不良反应

续表

药物名称	功能主治	用法用量	注意事项	不良反应
益心宁神片	具有补气生津、养心安神的功效。用于心气不足、心阴亏虚所致的失眠多梦、心悸、记忆力减退；神经衰弱见上述证候者	口服，一次5片（小片），一次3片（大片），一日3次	1.服本药时不宜同时服用藜芦、五灵脂、皂荚或其制剂；不宜喝茶和吃萝卜，以免影响药力； 2.本品宜餐后服； 3.服本品一周后症状未见改善，或症状加重者，应立即停药并去医院就诊； 4.对本品过敏者禁用，过敏体质者慎用； 5.本品性状发生改变时禁止使用； 6.儿童必须在成人监护下使用； 7.请将本品放在儿童不能接触的地方； 8.如正在使用其他药品，使用本品前请咨询医师或药师	尚不明确
灯盏生脉胶囊	具有益气养阴、活血健脑的功效。用于气阴两虚、瘀阻脑络引起的胸痹心痛、中风后遗症，症见痴呆、健忘、手足麻木；冠心病、心绞痛、缺血性心脑血管疾病、高脂血症见上述证候者	口服，一次2粒，一日3次。两个月为一疗程，疗程可连续。巩固疗效或预防复发，一次1粒，一日3次，饭后30分钟服用	尚不明确	尚不明确
六味安神胶囊	具有滋阴清心、化痰安神的功效。用于失眠症，中医辨证属阴虚火旺夹痰证者，症见失眠，心烦，心悸，易汗，口干少津，健忘，胸脘痞闷，舌红苔腻，脉细滑数等	口服。一次3粒，一日3次。疗程为4周	尚不明确	用药后个别患者出现轻、中度胃脘部嘈杂，胃脘作胀，腹泻，泻下水样便等
参芪五味子片	具有健脾益气、宁心安神的功效。用于气血不足、心脾两虚所致的失眠、多梦、健忘、乏力、心悸、气短、自汗	口服，一次3～5片，一日3次	1.忌不易消化食物； 2.感冒发热患者不宜服用； 3.有高血压、心脏病、肝病、糖尿病、肾病等慢性病严重者应在医师指导下服用； 4.儿童、孕妇、哺乳期妇女应在医师指导下服用； 5.服药4周症状无缓解，应去医院就诊； 6.对本品过敏者禁用，过敏体质者慎用； 7.本品性状发生改变时禁止使用； 8.儿童必须在成人监护下使用； 9.请将本品放在儿童不能接触的地方； 10.如正在使用其他药品，使用本品前请咨询医师或药师	尚不明确

续表

药物名称	功能主治	用法用量	注意事项	不良反应
七叶神安片	具有益气安神、活血止痛的功效。用于心气不足、心血瘀阻所致的心悸、失眠、胸痛、胸闷	口服。一次50～100mg，一日3次；饭后服或遵医嘱	1. 忌烟、酒及辛辣、油腻食物； 2. 服药期间要保持情绪乐观，切忌生气恼怒； 3. 感冒发热患者不宜服用； 4. 有高血压、心脏病、肝病、糖尿病、肾病等慢性病严重者应在医师指导下服用； 5. 儿童、孕妇、哺乳期妇女、年老体弱者应在医师指导下服用； 6. 服药7天症状无缓解，应去医院就诊； 7. 对本品过敏者禁用，过敏体质者慎用； 8. 本品性状发生改变时禁止使用； 9. 儿童必须在成人监护下使用； 10. 请将本品放在儿童不能接触的地方； 11. 如正在使用其他药品，使用本品前请咨询医师或药师	尚不明确
朱砂安神丸	具有养血益气、镇惊安神的功效。用于胸中烦闷，心悸不宁，失眠多梦	口服，一次1丸，一日1～2次	尚不明确	尚不明确

（三）预防调护

养成健康的生活习惯，保持情志调畅，饮食有节，避免外感六淫邪气，增强体质等，是预防本病的关键。积极治疗胸痹心痛、痰饮、肺胀、喘证及痹病等，对预防和治疗心悸发作具有重要意义。

心悸患者应保持精神乐观，情绪稳定，坚持治疗，坚定信心。应避免惊恐刺激及忧思恼怒等。生活作息要有规律。饮食有节，宜进食营养丰富而易消化吸收的食物，宜低脂、低盐饮食，忌烟酒、浓茶。轻症可从事适当体力活动，以不觉劳累、不加重症状为度，避免剧烈活动。重症心悸应卧床休息，还应及早发现变证、坏病先兆症状，做好急救准备。

二、胸痹心痛

胸痹心痛是由于正气亏虚，饮食、情志、寒邪等所引起的以痰浊、瘀血、气滞、寒凝痹阻心脉，以膻中或左胸部发作性憋闷、疼痛为主要临床表现的一种病证。轻者偶发短暂轻微的胸部沉闷或隐痛，或为发作性膻中或左胸含糊不清的不适感；重者疼痛剧烈，或呈压榨样绞痛。常伴有心悸，气短，呼吸不畅，甚至喘促，惊恐不安，面色苍白，冷汗自出等。多由劳累、饱餐、寒冷及情绪激动而诱发，亦可无明显诱因或安静时发病，相当于西医的缺血性心脏病心绞痛，胸痹心痛重症（即真心痛）相当于西医学的缺血性心脏病心肌梗死。

胸痹心痛是威胁中老年人生命健康的重要心系疾病之一，随着现代社会生活方式及饮食结构的改变，发病有逐渐增加的趋势，因而本病越来越引起人们的重视。由于本病表现为本虚标实，有着复杂的临床表现及病理变化，而中医药治疗从整体出发，具有综合作用的优势，因而受到广泛的关注。

（一）病因病机

1. 多发于中老年人 年过半百，肾气渐衰。肾阳虚衰则不能鼓动五脏之阳，引起心气不足或心阳不振，血脉失于阳之温煦、气之鼓动，则气血运行滞涩不畅，发为心痛；若肾阴亏虚，则不能滋养五脏之阴，阴亏则火旺，灼津为痰，痰热上犯于心，心脉痹阻，则为心痛。

2. 饮食不当 恣食肥甘厚味或经常饱餐过度，日久损伤脾胃，运化失司，酿湿生痰，上犯心胸，清阳不展，气机不畅，心脉痹阻，遂成本病；或痰郁化火，火热又可炼液为痰，灼血为瘀，痰瘀交阻，痹阻心脉而成心痛。

3. 情志失调 忧思伤脾，脾虚气结，运化失司，津液不行输布，聚而为痰，痰阻气机，气血运行不畅，心脉痹阻，发为胸痹心痛。或郁怒伤肝，肝郁气滞，郁久化火，灼津成痰，气滞痰浊痹阻心脉，而成胸痹心痛。沈金鳌《杂病源流犀烛·心病源流》认为七情除"喜之气能散外，余皆足令心气郁结而为痛也"。由于肝气通于心气，肝气滞则心气涩，所以七情太过，是引发本病的常见原因。

4. 寒邪内侵 素体阳虚，胸阳不振，阴寒之邪乘虚而入，寒凝气滞，胸阳不展，血行不畅，而发本病。《飞素问·举痛论》曰："寒气入经而稽迟，泣而不行，客于脉外则血少，客于脉中则气不通，故卒然而痛。"《诸病源候论·心腹痛病诸候》曰："心腹痛者，由腑脏虚弱，风寒客于其间故也。"《医门法律·中寒门》云："胸痹心痛，然总因阳虚，故阴得乘之。"阐述了本病由阳虚感寒而发作，故天气变化、骤遇寒凉而诱发胸痹心痛。

胸痹心痛的病机关键在于外感或内伤引起心脉痹阻，其病位在心，但与肝、脾、肾三脏功能的失调有密切的关系。因心主血脉的正常功能，有赖于肝主疏泄，脾主运化，肾藏精主水等功能正常。其病性有虚实两方面，常常为本虚标实，虚实夹杂，虚者多见气虚、阳虚、阴虚、血虚，尤以气虚、阳虚多见；实者不外气滞、寒凝、痰浊、血瘀，并可交互为患，其中又以血瘀、痰浊多见。但虚实两方面均以心脉痹阻不畅，不通则痛为病机关键。发作期以标实表现为主，血瘀、痰浊为突出，缓解期主要有心、脾、肾、气血阴阳之亏虚，其中又以心气虚、心阳虚最为常见。以上病因病机可同时并存，交互为患，病情进一步发展，可见下述病变：瘀血闭阻心脉，心胸猝然大痛，而发为真心痛；心阳阻遏，心气不足，鼓动无力，而表现为心动悸，脉结代，甚至脉微欲绝；心肾阳衰，水邪泛滥，凌心射肺而为咳喘、水肿，多为病情深重的表现，要注意结合有关病种相互参照，辨证论治。

（二）辨证论治

1. 辨证思路

（1）辨疼痛部位：局限于胸膺部位，多为气滞或血瘀；放射至肩背、咽喉、脘腹、甚至臂属、手指者，为痹阻较著；胸痛彻背、背痛彻心者，多为寒凝心脉或阳气暴脱。

（2）辨疼痛性质：此为辨别胸痹心痛的寒热虚实、在气在血的主要参考，临证时再结合其他症状、脉象而做出准确判断。属寒者，疼痛如绞，遇寒则发，或得冷加剧；属热者，胸闷、灼痛，得热痛甚；属虚者，痛势较缓，其痛绵绵或隐隐作痛，喜揉喜按；属实者，痛势较剧，其痛如刺、如绞；属气滞者，闷重而痛轻；属血瘀者，痛如针刺，痛有定处。

（3）辨疼痛程度：疼痛持续时间短暂，瞬间即逝者多轻，持续不止者多重，若持续数小时甚至数日不休者常为重病或危候。一般疼痛发作次数与病情轻重程度呈正比，即偶发者轻，频发者重。但亦有发作次数不多而病情较重的情况，必须结合临床表现，具体分析判断。若疼痛遇劳发作，休息或服药后能缓解者为顺证，若服药后难以缓解者常为危候。

2. 治疗原则

针对本病本虚标实，虚实夹杂，发作期以标实为主，缓解期以本虚为主的病机特点，其治疗应补其不足，泻其有余。本虚宜补，权衡心之气血阴阳之不足，有无兼见肝、脾、肾脏之亏虚，调阴阳补气血，调整脏腑之偏衰，尤应重视补心气、温心阳；标实当泻，针对气滞、血瘀、寒凝、痰浊而理气、活血、温通、化痰，尤重活血通络、理气化痰。补虚与祛邪的目的都在于使心脉气血流通，通则不痛，故活血通络法在不同的证型中可视病情，随证配合。由于本病多为虚实夹杂，故要做到补虚勿忘邪实，祛实勿忘本虚，权衡标本虚实之多少，确定补泻法度之适宜。同时，在胸痹心痛的治疗中，尤其在真心痛的治疗时，在发病的前三四天内，警惕并预防脱证的发生，对减少死亡率，提高治愈率更为重要。必须辨清证候之顺逆，一旦发现脱证之先兆，如疼痛剧烈，持续不解，四肢厥冷，自汗淋漓，神萎或烦躁，气短喘促，脉或速、或迟、或结、或代、或脉微欲绝等必须尽早使用益气固脱之品，并中西医结合救治。

3. 分证论治（表9-8、表9-9）

表9-8　分证论治

证型	证候	治法	常用方剂	
			方剂及来源	药物组成
寒凝心脉	猝然心痛如绞，或心痛彻背，背痛彻心，或感寒痛甚，心悸气短，形寒肢冷，冷汗自出，苔薄白，脉沉紧或促。多因气候骤冷或感寒而发病或加重	温经散寒活血通痹	当归四逆汤（《伤寒论》）加减	当归、桂枝、芍药、细辛、通草、大枣（8枚）、炙甘草

续表

证型	证候	治法	常用方剂	
			方剂及来源	药物组成
气滞心胸	心胸满闷不适，隐痛阵发，痛无定处，时欲太息，遇情志不遂时容易诱发或加重，或兼有脘腹胀闷，得嗳气或矢气则舒，苔薄或薄腻，脉细弦	疏调气机和血舒脉	柴胡疏肝散（《景岳全书》）加减	陈皮（醋炒）、柴胡、川芎、香附、枳壳（麸炒）、芍药、甘草（炙）
痰浊闭阻	胸闷重而心痛轻，形体肥胖，痰多气短，遇阴雨天而易发作或加重，伴有倦怠乏力，纳呆便溏，口黏，恶心，咯吐痰涎，苔白腻或白滑，脉滑	通阳泄浊豁痰开结	瓜蒌薤白半夏汤（《金匮要略》）加减	栝蒌实、薤白、半夏、白酒
瘀血痹阻	心胸疼痛剧烈，如刺如绞，痛有定处，甚则心痛彻背，背痛彻心，或痛引肩背，伴有胸闷，日久不愈，可因暴怒而加重，舌质暗红，或紫暗，有瘀斑，舌下瘀筋，苔薄，脉涩或结、代、促	活血化瘀通脉止痛	血府逐瘀汤（《医林改错》）加减	桃仁、红花、当归、生地黄、牛膝、川芎、桔梗、赤芍、枳壳、甘草、柴胡
心气不足	心胸阵阵隐痛，胸闷气短，动则益甚，心中动悸，倦怠乏力，神疲懒言，面色㿠白，或易出汗，舌质淡红，舌体胖且边有齿痕，苔薄白，脉细缓或结代	补养心气鼓动心脉	保元汤（《博爱心鉴》）加减	人参、黄芪、甘草、肉桂
心阴亏损	心胸疼痛时作，或灼痛，或隐痛，心悸怔忡，五心烦热，口燥咽干，潮热盗汗，舌红少泽，苔薄或剥，脉细数或结代	滋阴清热养心安神	天王补心丹（《校注妇人良方》）加减	酸枣仁、柏子仁、当归、天冬、麦冬、生地、人参、丹参、玄参、云苓、五味子、远志肉、桔梗
心阳不振	胸闷或心痛较著，气短，心悸怔忡，自汗，动则更甚，神倦怯寒，面色㿠白，四肢欠温或肿胀，舌质淡胖，苔白腻，脉沉细迟	补益阳气温振心阳	参附汤（《圣济总录》）合桂枝甘草汤（《伤寒论》）加减	人参、附子（炮，去皮、脐）青黛、桂枝、甘草

表 9-9 常用中成药

药物名称	功能主治	用法用量	注意事项	不良反应
麝香保心丸	用于气滞血瘀所致的胸痹，症见心前区疼痛、固定不移；心肌缺血所致的心绞痛、心肌梗死见上述证候者	口服。一次1～2丸，一日3次；或症状发作时服用	1.过敏体质者慎用；2.药品性状发生改变时禁止使用；3.请将此药品放在儿童不能接触的地方	本品舌下含服者偶有麻舌感
救心丸	具有益气活血、化痰通络的功效。用于痰浊瘀血痹阻心脉而致的胸痹心痛、胸闷、短气、心悸、怔忡等	1.舌下含服或口服，一次1～2粒，一日2次；2.成人：轻、中度症状者，每次2粒，每日3次；重症者，酌情增量至每次4粒，每日3次，每日用量12粒为限。早、晚饭后及睡前用温开水送服	1.请遵照规定的用法、用量；2.孕妇、正就医治疗者、对药物过敏及重度心功能不全者服用前请遵医嘱；3.本药含口中或咬碎后，舌头会有麻痹感。如在服用过程中发生过敏，请暂时停药并立即就医	在临床研究中发现个别患者服药后出现口干、头晕、腹泻、腹部轻度不适、心慌等

续表

药物名称	功能主治	用法用量	注意事项	不良反应
冠心苏合滴丸	具有理气宽胸、止痛的功效。用于心绞痛，胸闷憋气	含服或口服，一次10～15丸，一日3次，或遵医嘱	孕妇禁用	尚不明确
丹参舒心胶囊	具有活血化瘀、镇静安神的功效。用于冠心病引起的心绞痛、胸闷及心悸等	口服，一次1～2粒，一日3次	尚不明确	尚不明确
丹参片	具有活血化瘀的功效。用于瘀血闭阻所致的胸痹，症见胸部疼痛、痛处固定、舌质紫暗；冠心病、心绞痛见上述证候者	口服，一次3～4片，一日3次	1. 孕妇及过敏体质者慎用；2. 忌食生冷、辛辣、油腻之物；3. 药品性状发生改变时禁止使用；4. 请将此药品放在儿童不能接触的地方	尚不明确
银丹心脑通软胶囊	具有活血化瘀、行气止痛、消食化滞的功效。用于气滞血瘀引起的胸痹，症见胸痛、胸闷、气短、心悸等；冠心病、心绞痛、高脂血症、脑动脉硬化、中风、中风后遗症见上述症状者	口服，一次2～4粒，一日3次	尚不明确	尚不明确
心脑宁胶囊	具有活血行气、通络止痛的功效。用于气滞血瘀的胸痹，头痛、眩晕，症见胸闷刺痛、心悸不宁，头晕目眩等，以及冠心病、脑动脉硬化见上述症状者	口服，一次2～3粒，一日3次	孕妇忌服	尚不明确
血府逐瘀颗粒	具有活血祛瘀、行气止痛的功效。用于瘀血内阻，头痛或胸痛，内热瞀闷，失眠多梦，心悸怔忡，急躁善怒	开水冲服，一次1袋，一日3次	忌食辛冷	尚不明确
心可舒丸	具有活血化瘀、行气止痛的功效。用于气滞血瘀型冠心病引起的胸闷、心绞痛、高血压、头晕、头痛、颈项疼痛及心律失常、高血脂等症	口服，一次8丸，一日3次，或遵医嘱	尚不明确	尚不明确
地奥心血康片	具有活血化瘀、行气止痛、扩张冠脉血管、改善心肌缺血的功效。用于预防和治疗冠心病、心绞痛及瘀血内阻之胸痹、眩晕、气短、心悸、胸闷或胸痛等病症	口服，一次1～2片，一日3次	偶有头晕、头痛，可自行缓解。极少数病例空腹服用有胃肠道不适	偶有头晕、头痛，可自行缓解。极少数病例空腹服用有胃肠道不适

续表

药物名称	功能主治	用法用量	注意事项	不良反应
利脑心片	具有活血祛瘀、行气化痰、通络止痛的功效。用于治疗气滞血瘀，痰浊阻络，胸痹刺痛、绞痛、固定不移，入夜更甚，心悸不宁，头昏头痛，以及冠心病、心肌梗死、脑动脉硬化、脑血栓等见上述证候者	口服，一次3片，一日3次，饭后服用	尚不明确	尚不明确
复方丹参片	具有活血化瘀、理气止痛的功效。用于气滞血瘀所致的胸痹，症见胸闷、心前区刺痛；冠心病、心绞痛见上述证候者	口服。一次3片，一日3次	孕妇慎用	尚不明确

（三）预防调护

调情志，慎起居，适寒温，饮食调治是预防与调摄的重点。情志异常可导致脏腑失调，气血紊乱，尤其与心病关系较为密切。《灵枢·口问》云："悲哀愁忧则心动。"后世进而认为"七情之由作心痛"，故防治本病必须高度重视精神调摄，避免过于激动或喜怒忧思无度，保持心情平静愉快。气候的寒暑晴雨变化对本病的发病亦有明显影响，《诸病源候论·心痛病诸候》记载："心痛者，风凉邪气乘于心也。"故本病慎起居，适寒温，居处必须保持安静、通风。饮食调摄方面，不宜过食肥甘，应戒烟，少饮酒，宜低盐饮食，多吃水果及富含纤维食物，保持大便通畅，饮食宜清淡，食勿过饱。发作期患者应立即卧床休息，缓解期要注意适当休息，坚持力所能及的活动，做到动中有静，保证充足的睡眠。发病时医护人员还应加强巡视，观察舌脉、体温、呼吸、血压及精神情志变化，做好各种抢救设备及药物准备，必要时给予吸氧、心电监护及保持静脉通道。

三、不寐

不寐是由于情志、饮食内伤，病后及年迈，禀赋不足，心虚胆怯等病因，引起心神失养或心神不安，从而导致经常不能获得正常睡眠为特征的一类病证。主要表现为睡眠时间深度的不足及不能消除疲劳、恢复体力与精力，轻者入睡困难，或寐而不酣，时寐时醒，或醒后不能再寐，重则彻夜不寐。本病相当于西医学的神经官能症、更年期综合征等。

不寐是临床常见病证之一，虽不属于危重疾病，但常妨碍人们正常生活、工作、学习和健康，并能加重或诱发心悸、胸痹、眩晕、头痛、中风病等病证。顽固性的失眠，给患者带来长期的痛苦，甚至形成对安眠药物的依赖，而长期服用安眠药物又可引起医源性疾病。中医药通过调整人体脏腑气血阴阳的功能，常能明显改善睡眠状况，且不引起药物依赖及医源性疾患，因而颇受欢迎。

（一）病因病机

1. 情志所伤　或由情志不遂，肝气郁结，肝郁化火，邪火扰动心神，心神不安而不寐。或由五志过极，心火内炽，心神扰动而不寐。或由思虑太过，损伤心脾，心血暗耗，神不守舍，脾虚生化乏源，营血亏虚，不能奉养心神，即《类证治裁·不寐》曰："思虑伤脾，脾血亏损，经年不寐。"

2. 饮食不节　脾胃受损，宿食停滞，壅遏于中，胃气失和，阳气浮越于外而卧寐不安，如《张氏医通·不得卧》云："脉滑数有力不得卧者，中有宿滞痰火，此为胃不和则卧不安也。"或由过食肥甘厚味，酿生痰热，扰动心神而不眠。或由饮食不节，脾胃受伤，脾失健运，气血生化不足，心血不足，心失所养而失眠。

3. 病后、年迈久病血虚　产后失血，年迈血少等，引起心血不足，心失所养，心神不安而不寐。正如《景岳全书·不寐》所说："无邪而不寐者，必营气之不足也，营主血，血虚则无以养心，心虚则神不守舍。"

4. 禀赋不足　心虚胆怯素体阴盛，兼因房劳过度，肾阴耗伤，不能上奉于心，水火不济，心火独亢；或肝肾阴虚，肝阳偏亢，火盛神动，心肾失交而神志不宁。如《景岳全书·不寐》所说："真阴精血不足，阴阳不交，而神有不安其室耳。"亦有因心虚胆怯，暴受惊恐，神魂不安，以致夜不能寐或寐而不酣，如《杂病源流犀烛·不寐多寐源流》所说："有心胆惧怯，触事易惊，梦多不祥，虚烦不寐者。"

综上所述，失眠的病因虽多，但以情志、饮食或气血亏虚等内伤病因居多，由这些病因引起心、肝、胆、脾、胃、肾的气血失和，阴阳失调，其基本病机以两方面为主，一是心血虚、胆虚、脾虚、肾阴亏虚而致心失所养，二是由心火偏亢、肝郁、痰热、胃失和降而致心神不安。其病位在心，但与肝、胆、脾、胃、肾关系密切。失眠虚证多由心脾两虚，心虚胆怯，阴虚火旺，引起心神失养所致。失眠实证则多由心火炽盛，肝郁化火，痰热内扰，引起心神不安所致。但失眠久病可表现为虚实兼夹，或为瘀血所致，故清代王清任用血府逐瘀汤治疗。

（二）辨证论治

1. 辨证思路

（1）辨脏腑：失眠的主要病位在心，由于心神失养或不安，神不守舍而失眠，但与肝、胆、脾、胃、肾的阴阳气血失调相关。如急躁易怒而失眠，多为肝火内扰；遇事易惊，多梦易醒，多为心胆气虚；面色少华，肢倦神疲而失眠，多为脾虚不运，心神失养；嗳腐吞酸，脘腹胀满而失眠，多为胃腑宿食，心神被扰；胸闷，头重目眩，多为痰热内扰心神；心烦心悸，头晕健忘而失眠，多为阴虚火旺，心肾不交，心神不安等。

（2）辨虚实：失眠虚证，多属阴血不足，心失所养，临床特点为体质瘦弱，面色无华，神疲懒言，心悸健忘，多因脾失运化，肝失藏血，肾失藏精所致。实证为火盛扰

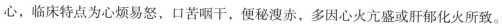

心，临床特点为心烦易怒，口苦咽干，便秘溲赤，多因心火亢盛或肝郁化火所致。

2. 治疗原则 在补虚泻实，调整脏腑气血阴阳的基础上辅以安神定志是本病的基本治疗方法。实证宜泻其有余，如疏肝解郁，降火涤痰，消导和中。虚证宜补其不足，如益气养血、健脾、补肝、益肾。实证日久，气血耗伤，亦可转为虚证，虚实夹杂者，治宜攻补兼施。安神定志法的使用要结合临床，分别选用养血安神、镇惊安神、清心安神等具体治法，并注意配合精神治疗，以消除紧张焦虑，保持精神舒畅。

3. 分证论治（表 9-10、表 9-11）

表 9-10　分证论治

证型	证候	治法	常用方剂	
			方剂及来源	药物组成
心火偏亢	心烦不寐，躁扰不宁，怔忡，口干舌燥，小便短赤，口舌生疮，舌尖红，苔薄黄，脉细数	清心泻火宁心安神	朱砂安神丸（《医学发明》）加减	朱砂、黄连、炙甘草、生地黄、当归
肝郁化火	急躁昂怒，不寐多梦，甚至彻夜不眠，伴有头晕头胀，目赤耳鸣，口干而苦，便秘溲赤，舌红苔黄，脉弦而数	清肝泻火镇心安神	龙胆泻肝汤（《医方集解》）加减	龙胆草、黄芩、山栀子、泽泻、木通、车前子、当归、生地黄、柴胡、生甘草
痰热内扰	不寐，胸闷心烦，泛恶，嗳气，伴有头重目眩，口苦，舌红，苔黄腻，脉滑数	清化痰热和中安神	黄连温胆汤（《六因条辨》）加减	黄连、竹茹、枳实、半夏、陈皮、甘草、生姜、茯苓
胃气失和	不寐，脘腹胀满，胸闷嗳气，嗳腐吞酸，或见恶心呕吐，大便不爽，舌苔腻，脉滑	和胃化滞宁心安神	保和丸（《丹溪心法》）加减	山楂、神曲、半夏、陈皮、茯苓、莱菔子、连翘
阴虚火旺	心烦不寐，心悸不安，腰酸足软，伴头晕，耳鸣，健忘，遗精，口干津少，五心烦热，舌红少苔，脉细而数	滋阴降火清心安神	六味地黄丸（《小儿药证直诀》）合黄连阿胶汤（《伤寒论》）加减	熟地黄、酒萸肉、山药、牡丹皮、茯苓、泽泻、黄连、黄芩、芍药、鸡子黄、阿胶
心脾两虚	多梦易醒，心悸健忘，神疲食少，头晕目眩，伴有四肢倦怠，面色少华，舌淡苔薄，脉细无力	补益心脾养心安神	归脾汤（《正体类要》）加减	白术、当归、白茯苓、黄芪（炒）、龙眼肉、远志、酸枣仁（炒）、木香、甘草（炙）、人参
心胆气虚	心烦不寐，多梦易醒，胆怯心悸，触事易惊，伴有气短自汗，倦怠乏力，舌淡，脉弦细	益气镇惊安神定志	安神定志丸（《医学心悟》）合酸枣仁汤（《金匮要略》）加减	茯苓、茯神、党参、石菖蒲、远志、龙齿、朱砂、酸枣仁、茯苓、知母、川芎、甘草

表 9.11　常用中成药

药物名称	功能主治	用法用量	注意事项	不良反应
天王补心丸	具有滋阴养血、补心安神的功效。用于心阴不足，心悸健忘，失眠多梦，大便干燥	口服，水蜜丸一次 6g，小蜜丸一次 9g，大蜜丸一次 1 丸，一日 2 次	1. 本品处方中含朱砂，不宜过量久服，肝肾功能不全者慎用； 2. 服用前应除去蜡皮、塑料球壳；本品可嚼服，也可分份服用	尚不明确
柏子养心丸	具有补气、养血、安神的功效。用于心气虚寒，心悸易惊，失眠多梦，健忘	口服，一次 1 丸，一日 2 次	尚不明确	尚不明确
枣仁安神颗粒	具有补心安神的功效。用于失眠、头晕，健忘	开水冲服，一次 5g，临睡前服	1. 孕妇慎用； 2. 由于消化不良所导致的睡眠差者忌用； 3. 按照用法用量服用，糖尿病患者、小儿应在医师指导下服用； 4. 服药 2 周症状未缓解，应去医院就诊； 5. 对本品过敏者禁用，过敏体质者慎用； 6. 药品性状发生改变时禁止服用； 7. 儿童必须在成人的监护下使用； 8. 请将此药品放在儿童不能接触的地方； 9. 如正在服用其他药品，使用本品前请咨询医师或药师	尚不明确
乌灵胶囊	用于心肾不交所致的失眠、健忘、心悸心烦、神疲乏力、腰膝酸软、头晕耳鸣、少气懒言、脉细或沉无力；神经衰弱见上述证候者	口服，一次 3 粒，一日 3 次	1. 忌烟、酒及辛辣、油腻食物； 2. 服药期间要保持情绪乐观，切忌生气恼怒； 3. 有高血压、心脏病、糖尿病、肝病、肾病等慢性病严重者应在医师指导下服用； 4. 孕妇慎用，儿童及年老体弱者应在医师指导下服用； 5. 服药 7 天症状无缓解，应去医院就诊； 6. 对本品过敏者禁用，过敏体质者慎用； 7. 本品性状发生改变时禁止使用； 8. 儿童必须在成人监护下使用； 9. 请将本品放在儿童不能接触的地方； 10. 如正在使用其他药品，使用本品前请咨询医师或药师； 11. 监测报告显示，在病例中有心悸的不良反应报告，但关联性尚待进一步确认	2004 年 6 月至 2015 年 3 月期间收集到 576 例不良反应，有恶心、腹泻、呕吐、腹痛、胃不适、口干、肠胃气胀、皮疹、瘙痒、嗜睡、乏力、头晕等

（三）预防调护

养成良好的生活习惯，如按时睡觉，不经常熬夜，睡前不饮浓茶、咖啡和抽烟等，保持心情愉快及加强体质锻炼等对失眠的防治有重要作用。

本病因属心神病变，故尤应注意精神调摄，做到喜恶有节，解除忧思焦虑，保持精神舒畅；养成良好的生活习惯，并改善睡眠环境，劳逸结合等，对于提高治疗失眠的效果，改善体质及提高工作、学习效率，均有促进作用。

第三节 脑系疾病

一、眩晕

眩晕是由于情志、饮食内伤、体虚久病、失血劳倦及外伤、手术等病因，引起风、火、痰、瘀上扰清空或精亏血少，清窍失养为基本病机，以头晕、眼花为主要临床表现的一类病证。眩即眼花，晕是头晕，两者常同时并见，故统称为"眩晕"，其轻者闭目可止，重者如坐车船，旋转不定，不能站立，或伴有恶心、呕吐、汗出、面色苍白等症状。本病相当于西医学中的高血压、低血压、低血糖、贫血、梅尼埃病、脑动脉硬化、椎–基底动脉供血不足、神经衰弱等病。

眩晕为临床常见病证，多见于中老年人，亦可发于青年人。本病可反复发作，妨碍正常工作及生活，严重者可发展为中风、厥证或脱证而危及生命。临床上用中医中药防治眩晕，对控制眩晕的发生、发展具有较好疗效。

（一）病因病机

1. 情志内伤 素体阳盛，加之恼怒过度，肝阳上亢，阳升风动，发为眩晕；或因长期忧郁恼怒，气郁化火，使肝阴暗耗，肝阳上亢，阳升风动，上扰清空，发为眩晕。

2. 饮食不节 损伤脾胃，脾胃虚弱，气血生化无源，清窍失养而作眩晕；或嗜酒肥甘，饥饱劳倦，伤于脾胃，健运失司，以致水谷不化精微，聚湿生痰，痰湿中阻，浊阴不降，引起眩晕。

3. 外伤、手术头部外伤或手术后 气滞血瘀，痹阻清窍，发为眩晕。

4. 体虚、久病、失血、劳倦过度 肾为先天之本，藏精生髓，若先天不足，肾精不充，或者年老肾亏，或久病伤肾，或房劳过度，导致肾精亏虚，不能生髓，而脑为髓之海，髓海不足，上下俱虚，而发生眩晕。或肾阴素亏，肝失所养，以致肝阴不足，阴不制阳，肝阳上亢，发为眩晕。大病久病或失血之后，虚而不复，或劳倦过度，气血衰少，气血两虚，气虚则清阳不展，血虚则脑失所养，皆能发生眩晕。

本病病位在清窍，由气血亏虚、肾精不足致脑髓空虚，清窍失养，或肝阳上亢、痰火上逆、瘀血阻窍而扰动清窍发生眩晕，与肝、脾、肾三脏关系密切。眩晕的病性以虚者居多，故张景岳谓"虚者居其八九"，如肝肾阴虚，肝风内动；气血亏虚，清窍失养；肾精亏虚，脑髓失充。眩晕实证多由痰浊阻遏，升降失常，痰火气逆，上犯清窍，瘀血停着，痹阻清窍而成。眩晕的发病过程中，各种病因病机，可以相互影响，相互转化，形成虚实夹杂；或阴损及阳，阴阳两虚。肝风、痰火上扰清窍，进一步发展可上蒙清窍，阻滞经络，而形成中风；或突发气机逆乱，清窍暂闭或失养，而引起晕厥。

（二）辨证论治

1. 辨证思路

（1）辨脏腑：眩晕病位虽在清窍，但与肝、脾、肾三脏功能失常关系密切。肝阴不足，肝郁化火，均可导致肝阳上亢，其眩晕兼见头胀痛、面潮红等症状。脾虚气血生化乏源，眩晕兼有纳呆、乏力、面色㿠白等；脾失健运，痰湿中阻，眩晕兼见纳呆、呕恶、头重、耳鸣等；肾精不足之眩晕，多兼腰酸腿软、耳鸣如蝉等。

（2）辨虚实：眩晕以虚证居多，挟痰挟火亦兼有之；一般新病多实，久病多虚，体壮者多实，体弱者多虚，呕恶、面赤、头胀痛者多实，体倦乏力、耳鸣如蝉者多虚；发作期多实，缓解期多虚。病久常虚中夹实，虚实夹杂。

（3）辨体质：面白而肥多为气虚多痰，面黑而瘦多为血虚有火。

（4）辨标本：眩晕以肝肾阴虚、气血不足为本，风、火、痰、瘀为标。其中阴虚多见咽干口燥，五心烦热，潮热盗汗，舌红少苔，脉弦细数；气血不足则见神疲倦怠，面色不华，爪甲不荣，纳差食少，舌淡嫩，脉细弱。标实又有风性主动，火性上炎，痰性黏滞，瘀性留著之不同，要注意辨别。

2. 治疗原则
眩晕的治疗原则主要是补虚而泻实，调整阴阳。虚证以肾精亏虚、气血衰少居多，精虚者填精生髓，滋补肝肾；气血虚者宜益气养血，调补脾肾。实证则以潜阳、泻火、化痰、逐瘀为主要治法。

3. 分证论治（表9-12、表9-13）

表9-12 分证论治

证型	证候	治法	常用方剂	
			方剂及来源	药物组成
肝阳上亢	眩晕耳鸣，头痛且胀，遇劳、恼怒加重，肢麻震颤，失眠多梦，急躁易怒，舌红苔黄，脉弦	平肝潜阳滋养肝肾	天麻钩藤饮（《中医内科杂病证治新义》）加减	天麻、钩藤、石决明、山栀、黄芩、桑寄生、川牛膝、夜交藤、益母草、杜仲、朱茯神
肝火上炎	头晕且痛，其势较剧，目赤口苦，胸胁胀痛，烦躁易怒，寐少多梦，小便黄，大便干结，舌红苔黄，脉弦数	清肝泻火清利湿热	龙胆泻肝汤（《医方集解》）加减	龙胆草、黄芩、山栀子、泽泻、木通、车前子、当归、生地黄、柴胡、生甘草
痰浊上蒙	眩晕，头重如蒙，视物旋转，胸闷作恶，呕吐痰涎，食少多寐，苔白腻，脉弦滑	燥湿祛痰健脾和胃	半夏白术天麻汤（《脾胃论》）加减	黄柏、干姜、天麻、苍术、白茯苓、黄芪、泽泻、人参、白术、炒曲、半夏、大麦蘖面、橘皮
瘀血阻窍	眩晕头痛，兼见健忘，失眠，心悸，精神不振，耳鸣耳聋，面唇紫暗，舌瘀点或瘀斑，脉弦涩或细涩	活血化瘀通窍活络	通窍活血汤（《医林改错》）加减	赤芍、川芎、桃仁、红枣（去核）、红花、老葱（切碎）、鲜姜（切碎）、麝香

续表

证型	证候	治法	常用方剂	
			方剂及来源	药物组成
气血亏虚	头晕目眩，动则加剧，遇劳则发，面色㿠白，爪甲不荣，神疲乏力，心悸少寐，纳差食少，便溏，舌淡苔薄白，脉细弱	补养气血健运脾胃	归脾汤（《正体类要》）加减	白术、当归、白茯苓、黄芪（炒）、龙眼肉、远志、酸枣仁（炒）、木香、甘草（炙）、人参
肝肾阴虚	眩晕久发不已，视力减退，两目干色恩涩，少寐健忘，心烦口干，耳鸣，神疲乏力，腰酸膝软，遗精，舌红苔薄，脉弦细	滋养肝肾养阴填精	左归丸（《医学举要》）加减	熟地、山药、山茱萸肉、枸杞、川牛膝、菟丝子、鹿胶、龟甲胶

表 9-13　常用中成药

药物名称	功能主治	用法用量	注意事项	不良反应
松龄血脉康胶囊	具有平肝潜阳、镇心安神的作用。用于肝阳上亢所致的头痛、眩晕、急躁易怒、心悸、失眠；高血压病及原发性高脂血症见上述证候者	口服，一次3粒，一日3次，或遵医嘱	尚不明确	尚不明确
强力定眩片	具有降压、降脂、定眩的功效。用于高血压、动脉硬化、高血脂症及上述诸病引起的头痛、头晕、目眩、耳鸣、失眠等症	口服，一次4～6片，一日3次	尚不明确	尚不明确
清肝降压胶囊	具有清热平肝、补益肝肾的功效。用于高血压病，肝火亢盛、肾阴虚证，症见眩晕、头痛、面红目赤、急躁易怒、口干口苦、腰膝酸软、心悸不寐、耳鸣健忘、便秘溲黄	口服，一次3粒，一日3次，或遵医嘱	尚不明确	尚不明确
清脑降压片	具有平肝潜阳的功效。用于肝阳上亢所致眩晕，症见头昏头晕、项强、血压偏高等	口服，一次4～6片，一日3次	尚不明确	尚不明确

续表

药物名称	功能主治	用法用量	注意事项	不良反应
全天麻片	具有平肝息风的功效。用于肝风上扰所致的眩晕、头痛、肢体麻木	口服，一次2～6片，一日3次	1.忌生冷及油腻难消化的食物； 2.服药期间要保持情绪乐观，切忌生气恼怒； 3.有高血压、心脏病、肝病、糖尿病、肾病等慢性病严重者应在医师指导下服用； 4.儿童、孕妇、哺乳期妇女、年老体弱者应在医师指导下服用； 5.眩晕、头痛症状严重者应及时去医院就诊； 6.服药3天症状无缓解，应去医院就诊； 7.对本品过敏者禁用，过敏体质者慎用； 8.本品性状发生改变时禁止使用； 9.儿童必须在成人监护下使用； 10.请将本品放在儿童不能接触的地方； 11.如正在使用其他药品，使用本品前请咨询医师或药师	尚不明确
天麻钩藤颗粒	具有平肝息风、清热安神的功效。用于肝阳上亢所引起的头痛、眩晕、耳鸣、眼花、震颤、失眠；高血压见上述证候者	开水冲服，一次1袋，一日3次，或遵医嘱	尚不明确	尚不明确
消眩止晕片	具有豁痰、化瘀、平肝的功效。用于脑动脉硬化患者因肝阳挟痰瘀上扰所致眩晕症	口服，一次5片，一日3次，4周为一疗程	遵医嘱	尚不明确
平眩胶囊	具有滋补肝肾、平肝潜阳的功效。用于肝肾不足、肝阳上扰所致眩晕、头昏、心悸耳鸣、失眠多梦、腰膝酸软	口服，一次2～4粒，一日3次；或遵医嘱	服药后两小时内忌食鱼、酸冷食物	尚不明确

（三）预防调护

患者的病室应保持安静、舒适，避免噪声，光线柔和。保证充足的睡眠，注意劳逸结合。保持心情愉快，增强战胜疾病的信心。饮食以清淡易消化为宜，多吃蔬菜、水果，忌烟酒、油腻、辛辣之品，少食海腥发物，虚证眩晕者可配合食疗，加强营养。眩晕发作时应卧床休息，闭目养神，少作或不作旋转、弯腰等动作，以免诱发或加重病情。重症患者要密切注意血压、呼吸、神志、脉搏等情况，以便及时处理。

二、中风

中风病是由于正气亏虚，饮食、情志、劳倦内伤等引起气血逆乱，产生风、火、痰、瘀，导致脑脉痹阻或血溢脑脉之外为基本病机，以突然昏仆、半身不遂、口舌㖞斜、言语謇涩或不语、偏身麻木为主要临床表现的病证。根据脑髓神机受损程度的不同，有中经络、中脏腑之分，有相应的临床表现。本病多见于中老年人。本病相当于西医学的脑血管病。

本病四季皆可发病，但以冬、春两季最为多见。中风病严重危害着人类健康，死亡率高，致残率高。

（一）病因病机

1. 积损正衰　"年四十而阴气自半，起居衰矣。"年老体弱，或久病气血亏损，脑脉失养。气虚则运血无力，血流不畅，而致脑脉瘀滞不通；阴血亏虚则阴不制阳，内风动越，携痰浊、瘀血止扰清窍，突发本病。正如《景岳全书·非风》说："卒倒多由昏愦，本皆内伤积损颓败而然。"

2. 劳倦内伤　烦劳过度，伤耗阴精，阴虚而火旺，或阴不制阳易使阳气鸥张，引动风阳，内风旋动，则气火俱浮，或兼挟痰浊、瘀血上壅清窍脉络。

3. 脾失健运　过食肥甘醇酒，致使脾胃受伤，脾失运化，痰浊内生，郁久化热，痰热互结，壅滞经脉，上蒙清窍；或素体肝旺，气机郁结，克伐脾土，痰浊内生；或肝郁化火，烁津成痰，痰郁互结，携风阳之邪，窜扰经脉，发为本病。此即《丹溪心法·中风》所谓"湿土生痰，痰生热，热生风也"。饮食不节，脾失健运，气血生化无源，气血精微衰少，脑脉失养，再加之情志过极、劳倦过度等诱因，使气血逆乱，脑之神明不用，而发为中风。

4. 情志过极　七情所伤，肝失条达，气机郁滞，血行不畅，瘀结脑脉；暴怒伤肝，则肝阳暴张，或心火暴盛，风火相煽，血随气逆，上冲犯脑。凡此种种，均易引起气血逆乱，上扰脑窍而发为中风。尤以暴怒引发本病者最为多见。

综观本病，由于患者脏腑功能失调，气血素虚或痰浊、瘀血内生，加之劳倦内伤、忧思恼怒、饮酒饱食、用力过度、气候骤变等诱因，而致瘀血阻滞、痰热内蕴，或阳化风动、血随气逆，导致脑脉痹阻或血溢脉外，引起昏仆不遂，发为中风。其病位在脑，与心、肾、肝、脾密切相关。其病机有虚（阴虚、气虚）、火（肝火、心火）、风（肝风）、痰（风痰、湿痰）、气（气逆）、血（血瘀）六端，此六端多在一定条件下相互影响，相互作用。病性多为本虚标实，上盛下虚。在本为肝肾阴虚，气血衰少，在标为风火相煽，痰湿壅盛，瘀血阻滞，气血逆乱。而其基本病机为气血逆乱，上犯于脑，脑之神明失用。

（二）辨证论治

1. 辨证思路

（1）了解病史及先兆：中老年人平素体质虚衰或素有形肥体丰，而常表现有眩晕、头痛，或一过性肢麻、口舌㖞斜、言语謇涩。多有气候骤变，烦劳过度，情志相激，跌仆努力等诱因。若急性起病，以半身不遂、口舌㖞斜、言语謇涩为首发症状者一般诊断不难。但若起病即见神志障碍者，则需深入了解病史和体检。

（2）辨中经络与中脏腑：临床按脑髓神机受损的程度与有无神识昏蒙分为中经络与中脏腑两大类型。两者根本区别在于中经络一般无神志改变，表现为不经昏仆而突然发生口眼㖞斜、言语不利、半身不遂；中脏腑则出现突然昏仆，不省人事，半身不遂、口舌㖞斜、舌强言謇或不语、偏身麻木、神识恍惚或迷蒙为主症。常遗留后遗症，中经络者，病位较浅，病情较轻；中脏腑者，病位较深，病情较重。

（3）明辨病性：中风病性为本虚标实，急性期多以标实证候为主，根据临床表现注意辨别病性属火、风、痰、血的不同。平素性情急躁易怒，面红目赤，口干口苦，发病后甚或项背身热，躁扰不宁，大便秘结，小便黄赤，舌红苔黄则多属火热为患；若素有头痛、眩晕等症，突然出现半身不遂，甚或神昏、抽搐、肢体痉强拘急，属内风动越；素来形肥体丰，病后咯痰较多或神昏，喉中痰鸣，舌苔白腻，属痰浊壅盛为患；若素有头痛，痛势较剧，舌质紫暗，多属瘀血为患。恢复期及后遗症期，多表现为气阴不足，阳气虚衰。如肢体瘫痪，手足肿胀，口角流涎，气短自汗，多属气虚；若兼有畏寒肢冷，为阳气虚衰的表现；若兼有心烦少寐，口干咽干，手足心热，舌红少苔，多属阴虚内热。

（4）辨闭证、脱证：闭者，邪气内闭清窍，症见神昏、牙关紧闭、口噤不开、肢体痉强，属实证，根据有无热象，又有阳闭、阴闭之分。阳闭为痰热闭阻清窍，症见面赤身热，气粗口臭，躁扰不宁，舌苔黄腻，脉象弦滑而数；阴闭为湿痰内闭清窍；症见面白唇暗，静卧不烦，四肢不温，痰涎壅盛，舌苔白腻，脉象沉滑或缓。阳闭和阴闭可相互转化，当依据临床表现、舌象、脉象的变化综合判断。脱证是五脏真阳散脱于外，症见昏愦无知，目合口开，四肢松懈瘫软，手撒肢冷汗多，二便自遗，鼻息低微，为中风危候。另外，临床上尚有内闭清窍未开而外脱虚象已露，即所谓"内闭外脱"者，此时往往是疾病安危演变的关键时机，应引起高度重视。

（5）辨病势顺逆：临床注意辨察病人之"神"，尤其是神志和瞳孔的变化。中脏腑者，起病即现昏愦无知，多为实邪闭窍，病位深，病情重。如病人渐至神昏，瞳孔变化，甚至呕吐、头痛、项强者，说明正气渐衰，邪气日盛，病情加重。先中脏腑，如神志逐渐转清，半身不遂未再加重或有恢复者，病由重转轻，病势为顺，预后多好。若目不能视，或瞳孔大小不等，或突见呃逆频频，或突然昏愦、四肢抽搐不已，或背腹骤然灼热而四肢发凉及至手足厥逆，或见戴阳及呕血症，均属病势逆转，难以挽救。

2. 治疗原则　中风病急性期标实症状突出，急则治其标，治疗当以祛邪为主，常用平肝息风、清化痰热、化痰通腑、活血通络、醒神开窍等治疗方法。闭、脱二证当分别治以祛邪开窍醒神和扶正固脱、救阴回阳。内闭外脱则醒神开窍与扶正固本可以兼用。在恢复期及后遗症期，多为虚实夹杂，邪实未清而正虚已现，治宜扶正祛邪，常用育阴息风、益气活血等法。

3. 分证论治（表 9-14、表 9-15）

表 9-14 分证论治

证型		证候	治法	常用方剂	
				方剂及来源	药物组成
中经络	风痰瘀血痹阻脉络	半身不遂，口舌喝斜，舌强言謇或不语，偏身麻木，头晕目眩，舌质暗淡，舌苔薄白或白腻，脉弦滑	活血化瘀化痰通络	桃红四物汤（《医宗金鉴》）合涤痰汤（《奇效良方》）加减	当归、熟地、川芎、白芍、桃仁、红花、茯苓、人参、甘草、陈皮（橘红）、胆南星、半夏、竹茹、枳实、石菖蒲
	肝阳暴亢风火上扰	半身不遂，偏身麻木，舌强言謇或不语，或口舌喝斜，眩晕头痛，面红目赤，口苦咽干，心烦易怒，尿赤便干，舌质红或红绛，脉弦有力	平肝息风清热活血补益肝肾	天麻钩藤饮（《中医内科杂病证治新义》）加减	天麻、钩藤、石决明、山栀、黄芩、桑寄生、川牛膝、夜交藤、益母草、杜仲、朱茯神
	痰热腑实风痰上扰	半身不遂，口舌喝斜，言语謇涩或不语，偏身麻木，腹胀便干便秘，头晕目眩，咯痰或痰多，舌质暗红或暗淡，苔黄或黄腻，脉弦滑或偏瘫侧脉弦滑而大	通腑化痰	大承气汤（《伤寒论》）加减	大黄、枳壳、芒硝、甘草、陈皮、红花、当归、苏木、木通、厚朴
	气虚血瘀	半身不遂，口舌喝斜，口角流涎，言语謇涩或不语，偏身麻木，面色㿠白，气短乏力，心悸，自汗，便溏，手足肿胀，舌质暗淡，舌苔薄白或白腻，脉沉细、细缓或细弦	益气活血扶正祛邪	补阳还五汤（《医林改错》）加减	黄芪、当归尾、赤芍、地龙、川芎、红花、桃仁
	肝阳上亢	半身不遂，口舌喝斜，舌强言謇或不语，偏身麻木，烦躁失眠，眩晕耳鸣，手足心热，舌质红绛或暗红，少苔或无苔，脉细弦或细弦数	滋养肝肾潜阳息风	镇肝息风汤《医学衷中参西录》加减	怀牛膝、生赭石、生龙骨、生牡蛎、生龟甲、生杭芍、玄参、天冬、川楝子、生麦芽、茵陈、甘草
中脏腑	痰热内闭清窍（阳闭）	起病骤急，神昏或昏愦，半身不遂，鼻鼾痰鸣，肢体强痉拘急，项背身热，躁扰不宁，甚则手足厥冷，频繁抽搐，偶见呕血，舌质红绛，舌苔黄腻或干腻，脉弦滑数	清热化痰醒神开窍	羚角钩藤汤（《通俗伤寒论》）合安宫牛黄丸	羚角片、钩藤、霜桑叶、滁菊花、鲜生地、生白芍、川贝母、淡竹茹、茯神、生甘草
	痰湿蒙塞心神（阴闭）	素体阳虚，突发神昏，半身不遂，肢体松懈，瘫软不温，甚则四肢逆冷，面白唇暗，痰涎壅盛，舌质暗淡，舌苔白腻，脉沉滑或沉缓	温阳化痰醒神开窍	涤痰汤（《奇效良方》）配合苏合香丸	茯苓、人参、甘草、陈皮（橘红）、胆南星、半夏、竹茹、枳实、石菖蒲
	元气败脱神明散乱（脱证）	突然神昏或昏愦，肢体瘫软，手撒肢冷汗多，重则周身湿冷，二便失禁，舌痿，舌质紫暗，苔白腻，脉沉缓、沉微	益气回阳固脱	参附汤（《圣济总录》）加减	人参、附子、青黛

表 9-15 常用中成药

药物名称	功能主治	用法用量	注意事项	不良反应
化风丹	具有息风镇痉、豁痰开窍的功效。用于风痰闭阻，中风偏瘫，癫痫，面神经麻痹，口眼㖞斜	口服，成人一次8～10丸，一日2～3次，18日为一疗程；或遵医嘱	1.本品为处方药，必须在医生指导下使用； 2.服用本品定期检查血、尿中汞、砷离子浓度，检查肝、肾功能； 3.肝肾功能不全、造血系统疾病、孕妇及哺乳期妇女禁用，儿童慎用； 4.运动员慎用； 5.本品成分中含雄黄、巴豆霜，药品中含川乌、天南星、半夏、白附子，请在医生指导下使用	尚不明确
丹膝颗粒	具有养阴平肝、息风通络、清热除烦的功效。用于中风病中经络恢复期瘀血阻络兼肾虚证，症见半身不遂、口舌㖞斜、舌强语謇、偏身麻木、头晕目眩、腰膝酸软等；脑梗死恢复期见上述症状者	开水冲服，一次1袋，一日3次	尚不明确	尚不明确
强力天麻杜仲丸	具有散风活血、舒筋止痛的功效。用于中风引起的筋脉掣痛、肢体麻木、行走不便、腰腿酸痛、头痛头昏等	口服，一次12丸，一日2～3次	尚不明确	尚不明确
华佗再造丸	具有活血化瘀、化痰通络、行气止痛的功效。用于瘀血或痰湿闭阻经络之中风瘫痪、拘挛麻木、口眼㖞斜、言语不清	口服，一次4～8g，一日2～3次；重症一次8～16g，或遵医嘱	1.孕妇忌服； 2.本品应按照药品说明书"用法用量"规定使用，不宜超量、长期用药； 3.肝肾功能异常者慎用； 4.服药期间如有燥热感，可用白菊花蜜糖水送服，或减半服用，必要时暂停服用1～2天； 5.运动员慎用	上市后监测数据显示本品可见以下不良反应： 1.胃肠系统：恶心、呕吐、腹痛、腹胀、腹泻、便秘、口干、口苦、胃灼热、反酸等； 2.神经系统：头晕、头痛等，有肢体麻木、舌麻木个案报告； 3.心血管系统：胸闷、心悸等； 4.皮肤：皮疹、瘙痒等； 5.其他：发热，有呼吸急促、肝功能异常、肾功能异常个案报告

续表

药物名称	功能主治	用法用量	注意事项	不良反应
中风回春丸	具有活血化瘀、舒筋通络的功效。用于痰瘀阻络所致的中风，症见半身不遂，肢体麻木，口舌㖞斜	用温开水送服，一次1.2～1.8g，一日3次，或遵医嘱	脑出血急性期患者忌服	尚不明确

（三）预防调护

中风病的预防，在于慎起居、节饮食、远房帏、调情志。慎起居，是指生活要有规律，注意劳逸适度，重视进行适宜的体育锻炼。节饮食是指避免过食肥甘厚味、烟酒及辛辣刺激食品。远房帏是指节制性生活。调情志是指经常保持心情舒畅，稳定情绪，避免七情伤害。平素有高血压的老年人，应重视中风病的可能。未病时，应改变不健康的生活方式，调情志、慎起居、节饮食、防卒中。既病后，应加强护理。

重视先兆症的观察，并积极进行治疗是预防中风病发生的关键。加强护理是提高临床治愈率、减少合并症、降低死亡率和病残率的重要环节。急性期患者宜卧床休息，尤其是中脏腑患者要密切观察病情，重点注意神志、瞳神、气息、脉象等情况，以了解闭、脱的转化。保持呼吸道通畅和肠道的通畅。防止肺部、口腔、皮肤、会阴等部位感染。语言不利者，宜加强语言训练，循序渐进。病情稳定后，可配合推拿及功能训练，并指导患者自我锻炼，促进患肢功能的恢复。

第四节 脾胃系疾病

一、胃疼

胃痛是由于胃气阻滞，胃络瘀阻，胃失所养，不通则痛导致的以上腹胃脘部发生疼痛为主症的一种脾胃肠病证。胃痛，又称胃脘痛。本病相当于西医学中的急性胃炎、慢性胃炎、消化性溃疡、胃痉挛、胃下垂、胃黏膜脱垂症、胃神经官能症等疾病，当其以上腹部胃脘疼痛为主要临床表现时，均可参照本节辨证论治。

本病在脾胃肠病证中最为多见，人群中发病率较高，中药治疗效果颇佳。

（一）病因病机

胃痛的病因主要为外感寒邪，饮食所伤，情志不遂，脾胃虚弱等。

1. 寒邪客胃 寒属阴邪，其性凝滞收引。胃脘上部以口与外界相通，气候寒冷，寒邪由口吸入，或脘腹受凉，寒邪直中，内客于胃，或服药苦寒太过，或寒食伤中，致使寒凝气滞，胃气失和，胃气阻滞，不通则痛。《素问·举痛论》所说："寒气客于肠胃之间，膜原之下，血不得散，小络急引，故痛。"

2. 饮食伤胃　胃主受纳腐熟水谷，其气以和降为顺，故胃痛的发生与饮食不节关系最为密切。若饮食不节，暴饮暴食，损伤脾胃，饮食停滞，致使胃气失和，胃中气机阻滞，不通则痛；或五味过极，辛辣无度，或恣食肥甘厚味，或饮酒如浆，则伤脾碍胃，蕴湿生热，阻滞气机，以致胃气阻滞，不通则痛，皆可导致胃痛。故《素问·痹论》曰："饮食自倍，肠胃乃伤。"《医学正传·胃脘痛》曰："初致病之由，多因纵恣口腹，喜好辛酸，恣饮热酒煎熿，复餐寒凉生冷，朝伤暮损，日积月深……故胃脘疼痛。"

3. 肝气犯胃　脾胃的受纳运化，中焦气机的升降，有赖于肝之疏泄，《素问·宝命全形论》所说的"土得木而达"即是这个意思。所以病理上就会出现木旺克土，或土虚木乘之变。忧思恼怒，情志不遂，肝失疏泄，肝郁气滞，横逆犯胃，以致胃气失和，胃气阻滞，即可发为胃痛。所以《杂病源流犀烛·胃病源流》谓："胃痛，邪干胃脘病也……唯肝气相乘为尤甚，以木性暴，且正克也。"肝郁日久，又可化火生热，邪热犯胃，导致肝胃郁热而痛。

若肝失疏泄，气机不畅，血行瘀滞，又可形成血瘀，兼见瘀血胃痛。胆与肝相表里，皆属木。胆之通降，有助于脾之运化及胃之和降。《灵枢·四时气》曰："邪在胆，逆在胃。"若胆病失于疏泄，胆腑通降失常，胆气不降，逆行犯胃，致胃气失和，肝胆胃气机阻滞，也可发生胃痛。

4. 脾胃虚弱　脾与胃相表里，同居中焦，共奏受纳运化水谷之功。脾气主升，胃气主降，胃之受纳腐熟，赖脾之运化升清，所以胃病常累及于脾，脾病常累及于胃。若素体不足，或劳倦过度，或饮食所伤，或过服寒凉药物，或久病脾胃受损，均可引起脾胃虚弱，中焦虚寒，致使胃失温养，发生胃痛。若是热病伤阴，或胃热火郁，灼伤胃阴，或久服香燥理气之品，耗伤胃阴，胃失濡养，也可引起胃痛。肾为先天之本，阴阳之根，脾胃之阳，全赖肾阳之温煦；脾胃之阴，全赖肾阴之滋养。若肾阳不足，火不暖土，可致脾阳虚，而成脾肾阳虚，胃失温养之胃痛；若肾阴亏虚，肾水不能上济胃阴，可致胃阴虚，而成胃肾阴虚。胃失濡养之胃痛。

此外，若气滞日久，血行瘀滞，或久痛入络，胃络受阻，或胃出血后，离经之血未除，以致瘀血内停，胃络阻滞不通，均可引起瘀血胃痛。《临证指南医案·胃脘痛》早已有关于这种病机的论述："胃痛久而屡发，必有凝痰聚瘀。"若脾阳不足，失于健运，湿邪内生，聚湿成痰成饮，蓄留胃脘，又可致痰饮胃痛。

本病病因，初则多由外邪、饮食、情志不遂所致，病因多单一，病机也单纯，常见寒邪客胃、饮食停滞、肝气犯胃、肝胃郁热、脾胃湿热等证候，表现为实证；久则常见由实转虚，如寒邪日久损伤脾阳，热邪日久耗伤胃阴，多见脾胃虚寒、胃阴不足等证候，则属虚证。因实致虚，或因虚致实，皆可形成虚实并见证，如胃热兼有阴虚，脾胃阳虚兼见内寒，以及兼夹瘀、食、气滞、痰饮等。本病的病位在胃，与肝脾关系密切，也与胆肾有关。基本病机为胃气阻滞，胃络瘀阻，胃失所养，不通则痛。

（二）辨证论治

1. 辨证思路

（1）辨寒热：寒证胃痛多见胃脘冷痛，因饮冷受寒而发作或加重，得热则痛减，遇寒则痛增，伴有面色苍白，口和不渴，舌淡，苔白等症；热证胃痛多见胃脘灼热疼痛，进食辛辣燥热食物易于诱发或加重，喜冷恶热，胃脘得凉则舒，伴有口干口渴，大便干结，舌红，苔黄少津，脉数等症。

（2）辨虚实：虚证胃痛多见于久病体虚者，其胃痛隐隐，痛势徐缓而无定处，或摸之莫得其所，时作时止，痛而不胀或胀而时减，饥饿或过劳时易诱发疼痛或致疼痛加重，揉按或得食则疼痛减轻，伴有食少乏力，脉虚等症；实证胃痛多见于新病体壮者，其胃痛兼胀，表现胀痛、刺痛，痛势急剧而拒按，痛有定处，食后痛甚，伴有大便秘结，脉实等症。

（3）辨气血：初痛在气，久痛在血。胃痛且胀，以胀为主，痛无定处，时痛时止，常由情志不舒引起，伴胸脘痞满，喜叹息，得嗳气或矢气则痛减者，多属气分；胃痛久延不愈，其痛如刺如锥，持续不解，痛有定处，痛而拒按，伴食后痛增，舌质紫暗，舌下脉络紫暗迂曲者，多属血分。

2. 治疗原则

胃痛的治疗，以理气和胃止痛为基本原则。旨在疏通气机，恢复胃腑和顺通降之性，通则不痛，从而达到止痛的目的。胃痛属实者，治以祛邪为主，根据寒凝、食停、气滞、郁热、血瘀、湿热之不同，分别用温胃散寒、消食导滞、疏肝理气、泄热和胃、活血化瘀、清热化湿诸法；属虚者，治以扶正为主，根据虚寒、阴虚之异，分别用温中益气、养阴益胃之法。虚实并见者，则扶正祛邪之法兼而用之。

3. 分证论治（表 9-16、表 9-17）

表 9-16　分证论治

证型	证候	治法	常用方剂	
			方剂及来源	药物组成
寒邪客胃	胃痛暴作，甚则拘急作痛，得热痛减，遇寒痛增，口淡不渴，或喜热饮，苔薄白，脉弦紧	温胃散寒理气止痛	良附丸（《良方集腑》）加减	高良姜、醋制香附
饮食停滞	暴饮暴食后，胃脘疼痛，胀满不消，疼痛拒按，得食更甚，嗳腐吞酸，或呕吐不消化食物，其味腐臭，吐后痛减，不思饮食或厌食，大便不爽，得矢气及便后稍舒，舌苔厚腻，脉滑有力	消食导滞和胃止痛	保和丸（《丹溪心法》）加减	山楂（焦）、六神曲（炒）、半夏（制）、茯苓、陈皮、连翘、莱菔子（炒）、麦芽（炒）
肝气犯胃	胃脘胀满，攻撑作痛，脘痛连胁，胸闷嗳气，喜长叹息，大便不畅，得嗳气、矢气则舒，遇烦恼郁怒则痛作或痛甚，苔薄白，脉弦	疏肝理气和胃止痛	柴胡疏肝散（《景岳全书》）加减	柴胡、醋炒陈皮、香附、炒枳壳、白芍、川芎、炙甘草

证型	证候	治法	常用方剂	
			方剂及来源	药物组成
肝胃郁热	胃脘灼痛，痛势急迫，喜冷恶热，得凉则舒，心烦易怒，泛酸嘈杂，口干口苦，舌红少苔，脉弦数	疏肝理气泄热和中	丹栀逍遥散（《校注妇人良方》）合左金丸加减	柴胡、当归、白芍、薄荷、丹皮、栀子、白术、茯苓、甘草、生姜、黄连、吴茱萸
瘀血停滞	胃脘疼痛，痛如针刺刀割，痛有定处，按之痛甚，食后加剧，入夜尤甚，或见吐血、黑便，舌质紫暗或有瘀斑，脉涩	活血化瘀理气止痛	失笑散（《和剂局方》）合丹参饮（《时方歌括》）加减	五灵脂、蒲黄、丹参、檀香、砂仁
脾胃湿热	胃脘灼热疼痛，嘈杂泛酸，口干口苦，渴不欲饮，口甜黏浊，食甜食则冒酸水，纳呆恶心，身重肢倦，小便色黄，大便不畅，舌苔黄腻，脉象滑数	清热化湿理气和中	清中汤《古今医彻》加减	黄连、栀子清热化湿，半夏、茯苓、白豆蔻健脾祛湿，陈皮、甘草理气和胃
胃阴亏虚	胃脘隐隐灼痛，似饥而不欲食，口燥咽干，口渴思饮，消瘦乏力，大便干结，舌红少津或光剥无苔，脉细数	养阴益胃和中止痛	益胃汤（《温病条辨》）合芍药甘草汤《伤寒论》加减	沙参、麦冬、生地、玉竹、芍药、甘草
脾胃虚寒	胃痛隐隐，绵绵不休，冷痛不适，喜温喜按，空腹痛甚，得食则缓，劳累或食冷或受凉后疼痛发作或加重，泛吐清水，食少，神疲乏力，手足不温，大便溏薄，舌淡苔白，脉虚弱	温中健脾和胃止痛	黄芪建中汤（《金匮要略》）加减	黄芪、桂枝、白芍、生姜、炙甘草、大枣、饴糖

表 9-17　常用中成药

药物名称	功能主治	用法用量	注意事项	不良反应
开胸顺气丸	具有消积化滞、行气止痛的作用。用于饮食内停、气郁不舒导致的胸胁胀满，胃脘疼痛	口服，一次3～9g，一日1～2次	年老体弱者慎用	尚不明确
四磨汤口服液	用于婴幼儿乳食内滞证，症见腹胀，腹痛，啼哭不安，厌食纳差，腹泻或便秘；中老年气滞、食积证，症见脘腹胀满，腹痛，便秘；腹部手术后服用可促进肠胃功能的恢复	口服，成人一次20mL，一日3次，一周为一疗程；新生儿一次3～5mL，一日3次，2日为一疗程；幼儿一次10mL，一日3次，3～5日为一疗程	1.一般手术患者在手术的12小时第一次服药，再隔6小时第二次服药，以后常法服用或遵医嘱；2.冬天服用时，可将药瓶放置温水中加温5～8分钟后服用；3.药液如见有微量沉淀，属正常情况，可摇匀后服用，以保证疗效	尚不明确

续表

药物名称	功能主治	用法用量	注意事项	不良反应
越鞠保和丸	具有疏肝解郁、开胃消食的功效。用于气食郁滞所致的胃痛，症见脘腹胀痛、倒饱嘈杂、纳呆食少、大便不调；消化不良见上述证候者	口服，一次6g，一日1～2次	1. 忌生冷、硬黏难消化食物； 2. 孕妇慎用； 3. 不适用于脾胃阴虚，主要表现为口干、舌红少津、大便干； 4. 有高血压、心脏病、肝病、糖尿病、肾病等慢性病严重者应在医师指导下服用； 5. 儿童、哺乳期妇女、年老体弱者应在医师指导下服用； 6. 对本品过敏者禁用，过敏体质者慎用； 7. 本品性状发生改变时禁止使用； 8. 儿童必须在成人监护下使用； 9. 请将本品放在儿童不能接触的地方； 10. 如正在使用其他药品，使用本品前请咨询医师或药师	尚不明确
枳实导滞丸	具有消积导滞、清利湿热的功效。用于饮食积滞、湿热内阻所致的脘腹胀痛、不思饮食、大便秘结、痢疾里急后重	口服，一次6～9g，一日2次	尚不明确	尚不明确

（三）预防调护

对胃脘痛患者，要重视生活调摄，尤其是饮食与精神方面的调摄。饮食以少食多餐，营养丰富，清淡易消化为原则，不宜饮酒及过食生冷、辛辣食物，切忌粗硬饮食，暴饮暴食，或饥饱无常；应保持精神愉快，避免忧思恼怒及情绪紧张；注意劳逸结合，避免劳累，病情较重时，需适当休息，这样可减轻胃痛和减少胃痛发作，进而达到预防胃痛的目的。

二、痞满

痞满是由表邪内陷，饮食不节，痰湿阻滞，情志失调，脾胃虚弱等导致脾胃功能失调，升降失司，胃气壅塞而成的以胸脘痞塞满闷不舒，按之柔软，压之不痛，视之无胀大之形为主要临床特征的一种脾胃病证。本证按部位可划分为胸痞、心下痞等，心下即胃脘部，故心下痞又可称为胃痞。本节主要讨论胃痞。本病相当于西医学中的慢性胃炎、胃神经官能症、胃下垂、消化不良等疾病。

胃痞是脾胃肠病证中较为常见的病证，中医药治疗本病具有较好的疗效。

（一）病因病机

脾胃同居中焦，脾主升清，胃主降浊，共司水谷的纳运和吸收，清升浊降，纳运如常，则胃气调畅。若因表邪内陷入里，饮食不节，痰湿阻滞，情志失调，或脾胃虚弱等各种原因导致脾胃损伤，升降失司，胃气壅塞，即可发生痞满。

1. 表邪入里　外邪侵袭肌表，治疗不得其法，滥施攻里泻下，脾胃受损，外邪乘虚内陷入里，结于胃脘，阻塞中焦气机，升降失司，胃气壅塞，遂成痞满。如《伤寒论》所云："脉浮而紧，而复下之，紧反入里，则作痞，按之自濡，但气痞耳。"

2. 食滞中阻或暴饮暴食　或恣食生冷粗硬，或偏嗜肥甘厚味，或嗜浓茶烈酒及辛辣过烫饮食，损伤脾胃，以致食谷不化，阻滞胃脘，升降失司，胃气壅塞，而成痞满。如《类证治裁·痞满》云："饮食寒凉，伤胃致痞者，温中化滞。"

3. 痰湿阻滞　脾胃失健，水湿不化，酿生痰浊，痰气交阻于胃脘，则升降失司，胃气壅塞，而成痞满。如《兰室秘藏·中满腹胀》曰："脾湿有余，腹满食不化。"

4. 情志失调　多思则气结，暴怒则气逆，悲忧则气郁，惊恐则气乱等等，造成气机逆乱，升降失职，形成痞满。其中尤以肝郁气滞，横犯脾胃，致胃气阻滞而成之痞满为多见。如《景岳全书·痞满》所谓："怒气暴伤，肝气未平而痞。"

5. 脾胃虚弱　素体脾胃虚弱，中气不足，或饥饱不匀，饮食不节，或久病损及脾胃，纳运失职，升降失调，胃气壅塞，而生痞满。此正如《兰室秘藏·中满腹胀》所论述的因虚生痞满："或多食寒凉，及脾胃久虚之人，胃中寒则胀满，或脏寒生满病。"

胃痞的病机有虚实之分，实即实邪内阻，包括外邪入里，饮食停滞，痰湿阻滞，肝郁气滞等；虚即中虚不运，责之脾胃虚弱。实邪之所以内阻，多与中虚不运，升降无力有关；反之，中焦转运无力，最易招致实邪的侵扰，两者常常互为因果。如脾胃虚弱，健运失司，既可停湿生饮，又可食滞内停；而实邪内阻，又会进一步损伤脾胃，终至虚实并见。另外，各种病邪之间，各种病机之间，亦可互相影响，互相转化，形成虚实互见，寒热错杂的病理变化，为痞证的病机特点。总之，胃痞的病位在胃，与肝脾有密切关系。基本病机为脾胃功能失调，升降失司，胃气壅塞。

（二）辨证论治

1. 辨证思路　辨寒热虚实：痞满绵绵，得热则舒，遇寒则甚，口淡不渴，苔白，脉沉者，多为寒；痞满势急，胃脘灼热，得凉则舒，口苦便秘，口渴喜冷饮，苔黄，脉数者，多为热；痞满时减复如故，喜揉喜按，不能食或食少不化，大便溏薄，久病体虚者，多属虚；痞满持续不减，按之满甚或硬，能食便秘，新病邪滞者，多属实。痞满寒热虚实的辨证，还应与胃痛互参。

2. 治疗原则　胃痞的基本病机是脾胃功能失调，升降失司，胃气壅塞。因此，其治疗原则是调理脾胃，理气消痞。实者分别施以泻热、消食、化痰、理气，虚者则重在补益脾胃。对于虚实并见之候，治疗宜攻补兼施，补消并用。治疗中应注意理气不可过用香燥，以免耗津伤液，对于虚证，尤当慎重。

3. 分证论治（表 9-18、表 9-19）

表 9-18 分证论治

证型		证候	治法	常用方剂	
				方剂及来源	药物组成
实痞	邪热内陷	胃脘痞满，灼热急迫，按之满甚，心中烦热，咽干口燥，渴喜饮冷，身热汗出，大便干结，小便短赤，舌红苔黄，脉滑数	泄热消痞理气开结	大黄黄连泻心汤（《伤寒论》）加减	大黄、黄连
	饮食停滞	胃脘痞满，按之尤甚，嗳腐吞酸，恶心呕吐，厌食，大便不调，苔厚腻，脉弦滑	消食导滞行气消痞	保和丸（《丹溪心法》）加减	山楂（焦）、六神曲（炒）、半夏（制）、茯苓、陈皮、连翘、莱菔子（炒）、麦芽（炒）
	痰湿内阻	脘腹痞满，闷塞不舒，胸膈满闷，头重如裹，身重肢倦，恶心呕吐，不思饮食，口淡不渴，小便不利，舌体胖大，边有齿痕，苔白厚腻，脉沉滑	燥湿化痰理气宽中	二陈汤（《太平惠民和剂局方》）合平胃散（《太平惠民和剂局方》）加减	苍术、半夏、厚朴、陈皮、茯苓、甘草
	肝郁气滞	胃脘痞满闷塞，脘腹不舒，胸膈胀满，心烦易怒，喜太息，恶心嗳气，大便不爽，常因情志因素而加重，苔薄白，脉弦	疏肝解郁理气消痞	越鞠丸（《丹溪心法》）加减	香附、川芎、苍术、神曲、栀子
虚痞	脾胃虚弱	胃脘痞闷，胀满时减，喜温喜按，食少不饥，身倦乏力，少气懒言，大便溏薄，舌质淡，苔薄白，脉沉弱或虚大无力	健脾益气升清降浊	补中益气汤（《脾胃论》）加减	人参、黄芪、白术、甘草、升麻、柴胡、当归、陈皮

表 9-19 常用中成药

药物名称	功能主治	用法用量	注意事项	不良反应
四磨汤口服液	用于婴幼儿乳食内滞证，症见腹胀，腹痛，啼哭不安，厌食纳差，腹泻或便秘；中老年气滞、食积证，症见脘腹胀满，腹痛，便秘；腹部手术后服用可促进肠胃功能的恢复	口服，成人一次20mL，一日3次，疗程一周；新生儿一次3～5mL，一日3次，疗程2日；幼儿一次10mL，一日3次，疗程3～5日	1. 一般手术患者在手术的12小时第一次服药，再隔6小时第二次服药，以后常法服用或遵医嘱； 2. 冬天服用时，可将药瓶放置温水中加温5～8分钟后服用； 3. 药液如见有微量沉淀，属正常情况，可摇匀后服用，以保证疗效	尚不明确
开胸顺气丸	具有消积化滞、行气止痛的作用。用于饮食内停、气郁不舒导致的胸胁胀满、胃脘疼痛	口服，一次3～9g，一日1～2次	年老体弱者慎用	尚不明确

续表

药物名称	功能主治	用法用量	注意事项	不良反应
沉香化滞丸	具有理气化滞的功效。用于饮食停滞，胸腹胀满	口服，大蜜丸一次 1 丸；水丸一次 6g。一日 2～3 次，或遵医嘱	1. 忌食生冷油腻不易消化食物； 2. 年老体弱及大便溏泻者不宜服本药； 3. 妇女患有功能性子宫出血，或平素月经量多者，不宜服用本药； 4. 小儿应在医师指导下服用； 5. 不宜与含有人参成分药物同时服； 6. 服药 3 天症状无改善，或出现其他症状时，应立即停用并到医院诊治； 7. 对本品过敏者禁用，过敏体质者慎用； 8. 本品性状发生改变时禁止使用； 9. 儿童必须在成人监护下使用； 10. 请将本品放在儿童不能接触的地方； 11. 如正在使用其他药品，使用本品前请咨询医师或药师	尚不明确
槟榔四消丸	具有消食导滞、行气泻水的功效。用于食积痰饮，消化不良，脘腹胀满，嗳气吞酸，大便秘结	口服，一次 1 丸，一日 2 次	1. 饮食宜清淡，忌酒及辛辣、生冷、油腻食物； 2. 不宜在服药期间同时服用滋补性中药、人参或其制剂； 3. 有高血压、心脏病、肝病、糖尿病、肾病等慢性病严重者应在医师指导下服用； 4. 儿童、哺乳期妇女、年老体弱者应在医师指导下服用； 5. 严格按用法用量服用，本品不宜长期服用； 6. 服药 3 天症状无缓解，应去医院就诊； 7. 对本品过敏者禁用，过敏体质者慎用； 8. 本品性状发生改变时禁止使用； 9. 儿童必须在成人监护下使用； 10. 请将本品放在儿童不能接触的地方； 11. 如正在使用其他药品，使用本品前请咨询医师或药师	尚不明确
保和丸	具有消食、导滞、和胃的功效。用于食积停滞，脘腹胀满，嗳腐吞酸，不欲饮食	口服，水丸一次 6～9g，一日 2 次，小儿酌减	1. 饮食宜清淡，忌酒及辛辣、生冷、油腻食物； 2. 不宜在服药期间同时服用滋补性中药； 3. 有高血压、心脏病、肝病、糖尿病、肾病等慢性病严重者应在医师指导下服用； 4. 儿童、孕妇、哺乳期妇女、年老体弱者应在医师指导下服用； 5. 服药 3 天症状无缓解，应去医院就诊； 6. 对本品过敏者禁用，过敏体质者慎用； 7. 本品性状发生改变时禁止使用； 8. 儿童必须在成人监护下使用； 9. 请将本品放在儿童不能接触的地方； 10. 如正在使用其他药品，使用本品前请咨询医师或药师	尚不明确

（三）预防调护

对胃痞患者，要重视生活调摄，尤其是饮食与精神方面的调摄。饮食以少食多餐，营养丰富，清淡易消化为原则，不宜饮酒及过食生冷、辛辣食物，切忌粗硬饮食，暴饮暴食，或饥饱无常；应保持精神愉快，避免忧思恼怒及情绪紧张；注意劳逸结合，避免劳累，病情较重时，需适当休息。老年人机能活动低下，适宜的劳动可促进血液循环，增强新陈代谢，有利于身心健康。

三、便秘

便秘是指由于大肠传导功能失常导致的以大便排出困难，排便时间或排便间隔时间延长为临床特征的一种大肠病证。本病相当于西医学中的功能性便秘，肠易激综合征，肠炎恢复期、直肠及肛门疾病所致之便秘，药物性便秘，内分泌及代谢性疾病所致的便秘，以及肌力减退所致的便秘等。

由于腑气不通，浊气不降，便秘常可引起腹胀，腹痛，头晕头胀，食欲减退，睡眠不安等症，便秘日久，可引起肛裂、痔疮。便秘一病，若积极治疗，并结合饮食、情志、运动等调护，多能在短期内治愈，年老体弱及产后病后等体虚便秘，多为气血不足，阴寒凝聚，治疗宜缓缓图之，难求速效。

（一）病因病机

便秘的病因是多方面的，其中主要的有外感寒热之邪，内伤饮食情志，病后体虚，阴阳气血不足等。本病病位在大肠，并与脾、胃、肺、肝、肾密切相关。脾虚传送无力，糟粕内停，致大肠传导功能失常，而成便秘；胃与肠相连，胃热炽盛，下传大肠，燔灼津液，大肠热盛，燥屎内结，可成便秘；肺与大肠相表里，肺之燥热下移大肠，则大肠传导功能失常，而成便秘；肝主疏泄气机，若肝气郁滞，则气滞不行，腑气不能畅通；肾主五液而司二便，若肾阴不足，则肠道失润，若肾阳不足则大肠失于温煦而传送无力，大便不通，均可导致便秘。其病因病机归纳起来，大致可分如下几个方面：

1. 肠胃积热 素体阳盛，或热病之后，余热留恋，或肺热肺燥，下移大肠，或过食醇酒厚味，或过食辛辣，或过服热药，均可致肠胃积热，耗伤津液，肠道干涩失润，粪质干燥，难于排出，形成所谓"热秘"。如《景岳全书·秘结》曰："阳结证，必因邪火有余，以致津液干燥。"

2. 气机郁滞 忧愁思虑，脾伤气结；或抑郁恼怒，肝郁气滞；或久坐少动，气机不利，均可导致腑气郁滞，通降失常，传导失职，糟粕内停，不得下行，或欲便不出，或出而不畅，或大便干结而成气秘。如《金匮翼·便秘》曰："气秘者，气内滞而物不行也。"

3. 阴寒积滞 恣食生冷，凝滞胃肠；或外感寒邪，直中肠胃；或过服寒凉，阴寒内结，均可导致阴寒内盛，凝滞胃肠，传导失常，糟粕不行，而成冷秘。如《金匮翼·便秘》曰："冷秘者，寒冷之气，横于肠胃，凝阴固结，阳气不行，津液不通。"

4.气虚阳衰 饮食劳倦，脾胃受损；或素体虚弱，阳气不足；或年老体弱，气虚阳衰；或久病产后，正气未复；或过食生冷，损伤阳气；或苦寒攻伐，伤阳耗气，均可导致气虚阳衰，气虚则大肠传导无力，阳虚则肠道失于温煦，阴寒内结，便下无力，使排便时间延长，形成便秘。如《景岳全书·秘结》曰："凡下焦阳虚，则阳气不行，阳气不行则不能传送，而阴凝于下，此阳虚而阴结也。"

5.阴亏血少 素体阴虚；津亏血少；或病后产后，阴血虚少；或失血夺汗，伤津亡血；或年高体弱，阴血亏虚；或过食辛香燥热，损耗阴血，均可导致阴亏血少，血虚则大肠不荣，阴亏则大肠干涩，肠道失润，大便干结，便下困难，而成便秘。如《医宗必读·大便不通》说："更有老年津液干枯，妇人产后亡血，及发汗利小便，病后血气未复，皆能秘结。"

上述各种病因病机之间常常相兼为病，或互相转化，如肠胃积热与气机郁滞可以并见，阴寒积滞与阳气虚衰可以相兼；气机郁滞日久化热，可导致热结；热结日久，耗伤阴津，又可转化成阴虚等。然而，便秘总以虚实为纲，冷秘、热秘、气秘属实，阴阳气血不足所致的虚秘则属虚。虚实之间可以转化，可由虚转实，可因虚致实，而虚实并见。归纳起来，形成便秘的基本病机是邪滞大肠，腑气闭塞不通或肠失温润，推动无力，导致大肠传导功能失常。

（二）辨证论治

1.辨证思路 辨寒热虚实：粪质干结，排出艰难，舌淡苔白滑，多属寒；粪质干燥坚硬，便下困难，肛门灼热，舌苔黄燥或垢腻，则属热；年高体弱，久病新产，粪质不干，欲便不出，便下无力，心悸气短，腰膝酸软，四肢不温，舌淡苔白，或大便干结，潮热盗汗，舌红无苔，脉细数，多属虚；年轻气盛，腹胀腹痛，嗳气频作，面赤口臭，舌苔厚，多属实。

2.治疗原则 根据便秘实证邪滞大肠，腑气闭塞不通；虚证肠失温润，推动无力，导致大肠传导功能失常的基本病机，其治疗当分虚实而治，原则是实证以祛邪为主，据热、冷、气秘之不同，分别施以泻热、温散、理气之法，辅以导滞之品，标本兼治，邪去便通；虚证以养正为先，依阴阳气血亏虚的不同，主用滋阴养血、益气温阳之法，酌用甘温润肠之药，标本兼治，正盛便通。六腑以通为用，大便干结，解便困难，可用下法，但应在辨证论治基础上以润下为基础，个别证型虽可暂用攻下之药，也以缓下为宜，以大便软为度，不得一见便秘，便用大黄、芒硝、巴豆、牵牛之属。

3. 分证论治（表 9–20、表 9–21）

表 9–20　分证论治

证型		证候	治法	常用方剂	
				方剂及来源	药物组成
实秘	肠胃积热	大便干结，腹胀腹痛，面红身热，口干口臭，心烦不安，小便短赤，舌红苔黄燥，脉滑数	泻热导滞润肠通便	麻子仁丸（《伤寒论》）加减	大黄、枳实、厚朴、火麻仁、杏仁、白蜜、芍药
	气机郁滞	大便干结，或不甚干结，欲便不得出，或便而不畅，肠鸣矢气，腹中胀痛，胸胁满闷，嗳气频作，饮食减少，舌苔薄腻，脉弦	顺气导滞	六磨汤（《世医得效方》）加减	木香、乌药、沉香、大黄、槟榔、枳实
	阴寒积滞	大便艰涩，腹痛拘急，胀满拒按，胁下偏痛，手足不温，呃逆呕吐，舌苔白腻，脉弦紧	温里散寒通便导滞	大黄附子汤（《金匮要略》）加减	附子、大黄、细辛
虚秘	气虚	粪质并不干硬，也有便意，但临厕排便困难，需努挣方出，挣得汗出短气，便后乏力，体质虚弱，面白神疲，肢倦懒言，舌淡苔白，脉弱	补气润肠健脾升阳	黄芪汤（《金匮翼》）加减	黄芪、火麻仁、白蜜、陈皮
	血虚	大便干结，排出困难，面色无华，心悸气短，健忘，口唇色淡，脉细	养血润肠	润肠丸（《奇效良方》）加减	当归、生地、火麻仁、桃仁、枳壳
	阴虚	大便干结，如羊屎状，形体消瘦，头晕耳鸣，心烦失眠，潮热盗汗，腰酸膝软，舌红少苔，脉细数	滋阴润肠通便	增液汤（《温病条辨》）加减	玄参、麦冬、生地
	阳虚	大便或干或不干，皆排出困难，小便清长，面色㿠白，四肢不温，腹中冷痛，得热痛减，腰膝冷痛，舌淡苔白，脉沉迟	温阳润肠	济川煎（《景岳全书》）加减	肉苁蓉、牛膝温补肾阳，润肠通便；当归养血润肠；升麻、泽泻升清降浊；枳壳宽肠下气

表 9–21　常用中成药

药物名称	功能主治	用法用量	注意事项	不良反应
大黄通便片	具有清热通便的功效。用于实热食滞、便秘及湿热型食欲不振	口服，一次1片，一日2～3次	1. 饮食宜清淡，忌烟、酒及辛辣、生冷、鱼腥食物； 2. 不宜在服药期间同时服用滋补性中药； 3. 月经期、哺乳期妇女慎用，儿童、年老体弱者应在医师指导下服用； 4. 有高血压、心脏病、肝病、糖尿病、肾病等慢性病患者应在医师指导下服用； 5. 服药3天症状无缓解，应去医院就诊； 6. 严格按用法用量服用，本品不宜长期服用； 7. 对本品过敏者禁用，过敏体质者慎用； 8. 本品性状发生改变时禁止使用； 9. 儿童必须在成人监护下使用； 10. 请将本品放在儿童不能接触的地方； 11. 如正在使用其他药品，使用本品前请咨询医师或药师	本品有腹痛、腹泻等不良反应病例报告

药物名称	功能主治	用法用量	注意事项	不良反应
降脂通便胶囊	用于胃肠实热、脾气亏虚所致的大便秘结、腹胀纳呆、形体肥胖、气短肢倦等症；或高脂血症见上述症状者	口服，一次2～4粒，一日2次。2周为一个疗程	1. 本药过量服用可引起腹痛腹泻； 2. 开始服药的首5天，建议少食或不食肉类、豆制品和茶水； 3. 服药后有轻微腹痛、恶心者，可继续服用，其症状大便后缓解或消失	尚不明确
麻仁润肠丸	具有润肠通便的功效。用于肠胃积热，胸腹胀满，大便秘结	口服，一次1～2丸，一日2次	1. 饮食宜清淡，忌酒及辛辣食物； 2. 不宜在服药期间同时服用滋补性中药； 3. 有高血压、心脏病、肝病、糖尿病、肾病等慢性病严重者应在医师指导下服用； 4. 胸腹胀满严重者应去医院就诊； 5. 儿童、哺乳期妇女、年老体弱者应在医师指导下服用； 6. 严格按用法用量服用，本品不宜长期服用； 7. 服药3天症状无缓解，应去医院就诊； 8. 对本品过敏者禁用，过敏体质者慎用； 9. 本品性状发生改变时禁止使用； 10. 儿童必须在成人监护下使用； 11. 请将本品放在儿童不能接触的地方； 12. 如正在使用其他药品，使用本品前请咨询医师或药师； 13. 服用前应除去蜡皮、塑料球壳；本品可嚼服，也可分份吞服	尚不明确
蓖麻油	具有润肠通便的功效。用于肠燥便秘	口服，一次10～20mL	1. 对小肠有刺激性，不宜反复应用； 2. 不宜应用于清除肠道内脂溶性毒物，如磷、苯等中毒； 3. 孕妇禁用； 4. 驱虫时忌用本药导泻	偶可致过度腹泻。服药后可有恶心，并有随后发生短时便秘的可能
益气通便颗粒	具有益气养阴、润肠通便的功效。用于功能性便秘，中医辨证属气阴两虚，升降失常之虚秘	开水冲服，1次2袋，一日1次，空腹服用	1. 同时服用钙离子拮抗剂或β受体阻滞剂可能会降低本品疗效； 2. 临床试验中出现偶发的肝功能异常，是否由于本品导致尚无结论，肝功能不全者慎用； 3. 过敏体质慎用； 4. 糖尿病患者使用本品前请咨询医师	用药期间偶见头痛、头晕、腹痛、腹胀、腹泻、心悸、恶心、呕吐
苁蓉润肠口服液	具有益气养阴、健脾滋肾、润肠通便的功效。用于气阴两虚、脾肾不足、大肠失于濡润而致的虚证便秘	口服，一次20mL（1支），一日3次，或遵医嘱	实热病禁用，感冒发热时停服。孕妇慎用	尚不明确

（三）预防调护

应注意饮食调节，便干量少者，适当多食富含纤维素的粗粮、蔬菜、水果，避免辛辣燥火之食。增加体力活动，加强腹肌锻炼，避免久坐少动。应保持心情舒畅，戒忧思恼怒。养成定时排便的习惯。老年性便秘的预防关键在于注意起居饮食，不可疲劳过度、酗酒及过食辛辣燥烈食物，如辣椒、葱、胡椒等，并应忌饮烈性酒、浓咖啡及浓茶等饮料，以免伤脾胃，滋生湿热，导致湿热下注；不可滥用泻药，排便时避免过度努挣。

四、泄泻

泄泻是以大便次数增多，粪质稀薄，甚至泻出如水样为临床特征的一种脾胃肠病证。泄与泻在病情上有一定区别，粪出少而势缓，若漏泄之状者为泄；粪大出而势直无阻，若倾泻之状者为泻，然近代多泄、泻并称，统称为泄泻。本病相当于西医学的多种疾病，如急慢性肠炎、肠结核、肠易激综合征、吸收不良综合征等，当这些疾病出现泄泻的表现时，均可参考本节辨证施治。

泄泻是一种常见的脾胃肠病证，一年四季均可发生，但以夏、秋两季较为多见。中医药治疗本病有较好的疗效。

（一）病因病机

致泻的病因是多方面的，主要有感受外邪，饮食所伤，情志失调，脾胃虚弱，命门火衰等。这些病因导致脾虚湿盛，脾失健运，大小肠传化失常，升降失调，清浊不分，而成泄泻。

1. 感受外邪　引起泄泻的外邪以暑、湿、寒、热较为常见，其中又以感受湿邪致泄者最多。脾喜燥而恶湿，外来湿邪，最易困阻脾土，以致升降失调，清浊不分，水谷杂下而发生泄泻，故有"湿多成五泄"之说。寒邪和暑热之邪，虽然除了侵袭皮毛肺卫之外，亦能直接损伤脾胃肠，使其功能障碍，但若引起泄泻，必夹湿邪才能为患，即所谓"无湿不成泄"，故《杂病源流犀烛·泄泻源流》说："湿盛则飧泄，乃独由于湿耳。不知风寒热虚，虽皆能为病，苟脾强无湿，四者均不得而干之，何自成泄？是泄虽有风寒热虚之不同，要未有不源于湿者也。"

2. 饮食所伤或饮食过量，停滞肠胃　或恣食肥甘，湿热内生；或过食生冷，寒邪伤中；或误食腐馊不洁，食伤脾胃肠，化生食滞、寒湿、湿热之邪，致运化失职，升降失调，清浊不分，而发生泄泻。正如《景岳全书·泄泻》所说："若饮食失节，起居不时，以致脾胃受伤，则水反为湿，谷反为滞，精华之气不能输化，乃致合污下降而泻痢作矣。"

3. 情志失调　烦恼郁怒，肝气不舒，横逆克脾，脾失健运，升降失调；或忧郁思虑，脾气不运，土虚木乘，升降失职；或素体脾虚，逢怒进食，更伤脾土，引起脾失健运，升降失调，清浊不分，而成泄泻。故《景岳全书·泄泻》曰："凡遇怒气便作泄泻者，必先以怒时夹食，致伤脾胃，故但有所犯，即随触而发，此肝脾二脏之病也。盖以肝木克土，脾气受伤而然。"

4.脾胃虚弱　长期饮食不节，饥饱失调，或劳倦内伤，或久病体虚，或素体脾胃肠虚弱，使胃肠功能减退，不能受纳水谷，也不能运化精微，反聚水成湿，积谷为滞，致脾胃升降失司，清浊不分，混杂而下，遂成泄泻。如《景岳全书·泄泻》曰："泄泻之本，无不由于脾胃。"

5.命门火衰　命门之火，助脾胃之运化以腐熟水谷。若年老体弱，肾气不足；或久病之后，肾阳受损；或房事无度，命门火衰，致脾失温煦，运化失职，水谷不化，升降失调，清浊不分，而成泄泻。且肾为胃之关，主司二便，若肾气不足，关门不利，则可发生大便滑泄、洞泄。如《景岳全书·泄泻》曰："肾为胃关，开窍于二阴，所以二便之开闭，皆肾脏之所主，今肾中阳气不足，则命门火衰，而阴寒独盛，故于子丑五更之后，当阳气未复，阴气盛极之时，即令人洞泄不止也。"

泄泻的病因有外感、内伤之分，外感之中湿邪最为重要，脾恶湿，外来湿邪，最易困阻脾土，致脾失健运，升降失调，水谷不化，清浊不分，混杂而下，形成泄泻，其他诸多外邪只有与湿邪相兼，方能致泻。内伤当中脾虚最为关键，泄泻的病位在脾胃肠，大小肠的分清别浊和传导变化功能可以用脾胃的运化和升清降浊功能来概括，脾胃为泄泻之本，脾主运化水湿，脾胃当中又以脾为主，脾病脾虚，健运失职，清气不升，清浊不分，自可成泻，其他诸如寒、热、湿、食等内、外之邪，以及肝肾等脏腑所致的泄泻，都只有在伤脾的基础上，导致脾失健运时才能引起泄泻。同时，在发病和病变过程中外邪与内伤，外湿与内湿之间常相互影响，外湿最易伤脾，脾虚又易生湿，互为因果。本病的基本病机是脾虚湿盛致使脾失健运，大小肠传化失常，升降失调，清浊不分。脾虚湿盛是导致本病发生的关键因素。

（二）辨证论治

1.辨证思路

（1）辨寒热虚实：粪质清稀如水，或稀薄清冷，完谷不化，腹中冷痛，肠鸣，畏寒喜温，常因饮食生冷而诱发者，多属寒证；粪便黄褐，臭味较重，泻下急迫，肛门灼热，常因进食辛辣燥热食物而诱发者，多属热证；病程较长，腹痛不甚且喜按，小便利，口不渴，稍进油腻或饮食稍多即泻者，多属虚证；起病急，病程短，脘腹胀满，腹痛拒按，泻后痛减，泻下物臭秽者，多属实证。

（2）辨泻下物：大便清稀，或如水样，泻物腥秽者，多属寒湿之证；大便稀溏，其色黄褐，泻物臭秽者，多系湿热之证；大便溏垢，完谷不化，臭如败卵，多为伤食之证。

（3）辨轻重缓急：泄泻而饮食如常为轻证；泄泻而不能食，消瘦，或暴泻无度，或久泄滑脱不禁为重证；急性起病，病程短为急性泄泻；病程长，病势缓为慢性泄泻。

（4）辨脾、肝、肾：稍有饮食不慎或劳倦过度泄泻即作或复发，食后脘闷不舒，面色萎黄，倦怠乏力，多属病在脾；泄泻反复不愈，每因情志因素使泄泻发作或加重，腹痛肠鸣即泻，泻后痛减，矢气频作，胸胁胀闷者，多属病在肝；五更泄泻，完谷不化，小腹冷痛，腰酸肢冷者，多属病在肾。

2. 治疗原则　根据泄泻脾虚湿盛，脾失健运的病机特点，治疗应以运脾祛湿为原则。急性泄泻以湿盛为主，重用祛湿，辅以健脾，再依寒湿、湿热的不同，分别采用温化寒湿与清化湿热之法。兼夹表邪、暑邪、食滞者，又应分别佐以疏表、清暑、消导之剂。慢性泄泻以脾虚为主，当予运脾补虚，辅以祛湿，并根据不同证候，分别施以益气健脾升提，温肾健脾，抑肝扶脾之法，久泻不止者，尚宜固涩。同时还应注意急性泄泻不可骤用补涩，以免闭留邪气；慢性泄泻不可分利太过，以防耗其津气；清热不可过用苦寒，以免损伤脾阳；补虚不可纯用甘温，以免助湿。若病情处于寒热虚实兼夹或互相转化时，当随证而施治。

3. 分证论治（表 9-22、表 9-23）

表 9-22　分证论治

证型		证候	治法	常用方剂	
				方剂及来源	药物组成
急性泄泻	寒湿泄泻	泄泻清稀，甚则如水样，腹痛肠鸣，脘闷食少，苔白腻，脉濡缓。若兼外感风寒，则恶寒发热头痛，肢体酸痛，苔薄白，脉浮	芳香化湿解表散寒	藿香正气散（《太平惠民和剂局方》）加减	藿香、白术、茯苓、陈皮、半夏、厚朴、大腹皮、紫苏、白芷、桔梗
	湿热泄泻	泄泻腹痛，泻下急迫，或泻而不爽，粪色黄褐，气味臭秽，肛门灼热，或身热口渴，小便短黄，苔黄腻，脉滑数或濡数	清肠利湿	葛根黄芩黄连汤（《伤寒论》）加减	葛根、黄芩、黄连、甘草
	伤食泄泻	泻下稀便，臭如败卵，伴有不消化食物，脘腹胀满，腹痛肠鸣，泻后痛减，嗳腐酸臭，不思饮食，苔垢浊或厚腻，脉滑	消食导滞	保和丸（《丹溪心法》）加减	神曲、山楂、莱菔子、半夏、陈皮、茯苓、连翘
慢性泄泻	脾虚泄泻	因稍进油腻食物或饮食稍多，大便次数即明显增多而发生泄泻，伴有不消化食物，大便时泻时溏，迁延反复，饮食减少，食后脘闷不舒，面色萎黄，神疲倦怠，舌淡苔白，脉细弱	健脾益气和胃渗湿	参苓白术散（《太平惠民和剂局方》）加减	人参、白术、茯苓、甘草、砂仁、陈皮、桔梗、扁豆、山药、莲子肉、薏苡仁
	肾虚泄泻	黎明之前脐腹作痛，肠鸣即泻，泻下完谷，泻后即安，小腹冷痛，形寒肢冷，腰膝酸软，舌淡苔白，脉细弱	温补脾肾固涩止泻	四神丸（《内科摘要》）加减	补骨脂、吴茱萸、肉豆蔻、五味子
	肝郁泄泻	每逢抑郁恼怒，或情绪紧张之时，即发生腹痛泄泻，腹中雷鸣，攻窜作痛，腹痛即泻，泻后痛减，矢气频作，胸胁胀闷，嗳气食少，舌淡，脉弦	抑肝扶脾调中止泻	痛泻要方（《丹溪心法》）加减	白芍、白术、陈皮、防风

表 9-23　常用中成药

药物名称	功能主治	用法用量	注意事项	不良反应
复方黄连素片	具有清热燥湿、行气止痛、止痢止泻的功效。用于大肠湿热，赤白下痢，里急后重或暴注下泻，肛门灼热；肠炎、痢疾见上述证候者	口服。一次4片，一日3次	1. 服药期间忌食辛辣厚味； 2. 肠炎或痢疾属虚证或寒证者禁用本品	尚不明确
香连丸	具有清热燥湿、行气止痛的功效。用于泄泻腹痛，便黄而黏	口服。一次3～6g，一日2～3次；小儿酌减	1. 孕妇慎用； 2. 忌食辛辣、油腻食物； 3. 按照用法用量服用，小儿、哺乳期妇女及年老体虚者应在医师指导下服用； 4. 服药3天后症状未改善，应去医院就诊； 5. 对本品过敏者禁用，过敏体质者慎用； 6. 本品性状发生改变时禁止使用； 7. 儿童必须在成人监护下使用； 8. 请将本品放在儿童不能接触的地方； 9. 如正在使用其他药品，使用本品前请咨询医师或药师	尚不明确
肠炎宁片	用于大肠湿热所致的泄泻、痢疾，症见大便泄泻、大便脓血、里急后重、腹痛腹胀；急慢性胃肠炎、腹泻、细菌性痢疾、小儿消化不良见上述证候者	口服。一次4～6片〔规格（1）〕，或一次3～4片〔规格（2）〕，或一次2～3片〔规格（3）〕，一日3～4次；小儿酌减	尚不明确	尚不明确
泻停胶囊	具有清热燥湿、止泻的功效。用于大肠湿热所致的腹痛腹泻	口服。一次2～4粒，一日2～3次；或遵医嘱	1. 饮食宜清淡，忌烟、酒及辛辣、生冷、油腻食物； 2. 不宜在服药期间同时服用滋补性中药； 3. 有慢性结肠炎、溃疡性结肠炎便脓血等慢性病史者，患泄泻时应去医院就诊； 4. 有高血压、心脏病、糖尿病、肝病、肾病等慢性病严重者应在医师指导下服用； 5. 服药3天症状未缓解，应去医院就诊； 6. 儿童、年老体弱者应在医师指导下服用； 7. 对本品过敏者禁用，过敏体质者慎用； 8. 本品性状发生改变时禁止使用； 9. 儿童必须在成人监护下使用； 10. 请将本品放在儿童不能接触的地方； 11. 如正在使用其他药品，使用本品前请咨询医师或药师	尚不明确

续表

药物名称	功能主治	用法用量	注意事项	不良反应
固肠止泻丸	具有调和肝脾、涩肠止痛的功效。用于肝脾不和，泻痢腹痛，慢性非特异性溃疡性结肠炎见上述证候者	口服。一次4g（浓缩丸），或一次5g（水丸），一日3次	1. 忌食生冷、辛辣、油腻等刺激性食物； 2. 运动员慎用	尚不明确
涩肠止泻散	具有收敛止泻、健脾和胃的功效。用于脾胃气虚所致泄泻；急慢性肠炎、过敏性肠炎、消化不良、肠功能紊乱等见上述证候者	口服。一岁至二岁：一日4～8g，分3次服用；二岁以上：一日8～12g，分3次服用；成人：一次4g，一日3次。在两餐饭间服用	1. 饮食宜清淡，忌烟、酒及辛辣、生冷、油腻食物； 2. 不宜在服药期间同时服用滋补性中药； 3. 有慢性结肠炎、溃疡性结肠炎便脓血等慢性病史者，患泄泻时应去医院就诊； 4. 有高血压、心脏病、糖尿病、肝病、肾病等慢性病严重者应在医师指导下服用； 5. 服药3天症状无缓解，应去医院就诊； 6. 儿童、年老体弱者应在医师指导下服用； 7. 对本品过敏者禁用，过敏体质者慎用； 8. 本品性状发生改变时禁止使用； 9. 儿童必须在成人监护下使用； 10. 请将本品放在儿童不能接触的地方； 11. 如正在使用其他药品，使用本品前请咨询医师或药师	偶见便秘，大便干结，停药后自然恢复
健脾止泻宁颗粒	具有清热除湿、健脾止泻的功效。用于小儿脾虚湿热所致的腹泻	开水冲服。一岁：一次5g，一日6次；二岁：一次10g，一日5次；三至四岁：一次15g，一日4次；一岁以下酌减，四岁以上酌增；或遵医嘱	1. 忌食辛辣、生冷、油腻及不易消化等食物； 2. 婴儿应在医师指导下服用； 3. 感染性腹泻如肠炎、痢疾等疾病应立即去医院就诊； 4. 对大便次数增多及水份丢失明显，有脱水表现应去医院就诊； 5. 服药2～3天症状无缓解，应去医院就诊； 6. 对本品过敏者禁用，过敏体质者慎用； 7. 本品性状发生改变时禁止使用； 8. 儿童必须在成人监护下使用； 9. 请将本品放在儿童不能接触的地方； 10. 如正在使用其他药品，使用本品前请咨询医师或药师	尚不明确

（三）预防调护

平时要养成良好的卫生习惯，不饮生水，忌食腐馊变质饮食，少食生冷瓜果；居处冷暖适宜；可结合食疗健脾益胃。一些急性泄泻患者可暂禁食，以利于病情的恢复；对重度泄泻者，应注意防止津液亏损，及时补充体液。一般情况下可给予流质或半流质饮食。

第五节　肝胆系疾病

一、胁痛

胁痛是以胁肋部疼痛为主要表现的一种肝胆病证。胁，指侧胸部，为腋以下至第十二肋骨部位的统称。本病与西医学多种疾病相联系，如急性肝炎、慢性肝炎、肝硬化、肝寄生虫病、肝癌、急性胆囊炎、慢性胆囊炎、胆石症、慢性胰腺炎、胁肋外伤及肋间神经痛等。

（一）病因病机

胁痛主要责之于肝胆。因为肝位居于胁下，其经脉循行两胁，胆附于肝，与肝呈表里关系，其脉亦循于两胁。肝为刚脏，主疏泄，性喜条达；主藏血，体阴而用阳。若情志不舒，饮食不节，久病耗伤，劳倦过度，或外感湿热等病因，累及于肝胆，导致气滞、血瘀、湿热蕴结，肝胆疏泄不利，或肝阴不足，络脉失养，即可引起胁痛。其具体病因病机分述如下：

1. 肝气郁结　若情志不舒，或抑郁，或暴怒气逆，均可导致肝脉不畅，肝气郁结，气机阻滞，不通则痛，发为胁痛。如《金匮翼·胁痛统论》说："肝郁胁痛者，悲哀恼怒，郁伤肝气。"肝气郁结胁痛，日久有化火、伤阴、血瘀之变。故《杂病源流犀烛·肝病源流》又说："气郁，由大怒气逆，或谋虑不决，皆令肝火动甚，以致肤胁肋痛。"

2. 瘀血阻络　气行则血行，气滞则血瘀。肝郁气滞可以及血，久则引起血行不畅而瘀血停留，或跌仆闪挫，恶血不化，均可致瘀血阻滞胁络，不通则痛，而成胁痛。故《临证指南医案·胁痛》曰："久病在络，气血皆窒。"《类证治裁·胁痛》谓："血瘀者，跌仆闪挫，恶血停留，按之痛甚。"

3. 湿热蕴结　外感湿热之邪，侵袭肝胆，或嗜食肥甘醇酒辛辣，损伤脾胃，脾失健运，生湿蕴热，内外之湿热，均可蕴结于肝胆，导致肝胆疏泄不利，气机阻滞，不通则痛，而成胁痛。《素问·刺热论》说："肝热病者……胁满痛。"《证治汇补·胁痛》也曾谓："（胁痛）至于湿热郁火，劳役房色而病者，间亦有之。"

4. 肝阴不足　素体肾虚，或久病耗伤，或劳欲过度，均可使精血亏损，导致水不涵木，肝阴不足，络脉失养，不荣则痛，而成胁痛。正如《金匮翼·胁痛统论》所说："肝虚者，肝阴虚也，阴虚则脉绌急，肝之脉贯膈布胁肋，阴虚血燥则经脉失养而痛。"

总之，胁痛主要责之于肝胆，且与脾、胃、肾相关。病机转化较为复杂，既可由实转虚，又可由虚转实，而成虚实并见之证；既可气滞及血，又可血瘀阻气，以致气血同病。胁痛的基本病机为气滞、血瘀、湿热蕴结致肝胆疏泄不利，不通则痛，或肝阴不足，络脉失养，不荣则痛。

（二）辨证论治

1. 辨证思路

（1）辨外感、内伤：外感胁痛是由湿热外邪侵袭肝胆，肝胆失于疏泄条达而致，伴有寒、热表证，且起病急骤，同时可出现恶心呕吐，目睛发黄，苔黄腻等肝胆湿热症状；内伤胁痛则由肝郁气滞，瘀血内阻，或肝阴不足所引起，不伴恶寒、发热等表证，且起病缓慢，病程较长。

（2）辨在气在血：一般说来，气滞以胀痛为主，且游走不定，时轻时重，症状的轻重每与情绪变化有关；血瘀以刺痛为主，且痛处固定不移，疼痛持续不已，局部拒按，入夜尤甚，或胁下有积块。

（3）辨虚实：实证由肝郁气滞，瘀血阻络，外感湿热之邪所致，起病急，病程短，疼痛剧烈而拒按，脉实有力；虚证由肝阴不足，络脉失养所引起，常因劳累而诱发，起病缓，病程长，疼痛隐隐，悠悠不休而喜按，脉虚无力。

2. 治疗原则
胁痛的治疗着眼于肝胆，分虚实而治。实证宜理气、活血通络、清热祛湿；虚证宜滋阴养血柔肝。临床上还应据"痛则不通""通则不痛"的理论，以及肝胆疏泄不利的基本病机，在各证中适当配伍疏肝理气、利胆通络之品。

3. 分证论治（表9-24、表9-25）

表9-24　分证论治

证型	证候	治法	常用方剂	
			方剂及来源	药物组成
肝气郁结	胁肋胀痛，走窜不定，甚则连及胸肩背，且情志不舒则痛增，胸闷，善太息，得嗳气则舒，饮食减少，脘腹胀满，舌苔薄白，脉弦	疏肝理气	柴胡疏肝散（《景岳全书》）加减	柴胡、香附、枳壳、陈皮、川芎、白芍、甘草
瘀血阻络	胁肋刺痛，痛处固定而拒按，疼痛持续不已，入夜尤甚，或胁下有积块，或面色晦暗，舌质紫暗，脉沉弦	活血化瘀理气通络	血府逐瘀汤（《医林改错》）加减	桃仁、红花、当归、生地黄、川芎、赤芍、柴胡、桔梗、枳壳、牛膝
湿热蕴结	胁肋胀痛，触痛明显而拒按，或引及肩背，伴有脘闷纳呆，恶心呕吐，厌食油腻，口干口苦，腹胀尿少，或有黄疸，舌苔黄腻，脉弦滑	清热利湿理气通络	龙胆泻肝汤（《温病条辨》）加减	龙胆草、栀子、黄芩、柴胡、木通、泽泻、车前子、生地、当归
肝阴不足	胁肋隐痛，绵绵不已，遇劳加重，口干咽燥，两目干涩，心中烦热，头晕目眩，舌红少苔，脉弦细数	养阴柔肝佐以理气通络	一贯煎（《柳州医话》）加减	生地、枸杞、沙参、麦冬、当归、川楝子

表 9-25　常用中成药

药物名称	功能主治	用法用量	注意事项	不良反应
丹栀逍遥丸	具有舒肝解郁、清热调经的功效。用于肝郁化火，胸胁胀痛，烦闷急躁，颊赤口干，食欲不振或有潮热，以及妇女月经先期，经行不畅，乳房与少腹胀痛	口服，一次6～9g，一日2次	1. 少吃生冷及油腻难消化的食品； 2. 服药期间要保持情绪乐观，切忌生气恼怒； 3. 服药一周后，症状未见缓解，或症状加重者，应及时到医院就诊； 4. 孕妇慎用； 5. 对本品过敏者禁用，过敏体质者慎用； 6. 本品性状发生改变时禁止使用； 7. 儿童必须在成人监护下使用； 8. 请将本品放在儿童不能接触的地方； 9. 如正在使用其他药品，使用本品前请咨询医师或药师	尚不明确
逍遥丸	具有疏肝健脾、养血调经的功效。用于肝气不舒所致月经不调、胸胁胀痛、头晕目眩、食欲减退	口服，小蜜丸一次9g，大蜜丸一次1丸，一日2次	1. 忌食寒凉、生冷食物； 2. 孕妇服用时请向医师咨询； 3. 感冒时不宜服用本药； 4. 月经过多者不宜服用本药； 5. 平素月经正常，突然出现月经量少，或月经错后，或阴道不规则出血应去医院就诊； 6. 按照用法用量服用，长期服用应向医师咨询； 7. 服药2周症状无改善，应去医院就诊； 8. 对本品过敏者禁用，过敏体质者慎用； 9. 本品性状发生改变时禁止使用； 10. 请将本品放在儿童不能接触的地方； 11. 如正在使用其他药品，使用本品前请咨询医师或药师	尚不明确
越鞠丸	具有理气解郁、宽中除满的功效。用于胸脘痞闷，腹中胀满，饮食停滞，嗳气吞酸	口服，一次6～9g，一日2次	1. 忌生冷及油腻难消化的食物； 2. 服药期间要保持情绪乐观，切忌生气恼怒； 3. 有高血压、心脏病、肝病、糖尿病、肾病等慢性病严重者应在医师指导下服用； 4. 儿童、孕妇、哺乳期妇女、年老体弱者应在医师指导下服用； 5. 服药3天症状无缓解，应去医院就诊； 6. 对本品过敏者禁用，过敏体质者慎用； 7. 本品性状发生改变时禁止使用； 8. 儿童必须在成人监护下使用； 9. 请将本品放在儿童不能接触的地方； 10. 如正在使用其他药品，使用本品前请咨询医师或药师	尚不明确

（三）预防调护

　　胁痛皆与肝的疏泄功能失常有关。所以，精神愉快，情绪稳定，气机条达，对预防与治疗有着重要的作用。胁痛属于肝阴不足者，应注意休息，劳逸结合，多食蔬菜、水果、瘦肉等清淡而富有营养的食物。胁痛属于湿热蕴结者，尤应注意饮食，要忌酒，忌辛辣肥甘厚腻之品，生冷不洁之品也应注意。

二、积聚

积聚是由于体虚复感外邪，情志饮食所伤，以及他病日久不愈等原因引起的，以正气亏虚，脏腑失和，气滞、血瘀、痰浊蕴结腹内为基本病机，以腹内结块，或胀或痛为主要临床特征的一类病证。

中医文献中的癥瘕、痃癖及伏梁、肥气、息贲等疾病，皆属积聚的范畴。根据积聚的临床表现，主要包括西医的腹部肿瘤、肝脾肿大，以及增生型肠结核、胃肠功能紊乱、不完全性肠梗阻等疾病，当这些疾病出现类似积聚的证候时，可参阅本节辨证论治。

（一）病因病机

1.情志抑郁，气滞血瘀　正如《济生方·积聚论治》所说："忧、思、喜、怒之气，人之所不能无者，过则伤乎五脏……留结而为五积。"情志致病，首先病及气分，使肝气不舒，脾气郁结，导致肝脾气机阻滞。继则由气及血，使血行不畅，经隧不利，脉络瘀阻。若偏重于影响气机的运行，则为聚；气血瘀滞，日积月累，凝结成块则为积。

2.酒食内伤，滋生痰浊　由于饮酒过度，或嗜食肥甘厚味、煎煿辛辣之品；或饮食不节，损伤脾胃，使脾失健运，以致湿浊内停，甚至凝结成痰。痰浊阻滞之后，又会进一步影响气血的正常运行，形成气机郁滞，血脉瘀阻，气、血、痰互相搏结，而引起积聚。亦有因饮食不调、因食遇气、食气交阻、气机不畅而成聚证者。

3.邪毒侵袭，留着不去　寒、湿、热等多种外邪及邪毒如果长时间地作用于人体，或侵袭人体之后留着不去，均可导致受病脏腑失和，气血运行不畅，痰浊内生，气滞血瘀痰凝，日久形成积聚。正如《诸病源候论·积聚病诸候》说："诸脏受邪，初未能成积聚，留滞不去，乃成积聚。"

4.他病转归，日久咸积　黄疸病后，或黄疸经久不退，湿邪留恋，阻滞气血；或久疟不愈；湿痰凝滞，脉络痹阻；或感染血吸虫，虫阻脉道，肝脾气血不畅，脉络瘀阻。以上几种病证，日久不愈，均可转归演变为积证。

情志抑郁，饮食损伤，感受邪毒及他病转归是引起积聚的主要原因。其中，情志、饮食、邪毒等致病原因常交错夹杂，混合致病。

正气亏虚则是积聚发病的内在因素，积聚的形成及演变，均与正气的强弱密切相关。正如《医宗必读·积聚》说："积之成也，正气不足，而后邪气踞之。"《景岳全书·积聚》亦说："凡脾肾不足及虚弱失调之人，多有积聚之病。"即是说，积聚是正虚感邪、正邪斗争而正不胜邪的情况下，邪气踞之，逐渐发展而成。积聚的发生主要关系到肝、脾两脏；气滞、血瘀、痰结是形成积聚的主要病理变化。其中聚证以气机阻滞为主，积证则气滞、血瘀、痰结三者均有，而以血瘀为主。

（二）辨证论治

1.辨证思路

（1）辨积与聚：积与聚虽合称为一个病证，但两者是有明显区别的。积证具有积块明显，固定不移，痛有定处，病程较长，多属血分，病情较重，治疗较难等特点；聚证则无积块，腹中气时聚时散，发有休止，痛无定处，病程较短，多属气分，一般病情较轻，相对地治疗亦较易。至于古代文献以积为脏病，聚为腑病，则不可拘泥，实际上不少积证的积块就发生在胃、肠。

（2）辨部位：积块的部位不同，标志着所病的脏腑不同，临床症状、治疗方药也不尽相同，故有必要加以鉴别。从大量的临床观察来看，在内科范围的脘腹部积块主要见于胃和肝的病变。右胁腹内积块，伴见胁肋刺痛、黄疸、纳差、腹胀等症状者，病在肝；胃脘部积块伴见反胃、呕吐、呕血、便血等症状者，病在胃；右腹积块伴腹泻或便秘、消瘦乏力，以及左腹积块伴大便次数增多、便下脓血者，病在肠。

（3）辨虚实：积证大体可分为初、中、末三期，一般初期正气未至大虚，邪气虽实而不甚，表现为积块较小、质地较软，虽有胀痛不适，而一般情况尚可。中期正气渐衰而邪气渐甚，表现为积块增大、质地较硬、疼痛持续，并有饮食日少，倦怠乏力，形体消瘦等症。末期正气大虚而邪气实甚，表现为积块较大、质地坚硬，疼痛剧烈，并有饮食大减，神疲乏力，面色萎黄或黧黑，明显消瘦等症。

2. 治疗原则 聚证重调气，积证重活血。聚证病在气分，以疏肝理气、行气消聚为基本治则，重在调气；积证病在血分，以活血化瘀、软坚散结为基本治则，重在活血。要注意区分不同阶段，掌握攻补分寸。积证初期，积块不大，软而不坚，正气尚可，治疗以攻邪为主，予以行气活血、软坚消积；中期积块渐大，质渐坚硬，而正气渐伤，邪盛正虚，治宜攻补兼施；末期积块坚硬，形瘦神疲，正气伤残，治宜扶正培本为主，酌加理气、化瘀、消积之晶，切忌攻伐太过。

在积证的治疗中，应注意处理好攻法与补法的关系，正如《景岳全书·积聚》所说："治积之要，在知攻补之宜，而攻补之宜。当于孰缓孰急中辨之。"在治疗中应注意"治实当顾虚"，"补虚勿忘实"，可根据具体情况，或先攻后补，或先补后攻，或寓补于攻，或寓攻于补。

3. 分证论治（表 9-26）

表 9-26　分证论治

证型		证候	治法	常用方剂	
				方剂及来源	药物组成
聚证	肝气郁滞	腹中气聚，攻窜胀痛，时聚时散，脘胁之间时或不适，病情常随情绪而起伏，苔薄，脉弦	疏肝解郁行气消聚	木香顺气散（《景岳全书》）	木香、砂仁、苍术、厚朴、甘草、乌药、生姜、枳壳、香附、青皮
	食浊阻滞	腹胀或痛，便秘，纳呆，时有如条状物聚起在腹部，重按则胀痛更甚，舌苔腻，脉弦滑	理气化浊导滞通腑	六磨汤（《世医得效方》）加减	沉香、木香、台乌药、大黄、槟榔、枳实

续表

证型		证候	治法	常用方剂	
				方剂及来源	药物组成
积证	气滞血阻	积证初起，积块软而不坚，固着不移，胀痛并见，舌苔薄白，脉弦	理气活血通络消积	荆蓬煎丸（《御药院方》）	木香、青皮、茴香、枳壳、槟榔、三棱、莪术
	气结血瘀	腹部积块渐大，按之较硬，痛处不移，饮食减少，体倦乏力，面暗消瘦，时有寒热，女子或见经闭不行，舌质青紫，或有瘀点瘀斑，脉弦滑或细涩	祛瘀软坚补益脾胃	膈下逐瘀汤（《医林改错》）、六君子汤（《医学正传》）	当归、川芎、桃仁、红花、赤芍、五灵脂、延胡索、香附、乌药、枳壳、甘草
	正虚瘀结	积块坚硬，疼痛逐渐加剧，饮食大减，面色萎黄或黧黑，消瘦脱形，舌质色淡或紫，舌苔灰糙或舌光无苔，脉弦细或细数	补益气血化瘀消积	八珍汤（《正体类要》）加减、化积丸（《丹溪心法》）加减	八珍汤：熟地黄、白芍、当归、川芎、人参、白术、茯苓、炙甘草、生姜、大枣
					化积丸：三棱、莪术、香附、苏木、五灵脂、瓦楞子、阿魏、海浮石、槟榔

（三）预防调护

聚证的预后一般较好，而积证的预后一般较差。正如《景岳全书·积聚》所说："无形之聚其散易，有形之积其破难。"一般的聚证，若治疗得当，解除了病因，可望治愈。但亦有部分反复发作，或先因气聚，日久则血瘀成积者。积证在腹部扪到积块之前，大多已经历了一段病程，所以当发展成为积证时，治疗比较困难。早在唐代《外台秘要·卷十二》就谈到："凡症坚之起，多以渐生，而有觉便牢大者，自难疗也。"现在由于医学的进展，积证的预后已有了很大的好转，可以使患者的症状有所减轻，生存时间延长，部分患者甚至可望获得治愈。积证后期，因肝胆疏泄失常，胆汁外溢而出现黄疸；水液内聚而成为鼓胀；火热灼伤脉络，或气虚不能摄血，血液外溢，而致吐血、便血、衄血等，均为病情重笃，预后不良之象，当积极救治。

三、瘿病

瘿病是由于情志内伤，饮食及水土失宜等因素引起的，以致气滞、痰凝、血瘀壅结颈前为基本病机，以颈前喉结两旁结块肿大为主要临床特征的一类疾病。瘿病一名，首见于《诸病源候论·瘿候》。在中医著作里，又有称为瘿、瘿气、瘿瘤、瘿囊、影袋等名称者。本病相当于西医学中具有甲状腺肿大表现的一类疾病，如单纯性甲状腺肿大、甲状腺机能亢进、甲状腺肿瘤，以及慢性淋巴细胞性甲状腺炎等疾病。

瘿病的各种证候之间有一定的关系。痰结血瘀常为气郁痰阻的进一步发展，肝火旺盛及心肝阴虚分别概括瘿病中火旺及阴虚的两种证候，但因火旺及阴虚二者在病理上常相互影响，临床症状上常相兼出现。

（一）病因病机

瘿病的病因主要是情志内伤和饮食及水土失宜，但也与体质因素有密切关系。

1.情志内伤　由于长期忿郁恼怒或忧思郁虑，使气机郁滞、肝气失于条达。津液的正常循行及输布均有赖气的统帅。气机郁滞，则津液易于凝聚成痰。气滞痰凝，壅结颈前，则形成瘿病。其消长常与情志有关。痰气凝滞日久，使气血的运行也受到障碍而产生血行瘀滞，则可致瘿肿较硬或有结节。

2.饮食及水土失宜　饮食失调，或居住在高山地区，水土失宜，一则影响脾胃的功能，使脾失健运，不能运化水湿，聚而生痰；二则影响气血的正常运行，痰气瘀结颈前则发为瘿病。在古代瘿病的分类名称中即有泥瘿土瘿之名。

3.体质因素　妇女的经、孕、产、乳等生理特点与肝经气血有密切关系，遇有情志、饮食等致病因素，常引起气郁痰结、气滞血瘀及肝郁化火等病理变化，故女性易患瘿病。另外，素体阴虚之人，痰气郁结之后易于化火，更加伤阴，易使病情缠绵。

由上可知，气滞痰凝壅结颈前是瘿病的基本病理，日久引起血脉瘀阻，以致气、痰、瘀三者合而为患。部分病例，由于痰气郁结化火，火热耗伤阴津，而导致阴虚火旺的病理变化，其中尤以肝、心两脏阴虚火旺的病变更为突出。

瘿病初起多实，病久则由实致虚，尤以阴虚、气虚为主，以致成为虚实夹杂之证。

（二）辨证论治

1.辨证思路

（1）辨证候之虚实：瘿病以气、痰、瘀壅结颈前为主要病机，所以一般属于实证，其中应着重辨明有无血瘀。病程久后，由实致虚，常出现阴虚、气虚的病变及相应的症状，其中以心、肝阴虚尤为多见，从而成为虚实夹杂的证候。

（2）辨火热之有无：瘿病日久每易郁而化火，应综合症状和舌脉辨别其有无火热，若有，则应辨别火热的程度。

2.治疗原则　理气化痰，消瘿散结为基本治则。瘿肿质地较硬及有结节者，应适当配合活血化瘀。肝火亢盛及火热伤阴者，则当以清肝泄火及滋阴降火为主。

3.分证论治（表9-27、表9-28）

表9-27　分证论治

证型	证候	治法	常用方剂	
			方剂及来源	药物组成
气郁痰阻	颈前正中肿大，质软不痛；颈部觉胀，胸闷，喜太息，或兼胸胁窜痛，病情的波动常与情志因素有关，苔薄白，脉弦	理气舒郁化痰消瘿	四海舒郁丸（《疡医大全》）加减	青木香、陈皮、昆布、海带、海藻、海螵蛸、海蛤壳

续表

证型	证候	治法	常用方剂	
			方剂及来源	药物组成
痰结血瘀	颈前出现肿块，按之较硬或有结节，肿块经久未消，胸闷，纳差，苔薄白或白腻，脉弦或涩	理气活血化痰消瘿	海藻玉壶汤（《外科正宗》）加减	海藻、昆布、海带、青皮、陈皮、半夏、贝母、连翘、甘草、当归、川芎
肝火炽盛	颈前轻度或中度肿大，一般柔软、光滑，烦热，容易出汗，性情急躁易怒，眼球突出，手指颤抖，面部烘热，口苦，舌质红，苔薄黄，脉弦数	清肝泄火	栀子清肝汤（《医学入门》）合藻药散（《证治准绳·疡医》）加减	栀子、柴胡、芍药、茯苓、甘草、当归、川芎、栀子、丹皮、牛蒡子、海藻、黄药子
肝阴虚	瘿肿或大或小，质软，病起缓慢，心悸不宁，心烦少寐，易出汗，手指颤动，眼干，目眩，倦怠乏力，舌质红，舌体颤动，脉弦细数	滋养阴精宁心柔肝	天王补心丹（《世医得效方》）加减	生地、玄参、麦冬、天冬、人参、茯苓、五味子、当归、丹参、酸枣仁、柏子仁、远志

表 9-28　常用中成药

药物名称	功能主治	用法用量	注意事项	不良反应
五海瘿瘤丸	具有软坚消肿的功效。用于痰核瘿瘤，瘰疬，乳核	1. 口服，大蜜丸一次1丸，一日2次； 2. 口服，水蜜丸一次5g，一日2次	尚不明确	尚不明确
内消瘰疬丸	具有软坚散结的作用。用于瘰疬痰核或肿或痛	口服，一次8丸，一日3次	大便稀溏者慎用	尚不明确
西黄丸	具有清热解毒、消肿散结的功效。用于痈疽疔毒、瘰疬、流注、癌肿等	口服，一次3g，一日2次	运动员慎用	尚不明确
小金丸	具有散结消肿、化瘀止痛的功效。用于痰气凝滞所致的瘰疬、瘿瘤、乳岩、乳癖，症见肌肤或肌肤下肿块一处或数处，推之能动，或骨及骨关节肿大，皮色不变，肿硬作痛	打碎后口服，一次1.2～3g，一日2次，小儿酌减	1. 本品含制草乌，应在医师指导下服用； 2. 过敏体质者慎用； 3. 脾胃虚弱者慎用； 4. 运动员慎用； 5. 肝肾功能不全者慎用	上市后不良反应监测数据显示本品可见以下不良反应： 1. 皮肤：皮疹、多形红斑样皮疹、荨麻疹样皮疹、皮肤潮红、肿胀、瘙痒等，有严重皮肤过敏反应病例报告； 2. 消化系统：恶心、呕吐、腹痛、腹泻、口干、腹胀、便秘等； 3. 其他：头晕、头痛、心悸、胸闷、乏力等

（三）预防调护

保持精神愉快，防止情志内伤，以及针对水土因素，注意饮食调摄，是预防瘿病的两个重要方面。在容易发生瘿病的地区，可经常食用海带及采用碘化食盐（食盐中加入万分之一的碘化钠或碘化钾）预防。

第六节　肾系疾病

一、水肿

水肿是指因感受外邪，饮食失调，或劳倦过度等，使肺失宣降通调，脾失健运，肾失开合，膀胱气化失常，导致体内水液潴留，泛滥肌肤，以头面、眼睑、四肢、腹背，甚至全身浮肿为临床特征的一类病证。本病相当于西医学中的急慢性肾小球肾炎，肾病综合征，充血性心力衰竭，内分泌失调，以及营养障碍等疾病出现的水肿。

凡水肿病程较短，或由营养障碍引起的浮肿，只要及时治疗，合理调养。预后一般较好。若病程较长，反复发作，正虚邪恋，则缠绵难愈。若肿势较甚，症见唇黑、缺盆平，脐突、足下平，背平，或见心悸，唇绀，气急喘促不能平卧，甚至尿闭，下血，均属病情危重。如久病正气衰竭，浊邪上泛，出现口有秽味，恶心呕吐；肝风内动，出现头痛，抽搐等症，预后多不良，每易出现脱证，应密切观察病情变化，及时处理。

（一）病因病机

人体水液的运行，有赖于气的推动，即有赖于脾气的升化转输，肺气的宣降通调，心气的推动，肾气的蒸化开合。这些脏腑功能正常，则三焦发挥决渎作用，膀胱气化畅行，小便通利，可维持正常的水液代谢。反之，若因外感风寒湿热之邪，水湿浸渍，疮毒浸淫，饮食劳倦，久病体虚等导致上述脏腑功能失调，三焦决渎失司，膀胱气化不利，体内水液潴留，泛滥肌肤，即可发为水肿。

1. 风邪外袭，肺失通调　风邪外袭，内舍于肺，肺失宣降通调，上则津液不能宣发外达以营养肌肤，下则不能通调水道而将津液的代谢废物变化为尿，以致风遏水阻，风水相搏，水液潴留体内，泛滥肌肤，发为水肿。

2. 湿毒浸淫，内归肺脾　肺主皮毛，脾主肌肉。痈疡疮毒生于肌肤，未能清解而内归肺脾，脾伤不能升津，肺伤失于宣降，以致水液潴留体内，泛滥肌肤，发为水肿。《济生方·水肿》谓："又有年少，血热生疮，变为肿满，烦渴，小便少，此为热肿。"

3. 水湿浸渍，脾气受困　脾喜燥而恶湿。久居湿地，或冒雨涉水，水湿之气内侵；或平素饮食不节，过食生冷，均可使脾为湿困，而失其运化之职，致水湿停聚不行，潴留体内，泛滥肌肤，发为水肿。

4. 湿热内盛，三焦壅滞　"三焦者，决渎之官，水道出焉。"湿热内侵，久羁不化；或湿郁化热，湿热内盛，使中焦脾胃失其升清降浊之能，三焦为之壅滞，水道不通，以致水液潴留体内，泛滥肌肤，发为水肿。

5. 饮食劳倦，伤及脾胃　饮食失调，或劳倦过度，或久病伤脾，脾气受损，运化失司，水液代谢失常，引起水液潴留体内，泛滥肌肤，而成水肿。

6. 肾气虚衰，气化失常 "肾者水脏，主津液。"生育不节，房劳过度，或久病伤肾，以致肾气虚衰，不能化气行水，遂使膀胱气化失常，开合不利，引起水液潴留体内，泛滥肌肤，而成水肿。

上述各种病因，有单一致病者，亦有兼杂而致病者，从而使病情趋于复杂。本病的病位在肺、脾、肾三脏，与心有密切关系。基本病机是肺失宣降通调，脾失转输，肾失开合，膀胱气化失常，导致体内水液潴留，泛滥肌肤。在发病机理上，肺、脾、肾三脏相互联系，相互影响，如肺脾之病水肿，久必及肾，导致肾虚而使水肿加重；肾阳虚衰，火不暖土，则脾阳也虚，土不制水，则使水肿更甚；肾虚水泛，上逆犯肺，则肺气不降，失其宣降通调之功能，而加重水肿。因外邪、疮毒、湿热所致的水肿，病位多在肺脾；因内伤所致的水肿，病位多在脾肾。因此，肺、脾、肾三脏与水肿的发病，是以肾为本，以肺为标，而以脾为制水之脏，诚如《景岳全书·肿胀》所云："凡水肿等证，乃肺脾肾三脏相干之病。盖水为至阴，故其本在肾；水化于气，故其标在肺；水唯畏土，故其制在脾。今肺虚则气不化精而化水，脾虚则土不制水而反克，肾虚则水无所主而妄行。"

此外，瘀血阻滞，三焦水道不利，往往使水肿顽固难愈。

（二）辨证论治

1. 辨证思路 辨阳水和阴水。

（1）阳水：多因感受风邪、水湿、疮毒、湿热诸邪，导致肺失宣降通调，脾失健运而成。起病较急，病程较短，每成于数日之间。其肿多先起于头面，由上至下，延及全身，或上半身肿甚，肿处皮肤绷急光亮，按之凹陷即起，常兼见烦热口渴，小便赤涩，大便秘结等表、实、热证。

（2）阴水：多因饮食劳倦、久病体虚等引起脾肾亏虚、气化不利所致。起病缓慢，多逐渐发生，或由阳水转化而来，病程较长。其肿多先起于下肢，由下而上，渐及全身，或腰以下肿甚，肿处皮肤松弛，按之凹陷不易恢复，甚则按之如泥，不烦渴，常兼见小便少但不赤涩，大便溏薄，神疲气怯等里、虚、寒证。

辨证虽然以阳水、阴水为纲，阳水和阴水有本质区别，但应注意，阳水和阴水之间在一定条件下，亦可互相转化，需用动态的观点进行辨识。如阳水久延不退，正气日虚，水邪日盛，便可转为阴水；反之，若阴水复感外邪，肺失宣降，脾失健运，肿势剧增，又可表现为以实证、热证为主，而先按阳水论治。

2. 治疗原则 水肿的治疗，《素问·汤液醪醴论》提出"去菀陈莝""开鬼门""洁净府"三条基本原则。张仲景宗《内经》之意，在《金匮要略·水气病脉证并治》中提出："诸有水者，腰以下肿，当利小便；腰以上肿，当发汗乃愈。"辨证地运用了发汗、利小便的两大治法，对后世产生了深远的影响，一直沿用至今。根据上述所论，水肿的治疗原则应分阴阳而治，阳水主要治以发汗、利小便、宣肺健脾，水势壅盛则可酌情暂行攻逐，总以祛邪为主；阴水则主要治以温阳益气、健脾、益肾、补心，兼利小便，酌情化瘀，总以扶正助气化为治。虚实并见者，则攻补兼施。

3. 分证论治（表 9-29、表 9-30）

表 9-29　分证论治

证型		证候	治法	常用方剂	
				方剂及来源	药物组成
阳水	风水泛滥	浮肿起于眼睑，继则四肢及全身皆肿，甚者眼睑浮肿，睁合不能开，来势迅速，多有恶寒发热，肢节酸痛，小便短少等症。偏于风热者，伴咽喉红肿疼痛，口渴，舌质红，脉浮滑数。偏于风寒者，兼恶寒无汗，头痛鼻塞，咳喘，舌苔薄白，脉浮滑或浮紧	疏风清热宣肺行水	越婢加术汤《金匮要略》加减	麻黄、生石膏、白术、甘草、生姜、大枣
	湿毒浸淫	身发疮痍，甚则溃烂，或咽喉红肿，或乳蛾肿大疼痛，继则眼睑浮肿，延及全身，小便不利，恶风发热，舌质红，苔薄黄，脉浮数或滑数	宣肺解毒利尿消肿	麻黄连翘赤小豆汤（《伤寒论》）合五味消毒饮（《医宗金鉴》）	麻黄、杏仁、梓白皮（以桑白皮代）、连翘、赤小豆、金银花、野菊花、蒲公英、紫花地丁、紫背天葵
	水湿浸渍	全身水肿，按之没指，小便短少，身体困重，胸闷腹胀，纳呆，泛恶，苔白腻，脉沉缓，起病较缓，病程较长	健脾化湿通阳利水	胃苓汤（《普济方》）合五皮饮（《证治准绳》）加减	白术、茯苓、苍术、厚朴、陈皮、猪苓、泽泻、肉桂、桑白皮、陈皮、大腹皮、茯苓皮、生姜皮
	湿热壅盛	遍体浮肿，皮肤绷急光亮，胸脘痞闷，烦热口渴，或口苦口黏，小便短赤，或大便干结，舌红，苔黄腻，脉滑数或沉数	分利湿热	疏凿饮子（《重订严氏济生方》）加减	羌活、秦艽、大腹皮、茯苓皮、生姜、羌活、秦艽、泽泻、木通、椒目、赤小豆、商陆、槟榔
阴水	脾阳虚衰	身肿，腰以下为甚，按之凹陷不易恢复，脘腹胀闷，纳减便溏，食少，面色不华，神倦肢冷，小便短少，舌质淡，苔白腻或白滑，脉沉缓或沉弱	温阳健脾化气利水	实脾饮（《济生方》）加减	干姜、附子、草果仁、白术、茯苓、炙甘草、生姜、大枣、大腹皮、茯苓、木瓜、木香、厚朴、大腹皮
	肾阳衰微	面浮身肿，腰以下为甚，按之凹陷不起，心悸，气促，腰部冷痛酸重，尿量减少，四肢厥冷，怯寒神疲，面色㿠白。本病相当于西医学的多种疾病，如急慢性肠炎、肠结核、肠易激综合征、吸收不良综合征等，当这些疾病出现泄泻的表现时白或灰滞，舌质淡胖，苔白，脉沉细或沉迟无力	温肾助阳化气行水	济生肾气丸《济生方》合真武汤《伤寒论》加减	熟地、枸杞子、山茱萸、茯苓、泽泻、牡丹皮、附子、肉桂、白术、茯苓、泽泻、车前子、生姜、白芍、牛膝

表 9-30　常用中成药

药物名称	功能主治	用法用量	注意事项	不良反应
五苓散	具有温阳化气、利湿行水的功效。用于阳不化气、水湿内停所致的水肿，症见小便不利、水肿腹胀、呕逆泄泻、渴不思饮	口服，一次6～9g，一日2次	尚不明确	尚不明确
肾炎消肿片	具有健脾渗湿、通阳利水的功效。用于急、慢性肾炎脾虚湿肿证候，临床表现为肢体浮肿，晨起面肿甚，午后腿肿较重，按之凹陷，身体重困，尿少，脘胀食少，舌苔白腻，脉沉缓	口服，一次4～5片，一日3次	尚不明确	尚不明确
舟车丸	具有行气利水的功效。用于蓄水腹胀，四肢浮肿，胸腹胀满，停饮喘急，大便秘结，小便短少	口服，一次3g（1袋），一日1次	1. 本品为攻逐水饮之峻剂，若水肿属阴水者禁用； 2. 本方含大量峻下逐水，行气破滞之品，有碍胎气，故孕妇忌用； 3. 方中甘遂、大戟、芫花及轻粉都有一定的毒性，不可过量久服； 4. 本药苦寒，易伤脾胃，应时时注意脾胃之气，饮食清淡，宜用低盐饮食，注意用药后对脾胃的调理； 5. 服药时应从小剂量开始，逐渐加量为妥	尚不明确

（三）预防调护

本病水肿较甚，应吃无盐饮食，待肿势渐退后，逐步改为低盐，最后恢复普通饮食。忌食辛辣、烟酒等刺激性食物。若因营养障碍致肿者，不必过于强调忌盐，而应适量进食富于营养之蛋白质类饮食。此外，尚须注意摄生，不宜过度疲劳，尤应节制房事，以防耗伤真元，起居有时，预防外感，加强护理，避免褥疮。

二、癃闭

癃闭是由于肾和膀胱气化失司导致的以排尿困难，全日总尿量明显减少，小便点滴而出，甚则闭塞不通为临床特征的一种病证。其中以小便不利，点滴而短少，病势较缓者称为"癃"；以小便闭塞，点滴全无，病势较急者称为"闭"。癃和闭虽有区别，但都是指排尿困难，只是轻重程度上的不同，因此多合称为癃闭。本病相当于西医学的各种原因引起的尿潴留和无尿症。

闭若得到及时而有效的治疗，初起病"闭"，后转为"癃"，尿量逐渐增加，是病情好转的现象，通过治疗完全可能获得痊愈。如果失治或误治，初起病"癃"而后转为病

"闭"，为病势由轻转重。若病情发展，临床出现头晕头痛，视力模糊，胸闷喘促，恶心呕吐，烦躁，神昏等症，是由癃闭转为关格，若不及时抢救，可以导致死亡。

（一）病因病机

1. 湿热蕴结 过食辛辣肥腻，酿湿生热，湿热不解，下注膀胱，或湿热素盛，肾热下移膀胱，或下阴不洁，湿热侵袭，膀胱湿热阻滞，气化不利，小便不通，或尿量极少，而为癃闭。

2. 肺热气壅 肺为水之上源。热邪袭肺，肺热气壅，肺气不能肃降，津液输布失常，水道通调不利，不能下输膀胱；又因热气过盛，下移膀胱，以致上下焦均为热气闭阻，气化不利，而成癃闭。

3. 脾气不升 劳倦伤脾，饮食不节，或久病体弱，致脾虚清气不能上升，则浊气难以下降，小便因而不通，而成癃闭。故《灵枢·口问》曰："中气不足，溲便为之变。"

4. 肾元亏虚 年老体弱或久病体虚，肾阳不足，命门火衰，气不化水，是以"无阳则阴无以化"，而致尿不得出；或因下焦炽热，日久不愈，耗损津液，以致肾阴亏虚，水府枯竭，而成癃闭。

5. 肝郁气滞 七情所伤，引起肝气郁结，疏泄不及，从而影响三焦水液的运行和气化功能，致使水道通调受阻，形成癃闭。且肝经经脉绕阴器，抵少腹，这也是肝经有病，可导致癃闭的原因。所以《灵枢·经脉》提出："肝足厥阴之脉……是主肝所生病者……遗溺、闭癃。"

6. 尿路阻塞 瘀血败精，或肿块结石，阻塞尿道，小便难以排出，因而形成癃闭。即《景岳全书·癃闭》所说："或以败精，或以槁血，阻塞水道而不通也。"《素问·灵兰秘典论》曰："膀胱者，州都之官，津液藏焉，气化则能出矣。"小便的通畅，有赖于膀胱的气化，因此，本病的病位在膀胱。《素问·经脉别论》又曰："饮入于胃，游溢精气，上输于脾，脾气散精，上归于肺，通调水道，下输膀胱，水精四布，五经并行。"

水液的吸收、运行、排泄，还有赖于三焦的气化和肺脾肾的通调、转输、蒸化，故癃闭的病位还与三焦、肺脾肾密切相关。上焦之气不化，当责之于肺，肺失其职，则不能通调水道，下输膀胱；中焦之气不化，当责之于脾，脾气虚弱，则不能升清降浊；下焦之气不化，当责之于肾，肾阳亏虚，气不化水，肾阴不足，水府枯竭，均可导致癃闭。肝郁气滞，使三焦气化不利，也会发生癃闭。此外，各种原因引起的尿路阻塞，均可引起癃闭。基本病机可归纳为三焦气化不利，或尿路阻塞，导致肾和膀胱气化失司。

（二）辨证论治

1. 辨证思路

（1）辨主因：尿热赤短涩，舌红苔黄，脉数者属热；口渴欲饮，咽干，气促者，多为热壅于肺；口渴不欲饮，小腹胀满者，多为热积膀胱；时欲小便而不得出，神疲乏力者，多属虚；年老排尿无力，腰膝酸冷者，为肾虚命门火衰；小便不利兼有小腹坠胀，肛门下坠者，为脾虚中气不足；尿线变细或排尿中断，腰腹疼痛，舌质紫暗者，属尿道阻塞。

（2）辨虚实：癃闭的辨证以虚实为纲。因湿热蕴结、浊瘀阻塞、肝郁气滞、肺热气壅所致者，多属实证；因脾虚不升、肾阳亏虚、命门火衰，气化不及州都者，多属虚证。起病急骤，病程较短者，多实；起病较缓，病程较长者，多虚。体质较好，症见尿流窘迫，赤热或短涩，苔黄腻或薄黄，脉弦涩或数，属于实证；体质较差，症见尿流无力，精神疲乏，舌质淡，脉沉细弱者，多属虚证。

2. 治疗原则 癃闭的治疗应根据"六腑以通为用"的原则，着眼于通，即通利小便。但通之之法，有直接、间接之分，因证候的虚实而异。实证治宜清湿热，散瘀结，利气机而通利水道；虚证治宜补脾肾，助气化，使气化得行，小便自通。同时，还要根据病因病机，病变在肺在脾在肾的不同，进行辨证论治，不可滥用通利小便之晶。此外，尚可根据"上窍开则下窍自通"的理论，用开提肺气法，开上以通下，即所谓"提壶揭盖"之法治疗。

若小腹胀急，小便点滴不下，内服药物缓不济急时，应配合导尿或针灸以急通小便。

3. 分证论治（表9-31、表9-32）

表9-31　分证论治

证型	证候	治法	常用方剂	
			方剂及来源	药物组成
膀胱湿热	小便点滴不通，或量少而短赤灼热，小腹胀满，口苦口粘，或口渴不欲饮，或大便不畅，苔根黄腻，舌质红，脉数	清热利湿通利小便	八正散（《太平惠民和剂局方》）加减	木通、车前子、萹蓄、瞿麦、山栀、滑石、甘草、大黄
肺热壅盛	全日总尿量极少或点滴不通，咽干，烦渴欲饮，呼吸急促或咳嗽，苔薄黄，脉数	清肺热利水道	清肺饮（《证治汇补》）加减	黄芩、桑白皮、麦冬、车前子、木通、山栀、茯苓
肝郁气滞	小便不通，或通而不爽，胁腹胀满，情志抑郁，或多烦易怒，舌红，苔薄黄，脉弦	疏利气机通利小便	沉香散（《太平圣惠方》）加减	沉香、橘皮、当归、王不留行、石韦、冬葵子、滑石、白芍、甘草
尿道阻塞	小便点滴而下，或尿细如线，甚则阻塞不通，小腹胀满疼痛，舌质紫暗或有瘀点，脉细涩	行瘀散结通利水道	代抵当丸（《证治准绳·类方》）加减	当归尾、穿山甲、桃仁、大黄、芒硝、生地、肉桂
脾气不升	时欲小便而不得出，或量少而不爽利，气短，语声低微，小腹坠胀，精神疲乏，食欲不振，舌质淡，脉弱	益气健脾升清降浊化气利尿	补中益气汤（《脾胃论》）合春泽汤（《奇效良方》）加减	人参、黄芪、白术、桂枝、升麻、柴胡、猪苓、泽泻、茯苓
肾阳衰惫	小便不通或点滴不爽，排出无力，面色㿠白，神气怯弱，畏寒怕冷，腰膝冷而酸软无力，舌淡，苔薄白，脉沉细而弱	温补肾阳化气利尿	济生肾气丸（《济生方》）加减	肉桂、附子、熟地、山茱萸、枸杞子、牡丹皮、茯苓、泽泻、牛膝、车前子

表 9-32　常用中成药

药物名称	功能主治	用法用量	注意事项	不良反应
癃闭舒片	具有温肾化气、清热通淋、活血化瘀、散结止痛的功效。用于肾气不足、湿热瘀阻之癃闭所致尿频、尿急、尿赤、尿痛、尿细如线，小腹拘急疼痛，腰膝酸软等症；前列腺增生有以上证候者也可应用	口服，一次3片，一日2次	尚不明确	个别患者服药后有轻微的口渴感、胃部不适、轻度腹泻，不影响继续服药
尿塞通片	具有理气活血、通淋散结的功效。用于气滞血瘀、下焦湿热所致的轻、中度癃闭，症见排尿不畅、尿流变细、尿频、尿急；前列腺增生见上述证候者	口服，一次4～6片，一日3次	孕妇禁用	尚不明确
泽桂癃爽片	具有行瘀散结、化气利水的功效。用于膀胱瘀阻型前列腺增生，症见夜尿频多，排尿困难，小腹胀满等	口服，一次2片，一日3次。30日为一疗程	1. 个别患者发生恶心，胃部不适，腹泻；2. 体弱者，或属阴虚，湿热下注者慎用；3. 宜饭后服用	尚不明确

（三）预防调护

锻炼身体，增强抵抗力，保持心情舒畅，切忌忧思恼怒；消除诸如忍尿，压迫会阴部，外阴不洁，过食肥甘辛辣，过量饮酒，贪凉，纵欲过劳等外邪入侵和湿热内生的有关因素；积极治疗淋证和水肿、尿路及尿路周边肿瘤等疾病，对防治癃闭均有重要意义。

第七节　气血津液病证

一、郁证

郁病是由于情志不舒、气机郁滞所致，以心情抑郁、情绪不宁、胸部满闷、胁肋胀痛，或易怒易哭，或咽中如有异物梗塞等症为主要临床表现的一类病证。

郁有积、滞、结等含义。郁病由精神因素所引起，以气机郁滞为基本病机，是内科病证中最为常见的一种。据统计，类属郁病的病例，约占综合性医院内科门诊人数的10%。据有的医院抽样统计，内科住院病例中，有肝郁证表现者约占21%。郁病的中医药疗效良好，尤其是结合精神治疗，更能收到显著的疗效。所以属于郁病范围的病证，求治于中医者甚多。本病相当于西医学的神经衰弱、癔病及焦虑症等。

（一）病因病机

1. 愤懑郁怒，肝气郁结　厌恶憎恨、愤懑恼怒等精神因素，均可使肝失条达，气机不畅，以致肝气郁结而成气郁，这是郁证主要的病机。因气为血帅，气行则血行，气滞则血瘀，气郁日久，影响及血，使血液运行不畅而形成血郁。若气郁日久化火，则发生肝火上炎的病变，而形成火郁。津液运行不畅，停聚于脏腑、经络，凝聚成痰，则形成痰郁。郁火耗伤阴血，则可导致肝阴不足。

2. 忧愁思虑，脾失健运 由于忧愁思虑，精神紧张，或长期伏案思索，使脾气郁结，或肝气郁结之后横逆侮脾，均可导致脾失健运，使脾的消磨水谷及运化水湿的功能受到影响。若脾不能消磨水谷，以致食积不消，则形成食郁。若不能运化水湿，水湿内停，则形成湿郁。水湿内聚，凝为痰浊，则形成痰郁。火热伤脾，饮食减少，气血生化乏源，则可导致心脾两虚。

3. 情志过极，心失所养 由于所愿不遂，精神紧张，家庭不睦，遭遇不幸，忧愁悲哀等精神因素，损伤心脾，使心失所养而发生一系列病变。若损伤心气，以致心气不足，则心悸、短气、自汗；耗伤心阴以致心阴亏虚，心火亢盛，则心烦、低热、面色潮红、脉细数；心失所养，心神失守，以致精神惑乱，则悲伤哭泣，哭笑无常。心的病变还可进一步影响到其他脏腑。

情志内伤是郁病的致病原因。但情志因素是否造成郁病，除与精神刺激的强度及持续时间的长短有关之外，也与机体本身的状况有极为密切的关系。正如《杂病源流犀烛·诸郁源流》说："诸郁，脏气病也，其原本于思虑过深，更兼脏气弱，故六郁之病生焉。"说明机体的"脏气弱"是郁病发病的内在因素。

综上所述，郁病的病因是情志内伤。其病机主要为肝失疏泄，脾失健运，心失所养及脏腑阴阳气血失调。郁病初起，病变以气滞为主，常兼血瘀、化火、痰结、食滞等，多属实证。病久则易由实转虚，随其影响的脏腑及损耗气血阴阳的不同，而形成心、脾、肝、肾亏虚的不同病变。

（二）辨证论治

1. 辨证思路

（1）辨明受病脏腑与六郁的关系：郁病的发生主要为肝失疏泄，脾失健运，心失所养，应依据临床症状，辨明其受病脏腑侧重之差异。郁病以气郁为主要病变，但在治疗时应辨清楚六郁，一般说来，气郁、血郁、火郁主要关系于肝；食郁、湿郁、痰郁主要关系于脾；而虚证证型则与心的关系最为密切。

（2）辨别证候虚实：六郁病变，即气郁、血郁、化火、食积、湿滞、痰结均属实，而心、脾、肝的气血或阴精亏虚所导致的证候则属虚。

2. 治疗原则 理气开郁、调畅气机、怡情易性是治疗郁病的基本原则。正如《医方论·越鞠丸》方解中说："凡郁病必先气病，气得疏通，郁之何有？"对于实证，首当理气开郁，并应根据是否兼有血瘀、痰结、湿滞、食积等而分别采用活血、降火、祛痰、化湿、消食等法。虚证则应根据损及的脏腑及气血阴精亏虚的不同情况而补之，或养心安神，或补益心脾，或滋养肝肾。对于虚实夹杂者，则又当视虚实的偏重而虚实兼顾。

郁病一般病程较长，用药不宜峻猛。在实证的治疗中，应注意理气而不耗气，活血而不破血，清热而不败胃，祛痰而不伤正；在虚证的治疗中，应注意补益心脾而不过燥，滋养肝肾而不过腻。正如《临证指南医案·郁》指出，治疗郁证"不重在攻补，而在乎用苦泄热而不损胃，用辛理气而不破气，用滑润濡燥涩而不滋腻气机，用宜通而不揠苗助长"。

除药物治疗外，精神治疗对郁病有极为重要的作用。解除致病原因，使病人正确认识和对待自己的疾病，增强治愈疾病的信心，可以促进郁病好转、痊愈。

3. 分证论治（表 9-33、表 9-34）

表 9-33　分证论治

证型	证候	治法	常用方剂	
			方剂及来源	药物组成
肝气郁结	精神抑郁，情绪不宁，胸部满闷，胁肋胀痛，痛无定处，脘闷嗳气，不思饮食，大便不调，苔薄腻，脉弦	疏肝解郁理气畅中	柴胡疏肝散（《景岳全书》）加减	陈皮、柴胡、川芎、香附、枳壳、芍药、甘草
气郁化火	性情急躁易怒，胸胁胀满，口苦而干，或头痛、目赤、耳鸣，或嘈杂吞酸，大便秘结，舌质红，苔黄，脉弦数	疏肝解郁清肝泻火	丹栀逍遥散（《内科摘要》）加减	白术、柴胡、当归、茯苓、甘草、牡丹皮、山栀、芍药、丹皮
血行郁滞	精神抑郁，性情急躁，头痛，失眠，健忘，或胸胁疼痛，或身体某部有发冷或发热感，舌质紫暗，或有瘀点、瘀斑，脉弦或涩	活血化瘀理气解郁	血府逐瘀汤（《医林改错》）加减	桃仁、红花、当归、生地黄、牛膝、川芎、桔梗、赤芍、枳壳、甘草、柴胡
痰气郁结	精神抑郁，胸部闷塞，胁肋胀满，咽中如有物梗塞，吞之不下，咯之不出，苔白腻，脉弦滑	行气开郁化痰散结	半夏厚朴汤（《金匮要略》）加减	厚朴、紫苏、半夏、茯苓、生姜
心神惑乱	精神恍惚，心神不宁，多疑易惊，悲忧善哭，喜怒无常，或时时欠伸，或手舞足蹈，骂詈喊叫，舌质淡，脉弦	甘润缓急养心安神	甘麦大枣汤（《金匮要略》）加减	甘草、小麦、大枣
心脾两虚	多思善疑，头晕神疲，心悸胆怯，失眠，健忘，纳差，面色不华，舌质淡，苔薄白，脉细	健脾养心补益气血	归脾汤（《正体类要》）加减	党参、茯苓、白术、甘草、黄芪、当归、龙眼肉、酸枣仁、远志、茯苓、木香
心阴亏虚	情绪不宁，心悸，健忘，失眠，多梦，五心烦热，盗汗，口咽干燥，舌红少津，脉细数	滋阴养血补心安神	天王补心丹（《校注妇人良方》）加减	地黄、天冬、麦冬、玄参、人参、茯苓、五味子、当归、柏子仁、酸枣仁、远志、丹参
肝阴亏虚	情绪不宁，急躁易怒，眩晕，耳鸣，目干畏光，视物不明，或头痛且胀，面红目赤，舌干红，脉弦细或数	滋养阴精补益肝肾	滋水清肝饮（《医宗己任编》）加减	熟地、当归身、白芍、枣仁、山萸肉、茯苓、山药、柴胡、山栀、丹皮、泽泻

表 9–34 常用中成药

药物名称	功能主治	用法用量	注意事项	不良反应
丹栀逍遥丸	具有舒肝解郁、清热调经的功效。用于肝郁化火，胸胁胀痛，烦闷急躁，颊赤口干，食欲不振或有潮热，以及妇女月经先期，经行不畅，乳房与少腹胀痛	口服，一次6～9g，一日2次	1. 少吃生冷及油腻难消化的食品； 2. 服药期间要保持情绪乐观，切忌生气恼怒； 3. 服药一周后，症状未见缓解，或症状加重者，应及时到医院就诊； 4. 孕妇慎用； 5. 对本品过敏者禁用，过敏体质者慎用； 6. 本品性状发生改变时禁止使用； 7. 儿童必须在成人监护下使用； 8. 请将本品放在儿童不能接触的地方； 9. 如正在使用其他药品，使用本品前请咨询医师或药师	尚不明确
柴胡舒肝丸	具有疏肝理气、消胀止痛的功效。用于肝气不舒，胸胁痞闷，食滞不清，呕吐酸水	口服，小蜜丸一次10g，大蜜丸一次1丸，一日2次	尚不明确	尚不明确
红花逍遥片	具有疏肝、理气、活血的功效。用于肝气不舒，胸胁胀痛，头晕目眩，食欲减退，月经不调，乳房胀痛，或伴见颜面黄褐斑	口服，一次2～4片，一日3次	肝肾阴虚、气滞不运所致的胸胁疼痛，胸腹胀满，咽喉干燥，舌无津液，舌红无苔，脉象沉细者慎用	尚不明确
加味逍遥丸	具有疏肝清热、健脾养血的功效。用于肝郁血虚，肝脾不和，两胁胀痛，头晕目眩，倦怠食少，月经不调，脐腹胀痛	口服，一次6g，一日2次	1. 忌生冷及油腻难消化的食物； 2. 服药期间要保持情绪乐观，切忌生气恼怒； 3. 有高血压、心脏病、肝病、糖尿病、肾病等慢性病严重者应在医师指导下服用； 4. 平素月经正常，突然出现经量过多、经期延长，或月经过少、经期错后，或阴道不规则出血者应去医院就诊； 5. 脐腹胀痛严重者应去医院就诊； 6. 儿童、年老体弱、孕妇、哺乳期妇女及月经量多者应在医师指导下服用； 7. 服药3天症状无缓解，应去医院就诊； 8. 对本品过敏者禁用，过敏体质者慎用； 9. 本品性状发生改变时禁止使用； 10. 儿童必须在成人监护下使用； 11. 请将本品放在儿童不能接触的地方； 12. 如正在使用其他药品，使用本品前请咨询医师或药师	尚不明确

续表

药物名称	功能主治	用法用量	注意事项	不良反应
舒肝解郁胶囊	具有疏肝解郁、健脾安神的功效。适用于轻、中度单相抑郁症属肝郁脾虚证者，症见情绪低落，兴趣迟滞，入睡困难，早醒，多梦，紧张不安，急躁易怒，食少纳呆，胸闷，疲乏无力，多汗，疼痛，舌苔白或腻，脉弦或细	口服，一次2粒，一日2次，早晚各一次。疗程为6周	肝功能不全的患者慎用	偶见恶心呕吐、口干、头痛、头昏或晕厥、失眠、食欲减退或厌食、腹泻、便秘、视力模糊、皮疹、心慌、ALT轻度升高
越鞠丸	具有理气解郁、宽中除满的功效。用于胸脘痞闷，腹中胀满，饮食停滞，嗳气吞酸	口服，一次6～9g，一日2次	尚不明确	尚不明确

（三）预防调护

正确对待各种事物，避免忧思郁虑，防止情志内伤，是防治郁病的重要措施。医务人员应深入了解病史，详细进行检查，用诚恳、关怀、同情、耐心的态度对待患者，取得患者的充分信任，在郁病的治疗及护理中具有重要作用。对郁病患者，应做好精神治疗的工作，使患者能正确认识和对待疾病，增强治愈疾病的信心，并解除情志致病的原因，以促进郁病的完全治愈。

二、消渴

消渴病是由于先天禀赋不足，复因情志失调、饮食不节等原因所导致的以阴虚燥热为基本病机，以多尿、多饮、多食、乏力、消瘦，或尿有甜味为典型临床表现的一种疾病。本病与西医学的糖尿病基本一致。

消渴病是一种发病率高、病程长、并发症多，严重危害人类健康的病证，近年来发病率更有增高的趋势。中医药在改善症状、防治并发症等方面均有较好的疗效。

消渴病是现代社会中发病率甚高的一种疾病，尤以中老年发病较多。"三多"和消瘦的程度，是判断病情轻重的重要标志。早期发现、坚持长期治疗、生活规律、饮食控制的患者，其预后较好。儿童患本病者，大多病情较重。并发症是影响病情、损伤患者劳动力和危及患者生命的重要因素，故应十分注意及早防治各种并发症。

（一）病因病机

1. 禀赋不足　早在春秋战国时代，即已认识到先天禀赋不足，是引起消渴病的重要内在因素。《灵枢·五变》说："五脏皆柔弱者，善病消瘅。"其中尤以阴虚体质最易罹患。

2. 饮食失节　长期过食肥甘、醇酒厚味、辛辣香燥，损伤脾胃，致脾胃运化失职，积热内蕴，化燥伤津，消谷耗液，发为消渴。《素问·奇病论》说："此肥美之所发也，此人必数食甘美而多肥也，肥者令人内热，甘者令人中满，故其气上溢，转为消渴。"

3. 情志失调　长期过度的精神刺激，如郁怒伤肝，肝气郁结，或劳心竭虑，营谋强思等，以致郁久化火，火热内燔，消灼肺胃阴津而发为消渴。正如《临证指南医案·三消》说："心境愁郁，内火自燃，乃消症大病。"

4. 劳欲过度　房事不节，劳欲过度，肾精亏损，虚火内生，则火因水竭益烈，水因火烈而益干，终致肾虚肺燥胃热俱现，发为消渴。如《外台秘要·消渴消中》说："房劳过度，致令肾气虚耗，下焦生热，热则肾燥，肾燥则渴。"

消渴病的病机主要在于阴津亏损，燥热偏盛，而以阴虚为本，燥热为标，两者互为因果，阴愈虚则燥热愈盛，燥热愈盛则阴愈虚。消渴病变的脏腑主要在肺、胃、肾，尤以肾为关键。三脏之中，虽可有所偏重，但往往又互相影响。

肺主气为水之上源，敷布津液。肺受燥热所伤，则津液不能敷布而直趋下行。随小便排出体外，故小便频数量多；肺不布津则口渴多饮。正如《医学纲目·消瘅门》说："盖肺藏气，肺无病则气能管摄津液之精微，而津液之精微者收养筋骨血脉，余者为溲。肺病则津液无气管摄，而精微者亦随溲下。"

胃为水谷之海，主腐熟水谷，脾为后天之本，主运化，为胃行其津液。脾胃受燥热所伤，胃火炽盛，脾阴不足，则口渴多饮，多食善饥；脾气虚不能转输水谷精微，则水谷精微下流注入小便，故小便味甘；水谷精微不能濡养肌肉，故形体日渐消瘦。

肾为先天之本，主藏精而寓元阴元阳。肾阴亏虚则虚火内生，上燔心肺则烦渴多饮，中灼脾胃则胃热消谷，肾失濡养，开阖固摄失权，则水谷精微直趋下泄，随小便而排出体外，故尿多味甜。

消渴病虽有在肺、胃、肾的不同，但常常互相影响，如肺燥津伤，津液失于敷布，则脾胃不得濡养，肾精不得滋助；脾胃燥热偏盛，上可灼伤肺津，下可耗伤肾阴；肾阴不足则阴虚火旺，亦可上灼肺胃，终至肺燥胃热肾虚，故"三多"之证常可相互并见。

消渴病日久，则易发生以下两种病变：一是阴损及阳，阴阳俱虚。消渴虽以阴虚为本，燥热为标，但由于阴阳互根，阳生阴长，若病程日久，阴损及阳，则致阴阳俱虚。其中以肾阳虚及脾阳虚较为多见。二是病久入络，血脉瘀滞。消渴病是一种病及多个脏腑的疾病，影响气血的正常运行，且阴虚内热，耗伤津液，亦使血行不畅而致血脉瘀滞。血瘀是消渴病的重要病机之一，且消渴病多种并发症的发生也与血瘀密切相关。

（二）辨证论治

1. 辨证思路

（1）辨病位：消渴病的三多症状，往往同时存在，但根据其表现程度的轻重不同，而有上、中、下三消之分，以及肺燥、胃热、肾虚之别。通常把以肺燥为主，多饮症状较突出者，称为上消；以胃热为主，多食症状较为突出者，称为中消；以肾虚为主，多尿症状较为突出者，称为下消。

（2）辨标本：本病以阴虚为主，燥热为标，两者互为因果，常因病程长短及病情轻重的不同，而阴虚和燥热之表现各有侧重。一般初病多以燥热为主，病程较长者则阴虚与燥热互见，日久则以阴虚为主。进而由于阴损及阳，可见气阴两虚，并可导致阴阳俱虚之证。

（3）辨本证与并发症：多饮、多食、多尿和乏力、消瘦为消渴病本证的基本临床表现，而易发生诸多并发症为本病的另一特点。本证与并发症的关系，一般以本证为主，并发症为次。多数患者，先见本证，随病情的发展而出现并发症。但亦有少数患者与此相反，如少数中老年患者，"三多"及消瘦的本证不明显，常因痈疽、眼疾、心脑病症等为线索，最后确诊为本病。

2. 治疗原则　本病的基本病机是阴虚为本，燥热为标，故清热润燥、养阴生津为本病的治疗大法。

《医学心悟·三消》说："治上消者，宜润其肺，兼清其胃"，"治中消者，宜清其胃，兼滋其肾"，"治下消者，宜滋其肾，兼补其肺"，可谓深得治疗消渴之要旨。

由于本病常发生血脉瘀滞及阴损及阳的病变，以及易并发痈疽、眼疾、劳嗽等症，故还应针对具体病情，及时合理地选用活血化瘀、清热解毒、健脾益气、滋补肾阴、温补肾阳等治法。

3. 分证论治（表 9-35、表 9-36）

表 9-35　分证论治

证型		证候	治法	常用方剂	
				方剂及来源	药物组成
上消	肺热津伤	烦渴多饮，口干舌燥，尿频量多，舌边尖红，苔薄黄，脉洪数	清热润肺生津止渴	消渴方（《丹溪心法》）加减	天花粉、黄连、生地黄、藕汁、葛根、麦冬
中消	胃热炽盛	多食易饥，口渴，尿多，形体消瘦，大便干燥，苔黄，脉滑实有力	清胃泻火养阴增液	玉女煎（《景岳全书》）加减	石膏、熟地黄、麦冬、知母、牛膝
下消	肾阴亏虚	尿频量多，混浊如脂膏，或尿甜，腰膝酸软，乏力，头晕耳鸣，口干唇燥，皮肤干燥，瘙痒，舌红苔，脉细数	滋阴补肾润燥止渴	六味地黄丸（《小儿药证直诀》）加减	熟地、枸杞子、山茱萸、丹皮、泽泻、山药
	阴阳两虚	小便频数，混浊如膏，甚至饮一溲一，面容憔悴，耳轮干枯，腰膝酸软，四肢欠温，畏寒肢冷，阳痿或月经不调，舌苔淡白而干，脉沉细无力	温阳滋阴补肾固摄	金匮肾气丸（《金匮要略》）	熟地、枸杞子、山茱萸、丹皮、泽泻、山药、附子、肉桂

表 9-36 常用中成药

药物名称	功能主治	用法用量	注意事项	不良反应
消渴丸	具有滋肾养阴、益气生津的功效。用于气阴两虚所致的消渴病，症见多饮、多尿，多食，消瘦，体倦乏力，眠差，腰痛；2型糖尿病见上述证候者	口服，饭前用温开水送服。一次 5～10 丸，一日 2～3 次，饭前用温开水送服。或遵医嘱	本品含格列本脲，严格按处方药使用，并注意监测血糖。本品是中西复方制剂，鉴于尚无充分的临床研究数据证实本复方制剂可以减低或消除其中化学药品的不良反应或其他应当注意的事项，故此项下罗列与化学药品关联的相关内容，以提示医患在使用本品时予以关注。 1. 本品服用量应根据病情从每次 5 丸起逐渐递增。每次服用量不超过 10 丸，每日不超过 30 丸；至疗效满意时，可逐渐减少每次服用量或减少服用次数至每日 2 次的维持剂量。每日服用 2 次时，应在早餐及午餐前各服用 1 次，晚餐前尽量不用。请在医生指导下，进行服量控制； 2. 年龄超过 65 岁的糖尿病患者对低血糖耐受差，对此类糖尿病患者用药时应密切注意避免低血糖反应。其血糖控制标准略宽于一般人，空腹血糖 <7.8mmol/L（140mg/dL），餐后 2 小时血糖 <11.1mmol/L（200mg/dL）即可； 3. 本品不宜与其他磺胺类药物合用； 4. 本品与下列药物合用，可增加低血糖的发生：①抑制磺脲类药物由尿中排泄，如治疗痛风的丙磺舒、别嘌醇；②延迟磺脲类药物的代谢，如酒精、H2 受体阻滞剂（西咪替丁、雷尼替丁）、氯霉素、抗真菌药咪康唑、抗凝药。磺脲类与酒精同服可引起腹痛、恶心、呕吐、头痛及面部潮红（尤以使用氯磺丙脲时），与香豆素类抗凝剂合用时，开始二者血浆浓度皆升高，以后二者血浆浓度皆减少，故应按情况调整两药的用量；③促使与血浆白蛋白结合的磺脲类药物分离出来，如水杨酸盐、贝特类降血脂药；④药物本身具有致低血糖作用：酒精、水杨酸类、胍乙啶、单胺氧化酶抑制剂、奎尼丁；⑤合用其他降血糖药物：胰岛素、二甲双胍、阿卡波糖、胰岛素增敏剂；⑥β 肾上腺受体阻滞剂可干扰低血糖时机体的升血糖反应，阻碍肝糖酵解，同时又可掩盖低血糖的警觉症状； 5. 本品与下列药物合用，可增加高血糖的发生：①糖皮质激素、雌激素、噻嗪类利尿剂、苯妥英钠、利福平；②β 肾上腺受体阻滞剂可拮抗磺脲类药物的促胰岛素分泌作用，故也可致高血糖； 6. 用药期间应定期检测血糖、尿糖、尿酮体、尿蛋白和肝肾功能、血象，并进行眼科检查； 7. 体质虚弱，高热、恶心和呕吐、肾上腺皮质功能减退或垂体前叶功能减退者慎用； 8. 出现低血糖症状时，可采用以下措施：①补充葡萄糖：轻者立即口服葡萄糖，如无葡萄糖，可口服甜果汁，糖水；重者静脉注射葡萄糖，要观察到患者意识恢复；②胰升糖素治疗：胰升糖素皮下、肌内或静脉注射，由于其作用时间短，且会再次出现低血糖，因此在注射后仍要补充葡萄糖或进食，需继续观察以保证患者完全脱离危险期	文献报道主要为： 1. 低血糖反应，其诱因为进餐延迟、剧烈体力活动，或药物剂量过大，以及合用一些可增加低血糖发生的药物，发生低血糖反应后，进食、饮糖水通常均可缓解，对肝肾功能不全、年老、体弱者，若剂量偏大（对成年患者的一般剂量对年老、体弱者即可能过量），则可引起严重低血糖； 2. 偶见药疹； 3. 偶见轻度恶心、呕吐等消化道反应； 4. 罕见脱发

续表

药物名称	功能主治	用法用量	注意事项	不良反应
玉泉丸	具有养阴生津、止渴除烦、益气和中的功效。用于因胰岛功能减退而引起的物质代谢、碳水化合物代谢紊乱，血糖升高之糖尿病（亦称消渴症），肺胃肾阴亏损，热病后期	口服，一次6g，一日4次；七岁以上小儿一次3g，三至七岁小儿一次2g	1. 属阴阳两虚消渴者慎用； 2. 本品性凉滋腻，脾胃虚弱、脘腹胀满、食少便溏者慎用； 3. 服药期间忌食肥甘、辛辣之品，控制饮食，注意合理的饮食结构；忌烟酒； 4. 服用本品偶见腹泻，停药后可缓解；偶见腹胀、稀便，不需停药，继续服用，症状消失； 5. 避免长期精神紧张；适当进行体育活动； 6. 对重症病例，应合用其他降糖药物治疗，以防病情加重； 7. 在治疗过程中，尤其是与西药降糖药联合用药时，要及时监测血糖，避免低血糖反应发生； 8. 注意早期防治各种并发症，如糖尿病脑病、糖尿病心病、糖尿病肾病等，以防止病情的恶化	曾有服用后偶见腹泻、腹胀、稀便的报道
参芪消渴胶囊	具有益气养阴、生津止渴的功效。用于消渴病气阴两虚证，症见口渴喜饮，自汗盗汗，倦怠乏力，五心烦热；2型糖尿病见上述证候者	口服。一次6粒，一日3次	1. 孕妇慎用； 2. 血糖较高者宜注意与西药降糖药配合使用	尚不明确

（三）预防调护

本病除药物治疗外，注意生活调摄具有十分重要的意义。正如《儒门事亲·三消之说当从火断》说："不减滋味，不戒嗜欲，不节喜怒，病已而复作。能从此三者，消渴亦不足忧矣。"其中，尤其是节制饮食，具有基础治疗的重要作用。在保证机体合理需要的情况下，应限制粮食、油脂的摄入，忌食糖类，饮食宜以适量米、麦、杂粮，配以蔬菜、豆类、瘦肉、鸡蛋等，定时定量进餐。戒烟酒、浓茶及咖啡等。保持情志平和，制订并实施有规律的生活起居制度。

三、虚劳

虚劳又称虚损，是由于禀赋薄弱、后天失养及外感内伤等多种原因引起的，以脏腑功能衰退，气血阴阳亏损，日久不复为主要病机，以五脏虚证为主要临床表现的多种慢性虚弱证候的总称。本病相当于西医学多个系统的多种慢性消耗性疾病。

虚劳是气血津液病证中涉及脏腑及表现证候最多的一种病证，临床较为常见。中医药在调理阴阳、补益气血、促进脏腑功能的恢复等方面，积累了丰富的经验。

虚劳一般病程较长，多为久病痼疾，其转归及预后，与体质的强弱，脾肾的盛衰，能否解除致病原因，以及是否得到及时、正确的治疗、护理等因素有密切关系。脾肾未衰，元气未败，形气未脱，饮食尚可，无大热，或虽有热而治之能解，无喘息不续，能受补益等，为虚劳的顺证表现，其预后较好。反之，形神衰惫，肉脱骨痿，不思饮食，泄泻不止，喘急气促，发热难解，声哑息微，或内有实邪而不任攻，或诸虚并集而不受补，舌质淡胖无华或光红如镜，脉象急促细弦或浮大无根，为虚劳的逆证表现，其预后不良。

（一）病因病机

多种原因均可导致虚劳。《理虚元鉴·虚症有六因》所说的"有先天之因，有后天之因，有痘疹及病后之因，有外感之因，有境遇之因，有医药之因"，对引起虚劳的原因作了比较全面的归纳。多种病因作用于人体，引起脏腑气血阴阳的亏虚，日久不复而成为虚劳。结合临床所见，引起虚劳的病因病机主要有以下五个方面。

1. 禀赋薄弱，因虚致病　多种虚劳证候的形成，都与禀赋薄弱，体质不强密切相关。或因父母体弱多病，年老体衰，或胎中失养，孕育不足，或生后喂养失当，水谷精气不充，均可导致禀赋薄弱。先天不足、禀赋薄弱之体，易于罹患疾病，并在病后易形成久病不复的状态，使脏腑气血阴阳亏虚日甚，而成为虚劳。

2. 烦劳过度，损伤五脏　适当的劳作，包括脑力及体力的劳动，为人的正常生活以及保持健康所必需。但烦劳过度则有损健康，因劳致虚，日久而成虚劳。在烦劳过度中，以劳神过度及恣情纵欲较为多见。忧郁思虑，积思不解，所欲未遂等劳神过度，易使心失所养，脾失健运，心脾损伤，气血亏虚，久则形成虚劳。而早婚多育，房事不节，频犯手淫等，易使肾精亏虚，肾气不足，久则形成虚劳。

3. 饮食不节，损伤脾胃　暴饮暴食，饥饱不调，嗜食偏食，营养不良，饮酒过度等原因，均会导致脾胃损伤，不能化生水谷精微，气血来源不充，脏腑经络失于濡养，日久形成虚劳。

4. 大病久病，失于调理　大病之后，邪气过盛，脏气损伤，正气短时难以恢复，日久而成虚劳。久病而成虚劳者，随疾病性质的不同，损耗人体的气血阴阳各有侧重。如热病日久，则耗伤阴血；寒病日久，则伤气损阳；瘀血日久，则新血不生；或病后失于调理，正气难复，均可演变为虚劳。

5. 误治失治，损耗精气　由于辨证诊断有误，或选用药物不当，以致精气损伤。若多次失误，既延误疾病的治疗，又使阴精或阳气受损难复，从而导致虚劳。在现今的临床实践中，也有过用某些化学药物或接触有害物质（如放射线）过多，使阴精及气血受损，而形成虚劳者。

以上各种病因，或是因虚致病，因病成劳，或因病致虚，久虚不复成劳，而其病性，主要为气、血、阴、阳的虚损。病损部位主要在五脏，尤以脾肾两脏更为重要。引起虚损的病因，往往首先导致某一脏气、血、阴、阳的亏损，而由于五脏相关，气血同源，阴阳互根，所以在虚劳的病变过程中常互相影响，一脏受病，累及他脏，气虚不能生血，血虚无以生气；气虚者，日久阳也渐衰；血虚者，日久阴也不足；阳损日久，累及于阴；阴虚日久，累及于阳。以致病势日渐发展，而病情趋于复杂。

（二）辨证论治

1. 辨证思路 辨五脏气血阴阳亏虚的不同。虚劳的证候虽多，但总不离乎五脏，而五脏之辨，又不外乎气血阴阳。故对虚劳的辨证应以气、血、阴、阳为纲，五脏虚候为目。正如《杂病源流犀烛·虚损痨瘵源流》说："五脏虽分，而五脏所藏无非精气，其所以致损者有四：曰气虚、曰血虚、曰阳虚、曰阴虚。""气血阴阳各有专主，认得真确，方可施治。"一般说来，病情单纯者，病变比较局限，容易辨清其气、血、阴、阳亏虚的属性和病及脏腑的所在。但由于气血同源、阴阳互根、五脏相关，所以各种原因所致的虚损往往互相影响，由一虚渐致两虚，由一脏而累及他脏，使病情趋于复杂和严重，辨证时应加注意。

辨兼夹病证的有无虚劳一般均有较长的病程，辨证施治时还应注意有无兼夹病证，尤其应注意下述三种情况：

（1）因病致虚、久虚不复者，应辨明原有疾病是否还继续存在。如因热病、寒病或瘀结致虚者，原发疾病是否已经治愈。

（2）有无因虚致实的表现。如因气虚运血无力，形成瘀血；脾气虚不能运化水湿，以致水湿内停等。

（3）是否兼夹外邪。虚劳之人由于卫外不固，易感外邪为患，且感邪之后不易恢复；治疗用药也与常人感邪有所不同。

若有以上兼夹病证，在治疗时应分别轻重缓急，予以兼顾。

2. 治疗原则 对于虚劳的治疗，以补益为基本原则。正如《素问·三部九候论》说："虚则补之。"在进行补益的时候，一是必须根据病理属性的不同，分别采取益气、养血、滋阴、温阳的治疗方药；二是要密切结合五脏病位的不同而选用用药，以加强治疗的针对性。

在应用补益这个基本原则治疗虚劳的时候，应注意以下三点：①重视补益脾肾在治疗虚劳中的作用。以脾胃为后天之本，为气血生化之源，脾胃健运，五脏六腑、四肢百骸方能得以滋养。肾为先天之本，寓元阴元阳，为生命的本元。重视补益脾肾，先后天之本不败，则能促进各脏虚损的恢复。②对于虚中有实及兼感外邪者，当补中有泻，扶正祛邪。从辨证的关系看，祛邪亦可起到固护正气的作用，防止因邪恋而进一步损伤正气。③虚劳的病程较长，影响的因素较多，要将药物治疗与饮食调养及生活调摄密切结合起来，方能收到更好的治疗效果。

3. 分证论治（表 9-37、表 9-38）

表 9-37　分证论治

证型		证候	治法	常用方剂	
				方剂及来源	药物组成
气虚	肺气虚	短气自汗，声音低怯，时寒时热，平素易于感冒，面白，舌质淡，脉弱	补益肺气	补肺汤（《伤寒论》）加减	人参、黄芪、熟地、五味子、紫菀、桑白皮
	心气虚	心悸，气短，劳则尤甚，神疲体倦，自汗，舌质淡，脉弱	益气养心	七福饮（《景岳全书》）加减	人参、白术、炙甘草、熟地、当归、酸枣仁、远志
	脾气虚	饮食减少，食后胃脘不舒，倦怠乏力，大便溏薄，面色萎黄，舌淡苔薄，脉弱	健脾益气	加味四君子汤	人参、黄芪、白术、甘草、茯苓、扁豆
	肾气虚	神疲乏力，腰膝酸软，小便频数而清，白带清稀，舌质淡，脉弱	益气补肾	大补元煎（《景岳全书》）加减	人参、山药、炙甘草、杜仲、山茱萸、熟地、枸杞子、当归
血虚	心血虚	心悸怔忡，健忘，失眠，多梦，面色不华，舌质淡，脉细或结代	养血宁心	养心汤（《医林绳墨大全》）加减	人参、黄芪、茯苓、五味子、甘草、当归、川芎、柏子仁、酸枣仁、远志、肉桂、半夏曲
	脾血虚	体倦乏力，纳差食少，心悸气短，健忘，失眠，面色萎黄，舌质淡，苔白薄，脉细缓	补脾养血	归脾汤（《正体类要》）加减	人参、黄芪、白术、甘草、生姜、大枣、当归、茯神、酸枣仁、龙眼肉、远志、木香
	肝血虚	头晕，目眩，胁痛，肢体麻木，筋脉拘急，或筋惕肉瞤，妇女月经不调甚则闭经，面色不华，舌质淡，脉弦细或细涩	补血养肝	四物汤（《仙授理伤续断秘方》）加减	熟地、当归、芍药、川芎
阴虚	肺阴虚	干咳，咽燥，甚或失音，咯血，潮热，盗汗，面色潮红，舌红少津，脉细数	养阴润肺	沙参麦冬汤（《温病条辨》）加减	沙参、麦冬、玉竹、天花粉、桑叶、甘草
	心阴虚	心悸，失眠，烦躁，潮热，盗汗，或口舌生疮，面色潮红，舌红少津，脉细数	滋阴养心	天王补心丹（《校注妇人良方》）加减	生地、玄参、麦冬、天冬、人参、茯苓、五味子、当归、丹参、柏子仁、酸枣仁、远志、朱砂
	脾胃阴虚	口干唇燥，不思饮食，大便燥结，甚则干呕，呃逆，面色潮红，舌干，苔少或无苔，脉细数	养阴和胃	益胃汤（《医学衷中参西录》）加减	沙参、麦冬、生地、玉竹
	肝阴虚	头痛，眩晕，耳鸣，目干畏光，视物不明，急躁易怒，或肢体麻木，筋惕肉瞤，面潮红，舌干红，脉弦细数	滋养肝阴	补肝汤（《三因极一病证方论》）加减	地黄、当归、芍药、川芎、木瓜、甘草、麦冬、枣仁
	肾阴虚	腰酸，遗精，两足痿弱，眩晕，耳鸣，甚则耳聋，口干，咽痛，颧红，舌红，少津，脉沉细	滋补肾阴	左归丸（《医学举要》）加减	熟地、龟甲胶、枸杞、山药、菟丝子、牛膝、山茱萸、鹿角胶

续表

证型		证候	治法	常用方剂	
				方剂及来源	药物组成
阳虚	心阳虚	心悸，自汗，神倦嗜卧，心胸憋闷疼痛，形寒肢冷，面色苍白，舌质淡或紫暗，脉细弱或沉迟	益气温阳	保元汤（《博爱心鉴》）加减	人参、黄芪、肉桂、甘草、生姜
	脾阳虚	面色萎黄，食少，形寒，神倦乏力，少气懒言，大便溏薄，肠鸣腹痛，每因受寒或饮食不慎而加剧，舌质淡，苔白，脉弱	温中健脾	附子理中汤（《三因极一病证方论》）加减	党参、白术、甘草、附子、干姜
	肾阳虚	腰背酸痛，遗精，阳痿，多尿或不禁，面色苍白，畏寒肢冷，下利清谷或五更腹泻，舌质淡胖，有齿痕，苔白，脉沉迟	温补肾阳	右归丸（《景岳全书》）加减	附子、肉桂、杜仲、山茱萸、菟丝子、鹿角胶、熟地、山药、枸杞、当归

表 9-38　常用中成药

药物名称	功能主治	用法用量	注意事项	不良反应
补中益气丸	具有补中益气、升阳举陷的功效。用于脾胃虚弱、中气下陷所致的泄泻、脱肛、阴挺，症见体倦乏力，食少腹胀，便溏久泻，肛门下坠或脱肛，子宫脱垂	口服。小蜜丸一次9g，大蜜丸一次1丸，一日2～3次	1.忌不易消化食物；2.感冒发热患者不宜服用；3.有高血压、心脏病、肝病、糖尿病、肾病等慢性病严重者应在医师指导下服用；4.儿童、孕妇、哺乳期妇女应在医师指导下服用；5.服药4周症状无缓解，应去医院就诊；6.对本品过敏者禁用，过敏体质者慎用；7.本品性状发生改变时禁止使用；8.儿童必须在成人监护下使用；9.请将本品放在儿童不能接触的地方；10.如正在使用其他药品，使用本品前请咨询医师或药师	尚不明确
参苓白术散	具有补脾胃、益肺气的功效。用于脾胃虚弱，食少便溏，气短咳嗽，肢倦乏力	口服，一次6～9g，一日2～3次	1.忌不易消化食物；2.感冒发热患者不宜服用；3.有高血压、心脏病、肝病、糖尿病、肾病等慢性病严重者应在医师指导下服用；4.儿童、孕妇、哺乳期妇女应在医师指导下服用；5.服药4周症状无缓解，应去医院就诊；6.对本品过敏者禁用，过敏体质者慎用；7.本品性状发生改变时禁止使用；8.儿童必须在成人监护下使用；9.请将本品放在儿童不能接触的地方；10.如正在使用其他药品，使用本品前请咨询医师或药师	尚不明确

续表

药物名称	功能主治	用法用量	注意事项	不良反应
肾衰宁胶囊	具有益气健脾、活血化瘀、通腑泄浊的功效。用于脾胃气虚，浊瘀内阻，升降失调所致的面色萎黄、腰痛倦怠、恶心呕吐、食欲不振、小便不利、大便黏滞；慢性肾功能不全见上述证候者	口服，一次4～6粒，一日3～4次，小儿酌减	1. 孕妇禁用； 2. 服药期间，慎用植物蛋白类食物，如豆类等相关食品； 3. 服药后大便次数略有增加，以每日2～3次为宜，超过4次者需减量服用； 4. 小儿必须在成人监护下服用或遵医嘱； 5. 药品保存时应避免高温、阳光直射	尚不明确
归脾丸	具有益气健脾、养血安神的功效。用于心脾两虚，气短心悸，失眠多梦，头昏头晕，肢倦乏力，食欲不振	用温开水或生姜汤送服。一次9g（约一瓶盖），一日3次	1. 忌不易消化食物； 2. 感冒发热患者不宜服用； 3. 有高血压、心脏病、肝病、糖尿病、肾病等慢性病严重者应在医师指导下服用； 4. 有口渴、尿黄、便秘等内热表现者不宜服用； 5. 儿童、孕妇、哺乳期妇女应在医师指导下服用； 6. 服药4周症状无缓解，应去医院就诊； 7. 服药期间如症状加重或出现其他不适应到医院就诊； 8. 对本品过敏者禁用，过敏体质者慎用； 9. 本品性状发生改变时禁止使用； 10. 儿童必须在成人监护下使用； 11. 请将本品放在儿童不能接触的地方； 12. 如正在使用其他药品，使用本品前请咨询医师或药师	有引起消化道不适及皮疹的病例报告
健脾生血颗粒	具有健脾和胃、养血安神的功效。用于小儿脾胃虚弱及心脾两虚型缺铁性贫血；成人气血两虚型缺铁性贫血。症见面色萎黄或无华，食少纳呆，腹胀脘闷，大便不调，烦躁多汗，倦怠乏力	饭后用开水冲服。一岁以内一次2.5g（半袋）；一至三岁一次5g（1袋）；三至五岁一次7.5g（1.5袋）；五至十二岁一次10g（2袋）；成人一次15g（3袋）。一日3次或遵医嘱。4周为一疗程	1. 忌茶，忌油腻食物； 2. 感冒患者不宜服用； 3. 勿与含鞣酸类药物合用； 4. 本品含硫酸亚铁，下列情况慎用：酒精中毒、肝炎、急性感染、肠道炎症、胰腺炎、胃与十二指肠溃疡、溃疡性肠炎； 5. 本品宜饭后服用； 6. 糖尿病患者或有高血压、心脏病、肝病、肾病等慢性病严重者应在医师指导下服用； 7. 按照用法用量服用，孕妇及哺乳期妇女应在医师指导下服用； 8. 服药2周或服药期间症状无改善，或症状加重，或出现新的严重症状，应立即停药并去医院就诊； 9. 对本品过敏者禁用，过敏体质者慎用； 10. 本品性状发生改变时禁止使用； 11. 儿童必须在成人监护下使用； 12. 请将本品放在儿童不能接触的地方； 13. 如正在使用其他药品，使用本品前请咨询医师或药师	1. 服药期间，部分患儿可出现牙齿颜色变黑，停药后可逐渐消失； 2. 可排黑便，因铁与肠内硫化氢结合生成黑色硫化铁，从而使大便变黑，患者勿须顾虑； 3. 可见上腹疼痛、便秘； 4. 少数患儿服药后，可见短暂性食欲下降，恶心，呕吐，轻度腹泻，多可自行缓解

续表

药物名称	功能主治	用法用量	注意事项	不良反应
六味地黄丸	具有滋阴补肾的功效。用于肾阴亏损，头晕耳鸣，腰膝酸软，骨蒸潮热，盗汗遗精	口服，水丸一次5g；水蜜丸一次6g；小蜜丸一次9g；大蜜丸一次1丸。以上均为一日2次	1. 忌不易消化食物； 2. 感冒发热患者不宜服用； 3. 有高血压、心脏病、肝病、糖尿病、肾病等慢性病严重者应在医师指导下服用； 4. 儿童、孕妇、哺乳期妇女应在医师指导下服用； 5. 服药4周症状无缓解，应去医院就诊； 6. 对本品过敏者禁用，过敏体质者慎用； 7. 本品性状发生改变时禁止使用； 8. 儿童必须在成人监护下使用； 9. 请将本品放在儿童不能接触的地方； 10. 如正在使用其他药品，使用本品前请咨询医师或药师	尚不明确
知柏地黄丸	具有滋阴降火的功效。用于阴虚火旺，潮热盗汗，口干咽痛，耳鸣遗精，小便短赤	口服，浓缩丸一次8丸，一日3次；水蜜丸一次6g，大蜜丸一次1丸，一日2次	尚不明确	尚不明确
杞菊地黄丸	具有滋肾养肝的功效。用于肝肾阴亏，眩晕耳鸣，羞明畏光，迎风流泪，视物昏花	口服，小蜜丸一次9g，一日2次；浓缩丸一次8丸，一日3次；水蜜丸一次6g，一日2次；大蜜丸一次1丸，一日2次	尚不明确	尚不明确
百令胶囊	具有补肺肾、益精气之功效。用于肺肾两虚引起的咳嗽、气喘、咯血、腰背酸痛、面目浮肿、夜尿清长；用于慢性支气管炎、慢性肾功能不全的辅助治疗	口服，一次5～15粒，另一规格一次2～6粒，一日3次。慢性肾功能不全者一次4粒，一日3次，疗程8周	忌辛辣、生冷、油腻食物	个别患者咽部不适

续表

药物名称	功能主治	用法用量	注意事项	不良反应
金匮肾气丸	具有温补肾阳、化气行水的功效。用于肾虚水肿，腰膝酸软，小便不利，畏寒肢冷	口服，大蜜丸一次1丸，水蜜丸一次4～5g（20～25粒），小蜜丸一次6g，一日2次	阴虚内热者慎服	尚不明确
八珍丸	具有补气益血的功效。用于气血两亏，面色萎黄，食欲不振，四肢乏力，月经过多	口服，一次一丸，一日2次	1. 忌不易消化食物； 2. 感冒发热患者不宜服用； 3. 有高血压、心脏病、肝病、糖尿病、肾病等慢性病严重者应在医师指导下服用； 4. 儿童、孕妇、哺乳期妇女应在医师指导下服用； 5. 服药4周症状无缓解，应去医院就诊； 6. 对该药品过敏者禁用，过敏体质者慎用； 7. 该药品性状发生改变时禁止使用； 8. 儿童必须在成人监护下使用； 9. 请将该药品放在儿童不能接触的地方； 10. 如正在使用其他药品，使用该药品前请咨询医师或药师	尚不明确
芪苈强心胶囊	具有益气温阳、活血通络、利水消肿的功效。用于冠心病、高血压病所致轻、中度充血性心力衰竭证属阳气虚乏，络瘀水停者，症见心慌气短，动则加剧，夜间不能平卧，下肢浮肿，倦怠乏力，小便短少，口唇青紫，畏寒肢冷，咳吐稀白痰	口服，一次4粒，一日3次	临床应用时，如果正在服用其他治疗心衰的药物，不宜突然停用。打开防潮袋后，请注意防潮	尚不明确

（三）预防调护

调摄护理对虚劳的好转、治愈具有重要作用。

1. 避风寒，适寒温 虚劳过程中，感受外邪，耗伤正气，通常是病情恶化的重要原因。而虚劳病人由于正气不足，卫外不固，又容易招致外邪入侵，故应注意冷暖，避风寒，适寒温，尽量减少伤风感冒。

2. 调饮食，戒烟酒 人体气血全赖水谷以资生，故调理饮食对虚劳至关重要。一般以富于营养，易于消化，不伤脾胃为原则。对辛辣厚味，过分滋腻、生冷不洁之物，则应少食甚至禁食。吸烟嗜酒有损正气，应该戒除。

3. 慎起居，适劳逸 生活起居要有规律，做到动静结合，劳逸适度。根据自己体力的情况，可适当参加户外散步，气功锻炼，打太极拳等活动。病情轻者，可适当安排工作和学习。适当节制房事。

4.舒情志，少烦忧 过分的情志刺激，易使气阴伤耗，是使病情加重的重要原因之一。而保持情绪稳定，舒畅乐观，则有利于虚劳的康复。

四、癌病

癌病以脏腑组织发生异常肿块为其基本特征（白血病为骨髓及其他造血组织中白细胞系列的数目与质量的异常增生）。肿块的发生多责之于气滞、痰凝、湿滞、瘀血、毒聚等相互纠结，日久积滞而成为有形之肿块。癌症患者素体多虚，加之癌症病变耗伤人体之气血津液，故中晚期患者多出现气血亏虚、阴阳两虚等病机转变。

（一）病因病机

1.气滞 情志不舒，饮食失调，感受外邪，以及痰浊、瘀血阻滞等多种原因均可导致气滞。由于气机阻滞，气血运行障碍，以致病变脏腑或部位出现胀满、疼痛。

2.痰凝 由于外感或内伤等多种原因，导致肺失于布散津液，脾失于运化转输津液，肾失于温煦蒸化水液，均可导致痰浊内生。随病变部位的不同而有多种临床表现，在本章中以咳嗽咯痰、痰核及痞块为其特点。

3.湿滞 由于外感或内伤等多种原因，导致肺、脾、肾功能失调，水液代谢障碍，以致津液停聚而为水湿之患。随病变部位而有多种临床表现，在本章中以水湿困于中焦脾胃方面的改变，如食欲不振、纳呆、腹胀、泄泻为其特点。

4.瘀血 情志不舒，饮食失调，感受外邪，跌仆损伤，以及久病正虚等多种原因均会导致血瘀。由于血行滞涩，甚至脉络瘀阻，不通则痛，而引起疼痛，或壅遏发热，久则积块。在本章中以积块为其突出的特点。

5.毒聚 由于外感热邪，或内生之痰凝、湿滞、瘀血等病理产物壅遏气机，郁久化热，或内外合邪，使热邪亢盛而为毒。热邪亢盛，故发热，迫血妄行而出血，痰凝、湿滞、瘀血壅遏，故可形成肿块。

6.气虚 主要由于饮食失调，水谷精微不充，气之来源不足；或因大病久病，老年体弱及疲劳过度等，以致脏腑机能减弱，气的化生不足。由于正气不足，不能正常发挥气推动、固摄、温煦、卫外等作用，而表现倦怠乏力，精神萎顿，自汗，易于感冒等症。

7.血虚 常由失血过多，脾胃虚弱，营养不良，久病不愈，以及血液化生障碍等原因所致。由于营血亏虚，脏腑经络失于濡养，而表现头晕目眩，神疲乏力，面色萎黄，唇甲不荣等症。

8.阴虚 由于燥热伤阴，或久病伤及肾之元阴所致阴精匮乏，失于濡养脏腑经络百骸的功能，故出现口干唇燥，皮肤干燥等症，阴虚则阳亢，故出现五心烦热，潮热盗汗等虚热症状。

9.阳虚 多由气虚进一步发展，气损及阳而致。由于阳气虚衰，失于温煦，而表现神倦嗜卧，少气懒言，形寒肢冷等虚寒症状。

（二）辨证论治

1. 辨证思路

（1）气滞

主要脉症：病变脏腑或相应部位出现胀满、疼痛，苔薄腻，脉弦。

证候特征：气滞以胀满、疼痛多为主要症状，其疼痛为胀痛而非刺痛，部位可以游走不定，时作时止。

（2）痰凝

主要脉症：咳嗽咯痰，神昏，痰核，肢体关节疼痛，病变脏腑出现痞块，苔白，脉滑。

证候特征：痰浊蕴肺表现为咳嗽咯痰，痰蒙神窍则见神昏谵语，痰滞肌肉筋骨而为痰核，痰阻经络则见肢体关节疼痛，痰凝于脏腑或与湿聚、血瘀等相互纠结而成痞块，肿块质地不硬，可伴有疼痛。

（3）湿滞

主要脉症：咳嗽咯痰，食欲不振，纳呆，腹胀，泄泻，小便不利，苔白腻或白滑，脉濡。

证候特征：水湿滞于上焦则咳嗽咯痰，滞于中焦则食欲不振，纳呆，腹胀，泄泻，滞于下焦则小便不利。

（4）瘀血

主要脉症：病变部位疼痛，痛有定处，或有瘀点肿块，或致发热，面色黧黑，肌肤甲错，舌质紫暗，或有瘀斑，脉涩或弦。

证候特征：血瘀以疼痛为最常见的症状，其痛以痛有定处，多为刺痛，久痛不愈，反复发作为特征。

（5）毒聚

主要脉症：发热，出血，病变部位红、肿、热、痛，大便秘结，小便短赤，舌红苔黄，脉数。

证候特征：毒为火之极，故以火热之征突出为特点。

（6）气虚

主要脉症：精神萎顿，倦怠乏力，气短，眩晕，自汗，易于感冒，面白，舌质淡，苔薄白，脉虚无力。

证候特征：以一系列元气耗损、脏腑机能减退为主证。随发病脏腑的不同，症状侧重点有所差异。

（7）血虚

主要脉症：头晕目眩，神疲乏力，失眠健忘，心悸怔忡，面色苍白或萎黄，唇甲不荣，舌质淡，苔白，脉弱。

证候特征：本证表现为一系列血虚失养、脏腑机能减退的症状。其与气虚的主要区别在于，本证面色不华、唇甲不荣等营血亏虚的表现突出，且常有失血过多的原因存在。

（8）阴虚

主要脉症：口干唇燥，五心烦热，潮热盗汗，心烦失眠，腰膝酸软，皮肤干燥，大便燥结，舌红少津，脉细数。

证候特征：本证表现为一系列阴液亏少、失于濡润的症状。阴虚往往生内热，而多伴见虚热之象。

（9）阳虚

主要脉症：神倦嗜卧，少气懒言，形寒肢冷，心悸自汗，纳差，四肢水肿，面色苍白或萎黄，腰膝冷痛，阳痿遗精，大便溏泻，小便清长，舌质淡胖，有齿痕，苔白，脉沉迟。

证候特征：本证表现为一系列阳气虚衰、失于温煦的症状。阳虚则生内寒，而常见虚寒之征。

2. 治疗原则　癌病属于正虚邪实、邪盛正衰的一类疾病，所以治疗的基本原则是扶正祛邪，攻补兼施。要结合病史、病程、四诊合参及实验室检查等临床资料，综合分析，辨证施治，做到"治实当顾虚，补虚勿忘实"。扶正之法主要是根据正虚侧重的不同，并结合主要病变脏腑而分别采用补气、补血、补阴、补阳的治法；祛邪主要针对病变采用理气行气、化痰散结、活血化瘀、清热解毒等法。做好预防对减少发病有重要意义，既病之后加强饮食调养，调畅情志，注意休息，有利于癌症的康复。

3. 分证论治（表 9-39、表 9-40）

表 9-39　分证论治

证型		证候	治法	常用方剂	
				方剂及来源	药物组成
肺癌	气血瘀滞	咳嗽不畅，胸闷气憋，胸痛有定处，如锥如刺，或痰血暗红，口唇紫暗，舌质暗或有瘀斑，苔薄，脉细弦或细涩	活血散瘀行气化滞	血府逐瘀汤（《医林改错》）加减	柴胡、枳壳、牛膝、桔梗、甘草
	痰湿蕴肺	咳嗽，咯痰，气憋，痰质稠黏，痰白或黄白相兼，胸闷胸痛，纳呆便溏，神疲乏力，舌质淡，苔白腻，脉滑	行气祛痰健脾燥湿	二陈汤（《太平惠民和剂局方》）合瓜蒌薤白半夏汤（《金匮要略》）加减	半夏、橘红、白茯苓、甘草、栝蒌实、薤白
	阴虚毒热	咳嗽无痰或少痰，或痰中带血，甚则咯血不止，胸痛，心烦寐差，低热盗汗，或热势壮盛，久稽不退，口渴，大便干结，舌质红，舌苔黄，脉细数或数大	养阴清热解毒散结	沙参麦冬汤（《温病条辨》）合五味消毒饮（《医宗金鉴》）加减	沙参、麦冬、玉竹、天花粉、桑叶、甘草、金银花、野菊花、蒲公英、紫花地丁、紫背天葵
	气阴两虚	咳嗽痰少，或痰稀而黏，咳声低弱，气短喘促，神疲乏力，面色㿠白，形瘦恶风，自汗或盗汗，口干少饮，舌质红或淡，脉细弱	益气养阴	生脉饮（《备急千金要方》）合百合固金汤（《医方集解》）加减	人参、麦冬、五味子、生地、熟地、玄参、当归、芍药、百合、麦冬、甘草、桔梗

续表

证型		证候	治法	常用方剂	
				方剂及来源	药物组成
肝癌	肝气郁结	右胁部胀痛，右胁下肿块，胸闷不舒，善太息，纳呆食少，时有腹泻，月经不调，舌苔薄腻，脉弦	疏肝健脾活血化瘀	柴胡疏肝散（《景岳全书》）加减	柴胡、枳壳、香附、陈皮、川芎、白芍、甘草
	气滞血瘀	右胁疼痛较剧，如锥如刺，入夜更甚，甚至痛引肩背，右胁下结块较大，质硬拒按，或同时见左胁下肿块，面色萎黄而暗，倦怠乏力，脘腹胀满，甚至腹胀大，皮色苍黄，脉络暴露，食欲不振，大便溏结不调，月经不调，舌质紫暗有瘀点瘀斑，脉弦涩	行气活血化瘀消积	复元活血汤（《医学发明·中风同堕坠论》）加减	桃仁、红花、大黄、天花粉、当归、柴胡、穿山甲、甘草
	湿热聚毒	右胁疼痛，甚至痛引肩背，右胁部结块，身黄目黄，口干口苦，心烦易怒，食少厌油，腹胀满，便干溲赤，舌质红，苔黄腻，脉弦滑或滑数	清热利胆泄火解毒	茵陈蒿汤（《伤寒论》）加减	茵陈、栀子、大黄
	肝阴亏虚	胁肋疼痛，胁下结块，质硬拒按，五心烦热，潮热盗汗，头昏目眩，纳差食少，腹胀大，甚则呕血、便血、皮下出血，舌红少苔，脉细而数	养血柔肝凉血解毒	一贯煎（《柳州医话》）加减	当归、生地、沙参、枸杞、麦冬、川楝子
胃癌	痰气交阻	胃脘满闷作胀或痛，窜及两胁，呃逆，呕吐痰涎，胃纳减退，厌肉食，苔白腻，脉弦滑	理气化痰	开郁至神汤（《辨证录》卷四）加减	人参、白术、茯苓、陈皮、香附、当归、柴胡、栀子、甘草
	痰湿凝滞	胃脘满闷，面黄虚胖，呕吐痰涎，腹胀便溏，痰核累累，舌淡滑，苔滑腻	燥湿化痰	导痰汤（《济生方》）加减	半夏、橘红、茯苓、枳实、天南星、甘草
	瘀血内结	胃脘刺痛而拒按，痛有定处，或可扪及腹内积块，腹满不食，或呕吐物如赤豆汁样，或黑便如柏油样，或左颈窝有痰核，形体日渐消瘦，舌质紫暗或有瘀点，脉涩	活血化瘀行气止痛	膈下逐瘀汤（《医林改错》）加减	桃仁、红花、当归、川芎、丹皮、赤芍、延胡索、五灵脂、香附、乌药、枳壳、甘草
	胃热伤阴	胃脘部灼热，口干欲饮，胃脘嘈杂，食后剧痛，进食时可有吞咽梗噎难下，甚至食后即吐，纳差，五心烦热，大便干燥，形体消瘦，舌红少苔，或舌黄少津，脉细数	清热养阴益胃生津	竹叶石膏汤（《伤寒论》）加减	竹叶、石膏、人参、麦冬、半夏、甘草、粳米
	脾胃虚寒	胃脘隐痛，喜温喜按，腹部可触及积块，朝食暮吐，或暮食朝吐，宿食不化，泛吐清涎，面色㿠白，肢冷神疲，面部、四肢浮肿，便溏，大便可呈柏油样，舌淡而胖，苔白滑润，脉沉缓	温中散寒健脾和胃	理中汤（《万病回春》）加减	人参、干姜、白术、甘草
	气血两亏	胃脘疼痛绵绵，全身无力，心悸气短，头晕目眩，面色无华，虚烦不眠，自汗盗汗，面浮肢肿，或可扪及腹部积块，或见便血，纳差，舌淡苔白，脉沉细无力	益气养血	十全大补汤（《太平惠民和剂局方》）加减	人参、肉桂、川芎、地黄、茯苓、白术、甘草（炙）、黄芪、当归、白芍

证型		证候	治法	常用方剂	
				方剂及来源	药物组成
大肠癌	湿热下注	腹部阵痛，便中带血或黏液脓血便，里急后重，或大便干稀不调，肛门灼热，或有发热、恶心、胸闷、口干、小便黄等症，舌质红，苔黄腻，脉滑数	清热利湿化瘀解毒	槐角丸（《寿世保元》）加减	槐角、地榆、侧柏叶、黄芩、黄连、黄柏、荆芥、防风、枳壳、当归尾
	瘀毒内阻	腹部拒按，或腹内结块，里急后重，大便脓血，色紫暗，量多，烦热口渴，面色晦暗，或有肌肤甲错，舌质紫暗或有瘀点、瘀斑，脉涩	活血化瘀清热解毒	膈下逐瘀汤（《医林改错》）加减	桃仁、红花、五灵脂、延胡索、丹皮、赤芍、当归、川芎、香附、乌药、枳壳、甘草
	脾肾阳虚	腹痛喜温喜按，或腹内结块，下利清谷或五更泄泻，或见大便带血，面色苍白，少气无力，畏寒肢冷，腰酸膝冷，苔薄白，舌质淡胖有齿痕，脉沉细弱	温补脾肾	附子理中汤（《三因极一病证方论》）加减	党参、白术、甘草、附子、干姜
	气血两虚	腹痛绵绵，或腹内结块，肛门重坠，大便带血，泄泻，面色苍白，唇甲不华，神疲肢倦，心悸气短，头晕目眩，形瘦纳少，苔薄白，舌质淡，脉沉细无力	补气养血	八珍汤（《正体类要》）加减	熟地黄、白芍、当归、川芎、人参、白术、茯苓、炙甘草、生姜、大枣
	肝肾阴虚	腹痛隐隐，或腹内结块，便秘，大便带血，腰膝酸软，头晕耳鸣，视物昏花，五心烦热，口咽干燥，盗汗，遗精，月经不调，形瘦纳差，舌红少苔，脉弦细数	滋肾养肝	知柏地黄丸（《景岳全书》）加减	知母、黄柏、熟地黄、山茱萸（制）、牡丹皮、山药、茯苓、泽泻

表 9-40　常用中成药

药物名称	功能主治	用法用量	注意事项	不良反应
华蟾素片	由干蟾皮提取物组成，具有解毒、消肿、止痛的功效。用于中、晚期肿瘤，慢性乙型肝炎等症	口服，一次3～4片，一日3～4次	1. 口服初期偶有腹痛、腹泻等胃肠道刺激反应； 2. 如无其他严重情况，不需停药，继续使用，症状会减轻或消失	尚不明确
复方斑蝥胶囊	具有破血消瘀、攻毒蚀疮的功效。用于原发性肝癌、肺癌、直肠癌、恶性淋巴瘤、妇科恶性肿瘤等	口服，一次3粒，一日2次	1. 本品为活血化瘀之剂，有出血倾向者慎用； 2. 本品含有破血堕胎之品，妇女月经过多及孕妇忌用； 3. 服药期间饮食宜清淡，忌辛辣刺激之品； 4. 本品含有斑蝥有毒，易损害肝肾功能，应在医生指导下使用； 5. 糖尿病患者及糖代谢紊乱者慎用	尚不明确

续表

药物名称	功能主治	用法用量	注意事项	不良反应
复方红豆杉胶囊	具有祛邪散结的功效。用于气虚痰瘀所致的中晚期肺癌化疗的辅助治疗	口服，一次2粒，一日3次，21天为一疗程	白细胞低于2.5×10⁹时慎用	1.患者服药可出现轻度的胃肠道反应，主要表现为恶心、欲吐；2.轻度的白细胞降低；3.偶见肌肉酸痛
回生口服液	具有消癥化瘀的功效。用于原发性肝癌、肺癌	口服，一次10mL，一日3次；或遵医嘱	孕妇禁用，过敏体质者慎服	尚不明确
鸦胆子油软胶囊	具有抗癌的功效。用于肺癌、肺癌脑转移、消化道肿瘤及肝癌的辅助治疗	口服，一次4粒，一日2～3次，30天为一个疗程	本品无明显毒副作用，但少数患者偶有油腻感、恶心、厌食等消化道不适的反应	尚不明确

第八节　肢体经络病证

一、痹证

痹病指正气不足，风、寒、湿、热等外邪侵袭人体，痹阻经络，气血运行不畅所导致的，以肌肉、筋骨、关节发生疼痛、麻木、重着、屈伸不利，甚至关节肿大灼热为主要临床表现的病证。

痹病的含义有广义、狭义之分。痹者闭也，广义的痹病，泛指机体正气不足，卫外不固，邪气乘虚而入，脏腑经络气血为之痹阻而引起的疾病统称为痹病，包括《内经》所含肺痹、心痹等脏腑痹及肉痹、筋痹等肢体经络痹。狭义的痹病，即指其中的肢体经络痹。本病相当于西医学风湿性关节炎、类风湿关节炎、强直性脊柱炎、骨性关节炎、坐骨神经痛等疾病。

痹病因体质差异，病因有别，治疗调摄是否得当等因素，有不同的预后转归。其转归规律一般是风寒湿痹日久化热转化为风湿热痹；风、寒、湿、热痹日久不愈，转为虚实夹杂的尪痹及痰瘀相结、气血亏虚证；久痹不已，内舍其合，转成五脏痹。一般病程短，全身状况好者，预后良好；痹病反复不已，全身状况差者，治疗较难；若关节变形，肌肉萎缩，或伴见心悸、浮肿等脏腑痹症状者，多预后不良。

（一）病因病机

1.正气不足　正气不足是痹病的内在因素和病变的基础。体虚腠理空疏，营卫不固，为感邪创造了条件，故《诸病源候论·风病·风湿痹候》说："由血气虚，则受风湿。"《济生方·痹》也说："皆因体虚，腠理空疏，受风寒湿气而成痹也。"正气不足，无力驱邪外出，病邪稽留而病势缠绵。

2. 外邪入侵 外邪有风寒湿邪和风湿热邪两大类。外感风寒湿邪，多因居处潮湿，涉水冒雨，或睡卧当风，或冒雾露，气候变化，冷热交错等原因，以致风寒湿邪乘虚侵袭人体所致。正如《素问·痹论》说："风寒湿三气杂至，合而为痹也。"感受风湿热邪，可因工作于湿热环境所致，如农田作业，野外施工，处于天暑地蒸之中，或处于较高湿度、温度的作坊、车间、实验室里，风湿热之邪乘虚而入。亦可因阳热之体、阴虚之躯，素有内热，复感风寒湿邪，邪从热化，或因风寒湿郁久化热，而为风湿热之邪。

风、寒、湿、热之邪往往相互为虐，方能成病。风为阳邪开发腠理，又具穿透之力，寒借此力内犯，风又借寒凝之积，使邪附病位，而成伤人致病之基。湿邪借风邪的疏泄之力，寒邪的收引之能，而入侵筋骨肌肉，风寒又借湿邪之性，黏着、胶固于肢体而不去。风、热均为阳邪，风胜则化热，热胜则生风，狼狈相因，开泄腠理而让湿入，又因湿而胶固不解。

风、寒、湿、热病邪留注肌肉、筋骨、关节，造成经络壅塞，气血运行不畅，肢体筋脉拘急、失养为本病的基本病机。但风寒湿热病邪为患，各有侧重，风邪甚者，病邪流窜，病变游走不定；寒邪甚者，肃杀阳气，疼痛剧烈；湿邪甚者，黏着凝固，病变沉着不移；热邪甚者，煎灼阴液，热痛而红肿。

痹病日久不愈，气血津液运行不畅之病变日甚，血脉瘀阻，津液凝聚，痰瘀互结，闭阻经络，深入骨骱，出现皮肤瘀斑、关节肿胀畸形等症，甚至深入脏腑，出现脏腑痹的证候。

初病属实，久病必耗伤正气而虚实夹杂，伴见气血亏虚、肝肾不足的证候。

（二）辨证论治

1. 辨证思路

（1）辨病邪偏胜：风寒湿热为病各有偏胜，根据临床主症特征，分辨主导病邪。如游走不定而痛者为风邪胜；疼痛剧烈，遇冷加重，得热则减者，寒邪为胜；重着固定，麻木不仁者湿邪为胜；病变处掀红灼热，疼痛剧烈者热邪为胜；病变处有结节、肿胀、瘀斑或肢节变形者，为痰瘀阻痹。

（2）辨别虚实：根据病程长短及全身状况辨别虚实。一般突然发病，或发病虽缓，但病程短者多为实证。反复发作，经久不愈者多虚实夹杂。疲乏少动者多气虚；面色㿠白，心悸者多血虚；肌肉麻木，肢节屈伸不利者多肝虚筋失所养；骨节变形，腰膝酸软，多肾虚骨痹不已。

2. 治疗原则 本病为邪气痹阻经络，气血运行不畅所致，故祛邪活络、缓急止痛为本病的治疗原则。

因邪气杂至，祛风、散寒、除湿、清热、祛痰、化瘀通络等治法应相互兼顾，因邪气有偏胜，祛邪通络又各有重点。正气不足是本病的重要病因，久病耗伤正气而虚实夹杂者，应扶正祛邪，且扶正有助祛邪。风邪胜者或久病入络者，应佐养血之品，正所谓"治风先治血，血行风自灭"也；寒邪胜者，应佐助阳之品，使其阳气旺盛，则寒散络通；湿邪胜者，佐以健脾益气之品，使其脾旺能胜湿；热邪胜者，佐以凉血养阴之品，以防热灼营阴而病深难解。益气养血、滋补肝肾是虚证、顽痹的重要治法。

3. 分证论治（表 9–41、表 9–42）

表 9–41 分证论治

证型	证候	治法	常用方剂	
			方剂及来源	药物组成
行痹	肢体关节、肌肉酸痛，上下左右关节游走不定，但以上肢为多见，以寒痛为多，亦可轻微热痛，或见恶风寒，舌苔薄白或薄腻，脉多浮或浮紧	祛风通络散寒除湿	宣痹达经汤加减	蜂房、乌梢蛇、土鳖虫、螳螂、威灵仙、羌活、防风、秦艽、豨莶草、青风藤、当归、穿山甲
痛痹	肢体关节疼痛较剧，甚至关节不可屈伸，遇冷痛甚，得热则减，痛处多固定，亦可游走，皮色不红，触之不热，苔薄白，脉弦紧	温经散寒祛风除湿	乌头汤（《金匮要略》）加减	制川乌、麻黄、芍药、甘草、黄芪、蜂蜜
着痹	肢体关节疼痛重着、酸楚，或有肿胀，痛有定处，肌肤麻木，手足困重，活动不便，苔白腻，脉濡缓	除湿通络祛风散寒	薏苡仁汤（《奇效良方》）加减	薏苡仁、苍术、羌活、独活、防风、川乌、麻黄、桂枝、当归、川芎、生姜、甘草
热痹	肢体关节疼痛，痛处掀红灼热，肿胀疼痛剧烈，得冷则舒，筋脉拘急，日轻夜重，多兼有发热、口渴、烦闷不安，舌质红，苔黄腻或黄燥，脉滑数	清热通络祛风除湿	白虎加桂枝汤（《金匮要略》）加减	知母、甘草（炙）、石膏、粳米、桂枝
尪痹	肢体关节疼痛，屈伸不利，关节肿大、僵硬、变形，甚则肌肉萎缩，筋脉拘急，肘膝不得伸，或尻以代踵，脊以代头而成废人，舌质暗红，脉细涩	补肾祛寒活血通络	补肾祛寒治尪汤	川续断、补骨脂、骨碎补、淫羊藿、制附片、熟地、桂枝、独活、威灵仙、白芍
气血亏虚证	四肢乏力，关节酸沉，绵绵而痛，麻木尤甚，汗出畏寒，时见心悸，纳呆，颜面微青而白，形体虚弱，舌质淡红欠润滑，苔黄或薄白，脉多沉虚而缓	益气养血舒筋活络	气血并补荣筋汤	生薏苡仁、茯苓、生白术、何首乌、当归、砂仁、熟地、黄精、蜂房、乌梢蛇、豨莶草、络石藤、金毛狗脊、秦艽、菟丝子

表 9-42 常用中成药

药物名称	功能主治	用法用量	注意事项	不良反应
小活络丸	具有祛风散寒、化痰除湿、活血止痛的功效。用于风寒湿邪闭阻、痰瘀阻络所致的痹病,症见肢体关节疼痛,或冷痛,或刺痛,或疼痛夜甚,关节屈伸不利,麻木拘挛	黄酒或温开水送服。小蜜丸一次3g(15丸);大蜜丸一次1丸,一日2次	孕妇禁用	尚不明确
天麻丸	具有祛风除湿、通络止痛、补益肝肾的作用。用于风湿瘀阻、肝肾不足所致的痹病,症见肢体拘挛,手足麻木,腰腿酸痛	口服,水蜜丸一次6g,小蜜丸一次9g,大蜜丸一次1丸,一日2～3次	1. 孕妇慎用; 2. 服用前应除去蜡皮、塑料球壳;本品可嚼服,也可分份吞服	尚不明确
风湿骨痛片	具有温经散寒、通络止痛的功效。用于寒湿痹所致的手足四肢腰脊疼痛;风湿性关节炎见以上证候者	口服,一次4～6片,一日2次	本品含乌头碱,应严格在医生指导下按规定量服用。不得任意增加服用量和服用时间。服药后如果出现唇舌发麻、头痛头昏、腹痛腹泻、心烦欲呕、呼吸困难等情况,应立即停药并到医院救治	尚不明确
风湿祛痛胶囊	具有燥湿祛风、活血化瘀、通络止痛的功效。用于痹病寒热错杂证,症见肌肉关节疼痛、肿胀、关节活动受限、晨僵、局部发热、风湿性关节炎、类风湿关节炎见上述证候者	口服,每次5粒,每日3次,餐后30分钟口服。风湿性关节炎4周为一疗程,类风湿关节炎8周为一疗程	1. 孕妇忌用; 2. 过敏性体质者慎用	尚不明确
寒湿痹片	具有祛寒除湿、温通经络的功效。用于肢体关节疼痛,疲困或肿胀,局部畏寒,风湿性关节炎	口服,一次4片,一日3次	孕妇忌服,身热高烧者禁用	尚不明确
四妙丸	具有清热利湿的功效。用于湿热下注所致的痹病,症见足膝红肿,筋骨疼痛	口服,一次6g,一日2次	孕妇慎用	尚不明确

续表

药物名称	功能主治	用法用量	注意事项	不良反应
正清风痛宁缓释片	用于风湿与类风湿关节炎属风寒湿痹证者，症见肌肉酸痛，关节肿胀、疼痛，屈伸不利，麻木僵硬等。亦用于慢性肾炎（普通型为主）属湿邪瘀阻证者，症见反复浮肿，腰部酸痛，肢体困重，尿少，舌质紫暗或有瘀斑，苔腻等	口服，用于风湿与类风湿关节炎属风寒湿痹证者：一次1片，一日2次，2个月为一疗程。用于慢性肾炎（普通型为主）患者：一次2片，一日2次，3个月为一疗程	1.定期复查血象（建议每两周检查一次），并注意观察血糖和胆固醇； 2.如出现皮疹或少数患者发生白细胞减少等副作用时，停药即可消失； 3.应在医师指导下使用	尚不明确
湿热痹片	具有祛风除湿、清热消肿、通络定痛的功效。用于湿热痹阻证，其症状为肌肉或关节红肿热痛，有沉重感，步履艰难，发热，口渴不欲饮，小便黄淡	口服，一次6片，一日3次	尚不明确	尚不明确
雷公藤多苷片	具有祛风解毒、除湿消肿、舒筋通络、抗炎及抑制细胞免疫和体液免疫等功效。用于风湿热瘀、毒邪阻滞所致的类风湿关节炎、肾病综合征、白塞三联征、麻风反应、自身免疫性肝炎等	口服，按体重每1kg每日1～1.5mg，分三次饭后服用，或遵医嘱	1.老年患者慎用； 2.药品性状发生改变时禁止使用； 3.请将此药品放在儿童不能接触的地方； 4.本品在医生指导下严格按照说明书规定剂量用药，不可超量使用； 5.用药期间应注意定期随诊并检查血、尿常规及心电图和肝肾功能，必要时停药并给予相应处理； 6.用药初期从最小剂量开始。严格控制用药剂量和疗程，一般连续用药不宜超过三个月。用药期间应定期随诊并注意检查血、尿常规，加强心电图和肝肾功能监测	1.消化系统：口干、恶心、呕吐、乏力、食欲不振、腹胀、腹泻、黄疸、转氨酶升高；严重者可出现急性中毒性肝损伤、胃出血； 2.血液系统：白细胞、血小板下降；严重者可出现粒细胞缺乏和全血细胞减少； 3.泌尿系统：少尿或多尿、水肿、肾功能异常等肾脏损害；严重者可出现急性肾功能衰竭； 4.心血管系统：心悸、胸闷、心律失常、血压升高或下降、心电图异常； 5.生殖、内分泌系统：女子月经紊乱、月经量少或闭经；男子精子数量减少、活力下降； 6.神经系统：头昏、头晕、嗜睡、失眠、神经炎、复视； 7.其他：皮疹、瘙痒、脱发、面部色素沉着

续表

药物名称	功能主治	用法用量	注意事项	不良反应
风湿马钱片	具有祛风除湿、活血祛瘀、通络止痛之功效。用于风湿闭阻、瘀血阻络所致的痹病。症见关节疼痛、刺痛或疼痛较甚；风湿性关节炎、类风湿关节炎、坐骨神经痛见上述证候者	口服，常用量一次3～4片，极量一次5片，一日1次。睡前温开水送服，连服7日为一疗程，两疗程间需停药2～3日	1.年老体弱者慎服或遵医嘱；2.运动员慎用	尚不明确

（三）预防调护

本病是因正气不足，感受外在的风寒湿热之邪而成。因此，平时注意调摄，增强体质和加强病后调摄护理，便显得格外重要。预防方面，锻炼身体，增强机体御邪能力；创造条件，改善阴冷潮湿等不良的工作、生活环境，避免外邪入侵；一旦受寒、冒雨等应及时治疗，如服用姜汤、午时茶等以祛邪等措施都有助于预防痹病的发生。病后调摄护理方面，更需做好防寒保暖等预防工作；应保护病变肢体，提防跌仆等以免受伤；视病情适当对患处进行热熨、冷敷等，可配合针灸、推拿等进行治疗；鼓励和帮助患者对病变肢体进行功能锻炼，有助痹病康复。老年痹证患者需保持心情舒畅，缓解因疼痛产生焦虑或紧张情绪，避免活动期受损关节的过度使用。

二、颤证

颤证是指由内伤积损或其他慢性病证致筋脉失荣失控，以头身肢体不自主地摇动、颤抖为主要临床表现的一种病证。古代亦称"颤振"或"振掉"。

本病老年人发病较多，男性多于女性，多呈进行性加重。随着我国进入老龄化社会，颤证患者也在增多，中医治疗本病取得了一定效果。本病相当于西医学的某些锥体外系疾病所致的不随意运动，如震颤麻痹、舞蹈病、手足徐动症等。

体质强盛，正气尚充，病程较短的患者，运用中医治疗，部分患者可痊愈，部分病例在一定程度上病情可得到控制。少数气血亏虚，肾阴亏损，虚风内动的患者，经益气养血、育阴息风治疗，也有一定好转。但若失治或调摄治疗不当，以致气血大亏，脏器虚损，则逐年加重，可转为痴呆，每多并发他证而不治。

（一）病因病机

本病的病因较多，以内伤为主，尤以年老体衰多见，正如《证治准绳·杂病·颤证》所说："壮年鲜有，中年以后乃有之，老年尤多。"劳欲太过，醇酒厚味，药物所伤，情志郁怒等为颤证的重要病因，但也有外感成为病因者，如《医学纲目·颤证》所说："此症多由风相合，亦有风寒所中者，亦有风挟湿痰者。"本病有如下病机：

1.风阳内动　中年以后，肾精渐亏，若加之劳欲太过，或药物所伤，致使肾气不足，肾精亏耗，肾水不能滋养肝木，筋脉失濡，木燥而生风，肾水不能上济心火，心神失主则筋不能自收持而生颤证。也有因情志郁怒伤肝，气机不畅，阳气内郁化热生风而成。

2.髓海不足　久病或年迈肾亏精少，或年少禀赋不足，或七情内伤，凡应事太烦则伤神。精生气，气生神，神伤则精损气耗，脑髓不足，神机失养，筋脉肢体失主而成。

3.气血亏虚　或饮酒无度，嗜食生冷肥甘，或思虑伤脾，或药物所伤，致脾胃受损，中焦失于运化，水谷不能化生气血，则气虚血少，阳弱阴亏。头为诸阳之会，脑为髓海，今阳弱阴亏，阳气不能上煦于头，阴精不能充养于脑，神机受累，筋脉肢体失司失控而生颤震。

4.痰热动风　多因脾肾亏虚，水津运化失常而生痰，痰湿郁久而化热生风；也有因外感风湿热毒，邪留于心，伤及肺脾，心不主五脏，肺失通调，脾失转输，痰饮内生，积久生热，热极生风。风火痰热流窜于经络，困扰于神机，筋脉失司失控而成。

或有痰湿之体，积年累月，阻滞气机，气不行血而瘀滞，痰瘀阻痹经脉，气血不运，肌肉筋脉失养而不能自主者为颤震。

综上所述，本病为脑髓及肝、脾、肾等脏腑受损，而引起筋脉肌肉失养和/或失控而发生的病证，这是本病的主要病位和根本病机所在。因脑为元神之府，与心并主神机，神机出入控制四肢百骸的协调运动；肾主骨生髓，充养脑海，伎巧出焉，即肢体的精细、协调运动由肾精充养髓海而成；脾主肌肉、四肢，为气血阴阳化生之源，肾精的充养，肝筋的滋润，肌肉的温煦，均靠脾之健运，化生之气血阴阳的源源供养；肝主筋，筋系于肉，支配肌肉肢体的伸缩收持。故脑髓、肝脾肾等脏腑的共同生理，保证了头身肢体的协调运动，若病及其中的任一脏腑或多个脏腑，筋脉肌肉失养和/或失控，则发生头身肢体不协调、不自主地运动而为颤震病。病理性质，虚多实少。病理因素为虚、风、痰、火、瘀。虚，以阴精亏虚为主，也有气虚、血虚甚至阳虚者，虚则不能充养脏腑，润养筋脉。风，以阴虚生风为主，也有阳亢风动或痰热化风者，风性善动，使筋脉肌肉变动不拘。痰，以禀赋痰湿之体为主，或因肺脾肾虚不能运化水湿而成，痰之为病，或阻滞肌肉筋脉，或化热而生风。火，以阴虚生内热为主，或有五志过极化火，或外感热毒所致，火热则耗灼阴津，肝肾失养，或热极风动而筋脉不宁。瘀，多因久病气血不运而继发，常痰瘀并病，阻滞经脉运行气血，筋脉肌肉失养而病。

（二）辨证论治

1.辨证思路

（1）辨标本：以病象而言，头摇肢颤为标，脑髓与肝、脾、肾脏气受损为本；从病因病机而言，精气血亏虚为病之本，内风、痰热、瘀血为标。

（2）察虚实：本病为本虚标实之病，即机体脏气虚损的见症属正虚，痰热动风的见症属邪实。

2. 治疗原则　扶正补虚、标本兼顾是本病的治疗原则。根据标本虚实，以填精补髓，益肾调肝，健脾益气养血以扶正治本，清化痰热，息风止痉，活血化瘀以祛邪治标为其治疗大法。

3. 分证论治（表 9–43）

表 9–43　分证论治

证型	证候	治法	常用方剂	
			方剂及来源	药物组成
风阳内动	眩晕头胀，面红，口干舌燥，易怒，腰膝酸软，睡有鼾声，渐见头摇肢颤，不能自主，舌红，苔薄黄	滋阴潜阳	滋生青阳汤（《医醇剩义》）加减	生地、白芍、石斛、麦冬、石决明、桑叶、甘菊、薄荷、柴胡、天麻
髓海不足	头晕目眩，耳鸣，记忆力差或善忘，头摇肢颤，溲便不利，瘖痹颠倒，重则神呆，啼笑反常，言语失序，舌质淡红、体胖大，苔薄白，脉多沉弦无力或弦细而紧	填精益髓	龟鹿二仙胶（《摄生秘剖》）加减	鹿角、龟甲、人参、枸杞子
气血亏虚	眩晕，心悸而烦，动则气短懒言，头摇肢颤，纳呆，乏力，畏寒肢冷，汗出，溲便失常，舌体胖大，苔薄白滑，脉沉濡无力或沉细	补中益气	补中益气汤（《脾胃论》）或四君子汤（《太平惠民和剂局方》）送服天王补心丹（《世医得效方》）加减	生地、人参、玄参、天冬、麦冬、丹参、当归、党参、茯苓、石菖蒲、远志、五味子、酸枣仁、柏子仁、朱砂、桔梗
痰热动风	头晕目眩，头摇，肢体震颤，手不能持物，甚至四肢不知痛痒，胸闷泛恶，其则呕吐痰涎，咳嗽，痰涎如缕如丝，吹拂不断，舌体胖大有齿痕，舌质红，苔厚腻或白或黄，脉沉滑或沉濡	豁痰息风	导痰汤（《校注妇人良方》）加减	半夏、茯苓、陈皮、甘草、制南星、枳壳

（三）预防调护

增强人体正气，避免和消除导致颤震的各种致病因素，如尽量保持安定情绪，切忌忧思郁怒等不良的精神刺激；环境应保持安静舒适，避免受风、受热、受潮，生活要有规律，劳逸适度，节制房事；饮食清淡，进食尽可能定时定量；勿暴饮暴食及嗜食肥甘厚味，戒除烟酒，忌过咸伤肾之品；防止中毒及颅脑损伤等，对预防颤震的发生都有作用。调摄护理方面，尚应加强功能锻炼，做适量被动运动，按摩肢体，行走等活动要注意安全，做好帮助喂哺等生活护理工作。

三、腰痛

腰痛是指腰部感受外邪，或因劳伤，或由肾虚而引起气血运行失调，脉络绌急，腰府失养所致的以腰部一侧或两侧疼痛为主要症状的一类病证。本病相当于西医学的风湿性腰痛、腰肌劳损、脊柱病变之腰痛等。

腰痛一年四季都可发生，其发病率较高，国外有报告认为世界人口的80%患过腰背痛，本病为中医内科门诊较为常见的病种之一，中医有较好的疗效。

（一）病因病机

1. 外邪侵袭 多由居处潮湿，或劳作汗出当风，衣裹冷湿，或冒雨着凉，或长夏之季，劳作于湿热交蒸之处，寒湿、湿热、暑热等六淫邪毒乘劳作之虚，侵袭腰府，造成腰部经脉受阻，气血不畅而发生腰痛。若寒邪为病，寒伤阳，主收引，腰府阳气既虚，络脉又壅遏拘急故生腰痛。若湿邪为病，湿性重着、黏滞、下趋，滞碍气机，可使腰府经气郁而不行，血络瘀而不畅，以致肌肉筋脉拘急而发腰痛。感受湿热之邪，热伤阴，湿伤阳，且湿热黏滞，壅遏经脉，气血郁而不行而腰痛。

2. 气滞血瘀 腰部持续用力，劳作太过，或长期体位不正，或腰部用力不当，摒气闪挫，跌仆外伤，劳损腰府筋脉气血，或久病入络，气血运行不畅，均可使腰部气机壅滞，血络瘀阻而生腰痛。

3. 肾亏体虚 先天禀赋不足，加之劳累太过，或久病体虚，或年老体衰，或房事不节，以致肾精亏损，无以濡养腰府筋脉而发生腰痛。历代医家都重视肾亏体虚是腰痛的重要病机。如《灵枢·五癃津液别》说："虚，故腰背痛而胫酸。"《景岳全书·腰痛》也认为："腰痛之虚证十居八九。"

腰为肾之府，乃肾之精气所溉之域。肾与膀胱相表里，足太阳经过之。此外，任、督、冲、带诸脉，亦布其间，故内伤则不外肾虚。而外感风寒湿热诸邪，以湿性黏滞，湿流下，最易痹着腰部，所以外感总离不开湿邪为患。内外二因，相互影响，如《杂病源流犀烛·腰痛病源流》指出："腰痛，精气虚而邪客病也……肾虚其本也，风寒湿热痰饮，气滞血瘀闪挫其标也，或从标，或从本，贵无失其宜而已。"说明肾虚是发病关键所在，风寒湿热的痹阻不行，常因肾虚而客，否则虽感外邪，亦不致出现腰痛。至于劳力扭伤，则和瘀血有关，临床上亦不少见。

（二）辨证论治

1. 辨证思路

（1）辨外感内伤：有久居冷湿，劳汗当风，冒受湿热，或腰部过度劳累，跌仆伤损病史，起病急骤，或腰痛不能转侧，表现为气滞血瘀征象者，为外感腰痛；年老体虚，或具烦劳过度，七情内伤，气血亏虚病史，起病缓慢，腰痛绵绵，时作时止，表现为肾虚证候者，属内伤腰痛。

（2）辨标本虚实：肾精不足，气血亏虚为本；邪气内阻，经络壅滞为标。《景岳全书·腰痛》说："既无表邪，又无湿热，或以年衰，或以劳苦，或以酒色斫丧，或以七情忧郁，则悉属真阴虚证。"

2. 治疗原则 腰痛分虚实论治，虚者以补肾壮腰为主，兼调养气血；实者祛邪活络为要，针对病因，施之以活血化瘀、散寒除湿、清泻湿热等法。虚实兼夹者，分清主次，标本兼顾治疗。

3. 分证论治（表 9-44、表 9-45）

表 9-44　分证论治

证型	证候	治法	常用方剂	
			方剂及来源	药物组成
寒湿腰痛	腰部冷痛重着，转侧不利，逐渐加重，每遇阴雨天或腰部感寒后加剧，痛处喜温，得热则减，苔白腻而润，脉沉紧或沉迟	散寒除湿温经通络	渗湿汤（《奇效良方》）加减	干姜、甘草、丁香、苍术、白术、橘红、茯苓
湿热腰痛	腰髋弛痛，牵掣拘急，痛处伴有热感，每于夏季或腰部着热后痛剧，遇冷痛碱，口渴不欲饮，尿色黄赤，或午后身热，微汗出，舌红苔黄腻，脉濡数或弦数	清热利湿舒筋活络	加味二妙散（《医略六书》）加减	黄柏、苍术、防己、萆薢、当归、牛膝、龟甲
瘀血腰痛	痛处固定，或胀痛不适，或痛如锥刺，日轻夜重，或持续不解，活动不利，甚则不能转侧，痛处拒按，面晦唇暗，舌质隐青或有瘀斑，脉多弦涩或细数。病程迁延，常有外伤、劳损史	活血化瘀理气止痛	身痛逐瘀汤（《医林改错》）加减	当归、川芎、桃仁、红花、没药、五灵脂、地龙、香附、牛膝
肾虚腰痛	腰痛以酸软为主，喜按喜揉，腿膝无力，遇劳则甚，卧则减轻，常反复发作。偏阳虚者，则少腹拘急，面色㿠白，手足不温，少气乏力，舌淡脉沉细；偏阴虚者，则心烦失眠，口燥咽干，面色潮红，手足心热，舌红少苔，脉弦细数	偏阳虚者宜温补肾阳；偏阴虚者宜滋补肾阴	偏阳虚者用右归丸加减；偏阴虚者用左归丸加减	熟地、山药、山茱萸、枸杞子、杜仲、菟丝子、当归

表 9-45　常用中成药

药物名称	功能主治	用法用量	注意事项	不良反应
腰痹通胶囊	具有活血化瘀、祛风除湿、行气止痛的功效。用于血瘀气滞、脉络闭阻所致腰痛，症见腰腿疼痛，痛有定处，痛处拒按，轻者俯仰不便，重者剧痛不能转侧；腰椎间盘突出症见上述症状者	口服，一次3粒，一日3次，宜饭后服。30天为一疗程	消化性溃疡性患者慎服或遵医嘱	尚不明确

续表

药物名称	功能主治	用法用量	注意事项	不良反应
壮腰健肾丸	具有壮腰健肾、养血、祛风湿的功效。用于肾亏腰痛，风湿骨痛，膝软无力，神经衰弱，小便频数	口服，浓缩水蜜丸一次3.5g；大蜜丸一次1丸。一日2~3次	1. 忌辛辣、生冷、油腻食物； 2. 本品宜饭前服用； 3. 高血压、心脏病、肝病、肾病等慢性病患者应在医师指导下服用； 4. 服药2周症状无缓解，应去医院就诊； 5. 对本品过敏者禁用，过敏体质者慎用； 6. 本品性状发生改变时禁止使用； 7. 请将本品放在儿童不能接触的地方； 8. 如正在使用其他药品，使用本品前请咨询医师或药师	尚不明确
腰肾膏	具有温肾助阳、强筋壮骨、祛风止痛的功效。用于肾虚性腰膝酸痛，肌肉酸痛，夜尿	外用，贴于腰部两侧腰眼穴或加贴脐下关元穴，痛症贴患处	1. 本品为外用药； 2. 切勿接触眼睛、口腔等黏膜处，使用后即洗手； 3. 忌食生冷、油腻食物； 4. 有皮肤病者慎用，皮肤过敏者停用； 5. 糖尿病严重者慎用，以防止使用不当引起皮肤损伤； 6. 本品含盐酸苯海拉明，哺乳期妇女慎用； 7. 儿童、经期妇女、老年患者应在医师指导下使用； 8. 贴用前，将贴用处皮肤洗净，揩干。贴上膏片后，用手按紧膏片约30秒。加贴于关节部位，应使膏布的弹力方向与关节活动方向一致； 9. 每帖膏片贴用时间不宜超过12小时。使用过程中如出现皮肤发红、瘙痒等症状，可适当减少贴用时间，并延长贴用的间隔时间； 10. 本品含附子，不宜长期或大面积使用。自行用药宜在7天以内，如用药超过7天，应向医师咨询； 11. 用药后局部皮肤如出现瘙痒、刺痛、皮疹时，应立即取下，停止使用，症状严重者应及时就医。如出现皮肤以外的全身不适，应立即停用，严重者应及时就医； 12. 用药7天症状无缓解，应去医院就诊； 13. 对本品过敏者禁用，过敏体质者慎用； 14. 本品性状发生改变时禁止使用； 15. 儿童必须在成人监护下使用； 16. 请将本品放在儿童不能接触的地方； 17. 如正在使用其他药品，使用本品前请咨询医师或药师	个别过敏体质患者在使用过程中有时出现皮疹、瘙痒，罕见水疱

续表

药物名称	功能主治	用法用量	注意事项	不良反应
腰痛宁胶囊	具有消肿止痛、疏散寒邪、温经通络的功效。用于寒湿瘀阻经络所致的腰椎间盘突出症，坐骨神经痛，腰肌劳损，腰肌纤维炎，风湿性关节痛。症见腰腿痛，关节痛及肢体活动受限者	黄酒兑少量温开水送服。一次4～6粒，一日1次。睡前半小时服或遵医嘱	1.如出现胃肠道不适等反应，改为晚饭服用后可减轻症状； 2.心脏病、高血压、脾胃虚寒者慎用；运动员慎用； 3.本品不可过量久服，建议两周为一个疗程； 4.服药后如出现口舌麻木、肌肉抽搐等症状，多饮温水即可缓解，或遵医嘱； 5.本品使用黄酒送服可以引药归经，但应注意避免与头孢类、硝咪唑类等药物同时使用，对酒精过敏者应使用温开水送服； 6.本品含马钱子粉，应避免与含马钱子的药物合并使用；本品含有麻黄，避免与麻黄及麻黄组份的药物合并使用	监测数据显示：有恶心，呕吐，胃腹胀痛，腹泻，皮疹，瘙痒，头晕，头痛，失眠，口舌麻木，心悸，血压升高，潮红等反应；过敏反应如发热、胸闷等

（三）预防调护

1. 避免寒湿、湿热侵袭，改善阴冷潮湿的生活、工作环境，勿坐卧湿地，勿冒雨涉水，劳作汗出后及时擦拭身体，更换衣服，或饮姜汤水驱散风寒。

2. 注重劳动卫生。腰部用力应适当，不可强力举重，不可负重久行，坐、卧、行走保持正确姿势，若需做腰部用力或弯曲的工作时，应定时做松弛腰部肌肉的体操。

3. 注意避免跌、仆、闪、挫。

4. 劳逸适度，节制房事，勿使肾精亏损，肾阳虚败。

5. 体虚者，可适当食用、服用具有补肾的食品和药物。

已患腰痛的病人，除继续注意上述事项外，腰部用力更应小心，必要时休息或戴腰托，以减轻腰部的受力负荷。根据腰痛的寒热情况，可局部进行热熨、冷敷等，慢性腰痛宜配合按摩、理疗促进其康复。湿热腰痛慎食辛辣醇酒，寒湿腰痛慎食生冷寒凉食品。

第十章　外科疾病的中药用药指导 ▷▷▷▷

第一节　痈

痈者，壅也，是指气血被邪毒壅聚而发生的化脓性疾病。在中医文献中痈有"内痈""外痈"之分。内痈是指生于脏腑间的化脓性疾患，其在内科学中有专门论述，本节只论述外痈。

一、颈痈

颈痈是发生在颈部两侧的急性化脓性疾病。俗名痰毒，又称时毒。其临床特点是多见于儿童，冬春易发，初起时局部肿胀、灼热、疼痛而皮色不变，结块边界清楚，具有明显的风温外感症状。

（一）病因病机

关于颈痈的病因病机，《疡科心得集·辨颈痈锁喉痈论》中有较为详细的论述，如："颈痈生于颈之两旁，多因风温痰热而发，盖风温外袭，必鼓动其肝木，而相火亦因之俱动，相火上逆，脾中痰热随之。颈为少阳络脉循行之地，其循行之邪至此而结，故发痈也。"故本病的发生多由外感风温、风热之邪，内伤情志，气郁化火，以致外邪内热夹痰蕴结于少阳、阳明经络，气血凝滞，热胜肉腐而成，或因患乳蛾、口疳、龋齿或头面疮疖毒邪流窜至颈部而成。

（二）辨证论治

1. 辨证思路　颈痈特点是初起时局部肿胀、灼热、疼痛而皮色不变，肿块边界清楚，具有明显的风温外感症状。其基本病机为风热痰毒，基本证型为风热痰毒证。临床应根据疾病发展不同阶段的病机特点，辨证有所侧重。一般而言，病之初，辨证为风热痰毒证；病之中，属成脓期，火毒炽盛，热盛肉腐；病之后期，注意气血阴津损耗。

2. 治疗原则　宜散风清热、解毒化痰，以达到消肿止痛的目的。

3. 分证论治（表10-1、表10-2）

表10-1　分证论治

证型	证候	治法	常用方剂	
			方剂及来源	药物组成
风热痰毒	颈旁结块，初起色白濡肿，形如鸡卵，灼热疼痛，逐渐红肿化脓；伴有恶寒发热，头痛、项强、咽痛、口干，溲赤，便秘，苔薄腻，脉滑数	散风清热化痰消肿	牛蒡解肌汤（《疡科心得集》）或银翘散（《温病条辨》）加减	牛蒡子、薄荷、连翘、夏枯草、栀子、金银花、桔梗、柴胡、黄芩、川贝母

表10-2　常用中成药

药物名称	功能主治	用法用量	注意事项	不良反应
西黄丸	清热解毒，和营消肿。用于痈疽疔毒、瘰疬、流注、癌肿等	口服，一次3g，一日2次	运动员慎用	尚不明确
金黄散	消肿痛。外用于痈疖肿痛暑湿流注，跌仆扭挫伤，急性淋巴结炎，乳腺炎	红热肿痛，用清茶调敷；漫肿无头，用醋或葱酒调敷，一日数次	尚不明确	尚不明确

（三）预防调护

1. 经常保持局部皮肤清洁。
2. 平素少食辛辣炙煿助火之物及肥甘厚腻之品，患病时忌烟酒及辛辣、鱼腥发物。
3. 有全身症状者宜静卧休息，并减少患部活动。

二、腋痈

腋痈是发生于腋窝的急性化脓性疾病，又名夹肢痈。其临床特点是腋下暴肿、灼热、疼痛而皮色不变，发热恶寒，上肢活动不利，约2周成脓，溃后容易形成袋脓。

（一）病因病机

腋痈常由上肢皮肤破损染毒，或有疮疡等病灶，毒邪循经流窜至腋部所致，或因肝脾郁热，兼忿怒气郁，导致气滞血壅，经脉阻滞而成。

（二）辨证论治

1. 辨证思路　腋痈特点是腋下暴肿、灼热、疼痛而皮色不变，发热恶寒，上肢活动不利，溃后容易袋脓，易敛。其基本病机为肝郁痰火，基本证型为肝郁痰火证。临床应根据疾病发展不同阶段的病机特点，辨证有所侧重。一般而言，病之初，辨证为肝郁痰火证；病之中，属成脓期，火毒炽盛；病之后期，注意气血阴液损耗。

2. 治疗原则　以清肝解郁、消肿化毒为主。

3. 分证论治（表 10-3、表 10-4）

表 10-3　分证论治

证型	证候	治法	常用方剂	
			方剂及来源	药物组成
肝郁痰火	腋部肿胀热痛，伴有发热，头痛，胸胁牵痛，舌质红，苔黄，脉弦数	清肝解郁消肿化毒	柴胡清肝汤（《外科正宗》）加减	生地黄、当归、白芍、柴胡、黄芩、栀子、天花粉、金银花、连翘、甘草、牛蒡子

表 10-4　常用中成药

药物名称	功能主治	用法用量	注意事项	不良反应
西黄丸	清热解毒，和营消肿。用于痈疽疔毒，瘰疬，流注，癌肿等	口服，一次 3g，一日 2 次	运动员慎用	尚不明确
金黄散	消肿痛。外用于痈疖肿痛，暑湿流注，跌仆扭挫伤，急性淋巴结炎，乳腺炎	红热肿痛，用清茶调敷；漫肿无头，用醋或葱酒调敷，一日数次	尚不明确	尚不明确

（三）预防调护

1. 经常保持局部皮肤清洁。
2. 平素少食辛辣炙煿助火之物及肥甘厚腻之品，患病时忌烟酒及辛辣、鱼腥发物。
3. 有全身症状者宜静卧休息，并减少患部活动。
4. 疮口收敛后应加强上肢功能锻炼。

第二节　乳房疾病

发生在乳房部位的疾病统称为乳房疾病。男女均可发病，女性发病率显著高于男性。

一、乳痈

乳痈是发生在乳房部的最常见的急性化脓性疾病。其临床特点是乳房结块，红肿热痛，溃后脓出稠厚，伴恶寒发热等全身症状。

（一）病因病机

外吹乳痈总因肝郁胃热，或夹风热毒邪侵袭，引起乳汁淤积，乳络闭阻，气血瘀滞，热盛肉腐而成脓。内吹乳痈多由妊娠期胎气上冲，结于阳明胃络而成，色红者多热，色白者气郁而兼胎旺。

1. 肝胃蕴热　乳头属肝，乳房属胃。新产伤血，肝失所养，若忿怒郁闷，肝气不舒，则肝之疏泄失畅，乳汁分泌或排出失调，或饮食不节，胃中积热，或肝气犯胃，肝胃失和，郁热阻滞乳络，均可导致乳汁淤积，气血瘀滞，热盛肉腐。

2. 乳汁淤积　因乳头破碎，怕痛拒哺，或乳头内陷等先天畸形，妨碍乳汁排出，或乳汁多而少饮，或初产妇乳络不畅，或断乳不当，均可引起乳汁淤滞不得出，宿乳蓄积，化热酿脓。

3. 外邪侵袭　新产体虚，腠理疏松，哺乳露胸，感受风邪，或乳头破碎，外邪乘隙而入，或乳儿含乳而睡，口中热气从乳窍吹入，导致邪热蕴结于肝胃之经，闭阻乳络，热盛肉腐。

（二）辨证论治

1. 辨证思路　初起乳房局部肿胀疼痛，乳汁排出不畅，或有结块。伴恶寒发热，头痛骨楚，或胸闷不舒，纳少泛恶，大便干结等。成脓期乳房结块逐渐增大，疼痛加重，或焮红灼热，同侧腋窝淋巴结肿大压痛。伴壮热不退，口渴喜饮，便秘溲赤。7～10天成脓。

2. 治疗原则　及早处理，以消为贵。注重疏络通乳，避免过用寒凉药物。积极配合使用多种外治法。

3. 分证论治（表10-5、表10-6）

表10-5　分证论治

证型	证候	治法	常用方剂	
			方剂及来源	药物组成
肝胃郁热	乳房肿胀疼痛，结块或有或无，皮色不变或微红，排乳不畅，伴恶寒发热，头痛骨楚，胸闷呕恶，纳谷不馨，大便干结等，舌质红，苔薄白或薄黄，脉浮数或弦数	疏肝清胃通乳消肿	瓜蒌牛蒡汤（《医宗金鉴》）加减	瓜蒌仁、牛蒡子、天花粉、黄芩、陈皮、栀子、连翘、皂角刺、金银花、青皮、柴胡、生甘草
热毒炽盛	乳房肿痛加重，结块增大，皮肤焮红灼热，继之结块中软应指，或脓出不畅，红肿热痛不消，伴壮热不退，口渴喜饮，便秘溲赤，舌质红，苔黄腻，脉洪数	清热解毒托里透脓	五味消毒饮（《医宗金鉴》）合透脓散（《外科正宗》）加减	金银花、野菊花、紫花地丁、蒲公英、当归、生黄芪、皂角刺、连翘、白芷、天花粉、陈皮
正虚邪滞	溃后乳房肿痛减轻，脓液清稀，淋漓不尽，日久不愈，或乳汁从疮口溢出，伴面色少华，神疲乏力，或低热不退，纳谷不馨，舌质淡，苔薄，脉细	益气和营托毒生肌	托里消毒散（《保婴撮要》）加减	党参、川芎、当归、白芍、白术、金银花、茯苓、白芷、皂角刺、甘草、桔梗、黄芪
气血凝滞	乳房结块质硬，微痛不热，皮色不变或暗红，日久不消，舌质正常或瘀暗，苔薄白，脉弦涩	疏肝活血温阳散结	四逆散（《伤寒论》）加减	柴胡、赤芍、鹿角片、桃仁、制香附、丹参、益母草、路路通、甘草

表 10-6 常用中成药

药物名称	功能主治	用法用量	注意事项	不良反应
消乳散结胶囊	疏肝解郁，化痰散结，活血止痛。用于肝郁气滞，痰瘀凝聚所致的乳腺增生，乳房胀痛	口服，一次3粒，一日3次	孕妇忌服	尚不明确
桂枝茯苓胶囊	活血，化瘀，消癥。用于妇人瘀血阻络所致癥块、经闭、痛经、产后恶露不尽；子宫肌瘤，慢性盆腔炎包块，痛经，子宫内膜异位症，卵巢囊肿见上述证候者；也可用于女性乳腺囊性增生病属瘀血阻络证，症见乳房疼痛，乳房肿块，胸胁胀闷；或用于前列腺增生属瘀阻膀胱证，症见小便不爽，尿细如线，或点滴而下，小腹胀痛者	口服，每次3粒，每日3次	经期停服	尚不明确
乳癖消胶囊	软坚散结，活血消痈，清热解毒。用于乳癖结块，乳痈初起；乳腺囊性增生病及乳腺炎前期	口服，一次5～6粒，一日3次	孕妇慎用	尚不明确

（三）预防调护

1. 及早纠正乳头内陷。妊娠后期常用温水清洗乳头，或用75%酒精擦洗。及时治疗乳头破碎及身体其他部位的化脓性疾病。

2. 培养良好的哺乳习惯，注意乳头和乳儿口腔的清洁，每次哺乳后排空乳汁，防止淤积。

3. 忌食辛辣炙煿之品，不过食膏粱厚味。

4. 保持心情舒畅，起居适宜。

5. 高热时要卧床休息，必要时物理降温。若体温超过38.0℃，或乳汁色黄，应停止哺乳，但须用吸奶器吸尽乳汁或手法推拿排空乳汁。

6. 患乳用三角巾或乳罩托起，减少疼痛，防止袋脓。脓水淋漓或乳汁较多浸渍皮肤者，应及时换药清洁。有皮肤过敏时，注意更换外用药或胶布。

第三节　瘿

瘿是颈前结喉两侧肿块性疾病的总称，相当于西医学的甲状腺疾病。刘熙《释名》曰："瘿，婴也，在颈婴喉也。"其特点是颈前结喉处或为漫肿，或为结块，可随吞咽动作上下移动。

一、瘿痈

瘿痈是指结喉处突然出现肿块伴疼痛的疾病。其临床特点为结喉处结块、肿胀、疼痛，伴有发热，起病急骤。

（一）病因病机

初期外感风热火毒和风温疫毒之邪侵入肺卫，致卫表不固，加之内伤七情，情志不舒，肝郁化火，灼津成痰，导致风热夹痰上攻，壅滞于颈前。后期热病伤阴耗气，可致气阴两虚或阴损及阳，日久阳气亏虚。

（二）辨证论治

1. 辨证思路 颈结喉处突然出现肿胀疼痛，疼痛牵引至同侧头部、耳后枕部，活动或吞咽时加重，皮色不变，按之质地坚硬压痛明显。肿块可由颈部一侧发展至另一侧。伴有口干咽痛，发热以午后为甚。发展进程中可见心悸、心烦、失眠、双手颤抖、急躁易怒；女子可见月经不调、经量稀少。病程日久也可见肢冷肿胀、神疲乏力、气短懒言等症。

2. 治疗原则 本病初期甲亢阶段，治疗以疏风清热、化痰散结为主；热退痛减后，治以疏肝清热，养阴散结为主；后期出现甲减时治疗以益气温阳为主。

3. 分证论治（表 10-7、表 10-8）

表 10-7　分证论治

证型	证候	治法	常用方剂	
			方剂及来源	药物组成
风热痰凝	结喉处结块，疼痛明显，疼痛牵扯颌下、耳后或枕部，拒按，伴恶寒发热，头身疼痛，口渴，咽干，舌红苔薄黄，脉浮数或滑数	疏风清热化痰散结	牛蒡解肌汤加减	牛蒡子、薄荷、荆芥、连翘、栀子、玄参、夏枯草、象贝母、菊花、射干
肝郁内热	身热渐退，颈前肿痛，伴胸闷不舒，急躁易怒，口苦咽干，怕热多汗，舌红少苔或苔薄黄，脉弦数	疏肝清热佐以养阴	柴胡清肝汤加减	柴胡、牛蒡子、连翘、黄芩、当归、赤芍、生地黄、天花粉、象贝母、僵蚕、沙参、麦冬
气虚阳虚	颈前结块及疼痛消失，畏寒肢冷，腹胀纳呆，面目浮肿，乏力气短，舌淡，苔薄白，脉沉	益气温阳健脾化痰	阳和汤加减	熟地黄、炮姜、鹿角胶、白芥子、黄芪、党参、白术、茯苓、半夏、甘草

表 10-8　常用中成药

药物名称	功能主治	用法用量	注意事项	不良反应
消瘿五海丸	消瘿软坚，破瘀散结。用于淋巴腺结核，地方性甲状腺肿大	口服，一次1丸，一日2次，小儿酌减	孕妇忌服，忌与甘草同用	尚不明确

续表

药物名称	功能主治	用法用量	注意事项	不良反应
平消丸	活血化瘀，止痛散结，清热解毒，扶正祛邪。对肿瘤具有一定的缓解症状、缩小瘤体、抑制肿瘤生长、提高人体免疫力、延长患者生命的作用	口服，一次4～8片，一日3次	1. 可与手术治疗、放疗、化疗同时进行；2. 长期使用本品应定期检查肾功能	尚不明确
西黄丸	清热解毒，和营消肿。用于痈疽疔毒，瘰疬，流注，癌肿等	口服，一次3g，一日2次	运动员慎用	尚不明确
夏枯草胶囊	清火，明目，散结，消肿。用于头痛眩晕，瘰疬，瘿瘤，乳痈肿痛，甲状腺肿大，淋巴结结核，乳腺增生症	口服，一次2粒，一日2次	尚不明确	尚不明确

（三）预防调护

1. 加强体育锻炼，增强机体抵抗力，减少上呼吸道感染的发生。
2. 保持心情舒畅，少食辛辣之品。

第四节　肛肠疾病

一、内痔

内痔是以肛门齿线以上发生静脉曲张团块，表面覆以黏膜，常有便血、痔核脱出、便秘等为主要表现的痔病类疾病。内痔是肛门直肠疾病中最常见的病种。内痔好发于截石位3、7、11点，又称为母痔区，其余部分发生的内痔均称为子痔。其主要临床表现是便血、痔核脱出及肛门不适感。本病若早期治疗，一般预后良好。但也有部分患者，病程中伴发贫血等并发症。

（一）病因病机

中医学认为，本病的发生多因脏腑本虚，兼因久坐久立，负重远行，或长期便秘，或泻痢日久，或临厕久蹲，或饮食不节，过食辛辣醇酒厚味，都可导致脏腑功能失调，风湿燥热下迫大肠，瘀阻魄门，瘀血浊气结滞不散，筋脉懈纵而成痔。日久气虚，中气下陷，不能摄纳则痔核脱出。

1. 风伤肠络　风善行而数变，又多夹热，风热伤于肠络，导致血不循经而溢于脉外，所下之血色泽鲜红，下血暴急呈喷射状。

2. 湿热下注　多因饮食不节，恣食生冷、肥甘，伤及脾胃而滋生内湿。湿与热结，下迫大肠，导致肛门部气血纵横、经络交错而生内痔。热盛则迫血妄行，血不循经，则血下溢而便血；湿热下注大肠，肠道气机不畅，经络阻滞，则肛门内有块物脱出。

3. 气滞血瘀　气为血之帅，气行则血行，气滞则血瘀。热结肠燥，气机阻滞而运行不畅，气滞则血瘀阻于肛门，故肛门内块物脱出，坠胀疼痛；气机不畅，统摄无力，则血不循经，导致血栓形成。

4. 脾虚气陷　老人气虚，或妇人生育过多，小儿久泻久利，导致脾胃功能失常，脾虚气陷，中气不足，无力摄纳，导致痔核脱出不得回纳。气虚则无以生化，无力摄血，气虚则血虚，导致气血两虚，故下血量多而色淡。

(二) 辨证论治

多适用于Ⅰ、Ⅱ期内痔，或内痔嵌顿伴有继发感染，或年老体弱者发病，或内痔兼有其他严重慢性疾病不宜手术治疗者（表 10-9、表 10-10）。

表 10-9　分证论治

证型	证候	治法	常用药	
			方剂	药物组成
风伤肠络	大便带血、滴血或喷射状出血，血色鲜红，或有肛门瘙痒等，舌质红，苔薄白或薄黄，脉浮数	清热凉血祛风	凉血地黄汤加减	生地黄、当归尾、槐角、地榆、黄芩、黄连、升麻、荆芥、赤芍、枳壳、天花粉、生甘草
湿热下注	便血色鲜，量较多，肛内肿物外脱，可自行回缩，肛门灼热，舌质红，苔黄腻，脉弦数	清热利湿止血	脏连丸加减	黄连、猪大肠、地榆炭、仙鹤草、白头翁、秦艽
气滞血瘀	肛内肿物脱出，甚或嵌顿，肛管紧缩，坠胀疼痛，甚则肛缘水肿、血栓形成，触痛明显，舌质红或暗红，苔白或黄，脉弦细涩	清热利湿祛风活血	止痛如神汤加减	秦艽、桃仁、皂角子、苍术、防风、黄柏、当归尾、泽泻、槟榔、熟大黄
脾虚气陷	肛门松弛，痔核脱出须手法复位，便血色鲜或淡，面白少华，神疲乏力，少气懒言，纳少便溏，舌质淡，边有齿痕，苔薄白，脉弱	补中益气	补中益气汤加减	黄芪、人参、白术、当归、炙甘草、升麻、柴胡、陈皮

表 10-10　常用中成药

药物名称	功能主治	用法用量	注意事项	不良反应
参蛇花痔疮膏	清热燥湿，消肿止痛。用于风伤肠络、湿热下注型痔疮（内痔、外痔、混合痔）引起的便血、肛门红肿热痛等	外用。用前洗净肛门，每次2g，一日1次	外用药，不能口服。排便时切勿过度用力或久蹲不起，平时多运动，忌久坐，保持体内气血运行通畅	尚不明确

续表

药物名称	功能主治	用法用量	注意事项	不良反应
脏连丸	清肠止血。用于肠热便血，肛门灼热，痔疮肿痛	口服。水蜜丸一次6～9g，小蜜丸一次9g，大蜜丸一次1丸，一日2次	1. 忌烟酒及辛辣、油腻、刺激性食物； 2. 保持大便通畅； 3. 经期及哺乳期妇女慎用，儿童、孕妇、哺乳期妇女、年老体弱及脾虚大便溏者应在医师指导下服用； 4. 有高血压、心脏病、肝病、糖尿病、肾病等慢性病严重者应在医师指导下服用； 5. 内痔出血过多或原因不明的便血应去医院就诊； 6. 服药3天症状无缓解，应去医院就诊； 7. 对本品过敏者禁用，过敏体质者慎用； 8. 本品性状发生改变时禁止使用； 9. 儿童必须在成人监护下使用； 10. 请将本品放在儿童不能接触的地方； 11. 如正在使用其他药品，使用本品前请咨询医师或药师	尚不明确
马应龙麝香痔疮膏	清热燥湿，活血消肿，去腐生肌。用于湿热瘀阻所致的痔疮、肛裂，症见大便出血，或疼痛、有下坠感；亦用于肛周湿疹	外用，涂搽患处	1. 本品为外用药，禁止内服； 2. 用毕洗手，切勿接触眼睛、口腔等黏膜处； 3. 忌烟酒及辛辣、油腻、刺激性食物； 4. 保持大便通畅； 5. 孕妇慎用或遵医嘱。儿童、哺乳期妇女、年老体弱者应在医师指导下使用； 6. 内痔出血过多或原因不明的便血应去医院就诊； 7. 用药3天症状无缓解，应去医院就诊； 8. 对本品过敏者禁用，过敏体质者慎用； 9. 本品性状发生改变时禁止使用； 10. 儿童必须在成人监护下使用； 11. 请将本品放在儿童不能接触的地方； 12. 如正在使用其他药品，使用本品前请咨询医师或药师； 13. 运动员慎用	尚不明确
痔康片	清热凉血，泻热通便。用于热毒风盛或湿热下注所致的便血、肛门肿痛、下坠感；一期、二期内痔见上述证候者	口服。一次3片，一日3次。7天为一疗程，或遵医嘱	1. 忌烟酒及辛辣、油腻及刺激性食物； 2. 保持大便通畅； 3. 儿童、哺乳期妇女、年老体弱及脾虚大便溏者应在医师指导下服用； 4. 有高血压、心脏病、肝病、糖尿病、肾病等慢性病严重者应在医师指导下服用； 5. 本品不宜用于门静脉高压症、习惯性便秘导致的内痔需配合原发病治疗； 6. 内痔出血过多或原因不明的便血应去医院就诊； 7. 严格按照用法用量服用，本品不宜长期服用； 8. 服药3天症状无缓解，应去医院就诊； 9. 对本品过敏者禁用，过敏体质者慎用； 10. 本品性状发生改变时禁止使用； 11. 儿童必须在成人监护下使用； 12. 请将本品放在儿童不能接触的地方； 13. 如正在使用其他药品，使用本品前请咨询医师或药师	部分患者服药后可有轻度腹泻，减少服药量后可缓解

续表

药物名称	功能主治	用法用量	注意事项	不良反应
痔疮胶囊	清热解毒，凉血止痛，祛风消肿。用于痔疮，肛裂，大便秘结	口服。一次4～5粒，一日3次	1.忌烟酒，忌食辛辣、油腻及刺激性食物； 2.用药期间不宜同时服用温热性药物； 3.经期及哺乳期妇女慎用，儿童及年老体弱者应在医师指导下服用； 4.有高血压、心脏病、肝病、糖尿病、肾病等慢性病严重者均应在医师指导下服用； 5.脾虚大便溏者慎用； 6.内痔出血过多或原因不明的便血应去医院就诊； 7.严格按照用法用量服用，服药3天症状无缓解，应去医院就诊。本品不宜长期服用； 8.对本品过敏者禁用，过敏体质者慎用； 9.药品性状发生改变时禁止服用； 10.儿童必须在成人监护下使用； 11.请将此药品放在儿童不能接触的地方； 12.如正在服用其他药品，使用本品前请咨询医师或药师	尚不明确
补中益气丸	补中益气，升阳举陷。用于脾胃虚弱、中气下陷所致的泄泻，症见体倦乏力，食少腹胀，便溏久泻，肛门下坠	口服。一次1袋（6g），一日2～3次	1.忌不易消化食物； 2.感冒发热患者不宜服用； 3.有高血压、心脏病、肝病、糖尿病、肾病等慢性病严重者应在医师指导下服用； 4.儿童、孕妇、哺乳期妇女应在医师指导下服用； 5.服药4周症状无缓解，应去医院就诊； 6.对本品过敏者禁用，过敏体质者慎用； 7.本品性状发生改变时禁止使用； 8.儿童必须在成人监护下使用； 9.请将本品放在儿童不能接触的地方； 10.如正在使用其他药品，使用本品前请咨询医师或药师	尚不明确

（三）预防调护

1.保持大便通畅。养成每天定时排便的习惯，蹲厕时间不宜过长，以免肛门部瘀血。

2.注意饮食调和，多喝开水，多食蔬菜，少食辛辣食物。

3.避免久坐久立，进行适当的活动或定时做肛门括约肌运动。

4.发生内痔应及时治疗，防止进一步发展。

二、外痔

外痔是指发生于肛管齿线之下的痔。多由肛缘皮肤感染，或痔外静脉丛破裂出血，或反复感染、结缔组织增生，或痔外静脉丛扩大曲张而成。其特点是自觉肛门坠胀、疼痛，有异物感。由于临床症状、病理特点及其过程不同，可分为炎性外痔、血栓性外痔、结缔组织性外痔、静脉曲张性外痔四种。

（一）病因病机

1. 炎性外痔　饮食不节，醉饱无时，恣食肥腻，过食辛辣，内蕴热毒，外伤风湿或破损染毒，以致气血、湿热结聚肛门，充突为痔。

2. 血栓性外痔　由于内热血燥，或便时努挣，或用力负重，致使肛缘皮下的痔外静脉破裂，血溢脉外，瘀积皮下而致血栓形成。

3. 结缔组织性外痔　炎性外痔、血栓性外痔、陈旧性肛裂、湿疹等反复发作，或内痔反复脱垂或妊娠分娩，负重努挣，导致邪毒外侵，湿热下注，使局部气血运行不畅，筋脉阻滞，瘀结不散，日久结缔组织增生肥大，结为皮赘。

4. 静脉曲张性外痔　多因Ⅱ、Ⅲ期内痔反复脱出，或妊娠分娩，负重努挣，腹压增加，致使筋脉横解，瘀结不散而成。若湿与热结，聚于肛门，则肿胀疼痛。

（二）辨证论治（表 10-11、表 10-12）

表 10-11　分证论治

疾病	证型	证候	治法	常用药	
				方剂	药物组成
炎性外痔	湿热蕴结	肛缘肿物肿胀、疼痛，咳嗽、行走、坐位均可使疼痛加重，便干，溲赤，舌质红，苔薄黄或黄腻，脉滑数或浮数	清热祛风利湿	止痛如神汤加减	秦艽、桃仁、皂角子、苍术、防风、黄柏、当归尾、泽泻、槟榔、熟大黄
血栓性外痔	血热瘀阻	肛缘肿物突起，肿痛剧烈难忍，肛门坠胀疼痛，局部可触及硬结节，其色暗紫，伴便秘、口渴，烦热，舌紫，苔淡黄，脉弦涩	清热凉血消肿止痛	凉血地黄汤加减	生地黄、当归尾、槐角、地榆、黄芩、黄连、升麻、荆芥、赤芍、枳壳、天花粉、生甘草
结缔组织性外痔	湿热蕴结	肛缘肿物肿胀、疼痛，咳嗽、行走、坐位均可使疼痛加重，便干，溲赤，舌质红，苔薄黄或黄腻，脉滑数或浮数	清热祛风利湿	止痛如神汤加减	秦艽、桃仁、皂角子、苍术、防风、黄柏、当归尾、泽泻、槟榔、熟大黄
静脉曲张性外痔	湿热下注	便后肛门缘肿物隆起不缩小，坠胀感明显，甚则灼热疼痛或有滋水，便干，溲赤，舌红，苔黄腻，脉滑数	清热利湿活血散瘀	萆薢化毒汤合活血散瘀汤加减	萆薢、当归尾、牡丹皮、牛膝、防己、木瓜、薏苡仁、秦艽、赤芍、桃仁、大黄、川芎、苏木、枳壳、瓜蒌仁、槟榔

表 10-12　常用中成药

药物名称	功能主治	用法用量	注意事项	不良反应
消痔软膏	消肿，止血、止痛。用于炎性、血栓性外痔，Ⅰ、Ⅱ期内痔属风热瘀阻或湿热壅滞证	外用。用药前用温水清洗局部，治疗内痔：将注入头轻轻插入肛内，把药膏推入肛内；治疗外痔：将药膏均匀涂覆患处，外用清洁纱布覆盖。每次2.5g，一日2次	1.忌食辛辣、厚味食物； 2.孕妇慎用； 3.本品为外用药，禁止内服； 4.本品仅对痔疮合并有少量出血、肿胀及疼痛者有效，如便血量较多，内痔便后脱出不能自行还纳肛内，需到医院就诊； 5.对本品过敏者禁用，过敏体质者慎用； 6.本品性状发生改变时禁止使用； 7.儿童必须在成人监护下使用； 8.请将本品放在儿童不能接触的地方； 9.如正在使用其他药品，使用本品前请咨询医师或药师	出现皮肤过敏者停用
参蛇花痔疮膏	清热燥湿，消肿止痛。用于风伤肠络、湿热下注型痔疮（内痔、外痔、混合痔）引起的便血、肛门红肿热痛等	外用。用前洗净肛门，每次2g，一日1次	外用药，不能口服。排便时切勿过度用力或久蹲不起，平时多运动，忌久坐，保持体内气血运行通畅	尚不明确
脏连丸	清肠止血。用于肠热便血，肛门灼热，痔疮肿痛	口服。水蜜丸一次6～9g，小蜜丸一次9g，大蜜丸一次1丸，一日2次	1.忌烟酒及辛辣、油腻、刺激性食物； 2.保持大便通畅； 3.经期及哺乳期妇女慎用，儿童、孕妇、哺乳期妇女、年老体弱及脾虚大便溏者应在医师指导下服用； 4.有高血压、心脏病、肝病、糖尿病、肾病等慢性病严重者应在医师指导下服用； 5.内痔出血过多或原因不明的便血应去医院就诊； 6.服药3天症状无缓解，应去医院就诊； 7.对本品过敏者禁用，过敏体质者慎用； 8.本品性状发生改变时禁止使用； 9.儿童必须在成人监护下使用； 10.请将本品放在儿童不能接触的地方； 11.如正在使用其他药品，使用本品前请咨询医师或药师	尚不明确
痔康片	清热凉血，泻热通便。用于热毒风盛或湿热下注所致的便血、肛门肿痛、下坠感；一期、二期内痔见上述证候者	口服。一次3片，一日3次。7天为一疗程，或遵医嘱	1.忌烟酒及辛辣、油腻及刺激性食物； 2.保持大便通畅； 3.儿童、哺乳期妇女、年老体弱及脾虚大便溏者应在医师指导下服用； 4.有高血压、心脏病、肝病、糖尿病、肾病等慢性病严重者应在医师指导下服用； 5.本品不宜用于门静脉高压症，习惯性便秘导致的内痔需配合原发病治疗； 6.内痔出血过多或原因不明的便血应去医院就诊； 7.严格按照用法用量服用，本品不宜长期服用； 8.服药3天症状无缓解，应去医院就诊； 9.对本品过敏者禁用，过敏体质者慎用； 10.本品性状发生改变时禁止使用； 11.儿童必须在成人监护下使用； 12.请将本品放在儿童不能接触的地方； 13.如正在使用其他药品，使用本品前请咨询医师或药师	部分患者服药后可有轻度腹泻，减少服药量后可缓解

（三）预防调护

1.加强锻炼，增强机体抗病能力。

2.合理调配饮食，多食蔬菜、水果和纤维素多的食物，少食辛辣刺激的食物，预防便秘。

3.养成定时排便的习惯：避免蹲厕时间过长。

4.注意孕期保健。

5.保持肛门周围清洁。

三、混合痔

混合痔是指内、外痔静脉丛曲张，相互沟通吻合，使内痔部分和外痔部分形成一整体者。临床表现具有内痔、外痔的双重症状。

（一）病因病机

多因Ⅱ、Ⅲ期内痔未及时治疗，反复脱出，复因妊娠分娩，负重远行，以致筋脉横解，气血瘀滞不散，导致本病发生。

（二）辨证论治

参见内痔辨证论治。

（三）预防调护

1.加强锻炼，增强机体抗病能力。

2.合理调配饮食，多食蔬菜、水果和纤维素多的食物，少食辛辣刺激的食物，预防便秘或腹泻。

3.养成定时排便的习惯，保持肛门周围清洁，避免蹲厕时间过长。

4.注意孕期保健。

第十一章　妇科疾病的中药用药指导 ▷▷▷▷

第一节　月经病

月经病是指以月经的周期、经期、经量异常为主症，或伴随月经周期，或以绝经前后出现明显症状为特征的疾病。月经不调包括有月经先期、月经后期、月经先后无定期等诸证。

一、月经不调

月经先期

月经周期提前 7 天以上，甚至 10 余天一行，连续 3 个周期以上者，称为"月经先期"，亦称"经期超前""经行先期""经早""经水不及期"等。

（一）病因病机

本病的病因病机主要是气虚和血热。气虚则统摄无权，冲任不固；血热则热扰冲任，伤及胞宫，血海不宁，均可使月经先期而至。

1. 气虚　可分为脾气虚和肾气虚。

（1）脾气虚：体质素弱，或饮食失节，或劳倦思虑过度，损伤脾气，脾伤则中气虚弱，冲任不固，经血失统，以致月经先期来潮。脾为心之子，脾气既虚，则赖心气以自救，久则心气亦伤，致使心脾气虚，统摄无权，月经提前。

（2）肾气虚：年少肾气未充，或绝经前肾气渐虚，或多产房劳，或久病伤肾，肾气虚弱，冲任不固，不能约制经血，遂致月经提前而至。

2. 血热　常分为阳盛血热、阴虚血热、肝郁血热。

（1）阳盛血热：素体阳盛，或过食辛燥助阳之品，或感受热邪，热扰冲任、胞宫，迫血下行，以致月经提前。

（2）阴虚血热：素体阴虚，或失血伤阴，或久病阴亏，或多产房劳耗伤精血，以致阴液亏损，虚热内生，热伏冲任，血海不宁，则月经先期而下。

（3）肝郁血热：素性抑郁，或情志内伤，肝气郁结，郁久化热，热扰冲任，迫血下行，遂致月经提前。

（二）辨证论治

1. 辨证思路　月经先期的辨证重在观察月经量、色、质的变化，并结合全身证候及舌脉，辨其虚、实、热。一般而言，月经先期，伴见量多、色淡、质稀者属气虚，其中兼有神疲肢倦、气短懒言等为脾气虚，兼有腰膝酸软、头晕耳鸣等为肾气虚；伴见量多或少、色红、质稠者属血热，其中兼有面红口干、尿黄便结等为阳盛血热，兼有两颧潮红、手足心热者为阴虚血热，兼有烦躁易怒、口苦咽干等为肝郁血热。

2. 治疗原则　本病的治疗原则重在益气固冲，清热调经。

3. 分证论治（表 11-1、表 11-2）

表 11-1　分证论治

证型		证候	治法	常用方剂	
				方剂及来源	药物组成
气虚证	脾气虚	月经周期提前，或经量多，色淡红，质清稀，神疲肢倦，气短懒言，小腹空坠，纳少便溏，舌淡红，苔薄白，脉细弱	补脾益气摄血调经	补中益气汤（《脾胃论》）	人参、黄芪、甘草、当归、陈皮、升麻、柴胡、白术
	肾气虚	周期提前，经量或多或少，色淡暗，质清稀，腰膝酸软，头晕耳鸣，面色晦暗或有暗斑，舌淡暗，苔白润，脉沉细	补益肾气固冲调经	固阴煎（《景岳全书》）	菟丝子、熟地黄、山茱萸、人参、山药、炙甘草、五味子、远志
血热证	阳盛血热	经来先期，量多，色深红或紫红，质黏稠，或伴心烦，面红口干，小便短黄，大便燥结，舌质红，苔黄，脉数或滑数	清热凉血调经	清经散（《傅青主女科》）	牡丹皮、地骨皮、白芍、熟地黄、青蒿、黄柏、茯苓
	阴虚血热	经来先期，量少或量多，色红，质稠，或伴两颧潮红，手足心热，咽干口燥，舌质红，苔少，脉细数	养阴清热调经	两地汤（《傅青主女科》）	生地黄、地骨皮、玄参、麦冬、阿胶、白芍
	肝郁血热	月经提前，量或多或少，经色深红或紫红，质稠，经行不畅，或有块，或少腹胀痛，或胸闷胁胀，或乳房胀痛，或烦躁易怒，口苦咽干，舌红，苔薄黄，脉弦数	疏肝清热凉血调经	丹栀逍遥散（《内科摘要》）	牡丹皮、栀子、当归、白芍、柴胡、白术、茯苓、煨姜、薄荷、炙甘草

表 11-2　常用中成药

药物名称	功能主治	用法用量	注意事项	不良反应
补中益气丸	补中益气，升阳举陷。用于脾胃虚弱、中气下陷所致的泄泻，症见体倦乏力，食少腹胀，便溏久泻，肛门下坠	口服，一次 9g（约一瓶盖），一日 2～3 次	1. 忌不易消化食物； 2. 感冒发热患者不宜服用； 3. 有高血压、心脏病、肝病、糖尿病、肾病等慢性病严重者应在医师指导下服用； 4. 儿童、孕妇、哺乳期妇女应在医师指导下服用； 5. 服药 4 周后症状无缓解，应去医院就诊； 6. 对本品过敏者禁用，过敏体质者慎用； 7. 本品性状发生改变时禁止使用； 8. 儿童必须在成人监护下使用	尚不明确
丹栀逍遥丸	疏肝解郁，清热调经。用于肝郁化火，胸胁胀痛，烦闷急躁，颊赤口干，食欲不振或有潮热，以及妇女月经先期，经行不畅，乳房与少腹胀痛	口服，一次 6～9g，一日 2 次	1. 少吃生冷及油腻难消化的食品； 2. 服药期间要保持情绪乐观，切忌生气恼怒； 3. 服药一周后，症状未见缓解，或症状加重者，应及时到医院就诊； 4. 孕妇慎用； 5. 对本品过敏者禁用，过敏体质者慎用； 6. 本品性状发生改变时禁止使用； 7. 儿童必须在成人监护下使用	尚不明确

（三）预防调护

1. 节饮食。不宜过食肥甘厚腻、生冷寒凉、辛烈之品。

2. 调情志。保持心情舒畅，避免忧思郁怒。

3. 适劳逸。经期不适宜过度劳累和剧烈运动，以免伤脾气。

4. 节房事和节制生育。避免生育过频（含人工流产过多）及经期交合，否则易损伤冲任，耗损精血。

月经后期

月经周期延长 7 天以上，甚至 3～5 个月一行，连续出现 3 个周期以上，称为"月经后期"，亦称"经行后期""月经延后""经迟"等。

（一）病因病机

本病主要发病机理是精血不足，或邪气阻滞，致冲任不充，血海不能按时满溢，遂致月经后期。

1. 肾虚　先天肾气不足，或房劳多产，损伤肾气，肾虚精亏血少，冲任不充，血海不能按时满溢，遂致月经后期而至。

2. 血虚　体质素弱，营血不足，或久病失血，或产育过多，耗伤阴血，或脾气虚弱，化源不足，均可致营血亏虚，冲任不充，血海不能按时满溢，遂使月经周期延后。

3. 血寒

（1）虚寒：素体阳虚，或久病伤阳，阳虚内寒，脏腑失于温养，气血化生不足，血海充盈延迟，遂致经行后期。

（2）实寒：经期产后，外感寒邪，或过食寒凉，寒搏于血，血为寒凝，冲任阻滞，血海不能如期满溢，遂使月经后期而来。

4. 气滞　素多忧郁，气机不宣，血为气滞，运行不畅，冲任阻滞，血海不能如期满溢，因而月经延后。

5. 痰湿　素体肥胖，痰湿内盛，或劳逸过度，饮食不节，损伤脾气，脾失健运，痰湿内生，痰湿下注冲任，壅滞胞脉，气血运行缓慢，血海不能按时满溢，遂致经行错后。

（二）辨证论治

1. 辨证思路　月经后期的辨证重在观察月经量、色、质的变化，并结合全身证候及舌脉，辨其虚、实、寒、热。一般而言，月经后期，伴见量少、色暗淡、质清稀，或兼有腰膝酸软、头晕耳鸣等属肾虚；伴见量少、色淡红、质清稀，或兼有头晕眼花、心悸少寐等属血虚；伴见量少、色淡红、质清稀，或兼有小腹隐痛、喜暖喜按等属虚寒；伴见量少、色暗有块，或兼有小腹冷痛拒按、得热痛减等属实寒；伴见量少、色暗红或有血块，或兼有小腹胀痛、精神抑郁等属气滞；伴见量少、经血夹杂黏液，或兼有形体肥胖、腹满便溏等属痰湿。

2. 治疗原则　本病的治疗原则重在调理冲任、疏通胞脉以调经，虚者补之，实者泻之，寒者温之，滞者行之，痰者化之。

3. 分证论治（表 11-3、表 11-4）

表 11-3　分证论治

证型		证候	治法	常用方剂	
				方剂及来源	药物组成
肾虚		周期延后，量少，色暗淡，质清稀，腰膝酸软，头晕耳鸣，面色晦暗，或面部暗斑，舌淡，苔薄白，脉沉细	补肾助阳养血调经	当归地黄饮（《景岳全书》）	当归、熟地黄、山茱萸、山药、杜仲、怀牛膝、甘草
血虚		周期延长，量少，色淡红，质清稀，或小腹绵绵作痛，或头晕眼花，心悸少寐，面色苍白或萎黄，舌质淡红，苔薄，脉细弱	补血填精益气调经	大补元煎（《景岳全书》）	人参、山药、熟地黄、杜仲、当归、山茱萸、枸杞子、炙甘草
血寒	虚寒	月经延后，量少色淡红，质清稀，小腹隐痛，喜暖喜按，腰酸无力，小便清长，大便稀溏，舌淡，苔白，脉沉迟或细弱	温阳散寒养血调经	温经汤（《金匮要略》）	当归、吴茱萸、桂枝、白芍、川芎、生姜、牡丹皮、半夏、麦冬、人参、阿胶、甘草
	实寒	月经周期延后，量少，色暗有块，小腹冷痛拒按，得热痛减，畏寒肢冷，或面色青白，舌质淡暗，苔白，脉沉紧	温经散寒活血调经	温经汤（《妇人大全良方》）	当归、川芎、白芍、桂心、牡丹皮、莪术、人参、甘草、牛膝

证型

证型	证候	治法	常用方剂	
			方剂及来源	药物组成
气滞	月经周期延后，量少，色暗红或有血块，小腹胀痛，精神抑郁，经前胸胁、乳房胀痛，舌质正常或红，苔薄白或微黄，脉弦或弦数	理气行滞和血调经	乌药汤（《兰室秘藏》）	乌药、香附、木香、当归、甘草
痰湿	月经后期，量少，经血夹杂黏液，形体肥胖，脘闷呕恶，腹满便溏，带下量多，舌淡胖，苔白腻，脉滑	燥湿化痰理气调经	苍附导痰丸（《叶氏女科证治》）	茯苓、半夏、陈皮、甘草、苍术、香附、胆南星、枳壳、生姜、神曲

表 11-4　常用中成药

药物名称	功能主治	用法用量	注意事项	不良反应
艾附暖宫丸	理气补血，暖宫调经。用于子宫虚寒，月经量少、后错，经期腹痛，腰酸带下	口服，一次6g，一日2～3次	1. 忌食辛辣、生冷食物，注意保暖； 2. 感冒时不宜服用。患有其他疾病者，应在医师指导下服用； 3. 经行有块伴腹痛拒按或胸胁胀痛者不宜选用； 4. 平素月经正常，突然出现月经过少，或经期错后，或阴道不规则出血或带下伴阴痒，或赤带者应去医院就诊； 5. 治疗痛经，宜在经前3～5天开始服药，连服1周。如有生育要求应在医师指导下服用； 6. 服药后痛经不减轻，或重度痛经者，应到医院诊治； 7. 服药2周症状无缓解，应去医院就诊； 8. 对本品过敏者禁用，过敏体质者慎用	尚不明确
八珍益母丸	益气养血，活血调经。用于气血两虚兼有血瘀所致的月经不调，症见月经周期错后，行经量少，精神不振，肢体乏力	口服，水蜜丸一次6g，一日2次	1. 忌辛辣、生冷食物； 2. 感冒发热患者不宜服用； 3. 有高血压、心脏病、肝病、糖尿病、肾病等慢性病严重者应在医师指导下服用； 4. 青春期少女及更年期妇女应在医师指导下服用； 5. 平素月经正常，突然出现月经过少，或经期错后，或阴道不规则出血者应去医院就诊； 6. 服药1个月症状无缓解，应去医院就诊； 7. 对本品过敏者禁用，过敏体质者慎用； 8. 本品性状发生改变时禁止使用	尚不明确

续表

药物名称	功能主治	用法用量	注意事项	不良反应
十全大补丸	温补气血。用于气血两虚，面色苍白，气短心悸，头晕自汗，体倦乏力，四肢不温，月经量多	口服，水蜜丸一次30粒（6g），一日2～3次	1.忌不易消化食物； 2.感冒发热患者不宜服用； 3.有高血压、心脏病、肝病、糖尿病、肾病等慢性病严重者应在医师指导下服用； 4.儿童、孕妇、哺乳期妇女应在医师指导下服用； 5.服药4周症状无缓解，应去医院就诊； 6.对本品过敏者禁用，过敏体质者慎用； 7.本品性状发生改变时禁止使用； 8.儿童必须在成人监护下使用	尚不明确
舒肝保坤丸	助消化，舒气开胃，消积滞，止痛除烦。用于肝郁气滞，两肋刺痛，饮食无味，消化不良，呕吐酸水，倒饱嘈杂，周身窜痛	口服，一次4片，一日2次	1.忌食生冷、油腻、不易消化的食物； 2.忌情绪激动或生闷气； 3.不适用于小儿、年老体弱者，主要表现为身倦乏力，气短嗜卧，消瘦； 4.不适用于脾胃阴虚，主要表现为口干，舌红少津，大便干； 5.孕妇遵医嘱服用； 6.对本品过敏者禁用，过敏体质者慎用； 7.本品性状发生改变时禁止使用； 8.儿童必须在成人监护下使用	尚不明确

（三）预防调护

1.适寒温。经前及经期注意保暖，经期身体卫生能力差，应尽量避免受寒、淋雨、接触凉水等，以防血为寒湿所凝，导致月经病的发生。

2.节饮食。经期不宜过食寒凉冰冷之物，以免经脉壅涩，血行受阻。

3.调情志。经期情绪稳定，心境安和。

月经先后无定期

月经周期时或提前、时或延后7天以上，交替不定且连续3个周期以上者，称为"月经先后无定期"，又称"经水先后无定期""月经愆期""经乱"等。

（一）病因病机

本病的发病机理主要是肝肾功能失常，冲任失调，血海蓄溢无常。

1.肝郁　肝藏血，司血海，主疏泄。肝气条达，疏泄正常，血海按时满盈，则月经周期正常。若情志抑郁，或忿怒伤肝，则致肝气逆乱，疏泄失司，冲任失调，血海蓄溢失常；若疏泄太过，则月经先期而至，若疏泄不及，则月经后期而来。

2.肾虚　肾为先天之本，主封藏，若素体肾气不足或多产房劳、大病久病，损伤肾气，肾气不充，开阖不利，冲任失调，血海蓄溢失常，遂致月经先后无定期。

（二）辨证论治

1. 辨证思路 月经先后无定期的辨证需着重观察月经量、色、质的变化，并结合全身证候及舌脉，辨其虚、实及脏腑。一般而言，月经先后无定期，伴见经量或多或少、色暗红、有血块，或经行不畅，或兼有胸胁、乳房、少腹胀痛，精神郁闷等属肝郁；伴见量少、色淡暗、质稀，或兼有头晕耳鸣、腰酸腿软等属肾虚。

2. 治疗原则 本病的治疗原则重在疏肝补肾，调和冲任。

3. 分证论治（表 11-5、表 11-6）

表 11-5　分证论治

证型	证候	治法	常用方剂	
			方剂及来源	药物组成
肝郁	经行或先或后，经量或多或少，色暗红，有血块，或经行不畅，胸胁、乳房、少腹胀痛，精神郁闷，时欲太息，嗳气食少，舌苔薄白或薄黄，脉弦	疏肝解郁和血调经	逍遥散（《太平惠民和剂局方》）	柴胡、当归、白芍、白术、茯苓、甘草、薄荷、炮姜
肾虚	经行或先或后，量少，色淡暗，质稀，头晕耳鸣，腰酸腿软，小便频数，舌淡，苔薄，脉沉细	补肾益气养血调经	固阴煎（《景岳全书》）	菟丝子、熟地黄、山茱萸、人参、山药、炙甘草、五味子、远志

表 11-6　常用中成药

药物名称	功能主治	用法用量	注意事项	不良反应
逍遥丸	疏肝健脾，养血调经。用于肝郁脾虚所致的郁闷不舒、胸胁胀痛、头晕目眩、食欲减退、月经不调	口服，一次6～9g，一日1～2次	1.忌生冷及油腻难消化的食物； 2.服药期间要保持情绪乐观，切忌生气恼怒； 3.有高血压、心脏病、肝病、糖尿病、肾病等慢性病严重者应在医师指导下服用； 4.平素月经正常，突然出现经量过多、经期延长，或月经过少、经期错后，或阴道不规则出血者应去医院就诊； 5.儿童、年老体弱、孕妇、哺乳期妇女及月经量多者应在医师指导下服用； 6.服药3天症状无缓解，应去医院就诊； 7.对本品过敏者禁用，过敏体质者慎用； 8.本品性状发生改变时禁止使用； 9.儿童必须在成人监护下使用	尚不明确

（三）预防调护

1. 避免强烈的精神刺激，保持心情的舒畅，以利气血畅达和肝之疏泄功能正常。

2.实行计划生育，避免劳累，节制房事，以利肾之封藏疏泄功能正常。

月经过多

月经量较正常明显增多，或每次经行总量超过 80ml，而周期、经期基本正常者，称为"月经过多"，亦称为"经水过多"或"月水过多"。

（一）病因病机

月经过多的主要病机是冲任不固，经血失于制约。

1.气虚 素体虚弱，或饮食失节，或过劳久思，或大病久病，损伤脾气，使中气不足，冲任不固，血失统摄，以致经行量多。久之可使气血俱虚，又可导致心脾两虚，或脾损及肾，致脾肾两虚。

2.血热 素体阳盛，或肝郁化火，或过食辛燥动血之品，或外感热邪，热扰冲任，迫血妄行，因而经量增多。

3.血瘀 素多抑郁，气滞而致血瘀；或经期产后余血未尽，感受外邪或不禁房事，瘀血内停，瘀阻冲任，血不归经，以致经行量多。

（二）辨证论治

1.辨证思路 月经过多的辨证重在月经色、质的变化，并结合全身证候及舌脉，辨其虚、热、瘀。一般而言，月经过多，伴色淡红、质清稀，或兼有神疲体倦、气短懒言等属气虚；伴见色鲜红或深红、质黏稠，或兼有口渴心烦、尿黄便结等属血热；伴见色紫暗、有血块，或兼有经行腹痛、舌紫暗或有瘀点等属血瘀。

2.治疗原则 本病的治疗原则经期重在固冲调经，平时重在调理气血，气虚者宜益气摄血，血热者宜清热凉血，血瘀者宜化瘀止血。

3.分证论治（表 11-7、表 11-8）

表 11-7 分证论治

证型	证候	治法	常用方剂	
			方剂及来源	药物组成
气虚	行经量多，色淡红，质清稀，神疲体倦，气短懒言，小腹空坠，面色㿠白，舌淡，苔薄，脉细弱	补气摄血固冲	举元煎（《景岳全书》）	人参、黄芪、白术、升麻、炙甘草
血热	经行量多，色鲜红或深红，质黏稠，或有小血块，伴口渴心烦，尿黄便结，舌红，苔黄，脉滑数	清热凉血固冲止血	保阴煎（《景岳全书》）加减	生地黄、熟地黄、黄芩、黄柏、白芍、山药、续断、甘草

续表

证型	证候	治法	常用方剂	
			方剂及来源	药物组成
血瘀	经行量多，色紫暗，有血块，经行腹痛，或平时小腹胀痛，舌紫暗或有瘀点，脉涩	活血化瘀止血	失笑散（《太平惠民和剂局方》）加减	蒲黄、五灵脂

表 11-8　常用中成药

药物名称	功能主治	用法用量	注意事项	不良反应
宫血宁胶囊	凉血止血，清热除湿，化瘀止痛。用于崩漏下血，月经过多，产后或流产后宫缩不良出血及子宫功能性出血属血热妄行证者，以及慢性盆腔炎之湿热瘀结所致的少腹痛、腰骶痛、带下增多	口服，每次2粒，每日3次，温开水送服	1.孕妇忌服； 2.胃肠道疾病患者慎用或减量服用	尚不明确
补中益气丸	补中益气，升阳举陷。用于脾胃虚弱、中气下陷所致的泄泻，症见体倦乏力，食少腹胀，便溏久泻，肛门下坠	口服，一次1袋（6g），一日2～3次	1.忌不易消化食物； 2.感冒发热患者不宜服用； 3.有高血压、心脏病、肝病、糖尿病、肾病等慢性病严重者应在医师指导下服用； 4.儿童、孕妇、哺乳期妇女应在医师指导下服用； 5.服药4周症状无缓解，应去医院就诊； 6.对本品过敏者禁用，过敏体质者慎用； 7.本品性状发生改变时禁止使用； 8.儿童必须在成人监护下使用； 9.请将本品放在儿童不能接触的地方； 10.如正在使用其他药品，使用本品前请咨询医师或药师	尚不明确
云南白药胶囊	化瘀止血，活血止痛，解毒消肿。用于跌打损伤，瘀血肿痛，吐血、咳血、便血、痔血、崩漏下血，手术出血，疮疡肿毒及软组织挫伤，闭合性骨折，支气管扩张及肺结核咳血，溃疡病出血，以及皮肤感染性疾病	口服，一次1～2粒，一日4次（2至5岁按1/4剂量服用；6至12岁按1/2剂量服用）	1.服药一日内，忌食蚕豆、鱼类及酸冷食物； 2.外用前务必清洁创面； 3.临床上确需使用大剂量给药，一定要在医师的安全监控下应用； 4.用药后若出现过敏反应，应立即停用，视症状轻重给予抗过敏治疗，若外用可先清除药物； 5.保险子放置在泡罩的中间处	极少数患者服药后导致过敏性药疹，出现胸闷、心慌、腹痛、恶心呕吐、全身奇痒、躯干及四肢等部位出现荨麻疹

（三）预防调护

1. 忌服辛温与辛燥食物，以免动血耗血；多食富含维生素的新鲜蔬菜和水果。
2. 调畅情志，避免情志过激。
3. 经期不宜过度劳累。
4. 病久者，应补充营养，及时纠正贫血。
5. 加强锻炼，增强体质。

月经过少

月经周期正常，经量明显少于平时正常经量的 1/2，或少于 20mL，或行经时间不足 2 天，甚或点滴即净者，称为"月经过少"，又称"经水涩少""经水少""经量过少"。

（一）病因病机

本病发病机理有实有虚，虚者精亏血少，冲任气血不足，经血乏源；实者寒凝痰瘀阻滞，冲任气血不畅。

1. 肾虚 禀赋不足，或房劳过度，或产多乳众，肾气受损，精血不充，冲任血海亏虚，经血化源不足，以致经行量少。

2. 血虚 素体血虚，或久病伤血、营血亏虚，或饮食劳倦、思虑过度伤脾，脾虚化源不足，冲任血海不充，遂致月经量少。

3. 血瘀 感受邪气，邪与血结成瘀；或素多忧郁，气滞血瘀，瘀阻冲任，血行不畅，致经行量少。

4. 痰湿 素多痰湿，或脾虚湿聚成痰，冲任受阻，血不畅行而经行量少。

（二）辨证论治

1. 辨证思路 月经过少的辨证重在月经色、质的变化，并结合全身证候及舌脉，辨其虚、实、瘀。一般而言，月经过少，伴色暗淡、质稀，或兼有腰膝酸软、头晕耳鸣等属肾虚；伴见色淡、质稀，或兼有头晕眼花、心悸怔忡等属血虚；伴见色紫暗、有血块，或兼有经行腹痛、舌紫暗或有瘀点等属血瘀；伴见色淡红、质黏腻如痰，或兼有形体肥胖、胸闷呕恶等属痰湿。

2. 治疗原则 本病的治疗原则重在补肾养血，活血调经，虚者补之，实者泻之。

3. 分证论治（表 11-9、表 11-10）

表 11-9　分证论治

证型	证候	治法	常用方剂	
			方剂及来源	药物组成
肾虚	经量素少或渐少，色暗淡，质稀，腰膝酸软，头晕耳鸣，足跟痛，或小腹冷，或夜尿多，舌淡，脉沉弱或沉迟	补肾益精养血调经	归肾丸（《景岳全书》）	菟丝子、杜仲、枸杞子、山茱萸、当归、熟地黄、山药、茯苓
血虚	经来血量渐少，或点滴即净，色淡，质稀，或伴小腹隐痛，头晕眼花，心悸怔忡，面色萎黄，舌淡红，脉细	养血益气调经	滋血汤（《女科证治准绳》）	人参、山药、黄芪、茯苓、川芎、当归、白芍、熟地黄
血瘀	经行涩少，色紫暗，有血块，小腹胀痛，血块排出后胀痛减轻，舌紫暗，或有瘀斑、瘀点，脉沉弦或沉涩	活血化瘀调经	桃红四物汤（《医宗金鉴·妇科心法要诀》）	桃仁、红花、当归、熟地黄、白芍、川芎

表 11-10　常用中成药

药物名称	功能主治	用法用量	注意事项	不良反应
八珍益母丸	益气养血，活血调经。用于气血两虚兼有血瘀所致的月经不调，症见月经周期错后、行经量少、精神不振、肢体乏力	口服，一次 6g，一日 2 次	1. 忌辛辣、生冷食物； 2. 感冒发热患者不宜服用； 3. 有高血压、心脏病、肝病、糖尿病、肾病等慢性病严重者应在医师指导下服用； 4. 青春期少女及更年期妇女应在医师指导下服用； 5. 平素月经正常，突然出现月经过少，或经期错后，或阴道不规则出血者应去医院就诊； 6. 服药 1 个月症状无缓解，应去医院就诊； 7. 对本品过敏者禁用，过敏体质者慎用； 8. 本品性状发生改变时禁止使用； 9. 请将本品放在儿童不能接触的地方； 10. 如正在使用其他药品，使用本品前请咨询医师或药师	尚不明确

续表

药物名称	功能主治	用法用量	注意事项	不良反应
益母草膏	活血调经。用于血瘀所致的月经不调，症见经水量少	口服，一次10g，一日1～2次	1.忌辛辣、生冷食物； 2.糖尿病患者及有高血压、心脏病、肝病、肾病等慢性病严重者应在医师指导下服用； 3.青春期少女及更年期妇女应在医师指导下服用； 4.各种流产后腹痛伴有阴道出血应去医院就诊； 5.平素月经正常，突然出现月经过少，或经期错后，或阴道不规则出血者应去医院就诊； 6.服药2周症状无缓解，应去医院就诊； 7.对该药品过敏者禁用，过敏体质者慎用； 8.该药品性状发生改变时禁止使用； 9.请将该药品放在儿童不能接触的地方； 10.如正在使用其他药品，使用该药品前请咨询医师或药师	尚不明确
四物合剂	养血调经。用于血虚所致的面色萎黄、头晕眼花、心悸气短及月经不调	口服，一次10～15mL，一日3次，用时摇匀	1.经期忌食生冷饮食； 2.服本药时不宜和感冒药同时服用； 3.有内科疾病，或正在接受其他治疗者，均应在医师指导下服用； 4.一般服药一个月经周期，其症状无改善，应去医院就诊； 5.按照用法用量服用，服药过程中出现不良反应应停药，并向医师咨询； 6.药品性状发生改变时禁止服用； 7.请将此药品放在儿童不能接触的地方； 8.如正在服用其他药品，使用本品前请咨询医师或药师	尚不明确
乌鸡白凤丸	补气养血，调经止带。用于气血两虚，身体瘦弱，腰膝酸软，月经量少、后错，带下	口服，温黄酒或温开水送服。水蜜丸一次6g，大蜜丸一次1丸，一日2次	1.忌食辛辣、生冷食物； 2.感冒时不宜服用。患有其他疾病者，应在医师指导下服用； 3.经行有块伴腹痛拒按或胸胁胀痛者不宜选用； 4.平素月经正常，突然出现月经过少，或经期错后，或阴道不规则出血，或带下伴阴痒，或赤带者应去医院就诊； 5.服药2周症状无缓解，应去医院就诊； 6.对本品过敏者禁用，过敏体质者慎用； 7.本品性状发生改变时禁止使用； 8.请将本品放在儿童不能接触的地方； 9.如正在使用其他药品，使用本品前请咨询医师或药师	尚不明确

（三）预防调护

1. 经期应注意保暖，不宜冒雨涉水，不宜过食生冷寒凉，以免因寒而滞血。
2. 保持心情舒畅，避免情志刺激。
3. 节制房事，节制生育，避免手术损伤。
4. 及早积极治疗原发病，如子宫发育不良、子宫内膜结核等。

经期延长

月经周期基本正常，经期超过 7 天以上，甚或淋沥半月方净者，称为"经期延长"，亦称"月水不断""经事延长"等。

（一）病因病机

本病的发病机理多由气虚冲任不固；或热扰冲任，血海不宁；或湿热蕴结冲任，扰动血海；或瘀阻冲任，血不循经所致。

1. 气虚 素体虚弱，或饮食劳倦、思虑过度伤脾，中气不足，冲任不固，不能制约经血，以致经期延长。

2. 阴虚内热 素体阴虚，或久病伤阴，或多产房劳致阴血亏耗，阴虚内热，热扰冲任，血海不宁，经血妄行，致经期延长。或因阳盛血热，经量多且持续时间长，热随血泄，阴随血伤而渐致虚热者。

3. 湿热蕴结 经期产后，血室正开，失于调摄，或不禁房事，或湿热之邪乘虚而入，湿热蕴结冲任，扰动血海，致经行时间延长。

4. 血瘀 素性抑郁，或恚怒伤肝，气郁血滞；或外邪客于子宫，邪与血相搏成瘀，瘀阻冲任胞宫，血不循经，致经期延长。

（二）辨证论治

1. 辨证思路 经期延长的辨证重在月经期量、色、质的变化，并结合全身证候及舌脉，辨其虚、热、瘀。一般而言，经期延长，伴量多、色淡、质稀，或兼有倦怠乏力、气短懒言等属气虚；伴见量少、色鲜红、质稠，或兼有潮热颧红、手足心热等属阴虚血热；伴见量不多，或色暗、质黏稠，或兼有带下量多、色赤白或黄等属湿热蕴结；伴见量或多或少，经色紫暗，有块，或兼有经行下腹疼痛、拒按等属血瘀。

2. 治疗原则 本病的治疗原则重在调经止血，缩短经期。

3. 分证论治（表 11–11、表 11–12）

表 11–11　分证论治

证型	证候	治法	常用方剂	
			方剂及来源	药物组成
气虚	经血过期不净，量多，色淡，质稀，倦怠乏力，气短懒言，小腹空坠，面色㿠白，舌淡，苔薄，脉缓弱	补气摄血固冲调经	举元煎（《景岳全书》）加减	人参、黄芪、白术、升麻、炙甘草
阴虚血热	经期时间延长，量少，色鲜红，质稠，咽干口燥，或见潮热颧红，或手足心热，舌红，苔少，脉细数	养阴清热凉血调经	两地汤（《傅青主女科》）合二至丸（《医方集解》）	生地黄、地骨皮、玄参、麦冬、阿胶、白芍、女贞子、旱莲草
湿热蕴结	经行时间延长，量不多，或色暗，质黏稠，或带下量多，色赤白或黄，或下腹热痛，舌红，苔黄腻，脉滑数	清热祛湿止血调经	固经丸（《医学入门》）加减	龟甲、白芍、黄芩、椿根皮、黄柏、香附
血瘀	经行时间延长，量或多或少，经色紫暗，有块，经行下腹疼痛，拒按，舌质紫暗或有瘀点，脉弦涩	活血祛瘀理冲止血	桃红四物汤（《医宗金鉴·妇科心法要诀》）合失笑散（《太平惠民和剂局方》）	桃仁、红花、当归、熟地黄、白芍、川芎、蒲黄、五灵脂

表 11–12　常用中成药

药物名称	功能主治	用法用量	注意事项	不良反应
二至丸	补益肝肾，滋阴止血。用于肝肾阴虚，眩晕耳鸣，咽干鼻燥，腰膝酸痛，月经量多	口服，一次9g，一日2次	1. 忌不易消化食物； 2. 感冒发热患者不宜服用； 3. 有高血压、心脏病、肝病、糖尿病、肾病等慢性病严重者应在医师指导下服用； 4. 儿童、孕妇、哺乳期妇女应在医师指导下服用； 5. 服药4周症状无缓解，应去医院就诊； 6. 对本品过敏者禁用，过敏体质者慎用	尚不明确
固经丸	滋阴清热，固经止带。用于阴虚血热，月经先期，经血量多、色紫黑，白带量多	口服，一次6g，一日2次	1. 忌辛辣、生冷食物； 2. 感冒发热患者不宜服用； 3. 有高血压、心脏病、肝病、糖尿病、肾病等慢性病严重者应在医师指导下服用； 4. 青春期少女及更年期妇女应在医师指导下服用； 5. 脾虚大便溏者应在医师指导下服用； 6. 平素月经正常，突然出现月经过少，或经期错后，或阴道不规则出血者应去医院就诊； 7. 月经过多者，应及时去医院就诊； 8. 服药1个月症状无缓解，应去医院就诊； 9. 对本品过敏者禁用，过敏体质者慎用； 10. 本品性状发生改变时禁止使用	尚不明确

（三）预防调护

1. 经期避免重体力劳动和剧烈运动。

2. 经期、产褥期注意外阴卫生，禁止房事。

3. 保持心情舒畅，避免过度精神刺激。

二、经间期出血

两次月经中间，即氤氲之时，出现周期性少量阴道出血者，称为"经间期出血"，经间期出血大多出现在月经周期的第 10～16 天，即月经干净后 5～7 天。如出血量很少，仅仅 1～2 天，或偶尔一次者，不作病论。反复经间期出血，持续时间较长，连续 3 个月经周期者，当及时治疗。《女科证治准绳》较早论述了本病证："天地生物，必有氤氲之时，万物化生，必有乐育之时……此天然之节候，生化之真机也……凡妇人一月经行一度，必有一日氤氲之候，于一时辰间，气蒸而热，昏而闷，有欲交接不可忍之状，此的候也。"

（一）病因病机

本病的发生与月经周期中的气血阴阳消长转化密切相关。经间期是继经后期由阴转阳、由虚至盛之期。月经的来潮，标志着前一周期的结束，新周期的开始；排泄月经后，血海空虚，阴精不足，随着月经周期演变，阴血渐增；至经间期精血充盛，阴长至重，此时精化为气，阴转为阳，氤氲之状萌发，"的候"到来，这是月经周期中一次重要的转化。若体内阴阳调节功能正常，自可适应此种变化，无特殊证候。若肾阴虚，癸水有所欠实，或湿热内蕴，或瘀阻胞络，当阳气内动时，阴阳转化不协调，阴络易伤，损及冲任，血海固藏失职，血溢于外，酿成经间期出血。

1. 肾阴虚　肾阴偏虚，虚火耗精，精亏血损，于氤氲之时，阳气内动，虚火与阳气相搏，损伤阴络，冲任不固，因而阴道流血。若阴虚日久耗损阳气，阳气不足，统摄无权，血海不固，以致出血反复发作。

2. 湿热　湿邪乘虚而入，蕴阻于胞络、冲任之间，蕴而生热；或情志不畅，心肝气郁，克伐脾胃，不能化水谷之精微以生精血，反聚而生湿；下趋任带二脉，蕴而生热。在阴虚冲任子宫失养的前提下，湿热得氤氲阳气内动之机，损伤子宫、冲任，故见出血。

3. 血瘀　素体不足，经产留瘀，瘀阻胞络，或七情内伤，气滞冲任，久而成瘀。适值氤氲之时，阳气内动，血瘀与之相搏，损伤血络，故致出血。

经间期是月经周期中阴阳转化的重要阶段。此期阴长至重，阳气萌发，从而由阴转阳，呈絪缊之状，是受孕之真机的候。亦即排卵期。若阴阳不能顺利转化，缊之状加剧，则可导致这一时期出血。因此，经间期出血往往是阴未盛，阳偏亢，阴阳转化不顺之征。

（二）辨证论治

1. 辨证要点　本病的辨证要点是根据出血的量、色、质，结合全身症状进行。若出血量少，色鲜红，质黏属肾阴虚；若出血量稍多或少，赤白相兼，质地黏稠属湿热；若出血量少，血色暗红或夹小血块属血瘀。

2. 治疗原则　以平衡阴阳为主，促进阴阳的顺利转化。根据阴阳互根的关系，要注意阳中求阴，补阴不忘阳。治疗时机重在经后期。一般以滋肾养血为主，热者清之，湿者除之，瘀者化之，气阳虚者补之，出血时适当配伍一些固冲止血药物。

3. 分证论治（表 11-13、表 11-14）

表 11-13　分证论治

证型	证候	治法	常用方剂	
			方剂及来源	药物组成
肾阴虚	经间期出血，量少或稍多，色鲜红，质黏，头晕耳鸣，腰膝酸软，五心烦热，便坚尿黄，舌红，苔少，脉细数	滋肾养阴固冲止血	两地汤合二至丸加减	生地、地骨皮、玄参、白芍、阿胶、麦冬、女贞子、墨旱莲
湿热	经间期出现少量阴道流血，色深红，质稠，可见白带中夹血，或赤白带下，腰骶酸楚，或下腹时痛，神疲乏力，胸胁满闷，口苦纳呆，小便短赤，舌红，苔黄腻，脉濡或滑数	清利湿热固冲止血	清肝止淋汤（《傅青主女科》）加减	白芍、当归、生地黄、牡丹皮、黄柏、牛膝、香附、黑豆、小蓟、茯苓
血瘀	经间期出血量少或稍多，色暗红，或紫黑或有血块，少腹一侧或两侧胀痛或刺痛，拒按，胸闷烦躁，舌质紫或有瘀斑，脉细弦	化瘀止血	逐瘀止血汤（《傅青主女科》）	生地黄、大黄、赤芍、牡丹皮、当归、尾枳壳、龟甲、桃仁

表 11-14　常用中成药

药物名称	功能主治	用法用量	注意事项	不良反应
六味地黄丸	滋阴补肾。用于肾阴亏损，头晕耳鸣，腰膝酸软，骨蒸潮热，盗汗遗精	口服，一次8丸，一日两次	1. 服药期间出现食欲不振，胃脘不适，大便稀，腹痛等症状时，应去医院就诊；2. 服药2周后症状未改善，应去医院就诊；3. 按照用法用量服用，孕妇、小儿应在医师指导下服用；4. 对本品过敏者禁用，过敏体质者慎用；5. 本品性状发生改变时禁止使用；6. 儿童必须在成人监护下使用；7. 请将本品放在儿童不能接触的地方；8. 如正在使用其他药品，使用本品前请咨询医师或药师	尚不明确

续表

药物名称	功能主治	用法用量	注意事项	不良反应
益母草颗粒	活血调经，行气止痛。用于气滞血瘀，月经不调，痛经，产后瘀血腹痛	开水冲服，一次14g，一日2次	1. 经期忌生冷饮食，不宜洗凉水澡； 2. 痛经伴有其他疾病者，应在医师指导下服用； 3. 服药后痛经不减轻，或重度痛经者，应到医院诊治； 4. 可于经前3～7天开始服药，至痛经缓解。有生育要求（未避孕），宜经行当日开始服药； 5. 按用法用量服用，长期服用应向医师咨询； 6. 对本品过敏者禁用，过敏体质者慎用； 7. 本品性状发生改变时禁止使用； 8. 请将本品放在儿童不能接触的地方； 9. 如正在使用其他药品，使用本品前请咨询医师或药师	尚不明确

（三）预防调护

1. 出血期间应适当休息，避免过度劳累。
2. 保持外阴局部清洁，严禁性生活，防止感染。
3. 饮食宜清淡且富有营养，忌食油腻、辛辣、燥热的食物。
4. 注意调节情绪，保持心情舒畅，加强体质锻炼。

三、崩漏

崩漏是指经血非时暴下不止或淋沥不尽，前者称为崩中，后者称为漏下，由于崩与漏二者常相互转化，故概称为崩漏，是月经周期、经期、经量严重紊乱的月经病。

（一）病因病机

崩漏的病因较为复杂，但可概括可为热、虚、瘀3个方面。其主要发病机理是劳伤血气，脏腑损伤，血海蓄溢失常，冲任二脉不能约制经血，以致经血非时而下。

1. 血热　素体阳盛，肝火易动；或素性抑郁，郁久化火；或感受热邪，或过服辛温香燥助阳之品，热伏冲任，扰动血海，迫血妄行而成崩漏。素体阴虚，或久病失血伤阴，阴虚内热，虚火内炽，扰动血海，加之阴虚失守，冲任失约，故经血非时妄行；血崩失血则阴愈亏，冲任更伤，以致崩漏反复难愈。《傅青主女科·血崩》云："冲脉太热而血即沸，血崩之为病，正冲脉之太热也。"

2. 肾虚　禀赋不足，天癸初至，肾气稚弱，冲任未盛；育龄期因房劳多产伤肾，损伤冲任胞脉；绝经期天癸渐竭，肾气渐虚，封藏失司，冲任不固，不能调摄和制约经血，因而发生崩漏。若肾阴亏损，则阴虚失守，虚火内生，扰动冲脉血海，迫血妄行而成崩漏。《兰室秘藏·妇人门》云："妇人血崩，是肾水阴虚不能镇守胞络相火，故血走而崩也。"

3. 脾虚　忧思过度，或饮食劳倦损伤脾气，脾气亏虚，统摄无权，冲任失固，不能制约经血而成崩漏。《妇科玉尺·崩漏》云："思虑伤脾，不能摄血，致令妄行。"

4. 血瘀 情志所伤，肝气郁结，气滞血瘀；或经期、产后余血未尽，又感受寒、热邪气，寒凝血脉，或热灼津血而致血瘀，瘀阻冲任，旧血不去，新血难安，发为崩漏。也有因元气虚弱，无力行血，血运迟缓，因虚而瘀或久漏成瘀者。

（二）辨证论治

1. 辨证要点 崩漏辨证首先要根据出血的量、色、质辨明血证的属性，分清寒、热、虚、实。一般经血非时崩下，量多势急，继而淋沥不止，色淡，质稀多属虚；经血非时暴下，血色鲜红或深红，质地黏稠多属实热；淋沥漏下，血色紫红，质稠多属虚热；经来无期，时来时止，时多时少，或久漏不止，色暗夹血块，多属瘀滞。出血急骤多属气虚或血热，淋沥不断多属虚热或血瘀。

2. 治疗原则 临证治疗崩漏，应根据其病情缓急和出血时间长短的不同，本着"急则治其标，缓则治其本"的原则，灵活掌握塞流、澄源、复旧三法。

3. 分证论治（表 11-15、表 11-16）

表 11-15 分证论治

证型		证候	治法	常用方剂	
				方剂及来源	药物组成
湿热		经血非时暴下，或淋沥不净又时而增多，血色深红或鲜红，质稠，或有血块，唇红目赤，烦热口渴，或大便干结，小便黄，舌红苔黄，脉滑数	清热凉血止血调经	清热固经汤（《简明中医妇科学》）	黄芩、栀子、生地黄、地骨皮、地榆、阿胶、藕节、棕榈、炭龟甲、牡蛎、生甘草
肾虚	肾阴虚	月经紊乱无期，出血淋沥不净或量多，色鲜红，质稠，头晕耳鸣，腰膝酸软，或心烦，舌质偏红，苔少，脉细数	滋肾益阴止血调经	左归丸（《景岳全书》）去牛膝合二至丸	熟地黄、山药、枸杞子、山茱萸、川牛膝、菟丝子、鹿角胶、龟甲胶、女贞子、墨旱莲
	肾阳虚	月经紊乱无期，出血量多或淋沥不尽，色淡质清，畏寒肢冷，面色晦暗，腰腿酸软，小便清长，舌质淡，苔薄白，脉沉细	温肾固冲止血调经	右归丸（《景岳全书》）加减	附子、熟地黄、山药、山茱萸、枸杞子、菟丝子、鹿角胶、当归、杜仲、补骨脂、淫羊藿
脾虚		经血非时而至，崩中暴下继而淋沥，血色淡而质薄，气短神疲，面色㿠白，或面浮肢肿，四肢不温，舌质淡，苔薄白，脉弱或沉细	补气升阳止血调经	举元煎《景岳全书》合安冲汤（《医学衷中参西录》）加减	人参、黄芪、白术、生地黄、白芍、升麻、续断、海螵蛸、茜草、龙骨、牡蛎、炮姜炭
血瘀		经血非时而下，时下时止，或淋沥不净，色紫黑有块，或有小腹不适，舌质紫暗，苔薄白，脉涩或细弦	活血化瘀止血调经	四草汤（《实用中医妇科方剂》）加减	鹿衔草、马鞭草、茜草炭、益母草

表 11-16　常用中成药

药物名称	功能主治	用法用量	注意事项	不良反应
云南白药胶囊	化瘀止血，活血止痛，解毒消肿。本品用于跌打损伤，跗骨、趾骨骨折，瘀血肿痛，吐血、咳血、便血、痔血、崩漏下血，血热崩漏，手术出血，疮疡肿毒及软组织挫伤，闭合性骨折，支气管扩张及肺结核咳血，溃疡病出血，以及皮肤感染性疾病	妇科各症，用酒送服；月经过多、红崩用温开水送服	1. 服药一日内，忌食蚕豆、鱼类及酸冷食物； 2. 外用前务必清洁创面； 3. 临床上确需使用大剂量给药，一定要在医师的安全监控下应用； 4. 用药后若出现过敏反应，应立即停用，视症状轻重给予抗过敏治疗，若外用可先清除药物； 5. 保险子放置在泡罩的中间处	极少数患者服药后导致过敏性药疹，出现胸闷、心慌、腹痛、恶心呕吐、全身奇痒、躯干及四肢等部位出现荨麻疹
宫血宁胶囊	凉血止血，清热除湿，化瘀止痛。用于崩漏下血，月经过多，产后或流产后宫缩不良出血及子宫功能性出血属血热妄行证者，以及慢性盆腔炎之湿热瘀结所致的少腹痛、腰骶痛、带下增多	口服，每次 2 粒，每日 3 次，温开水送服	1. 孕妇忌服； 2. 胃肠道疾病患者慎用或减量服用	尚不明确
三七片	用于外伤出血，跌仆肿痛	口服，一次 2～6 片，一日 3 次	1. 忌生冷、油腻食物； 2. 儿童、经期及哺乳期妇女、年老体弱者应在医师指导下服用； 3. 有高血压、心脏病、肝病、糖尿病、肾病等慢性病严重者应在医师指导下服用； 4. 如出血较多或不止者，应及时去医院就诊； 5. 服药 3 天症状无缓解，应去医院就诊； 6. 对本品过敏者禁用，过敏体质者慎用； 7. 本品性状发生改变时禁止使用； 8. 儿童必须在成人监护下使用； 9. 请将本品放在儿童不能接触的地方； 10. 如正在使用其他药品，使用本品前请咨询医师或药师	尚不明确

（三）预防调护

1. 重视经期卫生，尽量避免或减少宫腔手术，及早治疗月经病，以防发展成崩漏。

2. 遵照"塞流、澄源、复旧"的治崩三法及早治疗，并加强锻炼，以防复发。

3. 其次调节饮食增强营养，最后保持心情舒畅，劳逸结合。

四、痛经

痛经是指妇女正值经期或经行前后，出现周期性小腹疼痛，或伴腰骶酸痛，甚至剧痛晕厥，影响正常工作及生活的疾病。痛经是临床常见病，亦称"经行腹痛"。

本病的临床特征是伴随月经周期而发作，表现为小腹疼痛，或伴腰骶酸痛。故本节所述痛经应具备此特征。至于异位妊娠破裂、先兆流产，或卵巢囊肿蒂扭转等病证导致的下腹痛，均不属于本病范畴，在诊断痛经时应进行鉴别。

（一）病因病机

痛经病因有生活所伤、情志不和、六淫为害，痛经的病位在冲任与胞宫，其发生与冲任、胞宫的周期性生理变化密切相关。病因病机可概括为"不荣则痛"或"不通则痛"，其证重在明辨虚实寒热。若素体肝肾亏损，气血虚弱，经期前后，血海满而溢泄，气血骤虚，冲任、胞宫失养，故"不荣则痛"；若由于肝郁气滞、寒邪凝滞、湿热郁结等因素导致的瘀血阻络，客于胞宫，损伤冲任，气血运行不畅，故"不通而痛"。

1. 寒凝血瘀 经期产后，感受寒邪，或过食生冷，或迁居寒冷之地，寒邪客于胞宫，血得寒则凝，以致瘀阻冲任，血行失畅。经前、经期气血下注冲任，加重胞脉气血壅滞，"不通则痛"，发为痛经。

2. 气滞血瘀 素性抑郁，忧思郁怒，肝郁气滞，气滞血瘀，滞于冲任、胞宫而作痛；若血不循经，滞于胞宫，日久成瘀，阻碍气机流畅。气滞与血瘀相互为病，最终导致"经水不利"而腹痛发作。《张氏医通·妇人门》云："经行之际……若郁怒则气逆，气逆则血滞于腰腿心腹背胁之间，遇经行时则痛而加重。"

3. 湿热蕴结 素体湿热内蕴，或经期、产后调养不慎，感受湿热邪气，与血相搏，流注下焦，蕴结胞中，气血凝滞，"不通则痛"，发为痛经。

4. 气血虚弱 脾胃素虚，化源匮乏，或大病久病或失血过多，气血不足，胞脉空虚，经期或行经后气血亏虚益甚，故冲任、胞宫失于濡养而发病；兼气虚推动无力，血行迟缓，冲任经脉不利，亦可发病。正如《景岳全书·妇人规》云："凡人之气血犹源泉也，盛则流畅，少则壅滞，故气血不虚则不滞。"

5. 肝肾亏损 素禀虚弱，或房劳多产，或久病耗损，导致肝肾亏虚，精亏血少，水不涵木；经后血海空虚，冲任、胞宫失去濡养，"不荣则痛"发为痛经。如《傅青主女科》中所述："妇人有少腹疼于行经之后者，人以为气血之虚也，谁知是肾气之涸乎。"

痛经发病因素较为复杂，而且相互交错或重复出现，常非单一因素所致。如肾气亏虚，精血亏少，血为气之母，精血不足，则气血虚弱；又如素禀虚弱，肝肾阴虚，水不涵木，肝气郁滞，气血不行而发病。

（二）辨证论治

1. 辨证要点　痛经辨证首先要根据疼痛发生的时间、部位、性质及疼痛程度，明察病位，分清寒热、虚实，在气、在血。一般而言，痛在小腹正中，多为胞宫瘀滞；痛在少腹一侧或两侧，病多在肝；痛连腰骶，病多在肾。经前或经行之初疼痛者多属实，月经将净或经后疼痛者多属虚。详查疼痛的性质、程度是本病辨证的重要内容，掣痛、绞痛、灼痛、刺痛，疼痛拒按多属实；隐痛、空痛、按之痛减多属虚；坠痛虚实兼有；绞痛、冷痛，得热痛减多属寒；灼痛，得热痛剧多属热。胀甚于痛，时痛时止多属气滞；痛甚于胀，持续作痛多属血瘀。

一般而言，本病实证居多，虚证较少，亦有证情复杂，实中有虚，虚中有实，虚实夹杂者，需知常达变。临证需结合月经期、量、色、质，伴随症状，舌、脉等综合分析。

2. 治疗原则　痛经的治疗，应根据证候在气、在血，寒热、虚实的不同，以止痛为核心，以调理胞宫、冲任气血为主，或补气，或活血，或散寒，或清热，或补虚，或泻实。具体治法分两步：经期重在调血止痛以治标，及时缓解，控制疼痛；平素辨证求因以治本。标本缓急，主次有序，分阶段治疗。

痛经在辨证治疗中，应适当选加相应的止痛药以加强止痛之功。如寒者选加艾叶、小茴香、肉桂、吴茱萸、桂枝；气滞者选加香附、枳壳、川楝子；血瘀者选加三七粉、血竭、莪术、失笑散；热者选加牡丹皮、黄芩等。

3. 分证论治（表 11-17、表 11-18）

表 11-17　分证论治

证型	证候	治法	常用方剂	
			方剂及来源	药物组成
寒凝血瘀	经前或经期，小腹冷痛拒按，得热痛减，或周期后延，经血量少，色暗有块，畏寒肢冷，面色青白，舌暗，苔白，脉沉紧	温经散寒化瘀止痛	少腹逐瘀汤（《医林改错》）	肉桂、小茴香、干姜、当归、川芎、赤芍、蒲黄、五灵脂、没药、延胡索
气滞血瘀	经前或经期，小腹胀痛拒按，月经量少，经行不畅，色紫暗有块，块下痛减，胸胁、乳房胀痛，舌紫暗，或有瘀点，脉弦涩	行气活血化瘀止痛	膈下逐瘀汤（《医林改错》）	红花、当归、生地黄、川芎、赤芍、牛膝、桔梗、柴胡、枳壳、甘草
气血虚弱	经期或经后，小腹隐痛喜按，月经量少，色淡质稀，神疲乏力，头晕心悸，面色苍白，失眠多梦，舌质淡，苔薄，脉细弱	益气养血调经止痛	圣愈汤（《医宗金鉴·妇科心法要诀》）	人参、黄芪、熟地黄、白芍、当归、川芎

续表

证型	证候	治法	常用方剂	
			方剂及来源	药物组成
肝肾亏损	经期或经后，小腹绵绵作痛，喜按，伴腰骶酸痛，月经量少，色淡暗，质稀，头晕耳鸣，面色晦暗，失眠健忘，或伴潮热，舌质淡红，苔薄白，脉沉细	补养肝肾调经止痛	益肾调经汤（《中医妇科治疗学》）	巴戟天、杜仲、续断、乌药、艾叶、当归、熟地黄、白芍、益母草

表 11-18　常用中成药

药物名称	功能主治	用法用量	注意事项	不良反应
元胡止痛片	理气，活血，止痛。用于行经腹痛，胃痛，胁痛，头痛	口服，一次4～6片，一日3次，或遵医嘱	1. 饮食宜清淡，忌酒及辛辣、生冷、油腻食物； 2. 忌愤怒、忧郁，保持心情舒畅； 3. 有高血压、心脏病、肝病、糖尿病、肾病等慢性病严重者应在医师指导下服用； 4. 儿童、孕妇、哺乳期妇女、年老体弱者应在医师指导下服用； 5. 疼痛严重者应及时去医院就诊； 6. 服药3天症状无缓解，应去医院就诊； 7. 对本品过敏者禁用，过敏体质者慎用； 8. 本品性状发生改变时禁止使用； 9. 儿童必须在成人监护下使用； 10. 请将本品放在儿童不能接触的地方； 11. 如正在使用其他药品，使用本品前请咨询医师或药师	1. 偶见过敏反应，表现为皮肤瘙痒，出现荨麻疹，伴有眼结膜充血，面目浮肿，恶心欲吐，口苦口干，小便少黄； 2. 偶见内服致急性胃黏膜损害
少腹逐瘀胶囊	活血逐瘀，祛寒止痛。用于血瘀有寒引起的月经不调，小腹胀痛，腰痛，白带	温开水送服，一次3粒，一日3次，或遵医嘱	孕妇忌服	尚不明确
八珍益母丸	益气养血，活血调经。用于气血两虚兼有血瘀所致的月经不调，症见月经周期错后、行经量少、精神不振、肢体乏力	口服，一次6g，一日2次	1. 忌辛辣、生冷食物； 2. 感冒发热患者不宜服用； 3. 有高血压、心脏病、肝病、糖尿病、肾病等慢性病严重者应在医师指导下服用； 4. 青春期少女及更年期妇女应在医师指导下服用； 5. 平素月经正常，突然出现月经过少，或经期错后，或阴道不规则出血者应去医院就诊； 6. 服药1个月症状无缓解，应去医院就诊； 7. 对本品过敏者禁用，过敏体质者慎用； 8. 本品性状发生改变时禁止使用； 9. 请将本品放在儿童不能接触的地方； 10. 如正在使用其他药品，使用本品前请咨询医师或药师	尚不明确

续表

药物名称	功能主治	用法用量	注意事项	不良反应
散结镇痛胶囊	软坚散结，化瘀定痛。用于子宫内膜异位异位症（痰瘀互结兼气滞证）所致的继发性痛经、月经不调、盆腔包块、不孕等	口服，一次4粒，一日3次。于月经来潮第一天开始服药，连服3个月经周期为一疗程，或遵医嘱	尚不明确	1.偶见皮肤瘙痒、烦热、口渴、便秘、胃脘不适、头晕、恶心、腹泻、皮疹、心悸、皮肤多油、多汗，一般不影响继续治疗；2.偶见转氨酶、尿素氮轻度升高，心电图改变，尿中出现红细胞，目前尚不能肯定是因药物所致

（三）预防调护

1. 经期保暖，避免受寒及经期感冒；禁食冷饮及寒凉食物。
2. 保持阴道清洁，经期卫生。
3. 调畅情志，保持精神舒畅，消除恐惧心理。
4. 如出现剧烈性痛经，甚至昏厥，应先保暖，再予解痉镇痛剂。
5. 积极正确地检查和治疗妇科病，积极治疗，以去除引起痛经的隐患。

第二节　带下病

带下病是指带下量明显增多或减少，色、质、气味发生异常，或伴全身或局部症状者。带下明显增多者称为带下过多；带下明显减少者称为带下过少。在某些生理情况下也可出现带下增多或带下减少，如月经期前后、排卵期、妊娠期带下增多而无其他不适者，为生理性带下；绝经前后白带量减少，而无不适者，亦为生理现象，不作病论。

一、带下过多

带下量过多，色、质、气味异常，或伴全身、局部症状者，称为"带下过多"，又称"下白物""流秽物"等。

（一）病因病机

带下过多系湿邪为患，而脾肾功能失常是发生的内在条件，感受湿热、湿毒之邪是

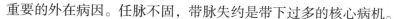

重要的外在病因。任脉不固，带脉失约是带下过多的核心病机。

1. 脾虚 饮食不节，劳倦过度，或忧思气结，损伤脾气，脾阳不振，运化失职，湿浊停聚，流注下焦，伤及任带，任脉不固，带脉失约，而致带下过多。

2. 肾阳虚 素禀肾虚，或房劳多产，或年老体虚，久病伤肾，肾阳虚损，气化失常，水湿下注，任带失约；或肾气不固，封藏失职，阴液滑脱，而致带下过多。

3. 阴虚夹湿热 素禀阴虚，或年老久病，真阴渐亏，或房事不节，阴虚失守，下焦复感湿热之邪，伤及任带而致带下过多。

4. 湿热下注 素体脾虚，湿浊内生，郁久化热；或情志不畅，肝气犯脾，脾虚湿盛，湿郁化热，或感受湿热之邪，以致湿热流注或侵及下焦，损及任带，而致带下过多。

5. 湿毒蕴结 经期产后，胞脉空虚，或摄生不慎，或房事不禁，或手术损伤，感染湿毒之邪，湿毒蕴结，损伤任带，而致带下过多。

（二）辨证论治

1. 辨证要点 带下过多辨证要点主要根据带下的量、色、质、气味的异常及伴随症状、舌脉辨其寒热、虚实。临证时尚需结合全身症状及病史等进行全面综合分析，方能做出正确的诊断。同时需进行必要的妇科检查及防癌排查，以免贻误病情。

2. 治疗原则 带下俱是湿证，故治疗以祛湿止带为基本原则。临证治法有清热解毒或清热利湿止带；健脾除湿止带；温肾固涩止带；滋肾益阴，除湿止带。因此，必须在辨证论治的基础上灵活应用。另外，还需配合中成药口服、中药制剂外洗、栓剂阴道纳药、中医特色疗法等，同时还可选用食疗进行预防调护，以增强疗效，预防复发。

3. 分证论治（表 11-19、表 11-20）

表 11-19 分证论治

证型	证候	治法	常用方剂	
			方剂及来源	药物组成
脾虚	带下量多，色白，质地稀薄，如涕如唾，无臭味，伴面色萎黄或白，神疲乏力，少气懒言，倦怠嗜睡，纳少便溏，舌体胖质淡，边有齿痕，苔薄白或白腻，脉细缓	健脾益气升阳除湿	完带汤（《傅青主女科》）	人参、白术、白芍、山药、苍术、陈皮、柴胡、荆芥穗、车前子、甘草
肾阳虚	带下量多，色淡，质清稀如水，绵绵不断，面色晦暗，畏寒肢冷，腰背冷痛，小腹冷感，夜尿频，小便清长，大便溏薄，舌质淡，苔白润，脉沉迟	温肾助阳涩精止带	内补丸（《女科切要》）	鹿茸、肉苁蓉、菟丝子、潼蒺藜、肉桂、制附子、黄芪、桑螵蛸、白蒺藜、紫菀茸

续表

证型	证候	治法	常用方剂	
			方剂及来源	药物组成
阴虚夹湿热	带下量较多，质稍稠，色黄或赤白相兼，有臭味，阴部灼热或瘙痒，伴五心烦热，失眠多梦，咽干口燥，头晕耳鸣，腰酸腿软，舌质红，苔薄黄或黄腻，脉细数	滋阴益肾清热祛湿	知柏地黄丸（《症因脉治》）加减	知母、熟地黄、黄柏、山茱萸（制）、山药、牡丹皮、茯苓、泽泻
湿热下注	带下量多，色黄或呈脓性，气味臭秽，外阴瘙痒或阴中灼热，伴全身困重乏力，胸闷纳呆，小腹作痛，口苦口腻，小便黄少，大便黏滞难解，舌质红，舌苔黄腻，脉滑数	清热利湿止带	止带方（《世补斋医书》）	猪苓、茯苓、车前子、泽泻、茵陈、赤芍、牡丹皮、黄柏、栀子、川牛膝
湿毒蕴结	带下量多，色黄绿如脓，或五色杂下，质黏稠，臭秽难闻，伴小腹或腰骶胀痛，烦热头昏，口苦咽干，小便短赤或色黄，大便干结，舌质红，苔黄腻，脉滑数	清热解毒利湿止带	五味消毒饮（《医宗金鉴》）加减	蒲公英、金银花、野菊花、紫花地丁、天葵子、土茯苓、黄柏、茵陈

表 11-20 常用中成药

药物名称	功能主治	用法用量	注意事项	不良反应
定坤丹	滋补气血，调经舒郁。用于月经不调，经行腹痛，崩漏下血，赤白带下，贫血衰弱，血晕血脱，产后诸虚，骨蒸潮热	口服，一次半丸至1丸，1日2次，温开水送服	1.忌生冷油腻及刺激性食物；2.伤风感冒时停服；3.有高血压、心脏病、肝病、糖尿病、肾病等慢性病严重者应在医师指导下服用；4.青春期少女及更年期妇女应在医师指导下服用；5.平素月经正常，突然出现月经过少，或经期错后，或阴道不规则出血者应去医院就诊；6.服药1个月症状无缓解，应去医院就诊；7.对本品过敏者禁用，过敏体质者慎用；8.本品性状发生改变时禁止使用；9.请将本品放在儿童不能接触的地方；10.如正在使用其他药品，使用本品前请咨询医师或药师	尚不明确

续表

药物名称	功能主治	用法用量	注意事项	不良反应
康妇炎胶囊	清热解毒，化瘀行滞，除湿止带。用于湿热蕴结所致的带下量多，月经量少、后错，痛经	口服，一次 3 粒，一日 2 次	1. 忌食辛辣、生冷、油腻食物； 2. 患有其他疾病者应在医师指导下服用； 3. 便溏或月经量多者不宜服用； 4. 带下清稀者不宜选用带下伴阴痒或有赤带者应去医院就诊； 5. 伴有尿频尿急尿痛者应去医院就诊； 6. 服药 2 周症状无缓解应去医院就诊； 7. 对本品过敏者禁用，过敏体质者慎用； 8. 药品性状发生改变时禁止服用； 9. 请将本品放在儿童不能接触的地方； 10. 如正在服用其他药品，使用本品前请咨询医师或药师	尚不明确
参苓白术散	补脾胃，益肺气。用于脾胃虚弱，食少便溏，气短咳嗽，肢倦乏力	口服，一次 6～9g，一日 2～3 次	1. 忌不易消化食物； 2. 感冒发热患者不宜服用； 3. 有高血压、心脏病、肝病、糖尿病、肾病等慢性病严重者应在医师指导下服用； 4. 儿童、孕妇、哺乳期妇女应在医师指导下服用； 5. 对本品过敏者禁用，过敏体质者慎用； 6. 服药 4 周后症状未改善，应去医院就诊； 7. 药品性状发生改变时禁止服用； 8. 儿童必须在成人的监护下使用； 9. 请将此药品放在儿童不能接触的地方； 10. 如正在服用其他药品，使用本品前请咨询医师或药师	尚不明确
知柏地黄丸	滋阴降火。用于阴虚火旺，潮热盗汗，口干咽痛，耳鸣遗精，小便短赤	口服，水蜜丸一次 30 粒（6g），一日 2 次	1. 孕妇慎用； 2. 虚寒性病患者不适用，其表现为怕冷，手足凉，喜热饮； 3. 不宜和感冒类药同时服用； 4. 本品宜空腹或饭前服用开水或淡盐水送服； 5. 服药一周症状无改善，应去医院就诊； 6. 药品性状发生改变时禁止服用； 7. 按照用法用量服用，小儿应在医师指导下服用； 8. 儿童必须在成人的监护下使用； 9. 请将此药品放在儿童不能接触的地方； 10. 如在服用其他药品，使用本品前请咨询医师或药师	尚不明确
金匮肾气丸	温补肾阳，化气行水。用于肾虚水肿，腰膝酸软，小便不利，畏寒肢冷	口服，一次 4～5g(20～25 粒)，一日 2 次	忌房欲、气恼，忌食生冷食物	尚不明确

（三）预防调护

1. 保持外阴清洁干爽，勤换内裤。
2. 不宜过食肥甘或辛辣之品，以免滋生湿热。
3. 治疗期间需禁止性生活，性伴侣应同时接受治疗。
4. 定期进行妇科普查，发现病变及时治疗。

第三节　妊娠病

一、妊娠恶阻

妊娠早期，出现严重的恶心呕吐，头晕厌食，甚则食入即吐者，称为"妊娠恶阻"，又称"妊娠呕吐""子病""病儿""阻病"等。本病是妊娠早期常见的病证之一，以恶心呕吐，头重眩晕，厌食为特点。治疗及时，护理得法，多数患者可迅速康复，预后大多良好。若仅见恶心择食，偶有吐涎等，不作病论。

（一）病因病机

本病的主要发病机制是冲气上逆，胃失和降。

1. 胃虚　胃气素虚，孕后经血停闭，血聚冲任养胎，冲脉气盛，夹胃气上逆，胃失和降，而致恶心呕吐。

2. 肝热　平素性躁多怒，郁怒伤肝，肝郁化热，孕后血聚冲任养胎，肝血益虚，肝火愈旺，加之冲脉气盛，冲气、肝火上逆犯胃，胃失和降，遂致恶心呕吐。《女科经纶·恶阻》认为"妊娠呕吐属肝夹冲脉之火冲上"。

3. 痰滞　脾阳素虚，水湿不化，痰饮内停，孕后血聚冲任养胎，冲脉气盛，冲气夹痰饮上逆，以致恶心呕吐。

（二）辨证论治

1. 辨证要点　本病辨证着重从呕吐物的性状及患者的口感，结合舌脉综合分析，辨其寒热、虚实。呕吐清水清涎，口淡者，多属虚证；呕吐酸水或苦水，口苦者，多属实证、热证；呕吐痰涎，口淡黏腻者，为痰湿阻滞；吐出物呈咖啡色黏涎或带血样物，则属气阴两亏之重证。

2. 治疗原则　本病的治疗原则，以调气和中，降逆止呕为主。并应注意饮食和情志的调节，忌用升散之品。

3. 分证论治（表 11-21、表 11-22）

表 11-21　分证论治

证型	证候	治法	常用方剂	
			方剂及来源	药物组成
胃虚	妊娠早期，恶心呕吐，甚则食入即吐，脘腹胀闷，不思饮食，头晕体倦，怠惰思睡，舌淡，苔白，脉缓滑无力	健胃和中降逆止呕	香砂六君子汤（《名医方论》）	人参、白术、茯苓、甘草、半夏、陈皮、木香、砂仁、生姜、大枣
肝热	妊娠早期，呕吐酸水或苦水，胸胁满闷，嗳气叹息，头晕目眩，口苦咽干，渴喜冷饮，便秘溲赤，舌红，苔黄燥，脉弦滑数	清肝和胃降逆止呕	加味温胆汤（《医宗金鉴》）	陈皮、半夏、茯苓、甘草、枳实、竹茹、黄芩、黄连、麦冬、芦根、生姜
痰滞	妊娠早期，呕吐痰涎，胸膈满闷，不思饮食，口中淡腻，头晕目眩，心悸气短，舌淡胖，苔白腻，脉滑	化痰除湿降逆止呕	青竹茹汤（《济阴纲目》）	竹茹、陈皮、茯苓、半夏、生姜

表 11-22　常用中成药

药物名称	功能主治	用法用量	注意事项	不良反应
左金丸	泻火，疏肝，和胃，止痛。用于肝火犯胃，脘胁疼痛，口苦嘈杂，呕吐酸水，不喜热饮	口服，一次15g，一日3次	1. 饮食宜清淡，忌酒及辛辣、生冷、油腻食物； 2. 忌愤怒、忧郁，保持心情舒畅； 3. 脾胃虚寒者不适用； 4. 有高血压、心脏病、肝病、糖尿病、肾病等慢性病严重者应在医师指导下服用； 5. 儿童、孕妇、哺乳期妇女、年老体弱者应在医师指导下服用； 6. 胃痛严重者，应及时去医院就诊； 7. 服药3天症状无缓解，应去医院就诊； 8. 对该药品过敏者禁用，过敏体质者慎用； 9. 该药品性状发生改变时禁止使用； 10. 儿童必须在成人监护下使用； 11. 请将该药品放在儿童不能接触的地方； 12. 如正在使用其他药品，使用该药品前请咨询医师或药师	尚不明确
生脉饮口服液	益气，养阴生津。用于气阴两亏，心悸气短，自汗	口服，一次1支，一日3次	1. 忌油腻食物； 2. 凡脾胃虚弱，呕吐泄泻，腹胀便溏、咳嗽痰多者慎用； 3. 感冒患者不宜服用； 4. 服用本品同时不宜服用藜芦、五灵脂、皂荚或其制剂；不宜喝茶和吃萝卜，以免影响药效； 5. 本品宜饭前服用； 6. 按照用法用量服用，小儿、孕妇、高血压、糖尿病患者应在医师指导下服用； 7. 服药2周或服药期间症状无改善，或症状加重，或出现新的严重症状，应立即停药并去医院就诊； 8. 药品性状发生改变时禁止服用； 9. 儿童必须在成人监护下使用； 10. 请将此药品放在儿童不能接触的地方； 11. 如正在服用其他药品，使用本品前请咨询医师或药师	尚不明确

（三）预防调护

1. 保持干净、舒适生活环境。
2. 饮食宜清淡、选择易消化食物。
3. 保持心情舒畅，及时疏导消极情绪。

二、胎漏、胎动不安

妊娠期阴道少量流血，时出时止，或淋沥不断，而无腰酸、腹痛、小腹坠胀者，称为胎漏，亦称"胞漏"或"漏胎"。

（一）病因病机

胎漏、胎动不安主要发病机理是冲任气血失调，胎元不固。而胎漏以气虚、血虚兼见血热、肾虚、血瘀更多见。

1. 肾虚　素禀肾气不足，或房劳多产，或久病及肾，或孕后房事不节，损伤肾气，肾虚冲任不固，胎失所系，以致胎动不安，气不固摄，发为胎漏。

2. 气虚　平素体弱，或饮食劳倦等伤脾；或大病久病损伤正气，气虚不摄，冲任不固；孕后气血下以养胎，导致冲任更伤，而成胎漏，胎失所载，以致胎动不安。

3. 血虚　素体阴血不足；或大病久病耗血伤阴；或孕后脾胃虚弱，恶阻较重，化源不足，血虚则冲任血少，筋脉失养，以致胎动不安。

4. 血热　素体阳盛，或七情郁结化热，或孕后过食辛热，或外感邪热，或阴虚生热，热扰冲任；孕后气血下以养胎，使阴血更虚，热更重，迫血妄行，以致胎漏，损伤胎气，以致胎动不安。

5. 血瘀　素有癥瘕占据子宫或孕期手术创伤，或孕后不慎跌仆闪挫，均可致瘀阻胞脉，孕后新血不得下达冲任以养胎，反离经而走，发为胎漏，瘀阻冲任胞宫，以致胎动不安。

6. 湿热　素体喜嗜膏粱厚味，湿热内蕴，或孕期不慎感受湿热之邪，湿热与血相搏，流注冲任，蕴结胞中，气血瘀阻，不得下达冲任以养胎，发为胎动不安，热迫血妄行，则导致胎漏。胎漏、胎动不安既有单一的病机，又常有脏腑、气血、经络同病，虚实错杂的复合病机，如气血虚弱或脾肾阳虚或肾虚血瘀或肾虚湿热，临证中必须动态观察病机的兼夹及其变化。

（二）辨证论治

1. 辨证要点　B超提示胚胎存活者，根据腰酸、腹痛的性质及阴道流血的量、色、质及舌质、脉症，以分虚实、寒热、气血，积极对因安胎治疗。一般阴道流血，量少，色淡红，质稀薄，伴下腹隐痛，多属血虚；伴气短无力或少腹下坠者，多属气虚；伴腰膝酸软者，多属肾虚；下腹灼痛，阴道流血，量少，色深红，质稠，多属实热，或色鲜红，质薄，多属虚热；下腹灼痛，阴道流血，量少，或淋沥不尽，色暗红或赤白相兼，质黏稠，多属湿热；下腹刺痛，或胀痛，阴道少量流血，色暗红，舌暗红或青紫或有瘀斑，脉沉弦或沉涩，多属血瘀。

2. 治疗原则　本病以补肾固冲为治疗大法，并依据不同证型采用固肾、益气、养血、清热、利湿、化瘀等法。若经治疗阴道出血迅速控制，腰酸腹痛症状好转，多能继续妊娠。若发展为胎殒难留应下胎益母。但治疗过程中若有他病，应遵循治病与安胎并举的原则。

3. 分证论治（表11-23、表11-24）

表11-23　分证论治

证型	证候	治法	常用方剂	
			方剂及来源	药物组成
肾虚	妊娠期腰膝酸软，腹痛下坠，或伴有阴道少量流血，色淡暗，或曾屡孕屡堕，或伴头晕耳鸣，小便频数，夜尿多，舌淡，苔白，脉沉滑尺弱	固肾安胎佐以益气	寿胎丸（《医学衷中参西录》）加减	菟丝子、桑寄生、续断、阿胶
气血虚弱	妊娠期，阴道少量下血，腰酸，小腹空坠而痛，或伴有阴道少量流血，色淡红，质稀薄，或神疲肢倦，面色㿠白，心悸气短，舌质淡，苔薄白，脉滑无力	益气养血固冲安胎	胎元饮（《景岳全书》）	人参、白术、当归、白芍、熟地黄、杜仲、陈皮、炙甘草
血热	妊娠期腰酸、小腹灼痛，或伴有阴道少量流血，色鲜红或深红，质稠，渴喜冷饮，小便短黄，大便秘结，舌红，苔黄而干，脉滑数或弦数	清热凉血固冲止血	阿胶汤（《医宗金鉴》）加减	黑栀子、侧柏叶、黄芩、白芍、熟地黄、阿胶、当归、川芎
虚热	妊娠期腰酸、小腹灼痛，或伴有阴道少量流血，色鲜红，质稀，或伴心烦不安，五心烦热，咽干少津，便结溺黄，舌红少苔，脉细数	滋阴清热养血安胎	保阴煎（《景岳全书》）	生地、熟地、黄芩、黄柏、白芍、山药、续断、甘草
血瘀	宿有癥积，孕前常有腰酸，下腹刺痛，阴道不时流血，色暗红，或妊娠期不慎跌仆闪挫，或劳力过度，或妊娠期手术创伤，继之腰酸腹痛，胎动下坠或阴道少量流血，大小便正常，舌暗红，或有瘀斑，苔薄，脉弦滑或沉弦	活血化瘀补肾安胎	桂枝茯苓丸（《金匮要略》）合寿胎丸加减	桂枝、芍药、牡丹皮、茯苓、菟丝子、桑寄生、续断、阿胶
湿热	妊娠期腰酸腹痛，阴道少量流血，或淋沥不尽，色暗红，或伴有低热起伏，小便黄赤，大便黏，舌质红，苔黄腻，脉滑数或弦数	清热利湿补肾安胎	当归散（《金匮要略》）合寿胎丸加减	当归、白芍、黄芩、白术、菟丝子、桑寄生、续断、茵陈

表 11-24 常用中成药

药物名称	功能主治	用法用量	注意事项	不良反应
滋肾育胎丸	补肾健脾，益气培元，养血安胎，强壮身体。用于脾肾两虚，冲任不固所致的滑胎（防治习惯性流产和先兆性流产）	口服，一次5g，一日3次，淡盐水或蜂蜜水送服	1. 孕妇禁房事； 2. 服药时忌食萝卜、薏苡仁、绿豆芽； 3. 如肝肾阴虚患者，服药后觉口干口苦者，改用蜂蜜水送服。服药时间长短不一，有的服1~2瓶见效，有的滑胎患者需服药1~3个月，以服药后临床症状消除为原则，但滑胎者一般均服至3个月后渐停药。请仔细阅读说明书并遵医嘱使用	尚不明确
孕康口服液	健脾固肾，养血安胎，用于肾虚型气血虚弱型先兆流产和习惯性流产	早、中、晚空腹口服。一次2支（共20mL），一日3次	1. 服药期间，忌食辛辣刺激性食物，避免剧烈运动及重体力劳动； 2. 凡难免流、异位妊娠、葡萄胎等非本品适用范围	尚不明确
桂枝茯苓丸	活血化瘀，缓消癥块，用于妇人宿有血块，妊娠后漏下不止，胎动不安，或血瘀经闭，行经腹痛，产后恶露不尽，血色紫暗，而有腹痛拒按	口服，一次6丸，一日1~2次	孕妇慎用	尚不明确

（三）预防调护

1. 孕期应注意避免过于劳累、持重、登高、剧烈活动。慎房事，保持心情舒畅。
2. 注意饮食调节，宜食易于消化又营养丰富之品。
3. 孕后应注意阴部卫生，预防感染。
4. 患病后应积极治疗，卧床休息，以免病情加重，促进本病及早康复。

第四节　产后病

产妇在产褥期内发生与分娩或产褥有关的疾病，称为"产后病"。从胎盘娩出至产妇全身各器官（除乳腺外）恢复至孕前状态的一段时期，称为"产褥期"，一般需6~8周；产后7日内，称为"新产后"。

一、产后发热

产后发热是指产褥期内，出现发热持续不退，或低热持续，或突然高热寒战，并伴有其他症状者。产后1~2日内，由于产妇阴血骤虚，营卫暂时失于调和，常有轻微的发热，不兼有其他症状者，属生理性发热，一般能在短时间内自退。亦有在产后3~4日泌乳期间有低热，俗称"蒸乳"，也非病态，在短期内会自然消失。

（一）病因病机

与本病关系密切的主要病因病机有感染邪毒，正邪交争；外邪袭表，营卫不和；阴血骤虚，阳气外散；败血停滞，营卫不通。

1. 感染邪毒 产后气血耗伤，血室正开，产时接生不慎，或产后护理不洁，或不禁房事，致使邪毒乘虚而入，稽留于冲任、胞脉，正邪交争，因而发热。若邪毒炽盛，与血相搏，则传变迅速，直犯胞宫，热入营血，甚则逆传心包，出现危急重症。

2. 外感 产后耗伤气血，百脉空虚，腠理不密，卫阳不固，以致风寒暑热之邪，乘虚而入，正邪相争，营卫不和，因而发热。

3. 血虚 素体血虚，因产伤血，血虚愈甚；或产时产后血去过多，阴血暴虚，阳无所附，以致虚阳越浮于外，而令发热。

4. 血瘀 产后情志不遂，或为寒邪所客，瘀阻冲任，恶露不下，败血停滞，阻碍气机，营卫不通，而致发热。

（二）辨证论治

1. 辨证要点 产后发热，虚实轻重有别，临证应根据发热的特点、恶露、小腹痛等情况及伴随症状，综合分析明辨。若高热寒战，持续不退，恶露紫暗秽臭，小腹疼痛拒按，心烦口渴，舌红苔黄，脉数有力，多属感染邪毒；若恶寒发热，头痛身痛，苔薄白，脉浮，为外感发热；如正值盛夏炎热季节，高热多汗，口渴心烦，体倦少气，为外感暑热发热；寒热时作，恶露量少，色暗有块，小腹疼痛拒按，舌紫暗，脉弦涩，属血瘀发热；若低热不退，恶露量少，色淡，腹痛绵绵，头晕心悸，舌淡，苔薄白，脉细数，乃血虚发热。

2. 治疗原则

（1）本病的治疗总以扶正祛邪、调气血、和营卫为主。感染邪毒者，宜清热解毒，凉血化瘀；外感风寒者，宜扶正解表，疏邪宣肺；外感风热者，宜辛凉解表，肃肺清热；外感暑热者，宜清暑益气，养阴生津；血瘀发热者，宜活血化瘀，清热解毒；血虚发热者，宜补血益气，养阴清热。

（2）治疗时要时时照顾正气，以扶正为主，但不可不辨病情，片面强调补虚，而忽视外感和里实之证，致犯虚虚实实之戒，时时遵循"勿拘于产后，勿忘于产后"的原则。用药时不能不分寒热虚实而妄投辛温滋腻之品，以致闭门留寇；或妄投活血逐瘀之品，以伤正气。清热勿过于苦寒，疏风勿过于发散，化瘀勿过于攻破。对于感染邪毒者，其证危急且重，必须采用中西医结合治疗。

3. 分证论治（表 11-25、表 11-26）

表 11-25 分证论治

证型		证候	治法	常用方剂	
				方剂及来源	药物组成
感染邪毒		产后发热恶寒，或高热寒战，小腹疼痛拒按，恶露初时量多，继则量少，色紫暗，质如败酱，其气臭秽，心烦不宁，口渴喜饮，小便短赤，大便燥结，舌红，苔黄而干，脉数有力	清热解毒凉血化瘀	解毒活血汤（《医林改错》）加减	连翘、葛根、柴胡、枳壳、当归、赤芍、生地黄、红花、桃仁、甘草、金银花、黄芩
外感	外感风寒	产后恶寒发热，头痛身痛，鼻塞流涕，咳嗽，无汗，舌淡，苔薄白，脉浮紧	养血祛风散寒解表	荆穗四物汤（《医宗金鉴》）加减	荆芥穗、防风、川芎、当归、白芍、熟地黄、苏叶
	外感风热	产后发热，微汗或汗出恶风，头痛，咳嗽或有黄痰，咽痛口干，口渴，恶露正常，无下腹痛，舌红，苔薄黄，脉浮数	辛凉解表疏风清热	银翘散（《温病条辨》）	金银花、连翘、竹叶、荆芥穗、牛蒡子、薄荷、桔梗、淡豆豉、甘草、芦根
血瘀		产后乍寒乍热，恶露不下，或下亦甚少，色紫暗有块，小腹疼痛拒按，舌紫暗，或有瘀点、瘀斑，苔薄，脉弦涩有力	活血祛瘀和营除热	生化汤（《傅青主女科》）加减	当归、川芎、桃仁、炮姜、炙甘草、牡丹皮、丹参、益母草
血虚		产时、产后失血过多，身有微热，头晕眼花，心悸少寐，恶露或多或少，色淡质稀，小腹绵绵作痛，喜按，舌淡红，苔薄白，脉细弱	养血益气和营退热	八珍汤（《正体类要》）加减	当归、川芎、白芍、熟地黄、人参、白术、茯苓、炙甘草、枸杞子、黄芪

表 11-26 常用中成药

药物名称	功能主治	用法用量	注意事项	不良反应
新生化颗粒	活血、祛瘀、止痛。用于产后恶露不行，少腹疼痛，也可试用于上节育环后引起的阴道流血，月经过多	热水冲服。一次2袋，一日2~3次	孕妇忌服	尚不明确

续表

药物名称	功能主治	用法用量	注意事项	不良反应
银翘片	疏风清热，利咽解毒。用于风热感冒，发热，有汗，鼻塞，头痛，咽痛，咳嗽，多痰	口服。一次1袋，一日3次	1. 忌烟、酒及辛辣、生冷、油腻食物； 2. 不宜在服药期间同时服用滋补性中药； 3. 风寒感冒者不适用，其表现为恶寒重，发热轻，无汗，头痛，鼻塞，流清涕，喉痒咳嗽； 4. 高血压、心脏病、肝病、糖尿病、肾病等慢性病严重者应在医师指导下服用； 5. 儿童、年老体弱者、孕妇应在医师指导下服用； 6. 服药3天症状无缓解，应去医院就诊； 7. 对本品过敏者禁用，过敏体质者慎用； 8. 本品性状发生改变时禁止使用； 9. 儿童必须在成人监护下使用	尚不明确
八珍颗粒	补气益血。用于气血两亏，面色萎黄，食欲不振，四肢乏力，月经过多	开水冲服，一次1袋，一日2次	1. 孕妇慎用； 2. 不宜和感冒类药同时服用； 3. 服本药时不宜同时服用藜芦或其制剂； 4. 本品为气血双补之药，性质较黏腻，有碍消化，故咳嗽痰多，脘腹胀痛，纳食不消，腹胀便溏者忌服； 5. 本品宜饭前服用或进食时服； 6. 按照用法用量服用，高血压患者，小儿及年老体虚者应在医师指导下服用； 7. 服药期间出现食欲不振，恶心呕吐，腹胀便溏者应去医院就诊； 8. 对本品过敏者禁用，过敏体质者慎用； 9. 本品性状发生改变时禁止使用	尚不明确

（三）预防调护

1. 加强孕期保健。

2. 正确处理分娩，注意均衡营养，增强体质，孕晚期应禁房事。

3. 产褥期应避风寒，慎起居，保持外阴清洁，严禁房事，以防外邪入侵。

4. 产后取半卧位，有利于恶露排出。

二、产后自汗、盗汗

产妇于产后渗渗汗出，持续不止，动则益甚者，称为"产后自汗"；若寐中汗出湿衣，醒来自止者，为"产后盗汗"，统称为"产后汗证"。

（一）病因病机

气虚、阴虚为本病主因。多由素体虚弱，产后耗气伤血，气虚腠理不密；或阴血骤虚，阳气外越，迫津外泄而致。

1. 气虚　素体虚弱，复因产时伤气耗血，气虚益甚，卫阳不固，腠理不实，阳不敛阴，阴津外泄，乃致自汗不止。

2. 阴虚　营阴素亏，加之因产失血伤津，阴血益虚，阴虚内热，寐时阳乘阴分，迫津外泄，致令盗汗。醒后阳气卫外，充腠理，实皮毛而汗自止。亦有因气随血伤，醒后卫阳仍不固而自汗不止者。

（二）辨证论治

1. 辨证要点　本病以产后出汗量多和持续时间长为特点。根据出汗发生时间之不同分自汗和盗汗。白昼汗多，动则尤甚为气虚自汗；寐中出汗，醒后即止为阴虚盗汗。

2. 治疗原则　治疗产后自汗、盗汗，气虚者，治以益气固表，和营止汗；阴虚者，治以益气养阴，生津敛汗。

3. 分证论治（表 11–27、表 11–28）

表 11–27　分证论治

证型	证候	治法	常用方剂	
			方剂及来源	药物组成
气虚	产后汗出过多，不能自止，动则加剧，时有恶风身冷，气短懒言，面色㿠白，倦怠乏力，舌质淡，苔薄白，脉细弱	益气固表和营止汗	黄芪汤（《济阴纲目》）	黄芪、白术、防风、熟地黄、煅牡蛎、茯苓、麦冬、大枣、甘草
阴虚	产后睡中汗出，甚则湿透衣衫，醒后即止，面色潮红，头晕耳鸣，口燥咽干，渴不思饮，或五心烦热，腰膝酸软，舌质红，苔少，脉细数	益气养阴生津敛汗	生脉散（《内外伤辨惑论》）加减	人参、麦冬、五味子

表 11–28　常用中成药

药物名称	功能主治	用法用量	注意事项	不良反应
生脉饮	益气，养阴生津。用于气阴两亏，心悸气短，自汗	口服，一次10mL，一日3次	1. 忌不易消化食物； 2. 感冒发热患者不宜服用； 3. 糖尿病患者及有高血压、心脏病、肝病、肾病等慢性病严重者应在医师指导下服用； 4. 儿童、孕妇、哺乳期妇女应在医师指导下服用； 5. 心悸气短严重者应去医院就诊； 6. 服药4周症状无缓解，应去医院就诊； 7. 对本品过敏者禁用，过敏体质者慎用； 8. 本品性状发生改变时禁止使用； 9. 儿童必须在成人监护下使用； 10. 请将本品放在儿童不能接触的地方	尚不明确

（三）预防调护

1. 加强产后营养及适当锻炼，以增强体质，调和营卫。
2. 适寒温，慎起居，防外感。

三、产后情志异常

产妇在产褥期出现精神抑郁，沉默寡言，情绪低落，或心烦不安，失眠多梦，或神志错乱，狂言妄语等症者，称为"产后情志异常"，通常在产后 2 周出现症状。

（一）病因病机

本病主要发病机制为产后多虚，心血不足，心神失养；或情志所伤，肝气郁结，肝血不足，魂失潜藏；或产后多瘀，瘀血停滞，上攻于心。

1. 心血不足　素体血虚，或产后失血过多，或产后思虑太过，所思不遂，心血暗耗，血不养心，心神失养，故致产后情志异常。

2. 肝气郁结　素性忧郁，胆怯心虚，气机不畅，复因产后情志所伤或突受惊恐，加之产后血虚，肝血不足，肝不藏魂，魂不守舍，而致产后情志异常。

3. 血瘀　产后元气亏虚，复因劳倦耗气，气虚无力运血，血滞成瘀，或产时、产后感寒，寒凝血瘀，或产后胞宫瘀血停滞，败血上攻，扰乱心神，神明失常，而致产后情志异常。

（二）辨证论治

1. 辨证要点　应重视产后多虚多瘀及气血变化的特点，根据产后全身症状及舌脉，辨明虚实及在气在血，分而治之。产后情绪低落，忧郁焦虑，悲伤欲哭，不能自制，心神不安，失眠多梦，气短懒言，舌淡，脉细者，多属虚；产后忧郁寡欢，默默不语，失眠多梦，神志恍惚，狂言妄语，舌暗有瘀斑，苔薄，脉弦或涩，多属实。

2. 治疗原则　治疗以调和气血，安神定志为主。同时配合心理治疗。

3. 分证论治（表 11-29、表 11-30）

表 11-29　分证论治

证型	证候	治法	常用方剂	
			方剂及来源	药物组成
心血不足	产后精神抑郁，沉默寡言，情绪低落，悲伤欲哭，心神不宁，失眠多梦，健忘心悸，恶露量多，神疲乏力，面色苍白或萎黄，舌质淡，苔薄白，脉细弱	养血滋阴补心安神	天王补心丹（《摄生秘剖》）	人参、玄参、当归、天冬、麦冬、丹参、茯苓、五味子、远志、桔梗、酸枣仁、生地黄、朱砂、柏子仁

续表

证型	证候	治法	常用方剂	
			方剂及来源	药物组成
肝气郁结	产后心情抑郁，或心烦易怒，心神不安，夜不入寐，或恶梦纷纭，惊恐易醒，恶露量或多或少，色紫暗，有血块，胸胁、乳房胀痛，善太息，舌淡红，苔薄，脉弦或弦细	疏肝解郁镇静安神	逍遥散（《太平惠民和剂局方》）加减	柴胡、当归、白芍、白术、茯苓、甘草、薄荷、炮姜
血瘀	产后抑郁寡欢，默默不语，神思恍惚，失眠多梦，或神志错乱，狂言妄语，如见鬼神，喜怒无常，哭笑不休，恶露不下，或下而不畅，色紫暗，有血块，小腹疼痛，拒按，面色晦暗，舌质紫暗，有瘀斑，苔白，脉弦或涩	活血化瘀镇静安神	癫狂梦醒汤（《医林改错》）加减	桃仁、赤芍、柴胡、香附、青皮、陈皮、大腹皮、桑白皮、苏子、木通、半夏、甘草

表 11-30　常用中成药

药物名称	功能主治	用法用量	注意事项	不良反应
天王补心丸	滋阴养血，补心安神。用于心阴不足，心悸健忘，失眠多梦，大便干燥	口服，一次8丸，一日3次	1. 睡前不宜饮用浓茶、咖啡等刺激性饮品； 2. 不可直接整丸吞服，建议嚼服或掰碎后吞服	尚不明确
逍遥丸	疏肝健脾，养血调经。用于肝郁脾虚所致的郁闷不舒、胸胁胀痛、头晕目眩、食欲减退、月经不调	口服，一次6～9g，一日1～2次	1. 忌生冷及油腻难消化的食物； 2. 服药期间要保持情绪乐观，切忌生气恼怒； 3. 有高血压、心脏病、肝病、糖尿病、肾病等慢性病严重者应在医师指导下服用； 4. 平素月经正常，突然出现经量过多、经期延长，或月经过少、经期错后，或阴道不规则出血者应去医院就诊； 5. 儿童、年老体弱、孕妇、哺乳期妇女及月经量多者应在医师指导下服用； 6. 服药3天症状无缓解，应去医院就诊； 7. 对本品过敏者禁用，过敏体质者慎用； 8. 本品性状发生改变时禁止使用； 9. 儿童必须在成人监护下使用	尚不明确

（三）预防调护

1. 观察产妇情绪变化，及时给予安慰和帮助。

2. 创造健康的产后恢复环境。

3. 清淡而营养的产后饮食。

4. 适度运动，快乐心情。

四、产后恶露不绝

产后血性恶露持续 10 天以上，仍淋沥不尽者，称为"产后恶露不绝"，又称"产后恶露不尽""产后恶露不止"。

（一）病因病机

恶露出于胞中，乃血所化，而血源于脏腑，注于冲任。本病发病机制主要为胞宫藏泻失度，冲任不固，气血运行失常。

1. 气虚　素体气虚，正气不足，复因产时气随血耗，或产后操劳过早，劳倦伤脾，中气不足，冲任不固，血失统摄，以致恶露日久不止。

2. 血热　素体阴虚，因产后亡血伤津，营阴更亏，阴虚则内热；或产后感受热邪；或因情志不遂，肝郁化热，热扰冲任，迫血妄行，而致恶露不绝。

3. 血瘀　产后胞宫、胞脉空虚，寒邪乘虚而入，血为寒凝，结而成瘀；或七情内伤，气滞而血瘀，瘀阻冲任，血不归经，以致恶露淋沥不尽。

（二）辨证论治

1. 辨证要点　辨证应以恶露的量、色、质、气味等，并结合全身症状辨别寒热、虚实。如恶露量多、色淡、质稀、无臭气者，多为气虚；色红或紫，黏稠而臭秽者，多为血热；色暗有块，小腹疼痛者，多为血瘀。

2. 治疗原则　治疗应遵循虚者补之，瘀者攻之，热者清之的原则分别施治，并随证选加相应止血药以达标本同治。

3. 分证论治（表 11-31、表 11-32）

表 11-31　分证论治

证型	证候	治法	常用方剂	
			方剂及来源	药物组成
气虚	产后恶露过期不止，量多，色淡红，质稀，无臭味，面色㿠白，精神倦怠，四肢无力，气短懒言，小腹空坠，舌淡，苔薄白，脉缓弱	益气摄血固冲	补中益气汤（《脾胃论》）加减	人参、黄芪、甘草、当归、陈皮、升麻、柴胡、白术
血热	产后恶露过期不止，量较多，色鲜红，质黏稠，口燥咽干，面色潮红，舌红苔少，脉细数无力	疏肝解郁镇静安神	保阴煎（《景岳全书》）加减	生地黄、熟地黄、黄芩、黄柏、白芍、山药、续断、甘草
血瘀	产后恶露过期不止，淋沥量少，或突然量多，色暗有块，或伴小腹疼痛拒按，块下痛减，舌紫暗，或有瘀点，苔薄，脉弦涩	活血化瘀理血归经	生化汤（《傅青主女科》）加减	当归、川芎、桃仁、炮姜、炙甘草

表 11-32 常用中成药

药物名称	功能主治	用法用量	注意事项	不良反应
加味生化颗粒	活血化瘀，温经止痛。用于瘀血不尽、冲任不固所致的产后恶露不绝，症见恶露不止，色紫暗或有血块，小腹冷痛	温水冲服。每次1袋（10g），每日3次	尚不明确	尚不明确
逍遥散	固经止血，滋阴清热。用于冲任不固、阴虚血热所致月经过多、经期延长，症见月经量多或经期延长，经色深红、质稠，或有小血块，腰膝酸软，咽干口燥，潮热心烦，舌红少津，苔少或无苔，脉细数，功能性子宫出血及上环后子宫出血见上述证候者	口服，每次1袋（15g），每日3次	尚不明确	尚不明确

（三）预防调护

1. 加强早期妊娠检查及孕期营养调护，提倡住院分娩。

2. 胎盘娩出后，必须仔细检查胎盘胎膜是否完整，有无副叶胎盘。如发现有宫腔残留，多应立即清宫。

3. 产后注意适当休息，注意产褥卫生，避免感受风寒。增加营养，不宜过食辛燥之品，提倡做产后保健操。

第五节 妇科杂病

凡不属经、带、胎、产和前阴疾病范畴，而又与女性解剖、生理特点有密切关系的疾病，称为"妇科杂病"。

常见的妇科杂病有不孕症、癥瘕、阴挺、阴痒、阴疮、盆腔炎性疾病、子宫内膜异位症和子宫腺肌病、多囊卵巢综合征等。妇科杂病，临床证候不同，病因病机各异。就病因而论，总结有三：其一，起居不慎，感受外邪；其二，脏腑气血阴阳失调；其三，禀赋不足，或情志因素、心理因素、环境刺激等导致疾病的产生。由于机体的脏腑、经络、气血功能失调，各种疾病趁机而生，妨碍健康。

一、癥瘕

癥瘕是指妇女小腹内的结块，伴有或胀、或痛、或满，并常致月经或带下异常，甚至影响生育的疾病。

（一）病因病机

本病的发生主要是机体正气不足，风寒湿热之邪内侵或七情、房事、饮食所伤，脏腑功能失调，致体内气滞、瘀血、痰湿、湿热等病理产物聚结于冲任、胞宫、胞脉，久而聚以成癥瘕。

1. 气滞血瘀　七情内伤，肝气郁结，阻滞经脉，血行不畅，气滞血瘀，积而成块，日久成癥。

2. 寒凝血瘀　寒邪客于冲任、胞宫、胞脉，血脉凝涩不行，瘀血乃生，积而成块，日久则成癥瘕。

3. 痰湿瘀结　素体脾虚，或饮食所伤，脾失健运，水湿不化，凝而为痰，痰湿与瘀血相搏，痰瘀互结，积聚成块，久而成癥瘕。

4. 气虚血瘀　素体脾虚，或积劳成疾，气虚行血无力，血行不畅，瘀血内停，积而成块，日久成癥瘕。

5. 肾虚血瘀　肾藏精，主生殖，为人体阴阳之根本。若先天肾气不足或后天伤肾，肾虚则脏腑之气失于资助，故血行无力，停滞为瘀，积而成块，日久为癥瘕。

6. 湿热瘀阻　经行产后，胞脉空虚，湿热之邪入侵，与气血相搏，或痰湿蕴结日久化热，结于冲任胞宫胞脉，日久成癥瘕。

（二）辨证论治

1. 辨证要点

（1）辨善恶：即辨癥瘕之良恶性。良性癥瘕一般生长缓慢，质地较软，边界清楚，活动良好，恶性癥瘕一般生长较快，质地坚硬，边界不清，并伴消瘦、腹水等。

（2）辨虚实：即辨虚实的属性，实邪多属瘀、痰、寒、湿、热等。一般包块固定、质硬，痛有定处，舌质暗或有瘀点者属瘀；包块质地软，舌淡苔腻者属痰；小腹冷痛，喜温者属寒；带下色黄，舌苔黄腻者属湿热。虚者以气虚、肾虚多见，一般小腹空坠，气短懒言属气虚；腰膝酸软，夜尿频多属肾虚。

一般而言，癥瘕发病初期以实邪为主，中期以邪实正虚为主，后期则以正虚为主；在疾病发展中，邪可以伤正，虚可以致实。

2. 治疗原则　本病治疗大法为活血化瘀，软坚散结。临床上宜根据患者寒热虚实属性之不同，结合体质及病程长短而酌用攻补，以期达到阴阳平和之目的。

3. 分证论治（表 11-33、表 11-34）

表 11-33　分证论治

证型	证候	治法	常用方剂	
			方剂及来源	药物组成
气滞血瘀	下腹包块质硬，下腹或胀或痛，经期延长，或经量多，经色暗夹血块，经行小腹疼痛，精神抑郁，善太息，胸胁胀闷，乳房胀痛，面色晦暗，肌肤不润，舌质暗，边见瘀点或瘀斑，苔薄白，脉弦涩	行气活血化瘀消癥	香棱丸（《严氏济生方》）	木香、丁香、三棱、枳壳、青皮、川楝子、小茴香、莪术

证型	证候	治法	常用方剂	
			方剂及来源	药物组成
寒凝血瘀	下腹包块质硬，小腹冷痛，喜温，月经后期，量少，经行腹痛，色暗淡，有血块，面色晦暗，形寒肢冷，手足不温，舌质淡暗，边见瘀点或瘀斑，苔白，脉弦紧	温经散寒祛瘀消癥	少腹逐瘀汤（《医林改错》）	肉桂、小茴香、干姜、当归、川芎、赤芍、蒲黄、五灵脂、没药、延胡索
痰湿瘀结	下腹包块按之不坚，小腹或胀或满，月经后期或闭经，经质黏稠、夹血块，体形肥胖，胸脘痞闷，肢体困倦，带下量多，色白质黏稠，舌暗淡，边见瘀点或瘀斑，苔白腻，脉弦滑或沉滑	化痰除湿活血消癥	苍附导痰丸（《叶氏女科证治》）合桂枝茯苓丸（《金匮要略》）	茯苓、半夏、陈皮、甘草、苍术、香附、胆南星、枳壳、生姜、神曲、桂枝、芍药、桃仁、牡丹皮
气虚血瘀	下腹部结块，下腹空坠，月经量多，或经期延长，经色淡红，有血块，经行或经后下腹痛，面色无华，气短懒言，语声低微，倦怠嗜卧，纳少便溏，舌质暗淡，舌边有瘀点或瘀斑，苔薄白，脉细涩	补气活血化瘀消癥	四君子汤（《太平惠民和剂局方》）合桂枝茯苓丸（《金匮要略》）	人参、白术、茯苓、甘草、桂枝、芍药、桃仁、牡丹皮、茯苓
肾虚血瘀	下腹部积块，下腹或胀或痛，月经后期，量或多或少，经色紫暗，有血块，面色晦暗，婚久不孕，腰膝酸软，小便清长，夜尿多，舌质淡暗，边见瘀点或瘀斑，苔白润，脉沉涩	补肾活血消癥散结	肾气丸（《金匮要略》）合桂枝茯苓丸（《金匮要略》）	桂枝、附子、熟地黄、山茱萸、山药、茯苓、牡丹皮、泽泻、芍药、桃仁
湿热瘀阻	下腹积块，小腹或胀或痛，带下量多色黄，月经量多，经期延长，经色暗，有血块，质黏稠，经行小腹疼痛，身热口渴，心烦不宁，大便秘结，小便黄赤，舌暗红，边见瘀点或瘀斑，苔黄腻，脉弦滑数	清利湿热化瘀消癥	大黄牡丹汤（《金匮要略》）	大黄、牡丹皮、桃仁、冬瓜仁、芒硝

表 11-34　常用中成药

药物名称	功能主治	用法用量	注意事项	不良反应
桂枝茯苓胶囊	活血，化瘀，消癥。用于妇人瘀血阻络所致癥块、经闭、痛经、产后恶露不尽；子宫肌瘤，慢性盆腔炎包块，痛经，子宫内膜异位症，卵巢囊肿见上述证候者；也可用于女性乳腺囊性增生病属瘀血阻络证，症见乳房疼痛，乳房肿块，胸胁胀闷；或用于前列腺增生属瘀阻膀胱证，症见小便不爽，尿细如线，或点滴而下，小腹胀痛者	口服，每次3粒，每日3次	经期停服	尚不明确

续表

药物名称	功能主治	用法用量	注意事项	不良反应
宫瘤消胶囊	活血化瘀，软坚散结。用于子宫肌瘤属气滞血瘀证，症见月经量多，夹有大小血块，经期延长，或有腹痛，舌暗红，或边有紫点、瘀斑，脉细弦或细涩	口服。每次3～4粒，每日3次	经期停服	尚不明确
大黄䗪虫丸	活血破瘀，通经消痞。用于瘀血内停，腹部肿块，肌肤甲错，目眶暗黑，潮热羸瘦，经闭不行	口服，每次1粒，每日3次	1. 孕妇禁用； 2. 皮肤过敏者停服； 3. 脾胃虚弱者及有出血倾向者慎用	尚不明确
丹鳖胶囊	活血化瘀，软坚散结。用于气滞血瘀所致子宫肌瘤、盆腔炎性包块，症见小腹胀痛，腰骶酸痛，带下量多，肛门坠胀，舌暗有斑	口服，每次5粒，每日3次	经期停药	尚不明确

（三）预防调护

1. 慎起居、劳逸结合，房事不宜过频。
2. 饮食清淡、营养，不易过时辛辣、寒凉的食物。
3. 保持心情舒畅。

二、不孕症

女子未避孕，性生活正常，与配偶同居1年而未孕者，称为不孕症。从未妊娠者为原发性不孕，《备急千金要方》称为"全不产"；曾经有过妊娠者继而未避孕1年以上未孕者为继发性不孕，《备急千金要方》称为"断绪"。

（一）病因病机

本病主要病机为肾气不足，冲任气血失调。

1. 肾虚　先天不足，或房劳多产，或久病大病，或年逾五七，肾气亏虚，精不化血，则冲任虚衰，难以受孕；素体阳虚或寒湿伤肾，肾阳不足，胞宫失煦，则冲任虚寒，不能成孕；肾阴素虚，或久病耗损真阴，天癸乏源，胞宫失养，冲任血海空虚，或阴虚内热，热扰冲任，乃致不孕。

2. 肝气郁结　情志不畅，或盼子心切，肝郁气滞，疏泄失常，气血失调，冲任失和，胎孕不受。

3. 痰湿内阻　思虑劳倦，或肝木犯脾，伤及脾阳，健运失司，水湿内停，湿聚成痰，冲任壅滞，而致不孕；或素体肥胖，嗜食肥甘，躯脂满溢，痰湿内盛，胞脉受阻，致令不孕。

4. 瘀滞胞宫　经行产后，摄生不慎，邪入胞宫致瘀；或寒凝血瘀，或热灼血瘀，或气虚运血无力致瘀，瘀滞冲任、胞宫，以致不孕。

（二）辨证论治

1. 辨证要点　主要根据月经、带下、全身症状及舌脉等综合分析，审脏腑、冲任、胞宫之病位，辨气血、寒热、虚实之变化。重视辨病与辨证相结合。

2. 治疗原则　治疗以温养肾气，调理气血为主。调畅情志，择"的候"而合阴阳，以利于受孕。

3. 分证论治（表 11-35、表 11-36）

表 11-35　分证论治

证型		证候	治法	常用方剂	
				方剂及来源	药物组成
肾虚	肾气虚	婚久不孕，月经不调或停闭，量多或少，色淡暗质稀，腰酸膝软，头晕耳鸣，精神疲倦，小便清长，舌淡，苔薄白，脉沉细，两尺尤甚	补益肾气调补冲任	毓麟珠（《景岳全书》）	当归、熟地黄、白芍、川芎、人参、白术、茯苓、炙甘草、菟丝子、杜仲、鹿角霜、川椒
	肾阳虚	婚久不孕，初潮延迟，月经后期，量少，色淡质稀，甚至停闭，带下量多，清稀如水，腰膝酸冷，性欲淡漠，面色晦暗，大便溏薄，小便清长，舌淡，苔白，脉沉迟	温肾助阳调补冲任	温胞饮（《傅青主女科》）	巴戟天、补骨脂、菟丝子、肉桂、附子、杜仲、白术、山药、芡实、人参
	肾阴虚	婚久不孕，月经先期，量少，色红质稠，甚或闭经，或带下量少，阴中干涩，腰酸膝软，头晕耳鸣，形体消瘦，五心烦热，失眠多梦，舌淡或舌红，少苔，脉细或细数	滋肾养血调补冲任	养精种玉汤（《傅青主女科》）	当归、白芍、熟地黄、山茱萸
肝气郁结		婚久不孕，月经周期先后不定，量或多或少，色暗，有血块，经行腹痛，或经前胸胁、乳房胀痛，情志抑郁，或烦躁易怒，舌淡红，苔薄白，脉弦	疏肝解郁理血调经	开郁种玉汤《（傅青主女科）》	当归、白芍、牡丹皮、香附、白术、茯苓、天花粉
痰湿内阻		婚久不孕，月经后期，甚或闭经，带下量多，色白质黏，形体肥胖，胸闷呕恶，心悸头晕，舌淡胖，苔白腻，脉滑	燥湿化痰理气调经	苍附导痰丸（《叶氏女科证治》）	茯苓、半夏、陈皮、甘草、苍术、香附、胆南星、枳壳、生姜、神曲
瘀滞胞宫		婚久不孕，月经后期，量或多或少，色紫黑，有血块，可伴痛经，平素小腹或少腹疼痛，或肛门坠胀不适，舌质紫暗，边有瘀点，脉弦涩	活血化瘀止痛调经	少腹逐瘀汤（《医林改错》）	肉桂、小茴香、干姜、当归、川芎、赤芍、蒲黄、五灵脂、没药、延胡索

表 11-36 常用中成药

药物名称	功能主治	用法用量	注意事项	不良反应
滋肾育胎丸	补肾健脾，益气培元，养血安胎，强壮身体。用于脾肾两虚、冲任不固所致的滑胎（防治习惯性流产和先兆性流产）；滴而下、小腹胀痛者	口服，淡盐水或蜂蜜水送服。一次5g，一日3次	1. 孕妇禁房事； 2. 感冒发热勿服； 3. 服药时忌食萝卜、薏苡仁、绿豆芽； 4. 如肝肾阴虚患者，服药后觉口干口苦者，改用蜂蜜水送服	尚不明确
右归丸	温补肾阳，填精止遗。用于肾阳不足，命门火衰，腰膝酸冷，精神不振，怯寒畏冷，阳痿遗精，大便溏薄，尿频而清	口服，一次1丸，一日3次	1. 服用前应除去蜡皮、塑料球壳； 2. 本品可嚼服，也可分份吞服	尚不明确
坤泰胶囊	滋阴清热，安神除烦。用于绝经期前后诸症。阴虚火旺者，症见潮热面红，自汗盗汗，心烦不宁，失眠多梦，头晕耳鸣，腰膝酸软，手足心热；妇女卵巢功能衰退更年期综合征见上述表现者	口服，一次6g，一日3次	1. 忌辛辣、少进油腻； 2. 不宜与感冒药同时服用； 3. 高血压、心脏病、肾病及脾胃虚弱者，请在医师指导下服用； 4. 服药2周症状无改善，应到医院诊治； 5. 按用法用量服用，如超量或长期服用，应向医师咨询； 6. 服药过程中出现不良反应，应停药并向医师咨询； 7. 对本品过敏者禁用，过敏体质者慎用	尚不明确
逍遥丸	疏肝健脾，养血调经。用于肝郁脾虚所致的郁闷不舒、胸胁胀痛、头晕目眩、食欲减退、月经不调	口服，一次6～9g，一日1～2次	1. 忌生冷及油腻难消化的食物； 2. 服药期间要保持情绪乐观，切忌生气恼怒； 3. 有高血压、心脏病、肝病、糖尿病、肾病等慢性病严重者应在医师指导下服用； 4. 平素月经正常，突然出现经量过多、经期延长，或月经过少、经期错后，或阴道不规则出血者应去医院就诊； 5. 儿童、年老体弱、孕妇、哺乳期妇女及月经量多者应在医师指导下服用； 3. 服药3天症状无缓解，应去医院就诊； 7. 对本品过敏者禁用，过敏体质者慎用； 8. 本品性状发生改变时禁止使用； 9. 儿童必须在成人监护下使用	尚不明确
定坤丹	滋补气血，调经舒郁。用于气血两虚、气滞血瘀所致的月经不调、行经腹痛、崩漏下血、赤白带下、血晕血脱、产后诸虚、骨蒸潮热	口服，一次3.5～7g，一日2次	1. 忌生冷、油腻及刺激性食物； 2. 伤风感冒时停服； 3. 有高血压、心脏病、肝病、糖尿病、肾病等慢性病严重者应在医师指导下使用； 4. 青春期少女及更年期妇女应在医师指导下服用； 5. 平素月经正常，突然出现月经过少，或经期错后，或阴道不规则出血者应去医院就诊； 6. 服药1个月症状无缓解，应去医院就诊； 7. 对本品过敏发生改变时禁止使用	尚不明确

续表

药物名称	功能主治	用法用量	注意事项	不良反应
少腹逐瘀丸	温经活血，散寒止痛。用于寒凝血瘀所致的月经后期、痛经，症见行经后错，行经小腹冷痛，经血紫暗，有血块	温黄酒或温开水送服。一次1丸，一日2～3次	1. 忌生冷食物，不宜洗凉水澡； 2. 服药期间不宜同时服用人参或其制剂； 3. 感冒发热患者不宜服用； 4. 有高血压、心脏病、肝病、糖尿病、肾病等慢性病严重者应在医师指导下服用； 5. 青春期少女及更年期妇女应在医师指导下服用； 6. 月经过多者，应及时去医院就诊； 7. 平素月经正常，突然出现月经过少，或经期错后，或阴道不规则出血者应去医院就诊； 8. 治疗痛经，宜在经前3～5天开始服药，连服1周。如有生育要求应在医师指导下服用； 9. 服药后痛经不减轻，或重度痛经者，应去医院就诊； 10. 治疗月经不调，服药1个月症状无缓解，应去医院就诊； 11. 对本品过敏者禁用，过敏体质者慎用	尚不明确

（三）预防调护

1. 保持心情舒畅，社会和家人要给予关心、体贴和支持，创造一个良好的心态环境。

2. 进行性知识宣传教育，注意卫生，预防和及早治疗生殖道炎症。

3. 计划生育，避免人工堕胎、引产等对肾精、气血的不必要损耗而造成不孕。

三、盆腔炎性疾病

盆腔炎性疾病指女性上生殖道及其周围组织的一组感染性疾病，主要包括子宫内膜炎、输卵管炎、输卵管卵巢脓肿、盆腔腹膜炎。炎症可局限于一个部位，也可同时累及几个部位，以输卵管炎、输卵管卵巢炎最常见。

急性盆腔炎

（一）病因病机

本病主要机制为湿、热、毒交结，邪正相争于胞宫、胞脉，或在胞中结块，蕴积成脓。

1. 热毒炽盛 经期、产后、流产后或手术后血室正开，若摄生不慎，或房事不禁，邪毒内侵，直中胞宫，客于冲任、胞宫、胞脉，化热酿毒，或蕴积成脓而发病。

2. 湿毒壅盛 经行产后，血室正开，若摄生不慎，或房事不禁，湿热毒邪入侵，客于冲任、胞宫、胞脉，或留滞于少腹，与气血搏结，邪正交争而发病。

3. 湿热蕴结 经行产后，血室正开，余血未净，若摄生不慎，或房事不禁，则湿热内侵，蕴结冲任、胞宫、胞脉，或留滞于少腹而发病。

（二）辨证论治

1. 辨证要点 根据发热特点，下腹疼痛、带下异常等情况，结合全身症状、舌脉综合分析。辨证以热毒、湿毒、湿热证为主。

2. 治疗原则 本病以中西医结合治疗为主，西医以抗生素治疗为主，中医药治疗应以"急则治其标"为原则，治以清热解毒利湿，凉血行气止痛以祛邪泄实；合并癥瘕脓肿者，又当解毒消肿排脓，活血消癥散结。必要时采取手术治疗。

3. 分证论治（表 11-37、表 11-38）

表 11-37　分证论治

证型	证候	治法	常用方剂	
			方剂及来源	药物组成
热毒炽盛	下腹胀痛或灼痛剧烈，高热，或壮热不退，恶寒或寒战，带下量多，色黄或赤白杂下，味臭秽，口苦烦渴，精神不振，或月经量多或崩中下血，大便秘结，小便短赤，舌红，苔黄厚或黄燥，脉滑数或洪数	清热解毒凉血消痈	五味消毒饮（《医宗金鉴》）合大黄牡丹汤（《金匮要略》）	蒲公英、金银花、野菊花、紫花地丁、天葵子、大黄、牡丹皮、桃仁、冬瓜仁、芒硝
湿毒壅盛	下腹胀痛拒按，或伴腰骶部胀痛难忍，发热恶寒，或高热不退，带下量多，色黄绿如脓，味臭秽，月经量多，经期延长或淋沥不尽，口苦口腻，大便溏泄，小便短少，舌红，苔黄腻，脉滑数	解毒利湿活血止痛	银翘红酱解毒汤（《中医妇科临床手册》）	忍冬藤、连翘、红藤、败酱草、牡丹皮、栀子、赤芍、桃仁、薏苡仁、延胡索、乳香、没药、川楝子
湿热蕴结	下腹胀痛，或伴腰骶部胀痛，发热，热势起伏或寒热往来，带下量多，色黄味臭，或经期延长或淋沥不止，口腻纳呆，小便黄，大便溏或燥结，舌红，苔黄厚，脉滑数	清热利湿活血止痛	仙方活命饮（《校注妇人良方》）加减	金银花、防风、白芷、当归、陈皮、赤芍、穿山甲、天花粉、贝母、乳香、没药、皂角刺、甘草

表 11-38　常用中成药

药物名称	功能主治	用法用量	注意事项	不良反应
妇乐颗粒	清热凉血，消肿止痛。用于盆腔炎、附件炎、子宫内膜炎等引起的带下、腹痛	口服，一次2袋（12g），一日2次	尚不明确	尚不明确
康妇炎胶囊	清热解毒，化瘀行滞，除湿止带。用于月经不调、痛经、附件炎、阴道炎、子宫内膜炎及盆腔炎等妇科炎症	口服，一次3粒，一日3次	1.忌食辛辣、生冷、油腻食物； 2.患有其他疾病者，应在医师指导下服用； 3.便溏或月经量多者不宜服用； 4.带下清稀者不宜选用，带下伴阴痒或有赤带者应去医院就诊； 5.伴有尿频、尿急、尿痛者，应去医院就诊； 6.服药2周症状无缓解应去医院就诊； 7.对本品过敏者禁用，过敏体质者慎用； 8.药品性状发生改变时禁止服用	尚不明确
金刚藤胶囊	清热解毒，化湿消肿。用于湿热下注所致的带下量多、黄稠，经期腹痛；慢性盆腔炎、附件炎或附件炎性包块见上述证候者	口服，一次4粒，一日3次	尚不明确	尚不明确

（三）预防调护

1. 注意性生活卫生，减少性传播疾病。

2. 及时治疗下生殖道感染。

3. 加强公共卫生教育，提高公众对生殖道感染的认识，宣传预防感染的重要性。

盆腔炎性疾病后遗症

（一）病因病机

本病病因较为复杂，但可概括为湿、热、瘀、寒、虚5个方面。湿热是本病主要的致病因素，瘀血阻遏为本病的根本病机。

1.湿热瘀结　湿热内蕴，余邪未尽，正气已伤，气血阻滞，湿热与瘀血交结，阻滞冲任、胞宫、胞脉。

2.气滞血瘀　素性抑郁，肝失条达，气机不利，气滞而血瘀，阻滞冲任、胞宫、胞脉。

3.寒湿瘀滞　经行产后，余血未尽，冒雨涉水，感寒饮冷；或久居寒湿之地，寒湿伤及冲任、胞宫、胞脉，血为寒湿所凝，血行不畅，凝结瘀滞而发病。

4. 气虚血瘀　素体虚弱，或大病久病，正气不足，余邪留恋或复感外邪，留着于冲任、胞宫、胞脉，血行不畅，瘀血停聚而发病。

5. 肾虚血瘀　素禀肾气不足，或房劳多产，损伤肾气，冲任气血失调，血行瘀滞，或久病不愈，肾气受损，瘀血内结而发病。

（二）辨证论治

1. 辨证要点　盆腔炎性疾病后遗症主要是湿热毒邪残留于冲任、胞宫，与气血搏结，聚结成瘀。故以血瘀为关键，病情缠绵，证候虚实错杂。临证需结合全身症状及舌脉辨别寒热、虚实。一般而言，本病以实证或虚实夹杂证多见，纯虚证少见。

2. 治疗原则　治疗以活血化瘀，行气止痛为主，配合清热利湿、疏肝行气、散寒除湿、补肾健脾益气等治疗。

3. 分证论治（表11-39、表11-40）

表11-39　分证论治

证型	证候	治法	常用方剂	
			方剂及来源	药物组成
湿热瘀结	少腹胀痛，或痛连腰骶，经行或劳累时加重，或有下腹癥块，带下量多，色黄，脘闷纳呆，口腻不欲饮，大便溏或秘结，小便黄赤，舌暗红，苔黄腻，脉滑或弦滑	清热利湿化瘀止痛	银甲丸（《王渭川妇科经验选》）	金银花、连翘、升麻、红藤、蒲公英、生鳖甲、紫花地丁、生蒲黄、椿根皮、大青叶、茵陈、琥珀末、桔梗
气滞血瘀	下腹胀痛或刺痛，情志不畅则腹痛加重，经行量多有瘀块，瘀块排出则痛缓，胸胁、乳房胀痛，或伴带下量多，色黄质稠，或婚久不孕，舌紫暗或有瘀点，苔白或黄，脉弦涩	疏肝行气化瘀止痛	膈下逐瘀汤（《医林改错》）	当归、川芎、赤芍、桃仁、红花、枳壳、延胡索、五灵脂、乌药、香附、牡丹皮、甘草
寒湿瘀滞	下腹冷痛或刺痛，腰骶冷痛，得温则减，带下量多，色白质稀，月经量少或月经错后，经色暗或夹血块，形寒肢冷，大便溏泄，或婚久不孕，舌质淡暗或有瘀点，苔白腻，脉沉迟或沉涩	祛寒除湿化瘀止痛	少腹逐瘀汤（《医林改错》）合桂枝茯苓（《金匮要略》）	肉桂、小茴香、干姜、当归、川芎、赤芍、蒲黄、五灵脂、没药、延胡索、桂枝、芍药、牡丹皮、茯苓、菟丝子、桑寄生、续断、阿胶
气虚血瘀	小腹隐痛或坠痛，缠绵日久，或痛连腰骶，或有下腹癥块，带下量多，色白质稀，经期延长或量多，经血淡暗，伴精神萎靡，体倦乏力，食少纳呆，舌淡暗，或有瘀点，苔白，脉弦细或沉涩	益气健脾化瘀止痛	理冲汤（《医学衷中参西录》）加减	生黄芪、党参、白术、生山药、天花粉、知母、三棱、莪术、生鸡内金

续表

证型	证候	治法	常用方剂	
			方剂及来源	药物组成
肾虚血瘀	下腹绵绵作痛或刺痛，痛连腰骶，遇劳累则加重，喜温喜按，头晕耳鸣，畏寒肢冷，或伴月经后期或量少，经血暗夹块，夜尿频多，或婚久不孕，舌暗淡，苔白，脉沉涩	温肾益气化瘀止痛	温胞饮（《傅青主女科》）合失笑散（《太平惠民和剂局方》）	巴戟天、补骨脂、菟丝子、肉桂、附子、杜仲、白术、山药、芡实、人参、蒲黄、五灵脂

表 11-40　常用中成药

药物名称	功能主治	用法用量	注意事项	不良反应
花红胶囊	清热解毒，燥湿止带，祛瘀止痛。用于湿热瘀滞所致带下病、月经不调，症见带下量多，色黄质稠，小腹隐痛，腰骶酸痛，经行腹痛；慢性盆腔炎、附件炎见上述证候者	口服，一次3粒，一日3次	1.忌食辛辣、生冷、油腻食物；2.妇女经期、哺乳期慎用。月经过多者慎用；3.患有其他疾病者，应在医师指导下服用；4.带下清稀者不宜选用。伴有赤带者，应去医院就诊；5.服药7天症状无缓解，应去医院就诊；6.对本品过敏者禁用，过敏体质者慎用	尚不明确
妇科千金胶囊	清热除湿，补益气血。用于湿热瘀阻所致的带下病、腹痛，症见带下量多，色黄质稠，臭秽，小腹疼痛，腰骶酸疼，神疲乏力；慢性盆腔炎、子宫内膜炎、慢性宫颈炎见上述证候者	口服，一次2粒，一日3次	1.忌食辛辣；2.本品建议饭后服用；3.当使用本品出现不良反应时，应停药并及时就医	尚不明确
坤复康胶囊	活血化瘀，清利湿热。用于气滞血瘀、湿热蕴结之盆腔炎，症见带下量多、下腹疼痛等症	口服，一次3～4粒，一日3次	尚不明确	尚不明确
桂枝茯苓胶囊	活血，化瘀，消癥。用于妇人瘀血阻络所致癥块、经闭、痛经、产后恶露不尽；子宫肌瘤、慢性盆腔炎包块、痛经、子宫内膜异位症、卵巢囊肿见上述证候者；也可用于女性乳腺囊性增生病属瘀血阻络证，症见乳房疼痛，乳房肿块，胸胁胀闷；或用于前列腺增生属瘀阻膀胱证，症见小便不爽，尿细如线，或点滴而下，小腹胀痛	口服，每次3粒，每日3次	经期停服	尚不明确

续表

药物名称	功能主治	用法用量	注意事项	不良反应
妇宝颗粒	益肾和血，理气止痛。用于肾虚夹瘀所致的腰酸腿软、小腹胀痛、白带量多；慢性盆腔炎、附件炎见上述证候者	用开水冲服，一次10g，一日2次	1. 忌辛辣、生冷、油腻食物； 2. 糖尿病患者及有高血压、心脏病、肝病、肾病等慢性病严重者应在医师指导下服用； 3. 少女、孕妇、绝经后患者均应在医师指导下服用； 4. 伴有赤带者，应去医院就诊； 5. 腹痛较重者应及时去医院就诊； 6. 服药2周症状无缓解，应去医院就诊； 7. 对本品过敏者禁用，过敏体质者慎用； 8. 本品性状发生改变时禁止使用	尚不明确
丹黄祛瘀片	活血止痛，软坚散结。用于气虚血瘀、痰湿凝滞引起的慢性盆腔炎，症见白带增多者	口服，每次2～4片，一日2～3次	尚不明确	尚不明确

（三）预防调护

1. 避免不洁性生活，减少性传播疾病的发生。

2. 及时、正确诊断治疗下生殖道感染。

3. 注意卫生，避免不正确的卫生习惯，经期禁止性生活。

4. 一旦出现腹痛、发热、阴道分泌物增多，及时到医院就诊。

5. 在48小时内做出急性盆腔炎的诊断及治疗，将明显降低盆腔炎性疾病后遗症的发生率。

第十二章　儿科疾病的中药用药指导 ▷▷▷▷

第一节　肺系疾病

一、感冒

感冒是因外邪侵袭人体所引起的以鼻塞、流涕、喷嚏、咳嗽、头痛、发热、恶寒、全身酸痛等为主要临床表现的病证。病情轻者称为"伤风""冒风""冒寒"，病情较重者称为"重伤风"，在一个时期内广泛流行、证候多相似者称为"时行感冒"。本病相当于西医学的急性上呼吸道感染。

本病四季均可发生，以气候骤变及冬春两季时发病率较高。任何年龄均可发病，尤以婴幼儿最为常见。因小儿肺脏娇嫩，脾常不足，神气怯弱，心火易炽，肝风易动，感邪之后，易出现夹痰、夹滞、夹惊的兼证，且常诱发哮喘，也可引起心肌炎、急性肾炎等疾病。

（一）病因病机

小儿感冒发生的病因，以感受风邪为主，也有感受时邪疫毒所致。风为百病之长，常夹寒热暑湿燥邪及时邪疫毒等致病。在气候变化，冷热失常，沐浴着凉，调护不当时容易发生本病。当小儿正气不足、机体抵抗力低下时，外邪乘虚侵袭机体，发为感冒。

1. 感受风寒　风寒之邪，由皮毛而入，束于肌表，郁于腠理。寒主收引，致使肌肤闭郁，卫阳不得宣发，导致恶寒、发热、无汗；寒邪束肺，肺气失宣，则鼻塞、流涕、咳嗽。

2. 感受风热　风热之邪，由口鼻而入，侵犯肺卫，肺气失宣，卫气不畅，则致发热较重、恶风、微有汗出；上扰清窍则头痛；热邪客肺，肺气失宣，则鼻塞、流涕、喷嚏、咳嗽；咽喉为肺胃之门户，风热上乘咽喉，则致咽喉肿痛等证候。小儿肌肤薄，藩篱疏，感邪之后易于传变，即使外感风寒，正邪相争，寒易化热，或表寒未解，里热已炽，形成寒热夹杂之证。

3. 感受暑湿　夏季暑湿当令，黏腻重浊，束表困脾，卫表失宣则发热重，无汗；脾气被遏，清阳不升，则头晕头痛；湿邪遏于肌表则身重困倦；湿邪困于中焦，阻碍气机，脾胃升降失司，则致胸闷、犯恶、食欲不振，甚至呕吐、泄泻。

4. 感受时邪　小儿为稚阴稚阳之体，形气未充，肌表薄弱，时行疫疠最易感触，且易相染流行。外感时行疫疠之邪，犯于肺脾二经。疫邪性烈，易于传变，故起病急骤；邪犯肺卫，郁于肌表，则初起发热、恶寒、肌肉酸痛；疫火上熏，则目赤咽红；邪毒犯胃，胃气上逆，则见恶心、呕吐；邪毒犯脾，脾失运化，则见腹泻、腹痛等症。

感冒的病变部位主要在肺卫，可累及肝脾。病机关键为肺卫失宣。由于小儿肺脏娇嫩，感邪之后，失于宣肃，气机不利，津液不得敷布而内生痰液，痰壅气道，则咳嗽加剧，喉间痰鸣，此为感冒夹痰。小儿脾常不足，感邪之后，脾运失司，稍有饮食不节，致乳食停积，阻滞中焦，则脘腹胀满，不思乳食，或伴呕吐、泄泻，此为感冒夹滞。小儿神气怯弱，肝气未盛，感邪之后，热扰心肝，易致心神不宁，睡卧不安，甚至引动肝风致抽搐，此为感冒夹惊。

（二）辨证论治

1. 辨证思路　本病变证，重在辨风寒、风热、暑湿、表里、虚实。

感冒辨证可从发病情况、全身及局部症状着手。冬春多风寒、风热及时行感冒，夏秋季节多暑邪感冒，发病呈流行性者为时行感冒。感冒日久或反复感冒则多为正虚感冒。除常证外，辨证时还应结合辨别夹痰、夹滞、夹惊的兼证。

2. 治疗原则　感冒的治疗，以疏风解表为基本治疗原则。根据辨证，分别采用辛温解表、辛凉解表、清暑解表、清瘟解毒等治法。若有兼夹，则佐以化痰、消导、镇惊之法。

因小儿为稚阴稚阳之体，发汗不宜太过，以免耗损津液。小儿感冒容易寒从热化，或热为寒闭，形成寒热夹杂之证，单用辛凉汗出不透，单用辛温恐助热化火，常取辛凉辛温并用。感冒若单用解表法易汗出后复热，应据证情合用清热解毒、清暑化湿、化痰消食、镇惊熄风等治法。体质虚弱者不宜过于发表，或采用扶正解表法。反复呼吸道感染患儿应在感冒之后及时调理，改善体质，增强免疫力。

3. 分证论治（表 12-1、表 12-2）

表 12-1　分证论治

证型	证候	治法	常用药	
			方剂	药物组成
风寒感冒	恶寒发热，无汗，头痛，身痛，鼻塞流涕，喷嚏，咳嗽，口不渴，咽无红肿及疼痛，舌淡红，苔薄白，脉浮紧，指纹浮红	辛温解表	荆防败毒散（《摄生众妙方》）加减	荆芥、防风、羌活、苏叶、桔梗、前胡、甘草
风热感冒	发热重，恶风，有汗或无汗，头痛，鼻塞流脓涕，喷嚏，咳嗽，痰黄黏，咽红或肿，口干而渴，舌质红，苔薄白或黄，脉浮数，指纹浮紫	辛凉解表	银翘散（《温病条辨》）加减	金银花、菊花、连翘、薄荷、桔梗、牛蒡子、大青叶、荆芥、淡豆豉、芦根、竹叶
暑邪感冒	发热无汗，头痛鼻塞，身重困倦，咳嗽不剧，胸闷泛恶，食欲不振，或有呕吐泄泻，舌质红，苔黄腻，脉数	清暑解表	新加香薷饮（《温病条辨》）加减	香薷、金银花、连翘、厚朴、白扁豆

续表

证型		证候	治法	常用药	
				方剂	药物组成
时疫感冒		全身症状较重，壮热嗜睡，汗出热不解，目赤咽红，肌肉酸痛，或有恶心呕吐，或见疹点散布，舌红苔黄，脉数	清瘟解毒	银翘散（《温病条辨》）合普济消毒饮（《东垣试效方》）加减	银花、连翘、荆芥、羌活、山栀、黄芩、板蓝根、绵马贯众、桔梗、牛蒡子、薄荷
兼证	夹滞	感冒兼见脘腹胀满，不思饮食，呕吐酸腐，口气秽浊，大便酸臭，或腹痛泄泻，或大便秘结，舌苔垢腻，脉滑	解表合消食导滞	疏风解表的基础上佐用保和丸	焦山楂、焦六神曲、鸡内金、莱菔子、枳壳
	夹惊	兼见惊惕啼叫，夜卧不安，磨牙，甚则惊厥抽风，舌尖红，脉弦	解表清热镇惊息风	疏风解表基础上加用镇惊丸加减	钩藤、蝉蜕、僵蚕、煅龙骨、茯苓

表 12-2　常用中成药

药物名称	功能主治	用法用量	注意事项	不良反应
风寒感冒颗粒	解表发汗，疏风散寒。用于风寒感冒，发热，头痛，恶寒，无汗，咳嗽，鼻塞，流清涕	口服，一次1袋，一日3次	1.忌烟、酒及辛辣、生冷、油腻食物； 2.不宜在服药期间同时服用滋补性中成药； 3.风寒感冒者不适用； 4.按照用法用量服用，小儿、年老体虚者应在医师指导下服用	尚不明确
风热感冒颗粒	疏风清热，利咽解毒。用于风热感冒，发热，有汗，鼻塞，头痛，咽痛，咳嗽，多痰	口服，一次1袋，一日3次	1.忌烟、酒及辛辣、生冷、油腻食物； 2.不宜在服药期间同时服用滋补性中成药； 3.风寒感冒者不适用； 4.按照用法用量服用，小儿、年老体虚者应在医师指导下服用	尚不明确
藿香正气水	解表化湿，理气和中。外感风寒、内伤湿滞或夏伤暑湿所致的感冒，症见头痛昏重、胸膈痞闷、脘腹胀痛、呕吐泄泻、肠胃型感冒见上述证候者	口服，一次半支(5mL)～1支(10mL)，一日2次，用时摇匀	1.忌烟、酒及辛辣、生冷、油腻食物，饮食宜清淡； 2.不宜在服药期间同时服用滋补性中药； 3.吐泻严重者应及时去医院就诊； 4.严格按用法用量服用，本品不宜长期服用； 5.对本品及酒精过敏者禁用，过敏体质者慎用； 6.含有乙醇辅料的藿香正气水，应避免服用头孢类药物，以免发生双硫仑样反应。倘若不慎发生双硫仑样反应，轻则可自行消退，无需特殊处理；重则出现严重中毒反应时，应立即就医治疗	服用藿香正气水有发生药疹、紫癜的个别报道

续表

药物名称	功能主治	用法用量	注意事项	不良反应
连花清瘟胶囊	清瘟解毒，宣肺泄热。用于治疗流行性感冒属热毒袭肺证，症见发热或高热，恶寒，肌肉酸痛，鼻塞流涕，咳嗽，头痛，咽干咽痛，舌偏红，苔黄或黄腻等	口服，一次4粒，一日3次	1. 忌烟、酒及辛辣、生冷、油腻食物； 2. 不宜在服药期间同时服用滋补性中药； 3. 风寒感冒者不适用； 4. 严格按用法用量服用，本品不宜长期服用	尚不明确
清开灵颗粒	清热解毒，镇静安神。用于外感风热时毒、火毒内盛所致高热不退，烦躁不安，咽喉肿痛，舌质红绛，苔黄，脉数；上呼吸道感染、病毒性感冒、急性扁桃体炎、急性咽炎、急性气管炎、高热等属上述证候者	口服，一次3～6g（一次1～2袋），一日2～3次，儿童酌减或遵医嘱	1. 忌烟、酒及辛辣、生冷、油腻食物； 2. 不宜在服药期间同时服用滋补性中药； 3. 服药3天症状无缓解，应去医院就诊； 4. 风寒感冒者不适用	尚不明确
小儿豉翘清热颗粒	疏风解表，清热导滞。用于小儿风热感冒挟滞证，症见发热咳嗽，鼻塞流涕，咽红肿痛，纳呆口渴，脘腹胀满，便秘或大便酸臭，溲黄	开水冲服，6个月至1岁：一次1～2g；1～3岁：一次2～3g；4～6岁：一次3～4g；7～9岁：一次4～5g；10岁以上：一次6g。一日3次	1. 忌烟、酒及辛辣、生冷、油腻食物； 2. 不宜在服药期间同时服用滋补性中药； 3. 风寒感冒者不适用	尚不明确
午时茶颗粒	祛风解表，化湿和中。用于外感风寒、内伤食积证，症见恶寒发热、头痛身楚、胸脘满闷、恶心呕吐、腹痛腹泻	开水冲服，一次6g，一日1～2次	1. 忌烟、酒及辛辣、生冷、油腻食物； 2. 不宜在服药期间同时服用滋补性中成药； 3. 风热感冒者不适用； 4. 服药3天后症状无改善，或出现发热咳嗽加重，并有其他严重症状如胸闷、心悸等时应去医院就诊	尚不明确
小儿金丹片	祛风化痰，清热解毒。用于外感风热，痰火内盛所致的感冒，症见发热，头痛，咳嗽，气喘，咽喉肿痛，呕吐及高热惊风	口服，周岁以上一次2片，周岁以下酌减，一日3次	1. 本品为风热上攻、肺火壅盛型急喉痹所致，肺肾阴虚型慢喉痹者不宜用； 2. 本品主治痰热急惊风，若脾虚肝旺慢脾风及阴虚风动者忌用； 3. 本品含有清热镇静药，小儿脾胃虚弱者慎用；需要应用者，不可久用，中病即止； 4. 本品含有朱砂，不宜久服、过量服用； 5. 饮食宜清淡，忌食辛辣、油腻之品	尚不明确

（三）预防调护

1. 加强锻炼，经常户外活动，多晒太阳。

2. 随气候变化，及时增减衣服。

3. 及时接种流感疫苗，避免与感冒患者接触，流行感冒期间少去公共场所。

4. 流行感冒期间定时进行空气消毒，居室保持空气流通、新鲜。

5. 发热期间应多饮开水，饮食宜清淡、易消化，如米粥、新鲜蔬菜、水果等，忌食辛辣、生冷，肥甘厚味。

6. 注意观察病情变化，注意体温变化，防止发生惊厥。

二、咳嗽

咳嗽是指因肺失宣降，肺气上逆而引起咳嗽作声、咳吐痰液的病证，也是肺系疾病的主要症状。咳嗽可分为外感咳嗽和内伤咳嗽，由于小儿肺常不足，卫外不固，很容易感受外邪引起发病，故临床以外感咳嗽为多见。本病一年四季均可发生，冬春季多见。小儿年龄越小，患病率越高。多数预后良好，部分可致反复发作，日久不愈。本病相当于西医学所称的气管炎、支气管炎。

（一）病因病机

小儿咳嗽的病因分为外感和内伤，外感咳嗽为六淫外邪犯肺；内伤咳嗽为脏腑功能失调，内邪干肺。常见的病因有外邪犯肺、痰浊内生、脏腑亏虚等。本病病位主要在肺脾。病机为肺脏受邪，失于宣降，肺气上逆。

1. 外邪犯肺　小儿肺常不足、外卫不固，多寒暖不能自调，最易感受六淫之邪。风邪为百病之长，其他外邪多随风邪而侵袭入体，故在外感咳嗽中，均以风邪为先导。风为阳邪，化热最速，且小儿为纯阳之体，故小儿风寒咳嗽，大多为时短暂，并化热入里，出现热性咳嗽。

2. 痰浊内生　小儿脾常不足，若饮食喂养不当，致脾失健运，水湿内停，酿湿成痰，上贮于肺，肺失宣肃而至咳嗽。此即"脾为生痰之源，肺为贮痰之器"。加之外邪犯肺，肺不能宣布浸液，聚而为痰；若其他脏腑功能失调，也可导致咳嗽发生，如肝火亢盛或木火刑金，则煎液为痰，蕴结于肺而发为咳嗽。

3. 脏腑亏虚　小儿脏腑娇嫩，若遇外感咳嗽，日久不愈，正气亏耗，或正虚邪恋，肺气不足，肺失宣肃，气逆而上，发为气虚咳嗽，咳嗽持久，咳声无力；肺热津伤，燥热伤液，肺阴受损，致阴虚咳嗽。

小儿咳嗽病因虽多，但其发病机理皆为肺脏受累，宣肃失司而成。外感咳嗽病起于肺，内伤咳嗽可因肺病迁延，也可由他脏先病累及于肺所致。其病理因素主要为痰。外感咳嗽为六淫之邪，侵袭肺系，致肺气壅遏不宣；清肃之令失常，痰液滋生。内伤多为脾虚生痰，痰阻气道，影响肺气出入，致气逆作咳。若小儿肺脾两虚，气不化津则痰湿更易滋生。若痰湿蕴肺，遇感引触，转从热化，则可出现痰热咳嗽。小儿禀赋不足，素体虚弱，若外感咳嗽日久不愈，可耗伤气阴，发展为肺阴耗伤或肺脾气虚之证。

（二）辨证论治

1. 辨证思路 本病变证，根据病情的长短和表证的有无辨外感、内伤；并结合咳嗽的声音、咳痰性状辨寒热、虚实。

外感咳嗽往往病程短，伴有表证，多属实证。内伤咳嗽，发病多缓，病程较长，多兼有不同程度的里证，常呈由实转虚的证候变化。

2. 治疗原则 本病以宣肃肺气为基本治疗原则。外感咳嗽者，佐以疏风解表；内伤咳嗽者，佐以燥湿化痰，或清热化痰，或益气健脾，或养阴润肺等法随证施治。

外感咳嗽一般邪气盛而正气未虚，治宜疏散外邪，宣通肺气为主，邪去则正安，不宜过早使用苦寒、滋腻、收涩、镇咳之药，以免留邪。内伤咳嗽，则应辨明由何脏累及，随证立法。痰盛者化痰以宣肃肺气，依痰热、痰湿之不同，分别予以清热化痰或燥湿化痰。后期以补为主，分别以润肺滋阴与健脾补肺为法。

3. 分证论治（表 12-3、表 12-4）

表 12-3 分证论治

证型	证候	治法	常用药	
			方剂	药物组成
风寒咳嗽	咳嗽频作，咽痒声重，痰白清稀，鼻塞流涕，恶寒少汗，或有发热头痛，全身酸痛，舌苔薄白，脉浮紧，指纹浮红	疏风散寒宣肃肺气	杏苏散（《温病条辨》）加减	杏仁、苏叶、陈皮、茯苓、法半夏、桔梗、甘草等
风热咳嗽	咳嗽不爽，痰黄黏稠，不易咯出，口渴咽痛，鼻流浊涕，伴有发热头痛，恶风，微汗出，舌质红，苔薄黄，脉浮数，指纹红紫	疏风清热宣肃肺气	桑菊饮（《温病条辨》）加减	桑叶、菊花、薄荷、连翘、杏仁、桔梗、浙贝母、大青叶、牛蒡子、芦根、甘草等
痰热咳嗽	咳嗽痰多，色黄黏稠，咯吐不爽，咳剧气促，喉间痰鸣，发热口渴，烦躁不宁，尿少色黄，大便干结，舌质红，苔黄腻，脉滑数，指纹紫滞	清热泻肺宣肃肺气	清金化痰汤（《统旨方》）加减	黄芩、栀子、桑白皮、前胡、款冬花、鱼腥草、浙贝母、天竺黄、桔梗、麦冬、甘草等
痰湿咳嗽	咳嗽重浊，痰多壅盛，色白而稀，胸闷纳呆，神乏困倦，形体虚胖，舌淡红，苔白腻，脉浮，指纹沉滞	燥湿化痰宣肺肃气	二陈汤（《太平惠民和剂局方》）加减	陈皮、法半夏、茯苓、甘草、炙麻黄、杏仁、白前等
阴虚咳嗽	干咳无痰，或痰少而黏，不易咯出，口渴咽干，喉campaign声嘶，手足心热，或咳嗽带血，午后潮热，舌红少苔，脉细数，指纹紫	养阴润肺化痰止咳	沙参麦冬汤（《温病条辨》）加减	南沙参、麦冬、地黄、玉竹、天花粉、甘草、桑白皮、炙款冬花、炙枇杷叶等

表 12-4　常用中成药

药物名称	功能主治	用法用量	注意事项	不良反应
杏苏止咳冲剂	宣肺气，散风寒，镇咳祛痰。用于风寒感冒，咳嗽气逆	开水冲服，一次12g，一日3次	1. 忌食辛辣、油腻食物； 2. 本品适用于风寒咳嗽，其表现为咳嗽声重，气急，咳痰稀薄色白，常伴鼻塞、流清涕； 3. 支气管扩张、肺脓疡、肺心病、肺结核、糖尿病患者应在医师指导下服用； 4. 服用一周病证无改善，应停止服用，去医院就诊； 5. 服药期间，若患者出现高热，体温超过38℃，或出现喘促气急者，或咳嗽加重，痰量明显增多，痰由白变黄者应到医院就诊； 6. 长期服用，应向医师或药师咨询； 7. 对本品过敏者禁用，过敏体质者慎用； 8. 本品性状发生改变时禁止使用； 9. 儿童必须在成人监护下使用	尚不明确
急支糖浆	清热化痰，宣肺止咳。用于外感风热所致的咳嗽，症见发热、恶寒、胸膈满闷、咳嗽咽痛；急性支气管炎、慢性支气管炎、急性发作见上述证候者	口服，一次20～30mL，一日3～4次。儿童一岁以内一次5mL；一岁至三岁一次7mL；三岁至七岁一次10mL；七岁以上一次15mL，一日3～4次	1. 忌烟、酒及辛辣、生冷、油腻食物； 2. 不宜在服药期间同时服用滋补性中药； 3. 支气管扩张、肺脓疡、肺心病、肺结核患者出现咳嗽时应去医院就诊； 4. 高血压、心脏病患者慎用。糖尿病患者及有肝病、肾病等慢性病严重者应在医师指导下服用； 5. 儿童、孕妇、哺乳期妇女、年老体弱者应在医师指导下服用； 6. 服药期间，若患者发热体温超过38.5℃，或出现喘促气急者，或咳嗽加重、痰量明显增多者应去医院就诊； 7. 服药3天症状无缓解，应去医院就诊； 8. 对本品过敏者禁用，过敏体质者慎用； 9. 本品性状发生改变时禁止使用； 10. 儿童必须在成人监护下使用； 11. 请将本品放在儿童不能接触的地方； 12. 如正在使用其他药品，使用本品前请咨询医师或药师； 13. 运动员慎用	尚不明确
金振口服液	清热解毒，祛痰止咳。用于小儿急性支气管炎符合痰热咳嗽者，表现为发热，咳嗽，咳吐黄痰，咳吐不爽，舌质红，苔黄腻等	口服，6个月至1岁，一次5mL，一日3次；2～3岁，一次10mL，一日2次；4～7岁，一次10mL，一日3次；8～14岁，一次15mL，一日3次。疗程5～7天，或遵医嘱	1. 忌辛辣、生冷、油腻食物； 2. 不宜在服药期间同时服用滋补性中药； 3. 脾胃虚弱，大便稀溏者慎用； 4. 婴儿及糖尿病患儿应在医师指导下服用； 5. 风寒闭肺、内伤久咳者不适用； 6. 发热体温超过38.5℃的患者，应去医院就诊； 7. 服药3天症状无缓解，应去医院就诊； 8. 对本品过敏者禁用，过敏体质者慎用； 9. 本品性状发生改变时禁止使用； 10. 儿童必须在成人监护下使用； 11. 请将本品放在儿童不能接触的地方； 12. 如正在使用其他药品，使用本品前请咨询医师或药师	偶见药后便溏，停药后即可恢复如常

续表

药物名称	功能主治	用法用量	注意事项	不良反应
橘红痰咳液	理气化痰，润肺止咳。用于痰浊阻肺所致的咳嗽、气喘、痰多；感冒、支气管炎、咽喉炎见上述证候者	口服，一次 10～20mL，一日 3 次	1. 忌烟、酒及辛辣、生冷、油腻食物； 2. 不宜在服药期间同时服用滋补性中药； 3. 支气管扩张、肺脓疡、肺心病、肺结核患者出现咳嗽时应去医院就诊； 4. 糖尿病患者及有高血压、心脏病、肝病、肾病等慢性病严重者应在医师指导下服用； 5. 儿童、孕妇、哺乳期妇女、年老体弱者应在医师指导下服用； 6. 服药期间，若患者发热体温超过 38.5℃，或出现喘促气急者，或咳嗽加重、痰量明显增多者应去医院就诊； 7. 服药 3 天症状无缓解，应去医院就诊； 8. 对本品过敏者禁用，过敏体质者慎用； 9. 本品性状发生改变时禁止使用； 10. 儿童必须在成人监护下使用； 11. 请将本品放在儿童不能接触的地方； 12. 如正在使用其他药品，使用本品前请咨询医师或药师	尚不明确
养阴清肺糖浆	养阴润肺，清热利咽。用于咽喉干燥疼痛，干咳、少痰或无痰	口服，一次 20mL，一日 2 次	1. 忌烟、酒及辛辣食物； 2. 痰湿壅盛患者不宜服用，其表现为痰多粘稠，或稠厚成块； 3. 风寒咳嗽者不宜服用，其表现为咳嗽声重，鼻塞流清涕； 4. 有支气管扩张、肺脓疡、肺心病的患者及孕妇，应在医师指导下服用。糖尿病患者服用前应向医师咨询； 5. 服用 3 天，症状无改善，应去医院就诊； 6. 按照用法用量服用，小儿、年老体虚者应在医师指导下服用； 7. 长期服用应向医师咨询； 8. 对本品过敏者禁用，过敏体质者慎用； 9. 本品性状发生改变时禁止使用； 10. 儿童必须在成人监护下使用； 11. 请将本品放在儿童不能接触的地方； 12. 如正在使用其他药品，使用本品前请咨询医师或药师	尚不明确

（三）预防调护

1. 注意天气变化，做好防寒保暖，避免受惊，防止感冒。

2. 经常户外活动，加强锻炼，增强小儿抗病能力。

3. 保持室内空气新鲜、流通，注意休息。

4. 饮食宜清淡、易消化，忌食辛辣、冷饮，肥甘厚味，控制生冷瓜果和辛辣香燥的食物的摄入，多饮水。

5. 经常变换体位及轻拍背部，有助于排除痰液。

三、哮喘

哮喘是小儿时期常见的一种反复发作的哮鸣气喘性肺系疾病。临床以反复发作，发作时喘促气急、喉间哮鸣、呼吸困难、张口抬肩、摇身撷肚为主要特征。哮指声响言，喘指气息言，哮必兼喘，故通称哮喘。

本病发作有明显的季节性，以冬季及气温多变季节发作为主，年龄以 1～6 岁多见，常在 3 岁以内初次发作。本病有明显的遗传倾向，起病越早遗传倾向越明显。大多数患儿经治疗可缓解或自行缓解，在正确的治疗和调护下，随年龄的增长，大都可以治愈。但若失雨防治，喘息持续，或反复发作，迁延不愈，可延及成年，甚至医患终身。本病包括了西医学所称喘息性支气管炎、支气管哮喘。

（一）病因病机

本病的发病原因既有内因，又有外因。内因责之于痰饮内伏，与肺脾肾三脏有关，外因主要为感受外邪，接触异气。

小儿肺脏娇嫩，脾常不足，肾常虚。肺虚则卫外失固，腠理不密，易为外邪所侵，邪阻肺络，气机不利，津液凝聚为痰；脾主运化水谷精微，脾虚不运，生湿酿痰，上贮于肺；肾气虚弱，不能蒸化水液而为清津，上泛为痰，聚液成饮。痰饮留伏与肺脾肾三脏功能失常有关，尤其责之于肺脾两脏。外因以外感六淫为主，六淫之邪，冬春多为风寒、风热，或秋季乍冷乍热，外邪乘虚入侵而诱发。邪入肺经，引动伏痰，痰阻气道，肺失肃降，气逆痰动而为哮喘。

哮喘的病位主要在肺，其主要发病机理为痰饮内伏，遇外来因素感触而发，反复不已。发作时，痰随气升，气因痰阻，相互搏结，阻塞气道，气机升降不利，以致呼气不畅，气息喘促，咽喉哮吼痰鸣。邪蕴肺络，肺气壅塞不畅，胸部窒闷。肺气不宣，致心血瘀阻，可致肢端、颜面出现紫绀。邪盛正衰，气阳外脱，可见额汗、肢冷、面色白、脉微等喘脱危候。

由于感邪的不同，体质的差异，所以又有病性上寒热的区别及转化。哮喘反复发作，肺气耗散，寒痰伤及脾肾之阳，痰热耗灼肺肾二阴，则可由实转虚。在平时表现肺、脾、肾等脏气虚弱之候，如正气来复，内饮蠲化，病有转机，发作可渐减少而趋康复。若痰饮不除，脏气虚弱未复，哮有夙根，触遇诱因又可引起哮喘再次发作，反复发作，致使正气衰减，疾病迁延，缠绵难愈。

（二）辨证论治

1. 辨证思路　哮喘临床分为发作期与缓解期，辨证主要从寒热虚实和肺脾肾三脏入手。发作期以邪实为主，重点辨寒热；缓解期以正虚为主，重点辨脏腑，其次辨伏痰，再辨气血阴阳。

发作时哮吼痰鸣，喘急倚息，以邪实为主。咳喘痰黄，身热面赤，口干舌红为热性哮喘；咳喘畏寒，痰多清稀，舌苔白滑为寒性哮喘。缓解期哮喘已平，出现肺脾肾三脏不足，以正虚为主。辨别哮喘虚实可从病程长短、全身症状轻重来区别，气短多汗，易感冒多为气虚；形寒肢冷面白，动则心悸为阳虚；消瘦乏力、盗汗面红为阴虚。

2. 治疗原则　本病的治疗，发作期当攻邪以治其标，分辨寒热虚实、寒热夹杂分别随证施治。缓解期治以扶正，调其脏腑功能。由于哮喘的病因复杂，采用多种疗法综合治疗，除口服药外，如三伏天敷贴疗法的冬病夏治，雾化吸入、敷贴、针灸疗法，以及配合环境疗法、心身疗法可增强疗效。本病应重视缓解期的治疗，以图根治。

3. 分证论治（表 12-5、表 12-6）

表 12-5　分证论治

证型		证候	治法	常用药	
				方剂	药物组成
发作期	寒性哮喘	咳嗽气喘，喉间哮鸣，痰多白沫，形寒肢冷，鼻流清涕，面色淡白，唇青，恶寒无汗，舌淡红，苔白滑，脉浮滑，指纹红	温肺散寒涤痰定喘	小青龙汤（《伤寒论》）合三子养亲汤（《韩氏医通》）加减	麻黄、桂枝、细辛、干姜、半夏、白芍、五味子、白芥子、苏子、莱菔子等
	热性哮喘	咳嗽哮喘，声高息涌，咯痰稠黄，喉间哮吼痰鸣，胸膈满闷，身热，面赤，口干咽红，尿黄便秘，舌质红，苔黄腻，脉滑数，指纹紫	清肺涤痰止咳平喘	麻黄杏仁甘草石膏汤（《伤寒论》）合苏葶丸（《医宗金鉴》）加减	炙麻黄、杏仁、前胡、石膏、黄芩、葶苈子、苏子、桑白皮、射干、瓜蒌皮、枳壳等
	寒热错杂	病程较长，哮喘持续，喘促胸闷，咳嗽痰多，喉中痰吼，动则喘甚，面色欠华，畏寒肢冷，小便清长，舌淡，苔薄白或白腻，脉细弱，指纹淡滞	泻肺平喘补肾纳气	射干麻黄汤（《金匮要略》）合都气丸（《症因脉治》）加减	射干、麻黄、半夏、五味子、细辛、款冬花、熟地黄、山茱萸、山药、补骨脂等
缓解期	肺脾气虚	咳嗽无力，反复感冒，气短自汗，神疲乏力，形瘦纳差，面色少华，便溏，舌淡，苔薄白，脉细软，指纹淡	健脾益气补肺固表	人参五味子汤（《幼幼集成》）合玉屏风散（《医方类聚》）加减	人参、五味子、茯苓、白术、黄芪、防风、百部、橘红等
	脾肾阳虚	动则喘促，咳嗽无力，气短心悸，面色苍白，形寒肢冷，脚软无力，腹胀纳差，大便溏泻，夜尿多，发育迟缓，舌淡，苔薄白，脉细弱，指纹淡	健脾温肾固摄纳气	金匮肾气丸（《金匮要略》）加减	附子、肉桂、山茱萸、熟地黄、山药、茯苓、白术、核桃仁、五味子等
	肺肾阴虚	喘促乏力，咳嗽时作，干咳或咳痰不爽，面色潮红，形体消瘦，夜间盗汗，手足心热，便秘，舌红少津，舌红苔花剥，脉细数，指纹淡红	补肾敛肺养阴纳气	麦味地黄丸（《寿世保元》）加减	麦冬、百合、五味子、山茱萸、熟地黄、枸杞子、山药、丹皮、茯苓等

表 12-6　常用中成药

药物名称	功能主治	用法用量	注意事项	不良反应
小青龙口服液	解表化饮，止咳平喘。用于风寒水饮，恶寒发热，无汗，喘咳痰稀	口服，一次10mL，一日3次	1. 忌烟、酒及辛辣、生冷、油腻食物； 2. 不宜在服药期间同时服用滋补性中药； 3. 内热咳喘及虚喘者不适用； 4. 支气管扩张、肺脓疡、肺心病、肺结核患者出现咳嗽时应去医院就诊； 5. 高血压、心脏病患者慎用。有肝病、糖尿病、肾病等慢性病严重者应在医师指导下服用； 6. 儿童、孕妇、哺乳期妇女、年老体弱者应在医师指导下服用； 7. 服药期间，若患者发热体温超过38.5℃，或出现喘促气急者，或咳嗽加重、痰量明显增多者应去医院就诊； 8. 严格按用法用量服用，本品不宜长期服用； 9. 用药3天症状无缓解，应去医院就诊	尚不明确
哮喘宁颗粒	宣肺止咳，清热平喘。用于肺热哮喘	开水冲服，五周岁以下儿童一次5g，五至十周岁一次10g，十至十四周岁一次20g，成人可适量增加或遵医嘱，一日2次	尚不明确	尚不明确
小儿宣肺止咳颗粒	宣肺解表，清热化痰。用于小儿外感咳嗽，痰热壅肺所致的咳嗽痰多、痰黄黏稠、咳痰不爽	用温开水冲服，1岁以内一次1/3袋，1岁至3岁一次2/3袋，4岁至7岁一次1袋，8岁至14岁一次1.5袋，一日3次，3日为一疗程；或遵医嘱	1. 忌食辛辣、生冷、油腻食物； 2. 按照用法用量服用，服药3日症状无改善或服药期间症状加重者，应及时就医； 3. 对小儿宣肺止咳颗粒过敏者禁用，过敏体质者慎用； 4. 小儿宣肺止咳颗粒性状发生改变时禁止使用； 5. 儿童必须在成人监护下使用； 6. 请将小儿宣肺止咳颗粒放在儿童不能接触的地方； 7. 如正在使用其他药品，使用小儿宣肺止咳颗粒前请咨询医师或药师	尚不明确
玉屏风颗粒	益气，固表，止汗。用于表虚不固，自汗恶风，面色㿠白，或体虚易感风邪者	开水冲服，一次1袋，一日3次	1. 忌油腻食物； 2. 本品宜饭前服用； 3. 按照用法用量服用，小儿、孕妇、高血压、糖尿病患者应在医师指导下服用； 4. 服药2周或服药期间症状无改善，或症状加重者，应立即停药并去医院就诊； 5. 药品性状发生改变时禁止服用； 6. 儿童必须在成人监护下使用； 7. 请将此药品放在儿童不能接触的地方； 8. 如正在服用其他药品，使用本品前请咨询医师或药师	尚不明确

续表

药物名称	功能主治	用法用量	注意事项	不良反应
固本咳喘片	益气固表，健脾补肾。用于脾虚痰盛、肾气不固所致的咳嗽、痰多、喘息气促、动则喘剧；慢性支气管炎、肺气肿、支气管哮喘见上述证候者	口服，一次3片，一日3次	1. 忌不易消化食物； 2. 感冒发热患者不宜服用； 3. 有高血压、心脏病、肝病、糖尿病、肾病等慢性病严重者应在医师指导下服用； 4. 儿童、孕妇、哺乳期妇女应在医师指导下服用； 5. 支气管扩张、肺脓疡、肺心病、肺结核患者出现咳嗽时应去医院就诊； 6. 本品仅用于慢性支气管炎缓解期，发作期不宜服用； 7. 服药期间，若患者发热体温超过38.5℃，或出现喘促气急者，或咳嗽加重、痰量明显增多者应去医院就诊； 8. 服药4周症状无缓解，应去医院就诊； 9. 对本品过敏者禁用，过敏体质者慎用； 10. 本品性状发生改变时禁止使用； 11. 儿童必须在成人监护下使用； 12. 请将本品放在儿童不能接触的地方； 13. 如正在使用其他药品，使用本品前请咨询医师或药师。请仔细阅读说明书并遵医嘱使用	尚不明确
蛤蚧定喘丸	滋阴清肺，止咳平喘。用于肺肾两虚、阴虚肺热所致的虚劳咳喘、气短烦热、胸满郁闷、自汗盗汗	口服，水蜜丸一次5～6g，一日2次	1. 服药期间忌食辛辣、油腻食物； 2. 本品适用于肺肾两虚，痰浊阻肺，症见虚痨久咳，动则气短，胸满郁闷，五心烦热，自汗盗汗，咽干口燥； 3. 服用7天病证无改善，应停止服用，去医院就诊； 4. 服药期间，若患者哮喘又急性发作；或是出现寒热表证，或是咳嗽喘息加重，痰量明显增多者均应停药，并到医院就诊； 5. 高血压、心脏病等慢性病患者应在医师指导下服用； 6. 儿童、孕妇及脾胃虚寒者慎用； 7. 对本品过敏者禁用，过敏体质者慎用； 8. 药品性状发生改变时禁止服用； 9. 儿童必须在成人监护下使用； 10. 请将此药品放在儿童不能接触的地方； 11. 如正在服用其他药品，使用本品前请咨询医师或药师	尚未明确

（三）预防调护

1. 避免受凉，防止感冒，在气候多变时，及时增减衣服，做好防寒保暖。尤其气候转变、换季时或流感流行时，预防外感诱发哮喘。

2. 积极治疗和清除病灶，如及时治疗鼻窦炎、鼻息肉等，避免各种诱发因素，如海鲜、冰冷饮料、咸或甜等食物及尘螨、花粉等刺激性气味等。

3.家族中具有过敏体质遗传基因者，应采取筛查，针对饮食、环境等早期进行干预。

4.发病期间避免剧烈运动和情绪激动，以防诱发哮喘。

5.居室宜空气流通，阳光充足。

6.饮食宜清淡、易消化，忌食辛辣、生冷，肥甘厚味。

7.适当参加体育锻炼，增强体质。

第二节　脾胃系疾病

一、鹅口疮

鹅口疮是以口腔黏膜、舌上散在或布满白屑为主要临床特征的一种口腔疾病。因口腔满布白屑时状如鹅口故称鹅口疮，又因其色白如雪片，故又称"雪口"。西医学亦称鹅口疮，认为是由白色念珠菌所致的口炎。

本病发病无明显季节性，常见于禀赋不足，体质虚弱，营养不良，久病、久泻的小儿，尤以早产儿、新生儿多见。轻症一般预后良好；少数重症患者，白屑蔓延鼻道、咽喉或气管，甚至波及肺，影响呼吸和吮乳，则可危及生命。本病在《诸病源候论·鹅口候》中已做了较为系统的论述，书中说："小儿初生口里白屑起，乃至舌上生疮，如鹅口里，世谓之鹅口。此由在胎时受谷气盛，心脾热气熏发于口故也。"明确指出了鹅口疮是由心脾积热所致。

（一）病因病机

本病以胎热内蕴，口腔不洁，感染秽毒之邪为主要病因。孕母体内蕴积热毒遗于胎儿，或生后护理不当，口腔不洁，柔嫩黏膜易于破损，秽毒之邪乘虚而入，发为本病。或因疾病用药不当，正气受损，体内阴阳平衡失调，阴液暗耗，虚火内生，上熏口舌而成。

1.心脾积热　孕母体内蕴积热毒遗于胎儿，或生后护理不当，口腔不洁，柔嫩黏膜易于破损，秽毒之邪乘虚而入，发为本病。脾开窍于口，脾络布于舌下，口腔黏膜有赖于脾气煦养；心开窍于舌，心脉布于舌上。心脾积热，循经上炎，熏灼口舌，秽毒外侵，致使口腔舌上产生白屑，发为鹅口疮。

2.虚火上浮　婴儿先天禀赋不足，素体阴亏，或久病伤阴，肾阴不足，水不制火，虚火上浮，内熏口舌，亦可导致口腔舌上出现白屑，发为鹅口疮。

若邪盛正虚，病情发展蔓延，火热之邪可致上下壅塞，肺气闭塞，引起呼吸不利，吞咽困难等危重证候。

（二）辨证论治

1.辨证思路　本病以八纲辨证为主，重在辨虚实轻重。

凡病程短，口腔白屑堆积，周围红，烦躁多啼，便干尿黄，舌红者，多属心脾积热之实证。病程长，口腔白屑散在，周围不红，形瘦颧红，手足心热，舌光红少苔者，多属虚火上浮之虚证；鹅口疮轻证白屑较少，除口腔舌上出现白屑外，全身症状轻微或无，饮食、睡眠正常；重证白屑堆积，可蔓延至鼻腔、咽喉、食道，甚至白屑叠叠，壅塞气道，妨碍吮乳，啼哭不止。若见脸色苍白或发灰，呼吸急促，哭声不出者，为危重证候。

2. 治疗原则 本病根据临床表现，可分为实火与虚火两证，实证宜清泻心脾积热，虚证宜滋阴养肾降火。

3. 分证论治（表 12-7、表 12-8）

表 12-7 分证论治

证型	证候	治法	常用药	
			方剂	药物组成
心脾积热	口腔、舌上白屑堆积，周围焮红较甚，面赤唇红，烦躁不宁，吮乳啼哭，或伴发热，口干或渴，大便秘结，小便短黄，舌质红，苔白厚腻，脉滑数，指纹紫滞	清心泻脾	清热泻脾散（《医宗金鉴》）加减	黄连、连翘、栀子、黄芩、生石膏、生地黄、茯苓、灯心草等
虚火上浮	口腔、舌上白屑稀散，周围焮红不重，形体怯弱，面白颧红，手足心热，口干不渴，或大便溏，舌红，苔少，脉细数无力，指纹淡紫	滋阴降火	知柏地黄丸（《医宗金鉴》）加减	生地黄、熟地黄、山茱萸、山药、茯苓、泽泻、丹皮、知母、黄柏等

表 12-8 常用中成药

药物名称	功能主治	用法用量	注意事项	不良反应
导赤丸	清热泻火，利尿通便。用于火热内盛所致的口舌生疮、咽喉疼痛、心胸烦热、小便短赤、大便秘结	口服，一次1丸，一日2次；周岁以内小儿酌减	1. 忌烟、酒及辛辣食物； 2. 不宜在服药期间同时服用滋补性中药； 3. 高血压、心脏病、肝病、糖尿病、肾病等慢性病严重者应在医师指导下服用； 4. 服药后大便次数增多且不成形者，应酌情减量。 5. 扁桃体有化脓或发热体温超过38.5℃的患者应去医院就诊； 6. 儿童、孕妇、哺乳期妇女、年老体弱及脾虚便溏者应在医师指导下服用； 7. 严格按用法用量服用，本品不宜长期服用； 8. 服药3天症状无缓解，应去医院就诊； 9. 对本品过敏者禁用，过敏体质者慎用； 10. 本品性状发生改变时禁止使用； 11. 儿童必须在成人监护下使用； 12. 请将本品放在儿童不能接触的地方； 13. 如正在使用其他药品，使用本品前请咨询医师或药师	尚不明确

续表

药物名称	功能主治	用法用量	注意事项	不良反应
知柏地黄丸	滋阴降火。用于阴虚火旺，潮热盗汗，口干咽痛，耳鸣遗精，小便短赤	口服，水蜜丸一次30粒（6g），一日2次	1. 孕妇慎用； 2. 虚寒性病患者不适用，其表现为怕冷，手足凉，喜热饮； 3. 不宜和感冒类药同时服用； 4. 本品宜空腹或饭前服用开水或淡盐水送服； 5. 服药一周症状无改善，应去医院就诊； 6. 药品性状发生改变时禁止服用； 7. 按照用法用量服用，小儿应在医师指导下用； 8. 儿童必须在成人的监护下使用； 9. 请将此药品放在儿童不能接触的地方； 10. 如在服用其他药品，使用本品前请咨询医师或药师	尚不明确
朱黄散	清热解毒，祛腐生肌。用于咽喉肿痛糜烂，口腔溃疡久不收敛	取药少许吹患处，一日2～3次	遵医嘱	尚不明确
青黛散	清热解毒，消肿止痛。用于治疗口疮，咽喉肿痛	先用凉开水或淡盐水洗净口腔，将药少许吹撒患处，一日2～3次	遵医嘱	尚不明确
西瓜霜喷剂	清热解毒，消肿止痛。用于风热上攻、脾胃热盛所致的乳蛾、喉痹、口糜，症见咽喉肿痛，喉核肿大，口舌生疮，牙龈肿痛或出血；急、慢性咽炎，扁桃体炎，口腔炎，口腔溃疡，牙龈炎见上述证候者及轻度烫伤（表皮未破）者	外用，喷、吹或敷于患处，一次适量，一日数次。重症者兼服，一次1～2g，一日3次	1. 忌烟酒、辛辣、鱼腥食物； 2. 不宜在服药期间同时服用滋补性中药； 3. 有高血压、心脏病、肝病、糖尿病、肾病等慢性病严重者应在医师指导下服用； 4. 儿童、孕妇、哺乳期妇女、年老体弱、脾虚便溏者应在医师指导下服用； 5. 扁桃体有化脓或口糜严重者应在医师指导下应用； 6. 发热体温超过38.5℃的患者应去医院就诊； 7. 口腔内喷火敷药时请不要呼吸，以防药粉进入呼吸道而引起呛咳。用药后半小时内不得进食饮水； 8. 严格按照用法用量应用，本品不宜长期应用； 9. 用药3天症状无缓解，应去医院就诊； 10. 对本品过敏者禁用，过敏体质者慎用	尚不明确
开喉剑气雾剂	清热解毒，消肿止痛。用于肺胃蕴热所致的咽喉肿痛，口干口苦，牙龈肿痛及口腔溃疡、复发性口疮见以上证候者	喷患处，每次适量，一日数次	尚不明确	尚不明确

（三）预防调护

1. 注意饮食卫生，食物宜新鲜、清洁。乳母不宜过食辛辣刺激之品。婚后妇女患阴道霉菌病应及早治疗。

2. 注意小儿口腔清洁卫生，哺乳婴儿的奶瓶、奶嘴，乳母的乳头均应保持清洁。防止损伤口腔粘膜。

3. 避免过烫、过硬或刺激性食物及不必要的口腔擦拭，防止损伤口腔粘膜。

4. 注意婴儿营养，提倡母乳喂养，及时添加辅食，适当补充维生素 B_2 和维生素 C。

5. 对禀赋不足、久病、久泻的婴儿应加强护理。

6. 避免长期使用抗生素或肾上腺皮质激素。

二、便秘

便秘是指大便排便周期延长；或周期不长，但粪质干结，排便艰难；或粪质不硬，虽有便意，但便出不畅的病证。西医学中的功能性便秘，即属本病范畴。

便秘可见于任何年龄，为小儿常见临床证候，一年四季均可发生。由于排便困难，部分患儿可出现食欲不振，睡眠不安，或由于便时努力，引起肛裂、脱肛或痔疮。

（一）病因病机

小儿便秘常见病因有饮食失调、情志失和、燥热内结、气血亏虚。主要病位在大肠，与脾、肝、肾三脏相关，病机关键是大肠传导失调。

1. 乳食积滞　小儿脾常不足，乳食不知自节，若饮食喂养不当，损伤脾胃，运化失常，停滞中焦，积久化热，耗伤津液，肠道失润，发为便秘。

2. 邪热伤津　小儿易感温热时邪，或过食肥甘炙热，灼津伤阴，肠道津少失濡，大便干结，形成便秘。

3. 气机郁滞　小儿因生活环境、习惯改变，所欲不遂，情志不疏；或小儿久坐少动，因排便困难，便对排便形成恐惧心理，有便意而不愿排便，使气机郁滞，大便郁秘结。

4. 气血亏虚　小儿若禀赋不足、后天失调，或疾病影响、药物克伐等，均可导致气血不足，气虚则传导无力，血虚则肠道失润。若病及于肾，耗阴损阳，则不能蒸化津液湿润肠道，则肠道干涸，便秘由生。

（二）辨证论治

1. 辨证思路　本病辨证，首辨虚实，继辨寒热。

实证多为乳食积滞、燥热内结、气机郁滞所致，粪质干燥，常伴腹痛拒按，口苦口臭，口腔溃疡，睡眠不安等症状。虚证多因气血亏虚，失于濡养，传导无力所致。病程较长，粪质不甚干结，但欲便不出或便出不畅，腹胀喜按，常伴身疲乏力，面色无华等虚症表现；热证便秘多有面赤身热，口干，尿黄，腹胀腹痛，舌红苔黄等症状。寒证便秘常见四肢不温，面色青白，喜温恶寒，小便清肠，舌淡苔白等症状。

2. 治疗原则　本病治疗，以润肠通便为基本法则，根据病因不同，分别采用消食导滞、清热润肠、理气通便、益气养血等治法。

3. 分证论治（表 12-9、表 12-10）

表 12-9　分证论治

证型	证候	治法	常用药	
			方剂	药物组成
食积便秘	大便秘结，脘腹胀满，不思饮食，或恶心呕吐，或有口臭，手足心热，小便黄少，舌质红，苔黄厚，脉沉有力，指纹紫滞	消积导滞通便	枳实导滞丸（《内外伤辨惑论》）加减	枳实、焦神曲、大黄、黄连、黄芩、茯苓、白芷、焦山楂等
燥热便秘	大便干结，排便困难，甚则便秘不通，面赤身热，腹胀或痛，小便短赤，或口干口臭，或口舌生疮，舌质红，苔黄燥，脉滑实，指纹紫滞	清热润肠通便	麻子仁丸（《伤寒论》）加减	火麻仁、大黄、厚朴、枳实、杏仁、芍药、郁李仁、瓜蒌仁等
气滞便秘	大便秘结，欲便不能，甚或胸胁痞满，腹胀疼痛，嗳气频作，舌质红，苔薄白，脉弦，指纹滞	理气导滞通便	六磨汤（《证治准绳》）加减	木香、沉香、乌药、大黄、槟榔、枳实等
气虚便秘	时有便意，大便不干燥，仍努挣难下，排便时汗出气短，便后身疲乏力，面色少华，舌淡苔薄，脉虚弱，指纹淡红	益气润肠通便	黄芪汤（《金匮翼》）加减	黄芪、火麻仁、陈皮、白蜜等
血虚便秘	大便秘结，艰涩难下，面色无华，唇甲色淡，心悸目眩，舌质淡嫩，苔薄白，脉细弱，指纹淡	养血润肠通便	润肠丸（《沈氏尊生方》）加减	生地黄、当归、火麻仁、桃仁、枳壳等

表 12-10　常用中成药

药物名称	功能主治	用法用量	注意事项	不良反应
枳实导滞丸	消积导滞，清利湿热。用于脘腹胀痛，不思饮食，大便秘结，痢疾里急后重	口服，一次6～9g，一日2次	忌食生冷食物	未见明显不良反应
麻仁丸	润肠通便。用于肠热津亏所致的便秘，症见大便干结难下，腹部胀满不舒；习惯性便秘见上述证候者	口服，水蜜丸一次6g，一日1～2次	1. 饮食宜清淡，忌酒及辛辣食物； 2. 不宜在服药期间同时服用滋补性中药； 3. 有高血压、心脏病、肝病、糖尿病、肾病等慢性病严重者应在医师指导下服用； 4. 儿童、孕妇、哺乳期妇女、年老体弱者应在医师指导下服用； 5. 严格按用法用量服用，本品不宜长期服用； 6. 服药3天症状无缓解，应去医院就诊； 7. 对本品过敏者禁用，过敏体质者慎用； 8. 本品性状发生改变时禁止使用； 9. 儿童必须在成人监护下使用； 10. 请将本品放在儿童不能接触的地方； 11. 如正在使用其他药品，使用本品前请咨询医师或药师	尚不明确

续表

药物名称	功能主治	用法用量	注意事项	不良反应
木香槟榔丸	行气导滞，泻热通便。用于湿热内停，赤白痢疾，里急后重，胃肠积滞，脘腹胀痛，大便不通	口服，一次半袋（3g）至1袋（6g），一日2～3次	1. 寒湿内蕴胃痛、痢疾及冷积便秘者慎用； 2. 年老体弱及脾胃虚弱者慎用； 3. 忌食辛辣油腻、酸性及不易消化食物	尚不明确
补中益气丸	补中益气，升阳举陷。用于脾胃虚弱，中气下陷，体倦乏力，食少腹胀，久泻，脱肛，子宫脱垂	口服，一次9g，一日2～3次	1. 忌不易消化食物； 2. 感冒发热患者不宜服用； 3. 有高血压、心脏病、肝病、糖尿病、肾病等慢性病严重者应在医师指导下服用； 4. 儿童、孕妇、哺乳期妇女应在医师指导下服用； 5. 服药4周症状无缓解，应去医院就诊； 6. 对本品过敏者禁用，过敏体质者慎用； 7. 本品性状发生改变时禁止使用； 8. 儿童必须在成人监护下使用； 9. 请将本品放在儿童不能接触的地方； 10. 如正在使用其他药品，使用本品前请咨询医师或药师	尚不明确
桑椹膏	补肝肾，益精血。用于肝肾精血亏损引起的身体消瘦，腰膝酸软，盗汗，头晕眼花，口渴咽干	口服，一次10g，一日2次	1. 忌油腻食物； 2. 感冒患者不宜服用； 3. 服药2周或服药期间症状无改善，或症状加重，或出现新的严重症状，应立即停药并去医院就诊； 4. 按照用法用量服用，小儿及孕妇应在医师指导下服用； 5. 糖尿病患者慎用； 6. 对本品过敏者禁用，过敏体质者慎用； 7. 本品性状发生改变时禁止使用	尚不明确

（三）预防调护

1. 合理饮食结构，纠正不良饮食习惯，适量多饮水，多进食蔬菜、水果，尤其是粗纤维类蔬菜。

2. 增加活动量，避免久坐少动。

3. 对患儿进行排便训练，养成定时排便习惯。

三、厌食

厌食指小儿较长时期不思进食，厌恶摄食的一种病症。本病四季均可发生，但夏季暑湿当令之时可使症状加重，发病年龄以1～6岁最为多见，城市儿童发病率较高。患儿除食欲不振外，一般无其他明显不适，预后良好。但长期不愈者，可使气血生化乏源，抗病能力下降，而易患他病，甚至影响生长发育，转为疳证。西医"消化功能紊乱"中的厌食症可参照本证治疗。

（一）病因病机

厌食病因有先天因素及后天因素，病变脏腑主要在脾胃，病机关键为脾胃失健，纳化失和。

1. 先天因素 先天胎禀不足，脾胃薄弱之儿，往往生后即表现不欲吮乳，若后天又失于调养，则脾胃怯弱，长期乳食难以增进。

2. 后天因素 后天因素有喂养不当、病传药害、情志失调等因素。

厌食的病变脏腑在脾胃，发病机理总在脾运胃纳功能的失常。胃司受纳，脾主运化，脾胃调和，则口能知五谷饮食之味。小儿由于各类病因，造成脾胃受损运纳功能的失常。厌食为脾胃轻症，多数患儿病变以运化功能失健为主，虚象不著，因饮食喂养不当，或湿浊、气滞困脾，脾气失展，胃纳不开。部分患儿素体不足，或病程较长，表现虚证，有偏气虚、有偏阴虚者。脾为阴土，喜燥而恶湿，得阳则运；胃为阳土，喜润而恶燥，以阴为用。故凡脾气、胃阴不足，皆能导致受纳、运化失职而厌食。

（二）辨证论治

1. 辨证思路 厌食的病变脏腑主要在脾胃，因此本病的辨证以脏腑辨证为纲，主要从脾胃辨证。区别在于以脾主运化功能失健为主，还是以脾胃气阴亏虚为主。

病程短，仅表现纳呆食少，食而乏味，饮食稍多即感腹胀，形体尚可，舌苔薄腻者为脾失健运；病程长，食而不化，大便溏薄，并伴面色少华，乏力多汗，形体偏瘦，舌质淡，苔薄白者为脾胃气虚；若食少饮多，口舌干燥，大便秘结，舌红少津，苔少或花剥者为脾胃阴虚；厌食伴见嗳气、胁胀、急躁者为肝脾不和。

2. 治疗原则 本病治疗，以运脾开胃为基本原则。宜以芳香之剂解脾胃之困，拨清灵脏气以恢复转运之机，使脾胃调和，脾运复健，则胃纳自开。根据临床表现不同，分别以运脾和胃、养胃育阴、疏肝理气、燥湿助运、消食助运、理气助运、温运脾阳、滋养胃阴等法治疗。需要注意的是，消导不宜过峻，燥湿不宜过热，补益不宜呆滞，养阴不宜滋腻，以防损脾碍胃，影响纳化。在药物治疗的同时应注意饮食调养，纠正不良的饮食习惯，方能取效。

3. 分证论治（表 12-11、表 12-12）

表 12-11 分证论治

证型	证候	治法	常用药	
			方剂	药物组成
脾失健运	厌恶进食，饮食乏味，食量减少，或有胸脘痞闷、嗳气泛恶，偶尔多食后脘腹饱胀，大便不调，精神如常，舌苔薄白或白腻，脉尚有力	调和脾胃运脾开胃	不换金正气散（《太平惠民和剂局方》）加减	苍术、佩兰、半夏、枳壳、藿香、陈皮、砂仁、鸡内金、焦六神曲、焦山楂、炒麦芽等

续表

证型	证候	治法	常用药	
			方剂	药物组成
脾胃气虚	不思进食，食不知味，食量减少，形体偏瘦，面色少华，精神欠振，或有大便溏薄夹不消化物，舌质淡，苔薄白，脉缓无力	健脾益气佐以助运	异功散（《小儿药证直诀》）加味	党参、茯苓、白术、甘草、陈皮、佩兰、砂仁、焦六神曲、鸡内金等
脾胃阴虚	不思进食，食少饮多，口舌干燥，大便偏干，小便色黄，面黄少华，皮肤失润，舌红少津，苔少或花剥，脉细数	滋脾养胃佐以助运	养胃增液汤（验方）加减	沙参、石斛、玉竹、乌梅、白芍、甘草、焦山楂、炒麦芽等
肝脾不和	厌恶进食，嗳气频繁，胸胁痞满，性情急躁，面色少华，神疲肢倦，大便不调，舌质淡，苔薄白，脉纤细	疏肝健脾理气助运	逍遥散（《太平惠民和剂局方》）加减	柴胡、紫苏梗、当归、白芍、白术、茯苓、炒麦芽、焦山楂、焦六神曲、甘草等

表 12-12　常用中成药

药物名称	功能主治	用法用量	注意事项	不良反应
保和丸	消食导滞和胃。本品用于食积停滞，脘腹胀满，嗳腐吞酸，不欲饮食	口服，一次8丸，一日3次	1. 忌生冷油腻不易消化食物； 2. 不适用于因肝病或心肾功能不全所致之饮食不消化，不欲饮食，脘腹胀满者； 3. 身体虚弱或老年人不宜长期服用； 4. 小儿用法用量，请咨询医师或药师； 5. 哺乳期妇女慎用； 6. 服药3天症状无改善，或出现其他症状时，应立即停用并到医院诊治； 7. 对本品过敏者禁用，过敏体质者慎用； 8. 本品性状发生改变时禁止使用； 9. 儿童必须在成人监护下使用； 10. 请将本品放在儿童不能接触的地方； 11. 如正在使用其他药品，使用本品前请咨询医师或药师	尚不明确
山麦健脾口服液	消食健脾，行气和胃。用于饮食积滞所致的小儿厌食症	口服，一次10mL，一日2～3次	1. 忌食生冷油腻及不易消化食品； 2. 婴幼儿及糖尿病患儿应在医师指导下服用； 3. 感冒时不宜服用； 4. 长期厌食、体弱消瘦者，应去医院就诊； 5. 服药7天症状无缓解，应去医院就诊； 6. 对本品过敏者禁用，过敏体质者慎用； 7. 本品性状发生改变时禁止使用； 8. 儿童必须在成人监护下使用； 9. 请将本品放在儿童不能接触的地方； 10. 如正在使用其他药品，使用本品前请咨询医师或药师	尚不明确

药物名称	功能主治	用法用量	注意事项	不良反应
健胃消食口服液	健胃消食。用于脾胃虚弱所致的食积，症见不思饮食，嗳腐酸臭，脘腹胀满；消化不良见上述证候者	口服，一次 10mL（1 支），一日 2 次，在餐间或饭后服用，2 周为一疗程	尚不明确	尚不明确
醒脾养儿颗粒	醒脾开胃，养血安神，固肠止泻。用于脾气虚所致的儿童厌食、腹泻便溏、烦躁盗汗、遗尿夜啼	温开水冲服。一岁以内一次 1 袋（2g），一日 2 次；一岁至二岁一次 2 袋（4g），一日 2 次；三岁至六岁一次 2 袋（4g），一日 3 次；七岁至十四岁一次 3～4 袋（6～8g），一日 2 次	1. 忌食生冷油腻及不易消化食物；2. 婴儿应在医师指导下服用；3. 长期厌食、体弱消瘦者，以及腹胀重、腹泻次数增多者应去医院就诊；4. 服药 7 天症状无缓解，应去医院就诊；5. 对本品过敏者禁用，过敏体质者慎用；6. 本品性状发生改变时禁止使用；7. 儿童必须在成人监护下使用；8. 请将本品放在儿童不能接触的地方；9. 如正在使用其他药品，使用本品前请咨询医师或药师	尚不明确
逍遥颗粒	疏肝健脾，养血调经。用于肝气不舒，胸胁胀痛，头晕目眩，食欲减退，月经不调	开水冲服，一次 15g，一日 2 次	1. 忌生冷及油腻难消化的食物；2. 服药期间要保持情绪乐观，切忌生气恼怒；3. 有高血压、心脏病、肝病、糖尿病、肾病等慢性病严重者应在医师指导下服用；4. 平素月经正常，突然出现经量过多、经期延长，或月经过少、经期错后，或阴道不规则出血者应去医院就诊；5. 儿童、年老体弱、孕妇、哺乳期妇女及月经量多者应在医师指导下服用；6. 服药 3 天症状无缓解，应去医院就诊；7. 对本品过敏者禁用，过敏体质者慎用；8. 本品性状发生改变时禁止使用；9. 儿童必须在成人监护下使用；10. 请将本品放在儿童不能接触的地方；11. 如正在使用其他药品，使用本品前请咨询医师或药师	尚不明确
复方丁香开胃贴	健脾开胃，燥湿和中，调气导滞。适用于由脾胃虚弱或寒湿困脾所致的食少纳呆，脘腹胀满，大便溏泄，嗳气欲呕，腹痛肠鸣的辅助治疗	外用，置药丸于胶布护圈中，药芯对准脐部（神阙穴）贴 12 小时以上，一日 1 贴，3 贴为一疗程	1. 本品为外用贴敷剂，禁止内服，皮肤破损处忌用；2. 敷部位如有明显灼热感或瘙痒、局部红肿等情况，应停止用药，洗净，必要时向医师咨询；3. 用药 3 贴症状无缓解，应到医院诊治；4. 儿童、年老体弱者应在医师指导下使用；5. 本品过敏者禁用，过敏体质者慎用；6. 本品性状发生改变时禁止使用；7. 儿童必须在成人监护下使用；8. 将本品放在儿童不能接触的地方；9. 如正在使用其他药品，使用本品前请咨询医师或药师	少数患者出现局部皮肤瘙痒

（三）预防调护

1. 对儿童，尤其是婴幼儿，要注意饮食调节，掌握正确的喂养方法，饮食起居按时、有度。

2. 对先天不足，或后天病后脾弱失运的患儿，要加强饮食、药物调理，使之早日康复。

3. 母乳喂养的婴儿 4 个月后应逐步添加辅食。

4. 对病后胃气刚刚恢复者。要逐渐增加饮食，切勿暴饮暴食而至脾胃复伤。

四、泄泻

泄泻是以大便次数增多，粪质稀薄或如水样为特征的小儿常见病。西医称泄泻为腹泻，发于婴幼儿者称婴幼儿腹泻。本病以 2 岁以下的小儿最为多见。虽一年四季均可发生，但以夏秋季节发病率为高，秋冬季节发生的泄泻，容易引起流行。本病轻证治疗得当预后良好；重证则预后较差，可出现气阴两伤，甚至阴竭阳脱；久泻迁延不愈，则易转为慢惊风或疳证。本病西医学称为腹泻。

（一）病因病机

小儿泄泻的病因，以感受外邪、伤于饮食、脾胃虚弱多见，病位主要在脾胃。因胃主受纳腐熟水谷，脾主运化水谷精微，若脾胃受病，则饮食入胃，水谷不化，精微不布，清浊不分，合污而下，脾困湿盛，升降失司，水反为湿，谷反为滞，清浊合而下降，形成泄泻。

1. 感受外邪　小儿脏腑娇嫩，肌肤薄弱，若调护失宜，易为外邪侵袭。若外感风、寒、暑、热诸邪与湿邪相合而导致泄泻，由于时令季节不同，风寒致泻四季均有，但泄泻以夏秋多见，长夏多湿，故前人有"无湿不成泻""湿多成五泻"之说，其中又以湿热泻最多见。

2. 伤于饮食　小儿脾常不足，饮食不知自节，若调护失宜，乳哺、饮食不当，过食生冷及难以消化食物，皆能损伤脾胃，发生伤食泻。

3. 脾胃虚弱　小儿素体脾虚，脾虚则运化失职，胃弱则腐熟无能，不能化生精微，因而水反为湿，谷反为滞，并走于下，而成脾虚泄泻。亦有泄泻实证，因失治误治，久病迁延导致脾胃虚弱，转成脾虚泄泻者。

4. 脾肾阳虚　脾虚致泻，病程迁延，先耗脾气，继损脾阳，日久则脾伤及肾，致脾肾阳虚。肾阳不足，脾失温煦，阴寒独盛，水谷不化，并走肠间，形成澄澈清冷、洞泄而下的脾肾阳虚泻。

由于小儿具有"稚阴稚阳"的生理特点，以及"易虚易实，易寒易热"的病理特点，且小儿泄泻病情较重时，利下过度，又易于损伤气液，出现气阴两伤，甚至阴伤及阳，导致阴竭阳脱的危重变证。若久泻不止，土虚木旺，肝木无制而生风，可出现慢惊风；脾虚失运，生化乏源，气血不足以荣养脏腑肌肤，久则可致疳证。

（二）辨证论治

1. 辨证思路　本病以八纲辨证为主，次辨常证、变证。

（1）大便清稀如水，臭味不甚者属寒；大便黄褐而臭秽者属热。暴泻起病急，病程短，泻下急迫，夹有不消化物，纳呆，腹胀或痛，泻后痛减，邪气盛正未虚，属实证；久泻病程迁延反复不愈，食后易泻，大便澄澈清冷，完谷不化，属虚证或虚中夹实。泻下无度，皮肤干瘪，无泪无尿，唇红少津，精神萎靡，脉细数，属气阴两伤的重症；若暴泻不止，面色苍白，精神淡漠，四肢厥冷，脉沉细欲绝，属阴竭阳脱的危症。

（2）常证轻者表现为便次不多，大便呈糊状或蛋花汤样，微热或不发热，精神尚好；重者表现为大便量多次频，伴发热、恶心、呕吐，口干尿少；或精神痿软，大便清稀，久泻不止，面色不华，形寒肢冷。变证表现为泄泻不止，精神萎靡，目眶凹陷，皮肤干皱，无尿肢厥，口渴唇红；或面色青灰，神情萎靡，四肢厥冷，脉微欲绝。

2. 治疗原则　以运脾化湿为基本法则。实证以祛邪为主，虚证以扶正为主。泄泻变证，属正气大伤，分别治以益气养阴，酸甘化阴，回阳救逆，护阴固脱。

3. 分证论治（表 12-13、表 12-14）

表 12-13　分证论治

证型	证候	治法	常用药	
			方剂	药物组成
湿热泻	大便水样，或如蛋花汤样，泻下急迫，量多次频，气味秽臭，或见少许黏液，腹痛时作，恶心呕吐，或发热烦躁，口渴尿黄，舌质红，苔黄腻，脉滑数，指纹紫	清热利湿	葛根黄芩黄连汤（《伤寒论》）加减	葛根、黄芩、黄连、地锦草
风寒泻	大便清稀，夹有泡沫，臭味不甚，肠鸣腹痛，或伴恶寒发热，鼻流清涕，咳嗽，舌质淡，苔薄白，脉浮紧，指纹淡红	疏风散寒	藿香正气散（《太平惠民和剂局方》）加减	藿香、苏叶、白芷、生姜、半夏曲、陈皮、苍术、大腹皮、茯苓、甘草、大枣
伤食泻	大便稀溏，夹有乳凝块或食物残渣，气味酸臭，或如败卵，脘腹胀满，嗳气酸馊，或有呕吐，不思乳食，腹痛拒按，泻后痛减，夜卧不安，舌苔厚腻，或微黄，脉滑实，指纹紫滞	消食化滞	保和丸（《丹溪心法》）加减	焦山楂、焦神曲、陈皮、半夏、茯苓、连翘

表 12-14　常用中成药

药物名称	功能主治	用法用量	注意事项	不良反应
小儿肠胃康颗粒	清热平肝，调理脾胃。用于小儿营养紊乱所引起的食欲不振、面色无华、精神烦忧、夜寝哭啼、腹泻腹胀	开水冲服，一次 5～10g，一日 3 次	1. 忌食生冷油腻及不易消化食品； 2. 婴幼儿应在医师指导下服用； 3. 感冒时不宜服用； 4. 长期厌食、体弱消瘦者，以及腹胀重、腹泻次数增多者应去医院就诊； 5. 服药 7 天症状无缓解，应去医院就诊； 6. 本品含盐酸小檗碱。严格按照用法用量服用，本品不宜长期服用； 7. 对本品过敏者禁用，过敏体质者慎用； 8. 本品性状发生改变时禁止使用； 9. 儿童必须在成人监护下使用； 10. 请将本品放在儿童不能接触的地方； 11. 如正在使用其他药品，使用本品前请咨询医师或药师	偶有恶心、呕吐、皮疹和药热，停药后即消失
藿香正气口服液	解表化湿，理气和中。用于外感风寒、内伤湿滞或夏伤暑湿所致的感冒，症见头痛昏重，胸膈痞闷，脘腹胀痛，呕吐泄泻；胃肠型感冒见上述证候者	口服，一次 5～10mL，一日 2 次，用时摇匀	1. 饮食宜清淡，服药期间不宜同时服用滋补性中成药； 2. 有高血压、心脏病、肝病、糖尿病、肾病等慢性病严重者，孕妇或正在接受其他治疗的患者，均应在医师指导下服用； 3. 服药 3 天后症状未改善，或出现吐泻明显，并有其他严重症状时应去医院就诊； 4. 按照用法用量服用，小儿、年老体虚者应在医师指导下服用； 5. 长期服用应向医师咨询	1. 近年来应用藿香正气水出现的过敏反应，应引起医生重视； 2. 有报道服用藿香正气水致荨麻疹样药疹、上消化道出血、过敏性紫癜及低血糖
保和丸	消食导滞和胃。本品用于食积停滞，脘腹胀满，嗳腐吞酸，不欲饮食	口服，一次 8 丸，一日 3 次	1. 忌生冷、油腻、不易消化食物； 2. 不适用于因肝病或心肾功能不全所致之饮食不消化、不欲饮食、脘腹胀满者； 3. 身体虚弱或老年人不宜长期服用； 4. 小儿用法用量，请咨询医师或药师； 5. 哺乳期妇女慎用； 6. 服药 3 天症状无改善，或出现其他症状时，应立即停用并到医院诊治； 7. 对本品过敏者禁用，过敏体质者慎用； 8. 本品性状发生改变时禁止使用； 9. 儿童必须在成人监护下使用； 10. 请将本品放在儿童不能接触的地方； 11. 如正在使用其他药品，使用本品前请咨询医师或药师	尚不明确

（三）预防调护

1. 注意饮食卫生，食品应新鲜、清洁，不吃变质食品，不要暴饮暴食。饭前、便后要洗手。

2. 提倡母乳喂养，不宜在夏季及小儿有病时断奶，遵守添加辅食的原则。

3.保持室内空气流通，温度适宜。注意气候变化，及时添衣被，防止受暑或受凉。

4.对感染性腹泻患儿要注意消毒隔离。

5.适当控制饮食，减轻脾胃负担，对吐泻严重及伤食泄泻患儿可暂时禁食，随着病情好转，逐渐增加饮食量。初愈后注意饮食调养。

6.保持皮肤清洁干燥，勤换尿布。每次大便后，用温水清洗臀部。

第三节　心肝系疾病

一、夜啼

婴儿白天能安静入睡，入夜则啼哭不安，时哭时止，或每夜定时啼哭，甚则通宵达旦，白天如常的一种病症称为夜啼。多见于新生儿及6个月内的小婴儿。啼哭是新生儿及婴儿的一种正常生理活动，新生儿及婴儿常以啼哭表达要求或痛苦、饥饿、惊恐、尿布潮湿、衣被过冷或过热等均可引起啼哭。此时若喂以乳食、安抚亲昵、更换潮湿尿布、调整衣被厚薄后，啼哭即可停止者，不属病态。本节主要讨论小婴儿夜间不明原因的反复啼哭，由于伤乳、发热或因其他疾病而引起的啼哭，则不属本证范围。

（一）病因病机

本病病因有先天因素和后天因素两个方面。先天之因素有孕母素体虚寒，恣食生冷，遗寒于胎儿；或孕母性情急躁，恣食辛热动火之食，遗于胎儿。后天因素包括脾寒、心热、惊恐等。病位主要在心、脾。病机为脾寒，寒则痛而啼；心热，热则烦而啼；惊恐，惊则神不安而啼。寒、热、惊为本病之主要病因病机。

1.脾寒腹痛　导致夜啼的常见原因。常由孕母素体虚寒、恣食生冷，胎禀不足，脾寒内生。或因护理不当，腹部中寒，或用冷乳哺食，中阳不振，以致寒邪内侵，凝滞气机，不通则痛，因痛而啼。由于夜间属阴，脾为至阴，阴盛则脾寒愈甚，腹中有寒，故入夜腹中作痛而啼。

2.心经积热　若孕母脾气急躁，或平素恣食香燥炙烤之物，或过服温热药物，蕴蓄之热遗于胎儿。出生后将养过温，受火热之气熏灼，心火上炎，积热上扰，则心神不安而啼哭不止。由于心火过亢，阴不能潜阳，故夜间不寐而啼哭不宁。彻夜啼哭之后，阳气耗损，无力抗争，故白天入寐；正气未复，入夜又啼。周而复始，循环不已。

3.惊恐伤神　心主惊而藏神，小儿神气怯弱，智慧未充，若见异常之物，或闻特异声响，而致惊恐。惊则伤神，恐则伤志，致使心神不宁，神志不安，寐中惊惕，因惊而啼。

总之，寒、热、惊为本病病机，病证属性有虚有实，而以实证居多。

（二）辨证论治

1. 辨证思路 本病辨证以八纲辨证及脏腑辨证为主。辨证重在辨别轻重缓急，寒热虚实。婴儿夜间啼哭而白天能正常入睡，首先考虑由于喂养不当所致，应给予相应的指导。要仔细观察，寻找原因，确认夜啼无直接病因者，方可按脾寒、心热、惊恐辨治。虚实寒热的鉴别要以哭声的强弱、持续时间、兼症的属性来辨别。

2. 治疗原则 调整脏腑的虚实寒热，使脏器安和，血脉调匀，是夜啼的治疗原则。因脾寒气滞者，治以温脾行气；因心经积热者，治以清心导赤；因惊恐伤神者，治以镇惊安神。

3. 分证论治（表 12-15、表 12-16）

表 12-15 分证论治

证型	证候	治法	常用药	
			方剂	药物组成
脾寒气滞	夜间啼哭，哭声低弱，时哭时止，睡喜蜷曲，腹喜摩按。四肢欠温，吮乳无力，胃纳欠佳，大便溏薄，小便较清，面色青白，唇色淡红，舌质淡，苔薄白，指纹淡红	温脾散寒行气止痛	匀气散（《医宗金鉴》）合乌药散（《小儿药证直诀》）加减	炮姜、砂仁、陈皮、乌药、木香、白芍、桔梗、炙甘草等
心经积热	夜间啼哭，哭声较响，见灯尤甚，哭时面赤唇红，烦躁不宁，身腹俱暖，大便秘结，小便短赤，舌尖红，苔薄黄，指纹紫滞	清心导赤泻火除烦	导赤散（《医宗金鉴》）加减	生地黄、淡竹叶、通草、甘草、黄连、灯心草等
暴受惊恐	夜间突然啼哭，似见异物状，神情不安，时作惊惕，紧偎母怀，面色乍青乍白，哭声时高时低，时急时缓，指纹青紫	定惊安神补气养心	远志丸（《医宗金鉴》）加减	远志、石菖蒲、茯神、茯苓、龙骨、人参等

表 12-16 常用中成药

药物名称	功能主治	用法用量	注意事项	不良反应
宝宝乐	温中补虚，和里缓急，开胃消食。用于脾胃虚寒，脘腹隐痛，喜温喜按，胃纳不香，食少便溏	开水冲服，一次10g，一日2～3次	1. 忌食生冷、油腻、不易消化性食物； 2. 不适用于脾胃阴虚者，主要表现为口干、舌红少津、大便干； 3. 不适用于肝气郁滞，主要表现胁肋作胀，脘闷善太息，急躁易怒，或有血压高者； 4. 哺乳期妇女慎用； 5. 按照用法用量服用，小儿、年老体弱者应在医师指导下服用； 6. 对本品过敏者禁用，过敏体质者慎用； 7. 本品性状发生改变时禁止使用； 8. 儿童必须在成人监护下使用； 9. 请将本品放在儿童不能接触的地方； 10. 如正在使用其他药品，使用本品前请咨询医师或药师	尚不明确

续表

药物名称	功能主治	用法用量	注意事项	不良反应
保赤丹	祛滞、健脾、祛痰，用于小儿乳滞疳积，痰厥惊风，喘咳痰鸣，乳食减少，吐泻发热，大便秘结，四时感冒及脾胃虚弱，发育不良等症；肠胃不清，痰食阻滞者亦有疗效	乳儿可在哺乳时将丸附着于乳头上，与乳汁一同呷下。若哺乳期已过，可将丸药嵌在小块柔软易消化食物中一起服下，6个月以内婴儿每服5粒，6个月至2周岁，每超过一个月加1粒；2～7岁每次超过半岁加5粒；7～14岁每次服0.15g；成人每次服0.3g，轻症一日1次，重症一日2次或遵医嘱	由于此药含有朱砂，即硫化汞，会在体内积蓄导致慢性水银中毒，损害神经系统、肾脏、生殖系统等，现在已不建议给小儿服用。此药中大黄和巴豆亦为有毒成分，不可长期服用。由于王氏保赤丸具有显著的胃肠动力作用，故对饮食过度、饮酒过量、胃食道返流、食道炎、胃炎等所引起的上腹部不适、腹胀嗳气、恶心呕吐等有良好的治疗效果。本品常服有健脾胃、助消化、增强体质之功。请仔细阅读说明书并遵医嘱使用	尚不明确
琥珀抱龙丸	清热化痰，镇静安神。用于饮食内伤所致的痰食型急惊风，症见发热抽搐，烦躁不安，痰喘气急，惊痫不安	口服，一次1.8g（9丸），一日2次；婴儿一次0.6g（3丸），化服	本品含朱砂，即硫化汞，会在体内积蓄导致慢性水银中毒，损害神经系统、肾脏、生殖系统等，现在已不建议给小儿服用。慢惊及久病、气虚者忌服	尚不明确

（三）预防调护

1. 要注意防寒保暖，但也勿衣被过暖。

2. 孕妇及哺乳不可过食寒凉及辛辣热性食物，勿受惊吓。

3. 保持环境安静，不通宵开启灯具，养成良好的睡眠习惯。

4. 乳儿喂养以满足需求而不可过量原则。

5. 婴儿无故啼哭不止，要注意寻找原因，如饥饿、过饱、闷热、寒冷、虫咬、尿布浸渍、衣被刺激等，除去引起啼哭的原因。

二、急惊风

惊风是小儿时期常见的一种急重病证，以临床出现抽搐、昏迷为主要特征。又称"惊厥"，俗名"抽风"。

惊风的证候，临床上可归纳为四证八候。四证即痰、热、惊、风；所谓八候，即搐、搦、颤、掣、反、引、窜、视。四证常混同出现，难以截然分开；八候的出现，表示惊风已在发作。但惊风发作时，不一定八候全部出现。由于惊风的发病有急有缓，证候表现有虚有实，有寒有热，故临证常将惊风分为急惊风和慢惊风。凡起病急暴，属阳属实者，统称急惊风；凡病势缓慢，属阴属虚者，统称慢惊风。本病任何季节均可发生，一般以1～5岁的小儿为多见，年龄越小，发病率越高。其证情往往比较凶险，变化迅速，威胁小儿生命。所以，古代医家认为惊风是一种恶候。

本病西医学称"小儿惊厥"。其发病原因有一定的季节特点：冬春季常见于感冒、肺炎咳嗽、流行性腮腺炎、流行性脑脊髓炎等；盛夏季节好发于流行性乙型脑炎；夏秋季节常见于中毒性细菌性痢疾、秋季腹泻；冬季多见于重症肺炎、低钙血症等。

本节内容主要讲述急惊风，急惊风来势急骤，以高热、抽风、昏迷为主要表现，痰、热、惊、风四证俱备。

（一）病因病机

本病病因主要包括外感风热、感受疫毒及暴受惊恐；病位主要在心肝；病机关键为邪陷厥阴，蒙蔽心窍，引动肝风。

1. 外感风热　小儿肌肤薄弱，卫外不固，若冬春之季，气候突变，寒温不调，风热之邪从口鼻或皮毛入，易于传变，热极生风，或热极生痰，痰盛动风，发生急惊风。

2. 感受疫毒　冬春季节感受温热疫毒，不能及时清解，内陷厥阴；或夏季感受暑热疫毒，邪炽气营，蒙蔽清窍，引动肝风；或饮食秽毒，温热疫毒蕴结肠腑，内陷心肝，均可发生急惊风。

3. 暴受惊恐　小儿神气怯弱，元气未充，不耐意外刺激，若目触异物，耳闻巨声，或不慎跌仆，暴受惊恐，使神明受扰，肝风内动，出现惊叫惊跳，抽搐神昏。

总之，急惊风的主要病机是热、痰、惊、风的相互影响，互为因果。其主要病位在心肝两经。小儿外感时邪，易从热化，热盛生痰，热极生风，痰盛发惊，惊盛生风，则发为急惊风。

（二）辨证论治

1. 辨证思路　本病辨证应首辨轻重，继辨病邪。

惊风发作次数少，持续时间短，发作后无神志感觉、运动障碍者，属轻证；若发作频繁，抽搐时间长，发作后神志不清，甚至有感觉、运动障碍者，属重证。主要根据季节、年龄、病史、致病特点、原发病等表现辨别。春季以春温伏气为主，兼夹火热，症见高热、抽风、昏迷，伴吐衄、发斑；夏季以暑热为主，暑必夹湿，暑喜归心，其症以高热、昏迷为主，兼见抽风；若痰、热、惊、风四证俱全，伴下痢脓血，则为湿热疫毒，内陷厥阴。

2. 治疗原则　以清热、豁痰、镇惊、息风为治疗原则。痰盛者必须豁痰，惊盛者必须镇惊，风盛者必须息风，然热盛者皆必先解热。由于痰有痰火和痰浊的区别；热有表里的不同；风有外风、内风的差异；惊证既可出现惊跳、嚎叫的实证，亦可出现恐惧、惊惕的虚证。因此，豁痰有芳香开窍、清火化痰、涤痰通腑的区分；清热有解肌透表、清气泄热、清营凉血的不同；治风有疏风、息风的类别，镇惊有清心定惊、养心平惊的差异。

3. 分证论治（表 12-17、表 12-18）

表 12-17　分证论治

证型	证候	治法	常用药	
			方剂	药物组成
外感风热	发热骤起，鼻塞，流涕，咳嗽，咽红，头痛，烦躁不宁，神昏，抽搐，舌质红，苔白黄，脉浮数，指纹青紫	疏风清热息风镇惊	银翘散（《温病条辨》）加减	金银花、连翘、薄荷、荆芥穗、防风、牛蒡子、钩藤、僵蚕、蝉蜕等
温热疫毒	麻疹、流行性腮腺炎等疫病过程中，出现高热不退，神昏，四肢抽搐，头痛呕吐，烦躁口渴，舌质红，苔黄，脉数	平肝息风清心开窍	羚角钩藤汤（《重订通俗伤寒论》）加减	羚羊角、钩藤、石菖蒲、川贝母、桑叶、菊花、白芍、僵蚕、山栀子等
暑热疫毒	起病急骤，持续高热，神昏谵语，反复抽搐，头痛项强，呕吐，或嗜睡，或皮肤出疹发斑，口渴便秘，舌质红，苔黄，脉弦数。严重者可发生呼吸困难等危象	清热祛湿开窍息风	清瘟败毒散（《疫疹一得》）加减	水牛角、山栀子、石膏、生地黄、黄连、黄芩、知母、赤芍、玄参、连翘、丹皮、羚羊角、钩藤、僵蚕等
湿热疫毒	持续高热，昏迷，谵语烦躁，频繁抽搐，腹痛呕吐，大便黏腻或夹血，舌质红，苔黄腻，脉滑数	清热化湿解毒息风	黄连解毒汤（《肘后备急方》）合白头翁汤（《伤寒论》）加减	黄连、黄柏、山栀子、黄芩、白头翁、秦皮、钩藤、全蝎、赤芍等
暴受惊恐	平素情绪紧张，胆小易惊，暴受惊恐后出现惊惕不安，喜投母怀，面色乍青乍白，甚则抽搐，惊跳惊叫，神志不清，大便色青，脉律不齐，指纹紫滞	镇静安神平肝息风	琥珀抱龙丸（《活幼心书》）合朱砂安神丸（《内外伤辨惑论》）加减	琥珀、胆南星、朱砂、天竺黄、黄连、当归、全蝎、钩藤、石菖蒲等

表 12-18　常用中成药

药物名称	功能主治	用法用量	注意事项	不良反应
儿童回春颗粒	清热解毒，透表豁痰。用于急性惊风，伤寒发热，临夜发烧，小便带血，麻疹隐现不出引起的身热咳嗽、赤痢、水泻、食积、腹痛	开水冲服，一岁以下婴儿一次 1/4 袋，1～2 岁一次 1/2 袋，3～4 岁一次 3/5 袋，5～7 岁一次 1 袋，一日 2～3 次	尚不明确	尚不明确
八宝惊风散	祛风化痰，退热镇惊。用于小儿惊风，发烧咳嗽，呕吐痰涎	口服，小儿一次 0.52g，一日 3 次。周岁以内遵医嘱酌减	运动员慎用	尚不明确
牛黄镇惊丸	镇惊安神，祛风豁痰。用于小儿惊风，高热抽搐，牙关紧闭，烦躁不安	口服，一次 10 粒，一日 1～3 次；三岁以内小儿酌减	本品处方中含朱砂、雄黄，不推荐儿童使用。不宜过量久服，肝肾功能不全者慎用	尚不明确
小儿惊风散	镇惊息风。用于小儿惊风，抽搐神昏	口服。周岁以上小儿一次 1.5g，一日 2 次；周岁以内小儿酌减	尚不明确	尚不明确

（三）预防调护

1. 按时预防接种，预防传染病发生。

2. 避免时邪感染。注意饮食卫生，不吃腐败及变质食物。平时加强体育锻炼，提高抗病能力。

3. 有高热惊厥史患儿，在外感发热初起时，要及时降温，服用止痉药物。

4. 保持室内安静，避免过度刺激。

5. 抽搐时，切勿用力强制，以免扭伤骨折。将患儿头部歪向一侧，防止呕吐物吸入。将纱布包裹压舌板，放在上下牙齿之间，防止咬伤舌体。

三、癫痫

癫痫又称痫证，是小儿常见的一种发作性神志异常的疾病。临床以突然仆倒，昏不知人，口吐涎沫，两目上视，四肢抽搐，惊掣啼叫，喉中异声，发过即苏，醒后一如常人为特征，俗称"羊痫风""羊吊风"。一般具有反复性、发作性、自然缓解性的特点。

本病任何年龄均可发生，但以 4 ～ 5 岁以上年长儿较为多见，儿童发病率约为成人的 10 倍。呈持续状态者预后不良，部分患儿可有智能落后，癫痫常伴有心理、行为、精神、认知等功能障碍，严重影响患儿生活质量。本病属于西医学癫痫中的强直 – 阵挛性发作。

（一）病因病机

本病病因包括先天因素、后天因素及诱发因素。先天因素常因胎元不实，元阴不足，或孕期失养，胎中受惊，致气血逆乱。后天因素包括颅脑损伤，积瘀伤络，时疫温毒，凌心犯脑；虫积脑瘤，寄居脑窍；窒息厥脱，药物毒物，损伤心脑；惊恐伤肝，气逆风动；食滞伤脾，湿聚成痰，瘀阻脑络；各种原因造成的心脾肝肾亏损。

本病病位在心、肝、脾、肾四脏，病机关键为痰气逆乱，蒙蔽心窍，引动肝风。病理性质为邪实正虚，邪实者，以顽痰阻窍为主，肝风、瘀血、郁火为之助虐；正虚者，因反复发作，或素体虚弱，致心、肝、脾、肾内亏，气血耗伤，痰浊内生隐伏。因痰有聚散，风有动静，气有顺逆，故时发时止。发作期风痰上涌，邪阻心窍，内扰神明，外闭经络；休止期脏腑气阴亏虚，痰浊内生。久发不愈，脏腑愈虚，痰结愈深，反复发作，乃成痼疾。

（二）辨证论治

1. 辨证思路　本病辨证应首辨轻重，继辨病因。

一般发作次数少，抽搐较轻，意识清楚，发作持续时间短，间隔时间长者多为轻证；若发作频繁，抽搐频剧，意识丧失，发作持续时间长者为重证。常见的病因有惊、痰、风、瘀、虚。发作时局部抽动多为风痰中络；全身抽动多属肝风煽动；面色青紫，舌暗红，脉涩为瘀血阻络；面色时红时白，脉弦滑乍大乍小为惊恐气乱；痰鸣气粗，舌红苔黄腻为痰火偏盛；痰鸣流涎，舌苔白腻为痰湿偏盛。平素面色萎黄为脾胃虚弱；面色晦暗为肝肾阴虚；面色苍白为心脾两虚；面色潮红为阴虚火旺；小便黄少，心烦少寐，舌红为心肝有热；纳少脘痞，多寐少动，舌质胖嫩，苔腻为脾虚有痰；小便清长，四肢不温，舌淡为气阳不足。

2. 治疗原则　本病的治疗，宜分标本虚实。发作时以实证为主，宜先治其标，治疗原则为涤痰息风，镇惊开窍。因惊所致者，治以镇惊安神；因风所致者，治以息风定痫；因痰所致者，治以涤痰开窍；瘀血所致者，治以化瘀通窍。发作控制后，正气虚馁，宜治其本，多以健脾化痰，调气补血，养心益肾为主，固本培元。要坚持长期、规律服药，以图根治。

3. 分证论治（表 12-19、表 12-20）

表 12-19　分证论治

证型	证候	治法	常用药	
			方剂	药物组成
惊痫	发作时惊叫，急啼，恍惚失魂，惊惕不安，面色时红时白，四肢抽搐，神昏，平素胆小易惊，精神恐惧或烦躁易怒，夜寐不安，舌淡红，苔白，脉弦滑，指纹青	镇惊安神	镇惊丸（《证治准绳》）加减	茯神、枣仁、珍珠、朱砂、石菖蒲、远志、钩藤、胆南星、天竺黄、水牛角、牛黄、麦冬、黄连、甘草等
痰痫	发作时突然跌仆，神志模糊，痰涎壅盛，喉间痰鸣，口吐痰沫，抽搐不甚，或精神恍惚而无抽搐，瞪目直视，呆木无知，舌苔白腻，脉滑	豁痰开窍	涤痰汤（《济生方》）加减	橘红、半夏、胆南星、石菖蒲、远志、枳实、竹茹等
风痫	发作前头昏眩晕，发作时昏仆倒地，人事不知，四肢抽动明显，颈项强直扭转，两目上视或斜视，牙关紧闭，面色红赤，脉弦滑，苔白腻	息风止痉	定痫丸（《医学心语》）加减	羚羊角、天麻、全蝎、钩藤、蝉蜕、石菖蒲、远志、川贝、胆南星、半夏、竹沥、琥珀、朱砂、茯神等

表 12-20　常用中成药

药物名称	功能主治	用法用量	注意事项	不良反应
琥珀抱龙丸	清热化痰，镇静安神。用于饮食内伤所致的痰食型急惊风，症见发热抽搐、烦躁不安、痰喘气急、惊痫不安	口服，一次1.8g（9丸），一日2次；婴儿一次0.6g（3丸），化服	慢惊及久病、气虚者忌服	尚不明确

续表

药物名称	功能主治	用法用量	注意事项	不良反应
小儿抗痫胶囊	豁痰息风，健脾理气。用于原发性全身性强直—阵挛发作型儿童癫痫风痰闭阻证，发作时症见四肢抽搐，口吐涎沫，二目上窜，甚至昏仆	3～6岁一次5粒，7～13岁一次8粒，一日3次。温开水送服。本品胶囊较大，患儿不习惯或吞服有困难者，可从胶囊中取出药粉冲服	1. 应在医生指导下用药；2. 纯中药制剂，根据病情可与其他抗痫药联合应用；3. 在治疗期间服用本品和其他西药均不宜突然停减，如需用本品更换已经服用的其他抗癫痫药时，须在医生指导下，先在其他抗癫痫药用法用量不变的情况下，加服本药。等用药后病情得到控制，视病情逐渐递减其他抗癫痫药物用量；4. 在应用本品治疗期间，如出现病情波动应及时加用其他治疗措施；5. 服用本品期间不宜食用牛羊肉、无鳞鱼及辛辣刺激物	少数患儿服药后出现食欲不振、恶心呕吐、腹痛腹泻等消化道症状，饭后服用或继续服药1～3周一般可自行消失
白金丸	豁痰通窍，清心安神。用于痰气壅塞，癫痫发狂，猝然昏倒，口吐涎沫	口服，一次3～6g，一日2次，饭前服用	尚不明确	尚不明确
羊痫疯癫丸	平肝舒气，降痰疗痫。用于痰热内闭，忽然昏倒，口角流涎，手足抽动	口服，成人一次3g，四至十岁小儿一次1g，十岁至十五岁儿童一次1.5g，一日2次	孕妇遵医嘱服用	尚不明确
医痫丸	祛风化痰，定痫止搐。用于痰阻脑络所致的癫痫，症见抽搐昏迷，双目上吊，口吐涎沫	口服，一次3g，一日2～3次，小儿酌减	尚不明确	尚不明确

（三）预防调护

1. 注意孕妇孕期与围产期保健，孕妇保持情绪稳定、避免精神刺激，避免产伤与脑缺氧、感染等。

2. 及早诊治遗传性疾病，孕期发现则中止妊娠。

3. 注意安全，避免颅脑外伤，防治寄生虫病。

4. 避免不良的声、光、触动及惊恐抑郁等精神刺激，保持精神愉快。

5. 发作时不可强压肢体，以免扭伤筋骨；注意让患儿侧卧，将头部偏向一侧，解开衣领；用裹纱布的压舌板放在上、下磨牙间，以免咬伤舌头。

6. 痰多者吸痰，保持呼吸道通畅。

7. 嘱患儿不要到水边、火边玩耍，或持刀剪等锐器，以免发生意外。

8. 注意调摄饮食，不宜过食，忌食牛羊肉、无鳞鱼及生冷油腻等。

四、汗证

汗证是指不正常出汗的一种病证，即小儿在安静状态下，日常环境中，全身或局部出汗过多，甚则大汗淋漓。多发生于 5 岁以下小儿。汗是人体五液之一，由阳气蒸发津液从汗孔排出。正常汗出有调节体温，排泄机体代谢产物，润泽皮肤，维持阴阳平衡，气血通达，营卫和谐的作用，为正常的生理现象。小儿由于形气未充，腠理疏薄，在日常生活中，若因天气炎热，或衣被过厚，或喂奶过急，或剧烈运动，都较成人容易出汗，若无其他疾苦，不属病态。小儿汗证按出汗时间分有自汗、盗汗；按汗势分有无汗、少汗、微汗、缓汗、急汗、战汗；按性质分有热汗、冷汗、黏汗；按颜色分有黄汗、红汗。

本节主要讨论自汗、盗汗。睡中出汗，醒时汗止者，称盗汗；不分寤寐，无故汗出者，称自汗。至于因温热病引起的出汗，或属危重证阴竭阳脱、亡阳大汗者，均不属本病。小儿汗证，多属西医学甲状腺功能亢进、自主神经功能紊乱、反复呼吸道感染等。

（一）病因病机

本病的发病原因，责之于先天禀赋不足、后天调护失宜、病后失养、用药发散太过等导致肌表疏松、腠理开泄，或汗液不能自藏而外泄，或热迫津外泄。

1. 虚汗 多由机体虚弱，失于闭藏，津液外泄所致，包括表气虚弱、营卫不和及阴虚火旺。表气虚弱，腠理不固，汗液漏泄；汗为心液，心之气阴不足，则汗失所主；气虚不能敛阴，血虚心失所养，心液失藏，汗自外泄；卫弱营强，阴不内守，阳失固密，阴必乘之，津液外泄而为自汗；若卫强营弱，阳气郁蒸于肌表，内迫营阴，津液外越而为盗汗；心阴不足，虚火内生，热迫津液外泄。

2. 实汗 多由内热煎迫所致。如乳食壅滞而化热、里热蕴蒸、脾胃湿热、心脾积热等，内热蒸腾、迫津外泄则汗出。

小儿汗证有虚实之分，虚证有肺卫不固、营卫失调、气阴亏损，实证则为湿热迫蒸。

（二）辨证论治

1. 辨证思路 汗证多属虚证。自汗以气虚、阳虚为主；盗汗以阴虚、血虚为主。肺卫不固证多汗以头颈胸背为主；营卫失调证多汗而不温；气阴亏虚证汗出遍身而伴虚热征象；湿热迫蒸证则汗出肤热。

白天汗出较多，为自汗，以表气虚为主，临证以头颈部汗出明显，动则尤甚为主；亦有营卫不和者，临证以遍身汗出或局部汗出为主；尚有实热、积热内蒸，迫津外泄者，临证以头汗或四肢汗多为主，汗出染衣，溲黄便干。夜寐汗多为盗汗，多属阴虚，伴手足心热、潮热、舌苔花剥。自汗久则可以伤阴，盗汗久则伤阳，甚至出现阴阳两虚。

微汗，多因表虚不固、卫阳不能固摄阴津所致，兼见平素易感、面色淡、舌淡苔白等症；营卫不和者亦可有遍身微微汗出。大汗，兼见面赤、口渴饮冷者，属实热证。热汗，兼见汗出黏腻、面赤烘热、烦躁、小便色黄、舌苔薄黄者，多因脾胃湿热或心脾积热所致；兼见两颧红赤、五心烦热、舌红少苔等，多因阴虚内热、迫津外泄所致。

辨汗出部位。头汗，既可因表虚不固、津液不藏所致，亦可因中焦湿热蕴结、迫津上越所致，兼见面赤、心烦、口渴、舌尖红、苔薄黄。遍身汗出或半身汗出，多系营卫不和所致。手足心汗出量多，其病位多责之于脾，兼见胸闷、便溏、肢倦乏力、尿短赤、苔黄腻者，是脾胃湿热、津液郁蒸、旁达外泄所致。

2. 治疗原则 汗证以虚为主，补虚是其基本治疗原则。肺卫不固者益气固卫，营卫失调者调和营卫，气阴亏虚者益气养阴，湿热迫蒸者清化湿热。除内服药外，尚可配合脐疗等外治疗法。

3. 分证论治（表 12-21、表 12-22）

表 12-21 分证论治

证型	证候	治法	常用药	
			方剂	药物组成
表虚不固	以自汗为主，或伴盗汗，头部、肩背汗出明显，动则益甚，神疲乏力，面色少华，平素易患伤风感冒，舌质淡，苔薄白，脉虚无力，指纹淡	益气固表敛汗	玉屏风散（《医方类聚》）合牡蛎散（《太平惠民和剂局方》）加减	黄芪、防风、白术、煅牡蛎、麻黄根、浮小麦
气阴亏虚	以盗汗为主，也常伴自汗，汗出遍身，汗出较多，神疲乏力，手足心热，舌质淡红，苔少或见剥苔，脉细弱或细数	益气养阴	生脉散（《医学启源》）加减	太子参、麦冬、五味子、浮小麦、煅牡蛎、生地黄

表 12-22 常用中成药

药物名称	功能主治	用法用量	注意事项	不良反应
玉屏风口服液	益气，固表，止汗。用于表虚不固，自汗恶风，面色㿠白，或体虚易感风邪者	口服，一次 10mL，一日 3 次	1.忌不易消化食物； 2.感冒发热患者不宜服用； 3.有高血压、心脏病、肝病、糖尿病、肾病等慢性病严重者应在医师指导下服用； 4.儿童、孕妇、哺乳期妇女应在医师指导下服用； 5.服药 4 周症状无缓解，应去医院就诊； 6.对本品过敏者禁用，过敏体质者慎用； 7.本品性状发生改变时禁止使用； 8.儿童必须在成人监护下使用； 9.请将本品放在儿童不能接触的地方； 10.如正在使用其他药品，使用本品前请咨询医师或药师	尚不明确

续表

药物名称	功能主治	用法用量	注意事项	不良反应
生脉饮口服液	益气，养阴生津。用于气阴两亏，心悸气短，自汗	口服，一次1支，一日3次	1.忌油腻食物； 2.凡脾胃虚弱，呕吐泄泻，腹胀便溏，咳嗽痰多者慎用； 3.感冒患者不宜服用； 4.服用本品同时不宜服用藜芦、五灵脂、皂荚或其制剂；不宜喝茶和吃萝卜，以免影响药效； 5.本品宜饭前服用； 6.按照用法用量服用，小儿、孕妇、高血压、糖尿病患者应在医师指导下服用； 7.服药2周或服药期间症状无改善，或症状加重，或出现新的严重症状，应立即停药并去医院就诊； 8.药品性状发生改变时禁止服用； 9.儿童必须在成人监护下使用； 10.请将此药品放在儿童不能接触的地方； 11.如正在服用其他药品，使用本品前请咨询医师或药师	尚不明确
虚汗停颗粒	益气养阴，固表敛汗。用于气阴不足之自汗、盗汗及小儿盗汗	用开水冲服，成人一次10g，一日3次；四周岁以下儿童，一次5g，一日2次；四周岁以上儿童，一次5g，一日3次	1.忌辛辣、生冷、油腻食物； 2.感冒发热患者不宜服用； 3.本品宜饭前服用； 4.高血压、心脏病、肝病、肾病等慢性病患者应在医师指导下服用； 5.服药2周症状无缓解，应去医院就诊； 6.儿童、孕妇、哺乳期妇女应在医师指导下服用； 7.对本品过敏者禁用，过敏体质者慎用； 8.本品性状发生改变时禁止使用； 9.儿童必须在成人监护下使用； 10.请将本品放在儿童不能接触的地方； 11.如正在使用其他药品，使用本品前请咨询医师或药师	尚不明确

（三）预防调护

1.注意个人卫生，勤换衣被，保持皮肤清洁和干燥，汗出衣湿后，拭汗用柔软干毛巾或纱布擦干，勿用湿冷毛巾，以免受凉。

2.进行适当的户外活动，加强体格锻炼，增强小儿体质。

3.汗出过多应补充水分，进食易于消化、营养丰富的食物。

4.药物治疗时不宜辛散太过，应中病即止。

5.室内温度、湿度要调节适宜。

第四节　肾系疾病

一、尿频

尿频又称"溲数"，临床以小便频急而数为主要特征，是小儿常见的一种泌尿系统疾病。本病多见于学龄前儿童，尤以婴幼儿期发病率较高。女孩多于男孩。一岁以内婴儿，因脏腑之气未足，气化功能尚未完善，小便次数较多，无尿急，不属病态。本病归属中医学"淋证"的范畴。本病急性发病者及时治疗多能痊愈。慢性发病或反复发作者，常迁延日久，影响小儿身心健康。

（一）病因病机

本病的病因，外因多为感受湿热之邪，内因多为素体虚弱，脾肾亏虚。病位在肾与膀胱。主要病机为膀胱气化功能失常。

外感湿热或内生湿热，客于肾与膀胱，湿阻热郁，气化不利，开阖失司，膀胱失约而至尿频；小儿先天不足，素体虚弱，或久病不愈，至脾肾两虚。肾气虚则下元不固，气化不利，开阖失司；脾气虚则运化失常，水失制约，则膀胱失约，排便异常，而至尿频；素体阴虚，或尿频日久不愈，湿热久恋，损伤肾阴，虚热内生，虚火客于膀胱，膀胱失约而至尿频。

病程日久则变生多端。湿热损伤膀胱血络则为血淋；煎熬尿液，结为砂石，则为石淋；脾肾气虚日久，损伤阳气，阳不化气，气不化水，可至水肿。

（二）辨证论治

1. 辨证思路　本病辨证关键在于辨虚实。病程短，起尿急，小便频数短赤，尿道灼热疼痛者，为湿热下注所致，多为实证；病程长，起病缓，小便频数，淋漓不尽，尿热、尿痛之感不明显者，多属于虚证。

2. 治疗原则　本病的治疗要分清虚实，实证则清热利湿，虚证宜温补脾肾或滋阴清热。若见本虚标实，虚实夹杂之证，要标本兼顾，攻补兼施。

3. 分证论治（表 12-23、表 12-24）

表 12-23　分证论治

证型	证候	治法	常用药	
			方剂	药物组成
湿热下注	起病较急，小便频数短赤，尿道灼热疼痛，尿液淋沥混浊，小腹坠胀，腰部疼痛。婴儿则时时啼哭不安，常伴发热畏寒，烦躁口渴，头身疼痛，恶心呕吐，舌红，苔薄腻微黄，或黄腻，脉数有力	清热利湿通利膀胱	八正散（《太平惠民和剂局方》）加减	萹蓄、瞿麦、滑石、车前子、金钱草、山栀子、大黄、甘草等

续表

证型	证候	治法	常用药	
			方剂	药物组成
脾肾两虚	疾病日久，小便频数，淋沥不尽，尿清或尿液不清，精神倦怠，面色苍黄，饮食不振，甚则形寒怕冷，手足不温，大便稀薄，眼睑微肿，舌质淡或有齿痕，苔薄腻，脉细无力	温补脾肾升提固摄	缩泉丸（《魏氏家藏方》）合参苓白术散（《太平惠民和剂局方》）加减	益智仁、乌药、党参、山药、白术、茯苓、薏苡仁、白扁豆、甘草、桔梗、莲子等
阴虚内热	病程日久，小便频数或短赤，低热，盗汗，颧红，五心烦热，咽干口渴，唇干，舌红，舌苔少，脉细数	滋阴补肾清热降火	知柏地黄丸（《医方考》）加减	生地黄、山茱萸、山药、泽泻、茯苓、知母、黄柏、牡丹皮

表 12-24　常用中成药

药物名称	功能主治	用法用量	注意事项	不良反应
三金片	清热解毒，利湿通淋，益肾。本品用于下焦湿热所致的热淋、小便短赤、淋沥涩痛、尿急频数；急慢性肾盂肾炎、膀胱炎、尿路感染、绝经期尿路感染见上述证候者	1.慢性非细菌性前列腺炎：一次3片，一日3次，疗程为4周；2.其他适应证：一次3片，一日3～4次	1.忌烟、酒及辛辣食物；2.不宜在服药期间同时服用滋补性中药；3.有高血压、心脏病、糖尿病、肝病、肾病等慢性病严重者应在医师指导下服用；4.服药3天症状无缓解，应去医院就诊；5.儿童、哺乳期妇女、年老体弱者应在医师指导下服用；6.对本品过敏者禁用，过敏体质者慎用；7.本品性状发生改变时禁止使用；8.儿童必须在成人监护下使用；9.请将本品放在儿童不能接触的地方；10.如正在使用其他药品，使用本品前请咨询医师或药师	尚不明确
热淋清颗粒	用于下焦湿热所致的热淋，症见尿频、尿急、尿痛、尿路感染、肾盂肾炎见上述证候者。可用于治疗尿路感染、尿路结石、妇科炎症、前列腺炎、肾盂肾炎、妇科炎症、盆腔炎、宫颈炎、皮肤病及性传播疾病	开水冲服，一次1～2袋，一日3次	尚不明确	尚不明确

续表

药物名称	功能主治	用法用量	注意事项	不良反应
济生肾气丸	温肾化气，利水消肿。用于肾阳不足，水湿内停所致的肾虚水肿，腰膝疲重，小便不利，痰饮咳喘	口服，水蜜丸一次6g，小蜜丸一次9g，大蜜丸一次1丸，一日2～3次	1.过敏体质者慎用； 2.年老体弱者应在医师指导下服用； 3.饮食宜清淡，低盐饮食，忌烟酒； 4.防止感染，避免过度劳累； 5.避免感受风寒，劳逸适度； 6.勤做松弛腰部肌肉的体操，不可强力负重，不可负重久行； 7.加强体育锻炼，增强体质	尚不明确
知柏地黄丸	滋阴清热。用于阴虚火旺，潮热盗汗，口干咽痛，耳鸣遗精，小便短赤	口服，一次8丸，一日3次	1.孕妇慎服； 2.虚寒性病证患者不适用，其表现为怕冷，手足凉，喜热饮； 3.不宜和感冒类药同时服用； 4.本品宜空腹或饭前用开水或淡盐水送服； 5.服药一周症状无改善，应去医院就诊； 6.按照用法用量服用，小儿应在医师指导下服用； 7.对本品过敏者禁用，过敏体质者慎用； 8.本品性状发生改变时禁止使用； 9.儿童必须在成人监护下使用； 10.请将本品放在儿童不能接触的地方； 11.如正在使用其他药品，使用本品前请咨询医师或药师	尚不明确

（三）预防调护

1.注意个人卫生，常洗会阴与臀部，防止外阴感染。勤换尿布和内裤，不穿开裆裤，不坐地玩耍。

2.培养小儿定时排便、及时排尿的习惯，防止便秘或憋尿。

3.注意多饮水，少食辛辣食物，虚证患儿要增加饮食营养，加强锻炼，增强体质。

4.急性期应卧床休息，多饮水，增加排尿次数。

二、五迟五软

五迟指立迟、行迟、齿迟、发迟、语迟；五软指头项软、口软、手软、足软、肌肉软，均属于小儿生长发育障碍病证。五迟以生长发育迟缓为特征，五软以肌肉痿软无力为特征。本病多源于先天禀赋不足，古代归属于"胎弱""胎怯"，可见于西医学之脑发育不全、脑性瘫痪、智能低下等病症。五迟、五软诸症既可单独出现，也可同时存在。

本病多见于婴幼儿，若证候较轻，早期治疗，疗效较好；若证候复杂，病程较长，属先天禀赋不足引起者，往往成为痼疾。

（一）病因病机

五迟、五软病因包括先天因素及后天因素。病位主要在脾肾，可累及心肝。病机包括正虚和邪实两方面，正虚即五脏不足，气血虚弱，精髓亏虚；邪实为痰瘀阻滞心经脑络，心脑神明失主。

1. 先天因素　主要责之于父母精血虚损，或孕期调摄失宜，精神、起居、饮食、药治不慎等因素影响胎儿，损伤胎元之气，或年高得子，或堕胎不成而成胎者，先天精气不足，髓脑未充，脏气虚弱，筋骨肌肉失养而成五迟、五软。

2. 后天因素　主要包括分娩时难产、产伤，使颅内出血，或生产过程中胎盘早剥、脐带绕颈，生后护理不当，发生窒息、中毒，损伤脑髓，瘀阻脑络；或温热病后痰火上扰，痰浊阻滞，蒙蔽清窍，心脑神明失主，肢体活动失灵；或乳食不足，哺养失调，致脾胃亏损，气血虚弱，精髓不充，而致生长发育障碍，皆可致五迟、五软。

五迟五软的病机总为五脏不足，气血虚弱，精髓不充，导致生长发育障碍。

肾主骨，肝主筋，脾主肌肉，人能站立行走，需要筋骨肌肉协调运动。若肝肾脾不足，则筋骨肌肉失养，可出现立迟、行迟；头项软而无力，不能抬举；手软无力下垂，不能握举；足软无力，难于行走。齿为骨之余，若肾精不足，可见牙齿迟出。发为血之余、肾之苗，若肾气不充，血虚失养，可见发迟或发稀而枯。言为心声，脑为髓海，若心气不足，肾精不充，髓海不足，则见言语迟缓，智力不聪。脾开窍于口，又主肌肉，若脾气不足，则可见口软乏力，咬嚼困难；肌肉软弱，松弛无力。

（二）辨证论治

1. 辨证思路　本病辨证，应首分轻重，继辨脏腑。

五迟、五软仅见一二症，智力基本正常为轻；病程长，五迟、五软同时并见，且见肢体瘫痪、手足震颤、步态不稳、智能低下、痴呆、失语、失聪者为重。五迟、五软以脾肾病变为主，心肝次之。若表现为立迟、行迟、齿迟、头项软、手足软，则为脾肾不足及肝；发迟、语迟、肌肉软、口软、智力低下，则为脾肾不足及心。

2. 治疗原则　五迟、五软多属虚证，以补为其治疗大法，着重补肾填髓，养肝强筋，健脾养心，补益气血；若因难产、外伤、中毒，或温热病后等因素致痰瘀阻滞者，以涤痰开窍，活血通络为主。亦有部分患儿属虚实夹杂者，须补益与涤痰活血配伍用药。本病宜早期发现，及时治疗，治疗时间较长，可将有效方剂制成丸、散、膏剂，以半年为1疗程，重复2～3个疗程。

3. 分证论治（表 12-25、表 12-26）

表 12-25　分证论治

证型	证候	治法	常用药	
			方剂	药物组成
肝肾不足	坐、立、行走、牙齿发育明显迟于同龄小儿，颈项、肌肉痿软或肢体瘫痪，手足震颤，步态不稳，智能低下，或失语失聪，面容痴呆，舌质淡，苔薄，脉沉细，指纹淡紫	滋养肝肾填精补髓	六味地黄丸（《小儿药证直诀》）加减	生地黄、牡丹皮、山茱萸、山药、泽泻、茯苓、补骨脂、紫河车、龟甲
心脾两虚	智力低下，面黄形瘦，语言迟钝，四肢痿软，肌肉松弛，多卧少动，步态不稳，食欲不佳，口角流涎，舌伸口外，咀嚼无力，头发稀疏枯槁，舌质淡，苔少，脉细弱，指纹淡	养心健脾开窍益智	调元散（《景岳全书》）合菖蒲丸（《医宗金鉴》）加减	黄芪、人参、茯苓、白术、当归、熟地黄、川芎、远志、石菖蒲、厚朴、香附、甘草

表 12-26　常用中成药

药物名称	功能主治	用法用量	注意事项	不良反应
杞菊地黄丸	滋肾养肝。用于肝肾阴亏的眩晕耳鸣、羞明畏光、迎风流泪、视物昏花	口服，一次8丸，一日3次	1. 儿童及青年患者应去医院就诊； 2. 脾胃虚寒、大便稀溏者慎用； 3. 用药2周后症状未改善，应去医院就诊； 4. 按照用法用量服用； 5. 对本品过敏者禁用，过敏体质者慎用； 6. 本品性状发生改变时禁止使用； 7. 儿童必须在成人监护下使用； 8. 请将本品放在儿童不能接触的地方； 9. 如正在使用其他药品，使用本品前请咨询医师或药师	尚不明确
孔圣枕中丸	补益心肾，益智安神。用于心肾不交所致的失眠健忘，头晕耳鸣，神疲体倦	口服，一次1丸，一日2次	1. 忌烟、酒及辛辣、油腻食物； 2. 服药期间要保持情绪乐观，切忌生气恼怒； 3. 有高血压、心脏病、肝病、肾病等慢性病严重者应在医师指导下服用； 4. 本品不宜长期服用，服药7天症状无缓解，应去医院就诊； 5. 严格按用法用量服用，儿童、年老体弱者应在医师指导下服用； 6. 对本品过敏者禁用，过敏体质者慎用； 7. 本品性状发生改变时禁止使用； 8. 儿童必须在成人监护下使用； 9. 请将本品放在儿童不能接触的地方； 10. 如正在使用其他药品，使用本品前请咨询医师或药师； 11. 服用前应除去蜡皮、塑料球壳。本品可嚼服，也可分份服用	尚不明确

续表

药物名称	功能主治	用法用量	注意事项	不良反应
归脾丸	益气健脾，养血安神。本品用于心脾两虚，气短心悸，失眠多梦，头昏头晕，肢倦乏力，食欲不振，崩漏便血	用温开水或生姜汤送服，一次6g（约33丸），一日3次	1. 忌不易消化食物； 2. 感冒发热患者不宜服用； 3. 有高血压、心脏病、肝病、糖尿病、肾病等慢性病严重者应在医师指导下服用； 4. 儿童、孕妇、哺乳期妇女应在医师指导下服用； 5. 服药4周症状无缓解，应去医院就诊； 6. 对本品过敏者禁用，过敏体质者慎用； 7. 本品性状发生改变时禁止使用； 8. 儿童必须在成人监护下使用； 9. 请将本品放在儿童不能接触的地方； 10. 如正在使用其他药品，使用本品前请咨询医师或药师	尚不明确
十全大补颗粒	温补气血。用于气血两虚，面色苍白，气短心悸，头晕自汗，四肢不温	开水冲服，一次1袋，一日2次。或用本品2袋加白酒250mL化服，一次10～20mL，一日2次	1. 忌食生冷、油腻食物； 2. 外感风寒、风热，实热内盛者不宜服用； 3. 不宜和感冒类药同时服用； 4. 服本药时不宜同时服用藜芦、赤石脂或其制剂； 5. 本品中有肉桂，属温热药，因此有实热者忌用； 6. 本品宜饭前服用或与食物同服； 7. 糖尿病患者应在医师指导下服用； 8. 按照用法用量服用，小儿应在医师指导下服用； 9. 服药期间出现口干、便干、舌红、苔黄等症应去医院就诊； 10. 对本品过敏者禁用，过敏体质者慎用； 11. 本品性状发生改变时禁止使用； 12. 儿童必须在成人监护下使用； 13. 请将本品放在儿童不能接触的地方； 14. 如正在使用其他药品，使用本品前请咨询医师或药师	尚不明确

（三）预防调护

1. 大力宣传优生优育知识，禁止近亲结婚。婚前进行健康检查，以避免发生遗传性疾病。

2. 注意孕妇保健，防止外感、药物损害；避免早产、难产、产伤；预防新生儿黄疸、硬肿症、肺炎等。

3. 合理喂养，加强营养，积极预防及治疗各种急、慢性疾病。

4. 加强肢体功能锻炼及语言智能训练。

5. 重视功能锻炼，加强智力训练教育。

第五节　传染疾病

一、风疹

风疹是由感受风疹时疫引起的急性时疫疾病，临床以轻度发热、咳嗽、流涕，全身出现淡红细小丘疹，耳后、颈后、枕部肿大伴触痛为主要临床表现。本病因感受时邪引起，故称"风痧"。本病属西医学"风疹"，病原是风疹病毒。多见于 1 ～ 5 岁小儿，冬春季多发，有一定的传染性，易在幼儿园流行。本病一般较轻，很少发生变证，预后良好。但孕妇妊娠早期患本病，可损害胚胎，影响胎儿正常发育，导致流产、死胎，或先天性心脏病、白内障、脑发育障碍等，需引起重视。

（一）病因病机

风疹由感受风疹时邪所致。病机为邪犯肺卫，与气血相搏，邪毒外泄，发于肌肤。邪毒从口鼻而入，伤及肺卫，故见恶风，发热，咳嗽等；肺主皮毛，邪从外泄，故见皮疹透发，淡红细小，分布均匀。若邪毒重者，内传营血，则见高热烦渴，皮疹鲜红或深红，疹点分布较密。本病多数邪毒外泄，疹点透发之后，随之热退病解。

（二）辨证论治

1. 辨证思路　风疹辨证主要辨轻重，分卫气营血。轻微发热，精神安宁，疹色淡红，分布均匀，病程在 3 ～ 4 天之内者为轻证，病在肺卫。壮热烦渴，疹色鲜红或紫暗，分布密集，出疹持续 5 ～ 7 天才见消退，病程较长者为重证，病在气营，临床少见。

2. 治疗原则　本病以疏风清解为治疗原则。邪在肺卫者，治以疏风清热透疹；邪在气营者，治以清热凉营解毒。

3. 分证论治（表 12-27、表 12-28）

表 12-27　分证论治

证型	证候	治法	常用药	
			方剂	药物组成
邪犯肺卫	发热恶风，喷嚏流涕，轻微咳嗽，精神疲倦，饮食欠佳，皮疹先起于头面、躯干，随即遍及四肢，分布均匀，疹点稀疏细小，疹色淡红，一般 2 ～ 3 日逐渐消退，肌肤轻度瘙痒，耳后及枕部淋巴结肿大触痛，舌质偏红，舌苔薄白，或薄黄，脉象浮数	疏风解热透邪	银翘散（《温病条辨》）加减	金银花、连翘、竹叶、荆芥、牛蒡子、薄荷、豆豉、桔梗、芦根、甘草

续表

证型	证候	治法	常用药	
			方剂	药物组成
邪炽气营	高热口渴，烦躁哭闹，疹色鲜红或紫暗，疹点稠密，甚至可见皮疹融合成片或成片皮肤猩红，小便短黄，大便秘结，舌质红赤，舌苔黄糙，脉象洪数	清气凉营解毒	透疹凉解汤（验方）加减	桑叶、甘菊、薄荷、连翘、牛蒡子、赤芍、蝉蜕、紫花地丁、黄连、藏红花

表 12-28　常用中成药

药物名称	功能主治	用法用量	注意事项	不良反应
小儿清咽颗粒	清热解表，解毒利咽。用于小儿外感风热引起的发热头痛、咳嗽音哑、咽喉肿痛	开水冲服，一岁内每次服 3g，一岁至五岁每次服 6g，五岁以上每次服 9～12g，一日 2～3 次	1. 忌食辛辣、生冷、油腻食物； 2. 风寒感冒者不适用，表现为恶寒发热，无汗，咽痒咳嗽，咽不红肿，口不渴； 3. 脾胃虚弱，大便稀溏者慎用； 4. 用药 3 天症状无改善或加重者，应及时就医； 5. 夏季暑热重时，可加服藿香正气丸或六一散； 6. 对本品过敏者禁用，过敏体质者慎用； 7. 本品性状发生改变时禁止使用； 8. 儿童必须在成人监护下使用； 9. 请将本品放在儿童不能接触的地方； 10. 如正在使用其他药品，使用本品前请咨询医师或药师	尚不明确
三黄片	清热解毒，泻火通便。用于三焦热盛所致的目赤肿痛、口鼻生疮、咽喉肿痛、牙龈肿痛、心烦口渴、尿黄便秘	口服。一次 4 片，一日 2 次，小儿酌减	1. 忌烟、酒及辛辣食物； 2. 不宜在服药期间同时服用滋补性中药； 3. 有高血压、心脏病、肝病、糖尿病、肾病等慢性病严重者应在医师指导下服用； 4. 服药后大便次数增多且不成形者，应酌情减量； 5. 本品含盐酸小檗碱。儿童、哺乳期妇女、年老体弱及脾虚便溏者应在医师指导下服用； 6. 服药 3 天症状无缓解，应去医院就诊； 7. 严格按用法用量服用，本品不宜长期服用； 8. 对本品过敏者禁用，过敏体质者慎用； 9. 本品性状发生改变时禁止使用； 10. 儿童必须在成人监护下使用； 11. 请将本品放在儿童不能接触的地方； 12. 如正在使用其他药品，使用本品前请咨询医师或药师	偶有恶心、呕吐、皮疹和药热，停药后消失

（三）预防调护

1. 流行期间，避免带易感儿童去公共场所。

2. 与风疹患者有密切接触史的儿童，可予口服板蓝根冲剂。

3. 保护孕妇，尤其妊娠早期 3 个月内，避免与风疹患者接触。有条件者对儿童、婚前女子接种风疹疫苗，可预防本病。

4. 小儿有与风疹患者密切接触史者，应注意早期预防发病。

5. 患儿在出疹期间不宜外出，防止交叉感染。一般隔离至出疹后 5 天。

6. 患儿应注意休息与保暖，避免复感外邪。多饮开水，饮食宜清淡易消化，少食辛辣刺激之品。体温高者，可行物理降温。

7. 加强皮肤护理。皮肤瘙痒者，避免用手挠抓，防止损伤皮肤感染。衣服宜柔软宽松。

二、痄腮

痄腮，是因感受风温邪毒，壅阻少阳经脉引起的时行疾病，以发热、耳下腮部漫肿疼痛为临床主要特征，亦称"时行腮肿""温毒""蛤蟆瘟""鸬鹚瘟"等。西医称为流行性腮腺炎，是由腮腺炎时邪（流行性腮腺炎病毒）引起的一种时行疾病，临床以发热、耳下腮部肿胀、疼痛为主要临床特征。本病一年四季均可发生，冬春季易于流行。多见于 3 岁以上儿童，尤以学龄儿童高发。预后一般良好，感染后可获终生免疫，少数儿童由于病情严重，可出现昏迷、惊厥变证，年长儿如发生本病，可见少腹疼痛、睾丸肿痛等症。

（一）病因病机

本病病因为外感腮腺炎时邪，主要病机为邪毒壅阻少阳经脉，与气血相搏，凝滞耳下腮部。风温邪毒从口鼻肌表而入，侵犯足少阳胆经。胆经起于眼外眦，经耳前、耳后下行于身之两侧，终止于两足第四趾端。少阳受邪，毒热循经上攻腮颊，与气血相搏，气滞血郁，运行不畅，凝滞腮颊，故局部漫肿、疼痛。热甚化火，出现高热不退，烦躁头痛，经脉失和，机关不利，故张口咀嚼困难。

总之，腮腺炎时邪壅阻少阳经脉，凝滞腮部为本病的主要病因病机。由于邪之轻重、病之深浅不同，又有温毒在表、热毒蕴结的区别。邪传他经，有窜睾入腹、内陷心肝之变。

（二）辨证论治

1. 辨证思路　本病辨证当以经络辨证为主，辨其病变部位，同时需辨常证、变证之轻重。根据全身及局部症状，凡发热、耳下腮肿，但无神志障碍、抽搐、睾丸肿痛、腹痛者为常证，病在少阳经为主。若高热不退、神志不清、反复抽搐，为邪陷心肝之变证；若恶心、呕吐、泄泻、睾丸肿痛、腹胀、脘腹或少腹疼痛，为毒窜睾腹之变证，病在少阳、厥阴二经。

2. 治疗原则　本病以清热解毒，消肿散结为基本治则。温毒在表者，配以疏风散邪；热毒入里者，重用清热解毒。邪毒传变，窜睾入腹者，佐以清肝泻火；内陷心肝者，佐以息风开窍。

3. 分证论治（表 12-29、表 12-30）

表 12-29　分证论治

证型		证候	治法方剂	常用药	
				药物组成	
常证	温毒外袭	轻微发热、恶寒，一侧或两侧耳下腮部漫肿疼痛，咀嚼不便，或有头痛，咽红，纳少，舌质红，苔薄白或薄黄，脉浮数	疏风清热消肿散结	柴胡葛根汤（《外科正宗》）加减	柴胡、葛根、黄芩、牛蒡子、桔梗、升麻、连翘、板蓝根、夏枯草、赤芍、僵蚕
	热毒蕴结	高热，一侧或两侧耳下腮部肿胀疼痛，坚硬拒按，张口咀嚼困难，或有烦躁不安，口渴欲饮，头痛，咽红肿痛，颌下肿块胀痛，纳少，大便秘结，尿少而黄，舌红苔黄，脉滑数	清热解毒散结软坚	普济消毒饮（《东垣试效方》）加减	柴胡、黄芩、黄连、连翘、板蓝根、升麻、牛蒡子、马勃、桔梗、玄参、薄荷、虎杖、陈皮、僵蚕
变证	邪陷心肝	多在腮肿的同时，出现高热不退，烦躁不安，头痛项强，呕吐，嗜睡神昏，四肢抽搐，舌质红，苔黄，脉弦数	清热解毒息风开窍	清瘟败毒饮（《疫疹一得》）加减	栀子、黄连、连翘、生甘草、水牛角、生地黄、生石膏、牡丹皮、赤芍、竹叶、玄参、钩藤、僵蚕
	毒窜睾腹	腮部肿胀消退后，一侧或双侧睾丸肿胀疼痛，或脘腹、少腹疼痛，痛时拒按，或有恶心呕吐，腹胀泄泻，舌红苔黄，脉数	清肝泻火活血止痛	龙胆泻肝汤（《兰室秘藏》）加减	龙胆草、栀子、黄芩、柴胡、川楝子、荔枝核、延胡索、桃仁

表 12-30　常用中成药

药物名称	功能主治	用法用量	注意事项	不良反应
腮腺炎片	清热解毒，消肿散结。用于腮腺炎	口服。一次6片，一日3次	本品苦寒泻热，易伤正气，体弱、脾胃虚寒者当中病即止，不宜长期使用。服药期间，要卧床休息，多喝水，忌生冷、油腻、辛辣、腥味食物。服药期间，发热不退，腮肿加重，需及时到医院诊治	尚不明确
蒲地蓝消炎口服液	清热解毒，抗炎消肿。用于疖肿、腮腺炎、咽炎、扁桃体炎等	口服，一次10mL，一日3次，小儿酌减。如有沉淀，摇匀后服用	1. 孕妇慎用； 2. 过敏体质者慎用； 3. 症见腹痛、喜暖、泄泻等脾胃虚寒者慎用	恶心、呕吐、腹胀、腹痛、乏力、头晕等；皮疹、瘙痒等过敏反应

续表

药物名称	功能主治	用法用量	注意事项	不良反应
连花清瘟颗粒	清瘟解毒，宣肺泄热。用于治疗流行性感冒属热毒袭肺证，症见发热或高热，恶寒，肌肉酸痛，鼻塞流涕，咳嗽，头痛，咽干咽痛，舌偏红，苔黄或黄腻等	口服，一次1袋，一日3次	1.忌烟、酒及辛辣、生冷、油腻食物； 2.不宜在服药期间同时服用滋补性中药； 3.风寒感冒者不适用； 4.高血压、心脏、糖尿病患者慎用。有肝病、肾病等慢性病严重者应在医师指导下服用； 5.儿童、孕妇、哺乳期妇女、年老体弱及脾虚便溏者应在医师指导下服用； 6.发热体温超过38.5℃的患者，应去医院就诊； 7.严格按用法用量服用，本品不宜长期服用； 8.服药3天症状无缓解，应去医院就诊； 9.对本品过敏者禁用，过敏体质者慎用； 10.本品性状发生改变时禁止使用； 11.儿童必须在成人监护下使用； 12.请将本品放在儿童不能接触的地方； 13.如正在使用其他药品，使用本品前请咨询医师或药师	尚不明确
安宫牛黄丸	清热解毒，镇惊开窍。用于热病，邪入心包，高热惊厥，神昏谵语；中风昏迷及脑炎、脑膜炎、中毒性脑病、脑出血、败血症见上述证候者	口服。一次1丸，一日1次；小儿三岁以内一次1/4丸，四岁至六岁一次1/2丸，一日1次；或遵医嘱	1.本品为热闭神昏所设，寒闭神昏不得使用； 2.本品处方中含麝香，芳香走窜，有损胎气，孕妇慎用； 3.服药期间饮食宜清淡，忌食辛辣/油腻之品，以免助火生痰； 4.本品处方中含朱砂、雄黄，不宜过量久服，肝肾功能不全者慎用； 5.在治疗过程中如出现肢寒畏冷，面色苍白，冷汗不止，脉微欲绝，由闭证变为脱证时，应立即停药； 6.高热神昏、中风昏迷等口服本品困难者，当鼻饲给药； 7.孕妇及哺乳期妇女、儿童、老年人使用本品应遵医嘱； 8.过敏体质者慎用； 9.儿童必须在成人的监护下使用； 10.如正在服用其他药品，使用本品前请咨询医师； 11.服用前应除去蜡皮、塑料球壳及玻璃纸；本品不可整丸吞服。请仔细阅读说明书并遵医嘱使用	有文献报道不当使用本品致体温过低，亦有个别患者引起过敏反应
安脑丸	清热解毒，醒脑开窍。用于温邪入里，逆传心包之高热、神昏、谵语、惊厥者	口服。一次1～2丸，一日2次，或遵医嘱，小儿酌减	尚不明确	尚不明确

续表

药物名称	功能主治	用法用量	注意事项	不良反应
龙胆泻肝丸	清肝胆，利湿热。用于肝胆湿热所致的头晕目赤，耳鸣耳聋，耳肿疼痛，胁痛口苦，尿赤涩痛，湿热带下	口服，一次3～6g，一日2次	1. 忌烟、酒及辛辣食物； 2. 不宜在服药期间同时服用滋补性中药； 3. 有高血压、心脏病、肝病、糖尿病、肾病等慢性病严重者应在医师指导下服用； 4. 服药后大便次数增多且不成形者，应酌情减量； 5. 孕妇慎用。儿童、哺乳期妇女、年老体弱及脾虚便溏者应在医师指导下服用； 6. 服药3天症状无缓解，应去医院就诊； 7. 对本品过敏者禁用，过敏体质者慎用； 8. 本品性状发生改变时禁止使用； 9. 儿童必须在成人监护下使用； 10. 请将本品放在儿童不能接触的地方； 11. 如正在使用其他药品，使用本品前请咨询医师或药师	尚不明确

（三）预防调护

1. 预防接种麻疹、风疹、腮腺炎三种疫苗。

2. 发病期间应隔离治疗，直至腮部肿胀完全消退。患儿的衣被、用具等物品均应煮沸清毒。

3.. 流行期间，易感儿勿去公共场所。避免感染，有接触史的可疑患儿，要及时隔离观察检疫3周。

3. 患儿应卧床休息直至热退，并发睾丸炎者适当延长卧床休息时间。

4. 宜给易消化、清淡流质饮食或软食，忌吃酸、硬、辣等刺激性食物。每餐后用生理盐水漱口或清洗口腔，以保持口腔清洁。

第六节　其他疾病

紫癜

紫癜亦称紫斑，以血液溢于皮肤、黏膜之下，出现瘀点瘀斑，压之不退色为其临床特征，是小儿常见的出血性疾病之一。常伴鼻衄、齿衄，甚则呕血、便血、尿血。其临床表现与西医学的过敏性紫癜和免疫性血小板减少症有相似之处。过敏性紫癜发病年龄多为2岁以上，尤以学龄儿童多见，一年四季均可发生，但春秋两季多见。本病属血证范畴，中医古籍中所记载的"葡萄疫""肌衄""斑毒"等病证，与本病有相似之处。

（一）病因病机

小儿素体正气亏虚是发病之内因，外感风热时邪及其他异气是发病之外因。病位在心、肝、脾、肾。病机为外感风热邪毒及异气之邪，蕴阻肌表血分，迫血妄行，外溢肌肤；或素体心脾气血不足，气阴亏损，虚火上炎，血不归经，外溢肌肤，发为本病，表现以虚证为主。

1. 感受外邪 小儿为稚阴稚阳之体，气血未充，卫外不固，外感六淫之邪，六气皆易从火化，蕴郁皮毛肌肉之间；或者冒触异气，引动伏热；或饮食失节蕴生内热。风热、湿热或异气与气血相搏，热伤血络，迫血妄行，溢于脉外，渗于皮下，发为紫癜。邪重者，可伤及阴络，出现便血、尿血等。若血热损伤肠络，血溢络外，碍滞气机，可致剧烈腹痛；夹湿留注关节，则可见局部肿痛，屈伸不利。

2. 气阴不足 血生于脾，藏于肝，源于肾而主在心，血之运行赖心之推动、脾之统摄、肝之储藏。若心、肝、脾功能受损，血行不循常道，轻则外溢肌肤，重则吐衄便血。若小儿先天禀赋不足，或疾病迁延日久，耗气伤阴，病情由实转虚，或虚实夹杂。气虚则统摄无权，气不摄血，血液不循常道而溢于脉外；阴虚火炎，血随火动，渗于脉外，可致紫癜反复发作。

人体血生于脾，藏于肝，源于肾而主于心，血在脉中周而复始循环流行，依赖于心之推动，脾之统摄，肝之储藏。若心、肝、脾功能受损，血行不循常道而外溢肌肤，重则吐衄便血。综上所述，本病外因为外感风热，内因为气阴亏虚。早期多为风热伤络，热迫血行，属实证；后期由实转虚，或虚实并见，多为气虚失摄，阴虚火炎。

（二）辨证论治

1. 辨证思路 本病辨证以八纲辨证为纲，辨病与辨证相结合。

根据起病、病程、紫癜颜色等辨虚实。起病急，病程短，紫癜颜色鲜明者多属实；起病缓，病情反复，病程延绵，紫癜颜色较淡者多属虚。

以出血量的多少及是否伴有肾脏损害或颅内出血等作为依据。凡出血量少者为轻证；出血严重伴大量便血、血尿、明显蛋白尿者为重证；头痛、昏迷、抽搐等则为危证。

过敏性紫癜早期多为风热伤络，血热妄行，常兼见湿热痹阻或热伤胃络，后期多见阴虚火旺或气不摄血；免疫性血小板减少症急性型多为血热妄行，慢性型多为气不摄血或阴虚火旺。

2. 治疗原则 本病的治疗，实证以清热凉血为主；虚证以益气摄血、滋阴降火为主。临证须注意证型之间的相互转化或同时并见。治疗时宜分清主次，统筹兼顾。

3. 分证论治（表 12-31、表 12-32）

表 12-31　分证论治

证型	证候	治法	常用药	
			方剂	药物组成
风热伤络	起病较急，全身皮肤紫癜散发，尤以下肢及臀部居多，呈对称分布，色泽鲜红，大小不一，或伴痒感，可有发热、腹痛、关节肿痛、尿血等，舌质红，苔薄黄，脉浮数	祛风清热凉血安络	银翘散（《温病条辨》）加减	金银花、连翘、牛蒡子、薄荷、荆芥、紫草、茜草、地黄、丹皮
血热妄行	起病较急，皮肤出现瘀点瘀斑，色泽鲜红，或伴鼻衄、齿衄、便血、尿血，血色鲜红或紫红，同时见心烦、口渴、便秘，或伴腹痛，或有发热，舌质红绛，脉数有力	清热解毒凉血止血	犀角地黄汤（《备急千金要方》）加味	水牛角、地黄、牡丹皮、赤芍、紫草、甘草
气不摄血	起病缓慢，病程迁延，紫癜反复出现，瘀斑、瘀点颜色淡紫，常有鼻衄、齿衄、面色苍黄、神疲乏力、食欲不振，头晕心慌，舌淡苔薄，脉细无力	健脾养心益气摄血	归脾汤（《济生方》）加减	党参、黄芪、白术、当归、龙眼肉、茯神、酸枣仁、远志
阴虚火旺	紫癜时发时止，鼻衄齿衄或尿血，血色鲜红，手足心热，低热盗汗，心烦少寐，大便干燥，小便黄赤，舌光红，苔少，脉细数	滋阴清热凉血化瘀	大补阴丸（《丹溪心法》）加减	熟地黄、龟甲、黄柏、知母、牡丹皮、牛膝、蜂蜜

表 12-32　常用中成药

药物名称	功能主治	用法用量	注意事项	不良反应
银黄颗粒	用于清热，解毒，消炎。用于急慢性扁桃体炎，急慢性咽喉炎，上呼吸道感染	开水冲服，一次1～2袋，一日2次	1. 忌辛辣、鱼腥食物； 2. 不宜在服药期间同时服用温补性中成药； 3. 脾气虚寒，症见有大便溏者慎用； 4. 扁桃体化脓及全身高热者应去医院就诊； 5. 服药3天后症状无改善，或出现其他症状，应去医院就诊； 6. 按照用法用量服用，儿童应在医师指导下服用； 7. 对本品过敏者禁用，过敏体质者慎用； 8. 本品性状发生改变时禁止使用； 9. 儿童必须在成人的监护下使用； 10. 请将本品放在儿童不能接触的地方； 11. 如正在使用其他药品，使用本品前请咨询医师或药师	尚不明确

续表

药物名称	功能主治	用法用量	注意事项	不良反应
血康口服液	活血化瘀，消肿散结，凉血止血。用于血热妄行，皮肤紫斑，原发性及继发性血小板减少性紫癜	口服，一次 10～20mL，每日 3～4 次；小儿酌减，可连服一个月	尚不明确	服药后个别患者如有轻度恶心、嗜睡现象，继续服药后可自行消失
知柏地黄丸	滋阴降火。用于阴虚火旺，潮热盗汗，口干咽痛，耳鸣遗精，小便短赤	口服，水蜜丸一次 30 粒（6g），一日 2 次	1. 孕妇慎用； 2. 虚寒患者不适用，其表现为怕冷，手足凉，喜热饮； 3. 不宜和感冒类药同时服用； 4. 本品宜空腹或饭前服用开水或淡盐水送服； 5. 服药一周症状无改善，应去医院就诊； 6. 药品性状发生改变时禁止服用； 7. 按照用法用量服用，小儿应在医师指导下服用； 8. 儿童必须在成人的监护下使用； 9. 请将此药品放在儿童不能接触的地方； 10. 如在服用其他药品，使用本品前请咨询医师或药师	尚不明确
归脾丸	益气健脾，养血安神。用于心脾两虚，气短心悸，失眠多梦，头昏头晕，肢倦乏力，食欲不振	用温开水或生姜汤送服，水蜜丸一次 6g，小蜜丸一次 9g，大蜜丸一次 1 丸，一日 3 次	1. 忌油腻食物； 2. 外感或实热内盛者不宜服用； 3. 本品宜饭前服用； 4. 按照用法用量服用，小儿、孕妇、高血压、糖尿病患者应在医师指导下服用； 5. 服药 2 周症状未明显改善，或症状加重者，应立即停药并到医院应诊； 6. 药品性状发生改变时禁止服用； 7. 儿童必须在成人监护下使用； 8. 请将此药品放在儿童不能接触的地方； 9. 如正在服用其他药品，使用本品前请咨询医师或药师	尚不明确

（三）预防调护

1. 积极参加体育活动，增强体质，提高抗病能力，避免感冒。

2. 过敏性紫癜要尽可能找出引发的各种原因。积极防治上呼吸道感染，控制扁桃体炎、鼻窦炎、龋齿等慢性感染性病灶。驱除体内各种寄生虫，根据个人体质，避免进食引起过敏的食物及药物。

3. 免疫性血小板减少症，要注意预防急性呼吸道感染、麻疹、水痘、风疹及肝炎等疾病，以防诱发或加重病情。

4. 急性期或出血量多时，要卧床休息，限制患儿活动，消除其恐惧紧张心理。

5. 避免外伤跌倒碰撞，以免引起出血。

6. 血小板计数低于 $20×10^9/L$ 时，要密切观察病情变化，防治各种创伤与颅内出血。

7. 饮食宜清淡，富于营养，易于消化。呕血、便血者应进半流质饮食，忌硬食及粗纤维食物，忌辛辣刺激食物。免疫性血小板减少症患儿平素可多吃带衣花生、红枣等食物。

第七节　现代医学儿科疾病

一、注意力缺陷多动障碍

注意力缺陷多动障碍，是一种较常见的儿童时期行为障碍性疾病。临床以与年龄不相应的注意缺陷、多动冲动为主要特征。由于患儿智能接近正常或完全正常，但活动过多，思想不易集中而导致学习成绩下降，故又与"健忘""失聪"有关。本病多见于学龄期儿童，男孩多于女孩。发病与遗传、环境、教育、产伤等有一定关系。本病男孩多于女孩，好发年龄 6～14 岁。本病预后较好，绝大多数患儿到青春期逐渐好转，活动过多的症状消失，但注意力不集中，性格异常可继续存在。本病可归属中医"脏躁""躁动"。

（一）病因病机

本病病因主要为先天禀赋不足，后天失于护养，教育不当，环境影响等。其他如外伤瘀滞、情志失调等也可引起。病位主要在心、肝、脾、肾。病机关键为脏腑阴阳失调，阴失内守，阳躁于外。

1. 心肝火旺　小儿"心常有余""肝常有余"，若教育不当，心理失和，或情志失调，五志化火，或素体热盛，喜食油煎辛辣之品，助热生火，扰动心肝，而见多动冲动，烦躁不安。

2. 痰火内扰　素体肥胖小儿，痰湿之体，平素喜食肥甘厚味之品，或偏食辛辣香燥之物，导致痰火内生，扰动心神，则见多动多语，冲动任性。

3. 肝肾阴虚　小儿稚阴稚阳之体，若先天禀赋不足，肾阴不足，水不涵木，肝阳亢盛，则表现为多动难静，神思涣散。

4. 心脾两虚　若心气不足，心失所养，可致心神失守而精神涣散，注意力不集中。脾虚失养则静谧不足，兴趣多变，言语冒失，健忘；心脾两虚则神思不定，反复无常不能自制。

小儿稚阴稚阳，先天禀赋不足，后天失于调护，稍有感触，即易阴阳偏颇，阴虚阳亢，阳动无制。心主血藏神，心阴不足，则心火有余，而现心神不宁，多动不安；肝体阴而用阳，其志怒，肝肾阴虚，肝阳上亢，则致注意力不集中，性情冲动执拗；脾为至阴之脏，性静，脾失濡养，则静谧不足，兴趣多变，言语冒失，心思不定，不能自控；

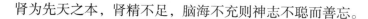

肾为先天之本，肾精不足，脑海不充则神志不聪而善忘。

（二）辨证论治

1. 辨证思路　本病辨证，以脏腑辨证、阴阳辨证为纲。

（1）辨脏腑：在心者，注意力不集中，情绪不稳定，多梦烦躁；在肝者，易于冲动，好动难静，容易发怒，常不能自控；在脾者，兴趣多变，做事有头无尾，记忆力差；在肾者，脑失精明，学习成绩低下，记忆力欠佳，或有遗尿、腰酸乏力等。

（2）辨阴阳：阴静不足，症见注意力不集中，自我控制差，情绪不稳，神思涣散；阳亢躁动，症见动作过多，冲动任性，急躁易怒。

本病的实质为虚证，亦有标实之状，临床多见虚实夹杂之证。

2. 治疗原则　本病以调和阴阳为治疗原则。病属本虚标实，主要涉及心、肝、脾、肾四脏。治疗以滋阴潜阳、补益心脾、清心平肝、泻火豁痰为主。可根据痰浊、痰火、瘀血等兼证的不同，佐以化痰、清热、祛瘀等不同治法。由于小儿脏腑娇嫩，易虚易实，治疗时应注意滋阴而不伤脾，祛邪而不伤正，勿过用苦寒之品，同时注意安神益智。

3. 分证论治（表 12-33、表 12-34）

表 12-33　分证论治

证型	证候	治法	常用药	
			方剂	药物组成
心肝火旺	多动不安，冲动任性，急躁易怒，注意力不集中，做事莽撞，或好惹扰人，常与人打闹，或面赤烦躁，大便秘结，小便色黄，舌质红或舌尖红，苔薄或薄黄，脉弦或弦数	清心平肝安神定志	安神定志灵（《儿童多动症临床治疗学》）加减	柴胡、黄芩、决明子、连翘、天竺黄、石菖蒲、郁金、当归、益智仁、远志、龙齿
痰火内扰	多动多语，烦躁不安，冲动任性，难以制约，兴趣多变，注意力不集中，胸中烦热，懊恼不眠，纳少口苦，便秘尿赤，舌质红，苔黄腻，脉滑数	清热泻火化痰宁心	黄连温胆汤（《六因条辨》）加减	陈皮、法半夏、胆南星、竹茹、瓜蒌、枳实、石菖蒲、茯苓、珍珠母
肝肾阴虚	多动难静，急躁易怒，冲动任性，难于自控，神思涣散，注意力不集中，难以静坐，或有记忆力欠佳、学习成绩低下，或有遗尿、腰酸乏力，或有五心烦热、盗汗，大便秘结，舌质红，苔少，脉细弦	滋养肝肾平肝潜阳	杞菊地黄丸（《医级》）加减	枸杞子、熟地黄、山茱萸、山药、茯苓、菊花、牡丹皮、泽泻、龙齿、龟甲
心脾两虚	神思涣散，注意力不能集中，神疲乏力，形体消瘦或虚胖，多动而不暴躁，言语冒失，做事有头无尾，睡眠不熟，记忆力差，伴自汗盗汗，偏食纳少，面色无华，舌质淡，苔薄白，脉虚弱无力	养心安神健脾益气	归脾汤（《正体类要》）合甘草小麦大枣汤（《金匮要略》）加减	党参、黄芪、白术、大枣、炙甘草、茯神、远志、酸枣仁、龙眼肉、当归、淮小麦、木香

表 12-34　常用中成药

药物名称	功能主治	用法用量	注意事项	不良反应
静灵口服液	滋阴潜阳，宁神益智。用于儿童多动症，见有注意力涣散、多动多语、冲动任性、学习困难、舌质红、脉细数等肾阴不足，肝阳偏旺者	口服，3～5岁，一次半瓶，一日2次；6～14岁，一次1瓶，一日2次；14岁以上，一次1瓶，一日3次	1.忌辛辣刺激食物，外感发烧暂停服用；2.表证愈后可继服；3.请仔细阅读说明书并遵医嘱使用	尚不明确
多动宁胶囊	滋养肝肾，开窍，宁心安神。用于肝肾阴虚所致儿童多动症之多动多语，冲动任性，烦急易怒等	口服。一次3～5粒，一日3次；或遵医嘱	尚不明确	尚不明确
归脾丸	益气健脾，养血安神。本品用于心脾两虚，气短心悸，失眠多梦，头昏头晕，肢倦乏力，食欲不振，崩漏便血	用温开水或生姜汤送服，一次6g（约33丸），一日3次	尚不明确	尚不明确

（三）预防调护

1.加强围产期保健，防止妊娠期疾病及产伤，不得近亲婚配。孕妇应保持心情愉快，精神安宁，营养均衡，禁烟酒，慎用药物，避免早产、难产及新生儿窒息。

2.小儿出生后注意饮食调理，增强体质。注意防止小儿脑外伤、中毒及中枢神经系统感染。

3.努力营造一个和谐、温馨的家庭和社会环境。保证儿童有规律性的生活，培养良好的生活习惯。

4.注意早期发现小儿的异常表现，及早进行疏导及治疗，防止攻击性、破坏性及危险性行为发生。

5.关心体谅患儿，对待患儿要循循善诱，耐心教导，调其情志，切不可歧视、打骂。给予良好的教育和正确的心理疏导，不可在精神上施加压力，以免引起对立情绪。

6.保证患儿营养，补充蛋白质、水果及新鲜蔬菜，避免食用有兴奋性和刺激性的饮料和食物。

二、手足口病

手足口病是由感受手足口病时邪（肠道柯萨奇病毒A组、B组及新肠道病毒71型）引起的急性发疹性传染病，以手掌、足跖、口腔及臀等部位斑丘疹、疱疹，或伴发热为特征。本病一年四季可发病，夏秋季多见。任何年龄均可发生，但好发于学龄儿童，以3岁以下发病率最高。患者和隐性感染者主要经呼吸道、消化道和密切接触等途径传播病毒。传染性强，易暴发流行。预后一般良好，多在一周内痊愈，少数重症可出现脑炎、脑膜炎、肺水肿、心肌炎、呼吸和循环障碍等疾病，甚至危及生命。

（一）病因病机

本病为感受手足口病时邪，病位在肺脾两经。病机为邪蕴郁肺脾，外透肌表。小儿肺脏娇嫩，不耐邪扰；脾常不足，易受损伤。时热邪毒从口鼻入侵，致肺卫失宣，故病初见发热、流涕、咳嗽、口痛等风热外侵之证；邪毒进一步蕴结肺脾，脾失健运，内湿与邪毒相搏，湿热蒸盛，外透肌表，故手、足、口及臀部等部位出现疱疹，发为手足口病。感邪轻者，疱疹仅见于手足肌肤及口咽部，分布稀疏，全身症状轻浅；感邪重者，疱疹稠密，波及四肢、臀部，根盘红晕显著，伴高热不退，烦躁口渴，口痛拒食，溲赤便结等湿热蒸盛之象，全身症状较重。若邪毒随疹发外透肌表，则疱疹结痂向愈，后期因邪毒耗伤气津，则见气阴两伤之证；亦有少数体弱患儿，邪盛正虚，邪毒枭张，内陷厥阴，出现心悸气短、胸闷、乏力，甚至神昏、抽搐等变证，危及生命。

（二）辨证论治

1. 辨证思路 本病辨证主要辨轻重。轻证为风热邪毒外侵肺脾，有轻度发热、咳嗽、流涕、口痛、纳差、恶心、泄泻，疱疹以手足掌心、口腔为主，分布稀疏，疱浆清亮，部分病例可无发热；重证为湿热蒸盛，蕴郁肺脾，

表现为高热不退，头痛烦躁，口痛流涎，拒食，除手足掌心、口腔部疱疹外，四肢、臀部亦可累及，疱疹分布稠密，疱浆浑浊，疹色紫暗，根盘红晕显著；体弱而邪毒炽盛者，正不胜邪，极易发生嗜睡易惊，肢体抖动，或喘憋紫绀、昏迷抽搐、汗出肢冷、脉微欲绝等邪毒内陷心肝或邪毒犯心之变证。

2. 治疗原则 以清热祛湿解毒为原则。风热外侵证，治以宣肺解表，清热化湿；湿热蒸盛证，根据湿与热之偏重不同论治，偏湿盛者，治以利湿化湿为主，佐以清热解毒；偏热重者，治以清热解毒为主，佐以利湿化湿。有变证者，治以息风开窍，或温阳扶正，或泻肺逐水，必要时须配合中西医结合抢救治疗。病至后期，疹透而湿毒清解，气津两伤，宜以益气养阴、扶助正气为主。

3. 分证论治（表 12-35、表 12-36）

表 12-35 分证论治

证型	证候	治法	常用药	
			方剂	药物组成
风热外侵	发热轻微，或无发热，或流涕咳嗽，纳差恶心，呕吐泄泻，口腔、手掌、足跖部疱疹，分布稀疏，疹色红润，根盘红晕不著，疱液清亮，舌质红，苔薄黄腻，脉浮数	宣肺解表清热化湿	甘露消毒丹（《医效秘传》）加减	黄芩、薄荷、连翘、藿香、石菖蒲、金银花、板蓝根、射干、浙贝母、滑石、蔻仁、荷叶

续表

证型	证候	治法	常用药	
			方剂	药物组成
湿热蒸盛	身热持续，烦躁口渴，小便黄赤，大便秘结，手掌、足跖、口腔黏膜及四肢、臀部疱疹，痛痒剧烈，甚或拒食，疱疹色泽紫暗，分布稠密，或成簇出现，根盘红晕显著，疱液浑浊，舌质红绛，苔黄厚腻或黄燥，脉滑数。严重者伴嗜睡易惊、肢体抖动、昏迷抽搐，或喘憋紫绀、汗出肢冷、脉微欲绝等危症	清热凉营解毒祛湿	清瘟败毒饮（《疫疹一得》）加减	黄连、黄芩、栀子、连翘、石膏、知母、地黄、赤芍、牡丹皮、板蓝根、贯众、紫草

表 12-36　常用中成药

药物名称	功能主治	用法用量	注意事项	不良反应
清热解毒口服液	清热解毒。用于热毒壅盛所致的发热面赤、烦躁口渴、咽喉肿痛；流感、上呼吸道感染见上述证候者	口服，一次10～20mL，一日3次，儿童酌减；或遵医嘱	1.忌烟、酒及辛辣、生冷、油腻食物； 2.不宜在服药期间同时服用滋补性中药； 3.风寒感冒者不适用； 4.糖尿病患者及有高血压、心脏病、肝病、肾病等慢性病严重者应在医师指导下服用； 5.儿童、孕妇、哺乳期妇女、年老体弱及脾虚便溏者应在医师指导下服用； 6.发热体温超过38.5℃的患者，应去医院就诊； 7.服药3天症状无缓解，应去医院就诊； 8.对本品过敏者禁用，过敏体质者慎用； 9.本品性状发生改变时禁止使用； 10.儿童必须在成人监护下使用； 11.请将本品放在儿童不能接触的地方； 12.如正在使用其他药品，使用本品前请咨询医师或药师	尚不明确
清胃黄连丸	清胃泻火，解毒消肿。用于肺胃火盛所致的口舌生疮，齿龈、咽喉肿痛	口服，一次1～2丸，一日2次	1.忌烟、酒及辛辣、油腻食物； 2.心脏病、肝病、糖尿病、肾病等慢性病患者应在医师指导下服用； 3.服药后大便次数每日2～3次者，应减量；每日3次以上者，应停用并向医师咨询； 4.服药3天后症状无改善，或加重者，应立即停药并去医院就诊； 5.小儿、孕妇、年老体弱及脾胃虚寒者慎用，若需使用，必须在医师指导下使用； 6.对本品过敏者禁用，过敏体质者慎用； 7.药品性状发生改变时禁止服用； 8.儿童必须在成人监护下使用； 9.请将此药品放在儿童不能接触的地方； 10.如正在服用其他药品，使用本品前请咨询医师或药师	尚不明确

（三）预防调护

1. 加强本病流行病学监测，本病流行期间，勿带孩子去公共场所，发现疑似患者，应及时进行隔离，对密切接触者应隔离观察 7～10 天。

2. 注意搞好个人卫生，养成饭前便后洗手的习惯。

3. 处理好感染患儿的粪便及其他排泄物，可用 3% 漂白粉澄清液浸泡，衣物置阳光下暴晒，室内保持通风换气。对被其污染的日常用品、食具等应及时消毒处理。

4. 注意饮食起居，合理供给营养，保持充足睡眠，避免阳光暴晒，防止过度疲劳而降低机体抵抗力。

5. 患病期间，宜清淡流质或软食，多饮开水，进食前后可用生理盐水或温开水漱口，以减轻食物对口腔的刺激。

6. 注意保持皮肤清洁，对疱疹切勿挠抓，以防溃破感染。对已有破溃感染者，可用金黄散或青黛散麻油调后敷患处，以收敛燥湿，助其痊愈。

7. 密切观察患儿病情变化，对其精神状态、呼吸、心率、血糖、外周血白细胞变化等注意监测，及早发现重症病例。

三、缺铁性贫血

缺铁性贫血是小儿常见的疾病，是由于体内贮存铁缺乏，导致血红蛋白合成不足而引起的贫血。本病是小儿贫血中最常见的类型，多见于婴幼儿，好发年龄为 6 个月至 3 岁。临床可见不同程度的面色萎黄或苍白，肢倦纳呆，头晕耳鸣，心悸气短，烦躁不安，发育迟缓等症。不仅影响儿童的生长发育，严重者还影响其行为智力以及对疾病的抵抗力。本病属中医"血虚"范畴，根据贫血的轻重程度，又分属于"萎黄""黄胖""疳证""虚劳"等病证。

（一）病因病机

营养性缺铁性贫血病因主要与先天禀赋不足、后天喂养不当、脾胃虚弱，或大病之后失于调养，或急慢性失血有关。病位主要在脾胃，涉及心肝肾，病机关键为气血不足，血虚不荣。

1. 禀赋不足　孕母素体体弱或孕期失于调护，饮食摄入不足；或早产、多胎，胎元受损等，致使孕母气血化生不足，影响胎儿生长发育，导致精髓不足，气血内亏而发病。

2. 脾胃虚弱　小儿生机蓬勃，发育迅速，迫切需要营养物质，但小儿脾常不足，运化功能薄弱，若母乳不足，又因喂养不当，不及时添加辅食，或偏食少食，或感染诸虫，或病后失调，以致脾胃受损，受纳、运化功能失常，化生气血不足，而成贫血。常见于轻、中度贫血。

3. 心脾两虚　血虚日久，脾胃虚弱，水谷精微化生不足，气血生化乏源，不能奉心赤化而为血，致使心血不足，血不养心，表现为心脾两虚。多见于中度贫血。

4. 肝肾阴虚 血虚日久，久病伤阴，五脏之伤，穷必及肾，肝肾同源，肝藏血，肾藏精，肾生骨髓，髓生肝，肝肾阴虚则骨髓不充，血无所藏，而出现贫血。常见于中重度贫血。

5. 脾肾阳虚 脾为后天之本，肾为先天之源，脾肾阳虚，精血无以化生，兼之久病耗伤精血，而成贫血。常见于重度贫血。

6. 精血丢失 不良饮食卫生习惯致使感染虫卵，虫卵进入人体后既可耗伤气血，又可盘踞于肠腑直接吮吸血液，皆可导致本病。此外，外伤致失血过多或长期小量失血也可致贫血。

本病均为虚证。喂养不当、病后失调可致脾胃虚弱或心脾两虚之证；先天禀赋不足，大病久病之后常表现为肝肾阴虚或脾肾阳虚之证。临证所见，轻度、中度贫血多为脾胃虚弱或心脾两虚之证；而重度贫血多为肝肾阴虚或脾肾阳虚之证。

（二）辨证论治

1. 辨证思路 本病辨证以辨气血阴阳及脏腑为主。明确病因，首分轻重，继辨气血阴阳。

摄入、生成不足，消耗过多或少量失血。病情轻重与血红蛋白下降速度有关，贫血发生缓慢者症状较轻，急性发生贫血者，临床症状较重。可根据临床表现及实验室检查判断临床轻重。病在脾者，除面色萎黄或苍白外，常见食少纳呆，体倦乏力，大便不调；病及心者，伴心悸怔忡，夜寐不安，气短懒言；病在肝者，症见两目干涩，爪甲枯脆，头晕目眩；病及肾者，腰膝酸软，发育迟缓，潮热盗汗，或肢冷畏寒。

2. 治疗原则 本病治疗以健脾开胃、益气养血为主。脾胃得健，食欲改善，纳食增多，气血生化之源充盛，则贫血自能改善和痊愈。不论何证，都要注意调补脾胃，在组方选药时要顾护脾胃之气，不可拘泥贫血而重用滋腻补血之品，总以补而不滞，补不碍胃为要。

3. 分证论治（表 12-37、表 12-38）

表 12-37 分证论治

证型	证候	治法	常用药	
			方剂	药物组成
脾胃虚弱	面色萎黄或苍黄，唇淡甲白，形体消瘦，神疲乏力，食欲不振，肌肉松弛，大便不调，舌质淡，苔白，脉细无力，指纹淡滞	健运脾胃益气养血	六君子汤（《世医得效方》）合当归补血汤（《内外伤辨惑论》）加减	党参、白术、茯苓、陈皮、黄芪、当归、大枣、砂仁、甘草
心脾两虚	面色萎黄或苍白，唇淡甲白，发黄稀疏，心悸怔忡，头晕目眩，夜寐不安，气短懒言，注意力涣散，体倦乏力，食欲不振，舌质淡红，脉细弱，指纹淡红	补脾养心益气生血	归脾汤（《正体类要》）加减	白术、当归、茯苓、黄芪、龙眼肉、当归、远志、酸枣仁、木香、甘草、人参

续表

证型	证候	治法	常用药	
			方剂	药物组成
肝肾阴虚	面色苍白，毛发枯黄，爪甲色白易脆，耳鸣目涩，盗汗，面色颧红，腰膝酸软，发育迟缓，口舌干燥，肌肤不泽，甚或皮肤瘀斑，吐血衄血，烦躁失眠，四肢震颤，舌质红干，苔少或光剥，脉细数，指纹淡紫	滋养肝肾调补精血	左归丸（《景岳全书》）加减。	熟地黄、山药、枸杞子、山茱萸、牛膝、菟丝子、鹿角胶、龟甲胶
脾肾阳虚	面色㿠白，口唇、爪甲苍白，发黄稀少，精神萎靡，畏寒肢冷，纳呆便溏，或完谷不化，消瘦或浮肿，发育迟缓，舌质淡，苔白，舌体胖嫩，脉沉细无力，指纹淡	温补脾肾填精养血	右归丸（《景岳全书》）加减。	熟地黄、山茱萸、山药、枸杞子、鹿角胶、菟丝子、杜仲、当归、肉桂、附子

表 12-38　常用中成药

药物名称	功能主治	用法用量	注意事项	不良反应
健脾生血颗粒	健脾和胃，养血安神。用于小儿脾胃虚弱及心脾两虚型缺铁性贫血；成人气血两虚型缺铁性贫血。症见面色萎黄或无华，食少纳呆，腹胀脘闷，大便不调，烦躁多汗，倦怠乏力	饭后用开水冲服。一岁以内一次 2.5g；一至三岁一次 5g；三至五岁一次 7.5g；五至十二岁一次 10g；成人一次 15g。一日 3 次或遵医嘱，4 周为一疗程	1. 忌油腻食物，忌茶； 2. 勿与含鞣酸类药物合用； 3. 凡脾胃虚弱，呕吐泄泻，腹胀便溏、咳嗽痰多者慎用； 4. 感冒患者不宜服用； 5. 本品宜饭前服用； 6. 按照用法用量服用，孕妇、高血压、糖尿病患者应在医师指导下服用； 7. 服药 2 周或服药期间症状无改善，或症状加重，或出现新的严重症状，应立即停药并去医院就诊； 8. 药品性状发生改变时禁止服用； 9. 儿童必须在成人监护下使用； 10. 请将此药品放在儿童不能接触的地方； 11. 如正在服用其他药品，使用本品前请咨询医师或药师	服药期间，部分患儿可出现牙齿颜色变黑，停药后可逐渐消失。少数患儿服药后，可见短暂性食欲下降、恶心、呕吐、轻度腹泻，多可自行缓解
复方阿胶浆	补气养血。用于气血两虚，头晕目眩，心悸失眠，食欲不振及贫血	口服，1 次 20mL（1 支），1 日 3 次	1. 服用本品同时不宜服用藜芦、五灵脂、皂荚或其制剂；不宜喝茶和吃萝卜，以免影响药效； 2. 凡脾胃虚弱，呕吐泄泻，腹胀便溏，咳嗽痰多者慎用； 3. 感冒患者不宜服用； 4. 本品宜饭前服用； 5. 按照用法用量服用，小儿、孕妇、高血压、糖尿病患者应在医师指导下服用； 6. 服药 2 周或服药期间症状无改善，或症状加重，或出现新的严重症状，应立即停药并去医院就诊； 7. 对本品过敏者禁用，过敏体质者慎用； 8. 本品性状发生改变时禁止使用； 9. 儿童必须在成人监护下使用； 10. 请将本品放在儿童不能接触的地方	尚不明确

续表

药物名称	功能主治	用法用量	注意事项	不良反应
小儿生血糖浆	健脾养胃，补血生津。用于小儿缺铁性贫血及营养不良性贫血	口服，一至三岁小儿一次10mL；三至五岁一次15mL，一日2次	本品是中西复方制剂，鉴于尚无充分的临床研究数据证实本复方制剂可以减轻或消除其中化学药品的不良反应或其他应当注意的事项，故在此列出与所含化学药品相关的内容，以提示医患在使用本品时予以关注。以下情况慎用：肝炎患者；急性感染患者；肠道炎症（如肠炎、结肠炎、憩室炎等）患者；胰腺炎患者	可出现胃部不适、恶心、呕吐、腹泻、便秘、黑便。口服铁的溶液剂和糖浆剂后容易使牙齿变黑

（三）预防调护

1. 合理喂养，广泛宣传母乳喂养的优越性与合理喂养的必要性，4～6个月龄就可添加营养丰富、富含铁剂的辅食，早产儿、低体重儿于出生2～4周即可给予铁剂预防。合理膳食结构，纠正不良饮食习惯。

2. 及时添加含铁丰富及铁吸收率高的辅食，如蛋黄、瘦肉及动物的肝、肾、血等。

3. 教育小儿养成良好的卫生习惯，防止和及时治疗钩虫等肠道寄生虫病。

4. 严重贫血患儿应注意卧床休息，减少活动，密切观察病情变化，早期发现虚脱、出血等危症，以及时抢救。

5. 饮食要易消化，且富有营养，含铁丰富。

四、维生素D缺乏性佝偻病

维生素D缺乏性佝偻病是婴幼儿时期常见的慢性营养缺乏性疾病，是由于儿童体内维生素D不足，致使钙磷代谢失常的一种慢性营养缺乏性疾病，以正在生长的骨骺端软骨板不能正常钙化，造成骨骼病变为特征，临床以多汗、夜啼、烦躁、枕秃、肌肉松弛、囟门迟闭、鸡胸肋翻、下肢弯曲等为特征。2岁以下婴幼儿，特别是1岁以内小婴儿，体格生长快，户外活动少，是易发本病的高危人群。北方地区冬季长，日照短，发病率明显高于南方。本病与中医学"五迟""五软""夜啼""汗证""龟背""鸡胸"等多种病证相关。

（一）病因病机

本病的发生主要责之于先天禀赋不足、后天调护失宜，或其他因素影响，导致脾肾亏虚。病位主要在脾肾，先天之本不足、后天化生无力，病变亦可涉及五脏。

1. 禀赋不足　孕妇的饮食起居、精神调摄，都会直接或间接影响胎儿的营养与发育。孕母胎孕之期户外活动少，日照不足，或妊娠后期维生素D营养不足，或孕母患病等因素，均可导致孕妇胎养失宜，使胎元禀赋未充，肾脾不足。

2. 调护失宜　母乳缺乏、人工喂养，未及时添加辅食，或食品的质和量不能满足小儿生长发育的需要，致使营养失衡，脏腑失于濡养，脾肾亏损，筋骨肌肉不充而发病。

3. 日照不足　长期不接受阳光照射，可造成小儿气血虚弱，影响脾肾功能，致骨骼发育不坚。日照不足的原因，常与户外活动少或生于寒冷地区，空气中多烟雾，或阳光被玻璃所挡有关。肾为先天之本，肾虚骨弱，筋骨不坚，囟门迟闭，骨骼畸形，发育迟缓；脾为后天之本，气血生化之源，脾虚则无以化生水谷精微、四肢百骸失其充养，可见消瘦、肌肉软弱、毛发稀疏、纳差便溏；心阴不足，心火内亢，则夜啼、惊惕；肝阴不足，肝阳偏旺，则见抽搐。因本病造成体质虚弱，抗邪能力低下，又招致易感外邪，或易为乳食所伤，而形成反复感冒、肺炎喘嗽、厌食、积滞、泄泻等病证。

本病病机由于脾肾虚亏。盖肾为先天之本，脾为后天之源。脾肾不足，可影响其他脏腑，故病变之初，不仅出现脾肾虚弱，还可出现心肝火旺、肺卫不固等证候。肾主骨髓，病之后期，症情较重，常见肾虚髓亏，骨气不充，骨质疏松，成骨迟缓，甚至骨骼畸形。由于佝偻病患儿体质虚弱，肺脾气虚，抗病能力低下，感受风邪后，常易蕴郁肺络，肺气闭塞而引起肺炎喘嗽；或因乳食不节，脾失健运，导致泄泻。

（二）辨证论治

1. 辨证思路

（1）辨轻重：症见烦躁，多汗，枕秃，纳呆，囟门开大，未见骨骼变化者为轻；症见精神淡漠，汗出如淋，肌肉松弛，颅骨软化，或方颅，前囟迟闭，严重鸡胸，下肢弯曲，脊柱畸形者为重。

（2）辨病位：病在脾，肌肉松弛，形体虚胖，纳呆便稀；病在肾，头颅骨软，头方囟大，齿生迟缓，鸡胸龟背，下肢弯曲，肋骨外翻；病在心，精神烦躁，夜啼不安，语言迟钝；病在肺，毛发稀软，面白多汗，容易感冒；病在肝，坐迟立迟，行走无力，两目干涩，性情急躁，时有惊惕，甚至抽搐。

2. 治疗原则　治疗原则为健脾益气，补肾填精。病之早期，证属脾肺气虚者，治以健脾补肺；证属脾虚肝旺者，治以健脾平肝。症情较重者，多为肾精亏损，治以补肾填精为主。

3. 分证论治（表12-39、表12-40）

表12-39　分证论治

证型	证候	治法	常用药	
			方剂	药物组成
肺脾气虚	多汗，睡眠不宁，囟门开大，头发稀疏而见枕秃，面色少华，肌肉松弛，纳呆，大便不调，反复感冒，舌质淡，苔薄白，指纹淡，脉虚无力	健脾补肺益气固表	人参五味子汤（《幼幼集成》）加减	人参、五味子、茯苓、麦冬、炙甘草、黄芪、白术
脾虚肝旺	面色少华，多汗，夜惊啼哭，甚至抽搐，神疲纳呆，坐立行走无力，舌质淡，苔薄，指纹淡，脉细弦	扶土抑木理脾平肝	益脾镇惊散（《医宗金鉴》）加减	人参、白术、茯苓、甘草、钩藤、灯心草、郁金

续表

证型	证候	治法	常用药	
			方剂	药物组成
脾肾亏损	面色苍白无华，头汗淋漓，肢软乏力，神情淡漠、呆滞，甚或生长发育迟缓，如出牙、坐立、行走迟缓，囟门不闭，头颅方大，鸡胸，龟背，或见漏斗胸，肋外翻，下肢弯曲，舌质淡，苔少，指纹淡，脉细无力	补肾填精	补天大造丸（《医学心悟》）加减	紫河车、鹿角、龟甲、当归、枸杞子、茯苓、山药、生地黄、山萸肉、麦冬、五味子、菟丝子、牛膝、杜仲

表 12-40　常用中成药

药物名称	功能主治	用法用量	注意事项	不良反应
玉屏风口服液	益气，固表，止汗。用于表虚不固，自汗恶风，面色㿠白，或体虚易感风邪者	口服，一次 10mL，一日 3 次	1. 忌不易消化食物； 2. 感冒发热患者不宜服用； 3. 有高血压、心脏病、肝病、糖尿病、肾病等慢性病严重者应在医师指导下服用； 4. 儿童、孕妇、哺乳期妇女应在医师指导下服用； 5. 服药 4 周症状无缓解，应去医院就诊； 6. 对本品过敏者禁用，过敏体质者慎用； 7. 本品性状发生改变时禁止使用； 8. 儿童必须在成人监护下使用； 9. 请将本品放在儿童不能接触的地方； 10. 如正在使用其他药品，使用本品前请咨询医师或药师	尚不明确
小儿牛黄清心散	清热化痰、镇惊止痉。用于小儿内热，急惊痰喘，四肢抽搐，神志昏迷	口服，周岁以内，一次 1/2 袋；一至三岁，一次 1 袋；三岁以上酌增，一日 1～2 次	风寒感冒，痘疹期引起的内热发烧忌服	尚不明确
六味地黄丸	滋阴补肾。用于肾阴亏损，头晕耳鸣，腰膝酸软，骨蒸潮热，盗汗遗精	口服，一次 8 丸，一日 3 次	1. 服药期间出现食欲不振、胃脘不适、大便稀、腹痛等症状时，应去医院就诊； 2. 服药 2 周后症状未改善，应去医院就诊； 3. 按照用法用量服用，孕妇、小儿应在医师指导下服用； 4. 对本品过敏者禁用，过敏体质者慎用； 5. 本品性状发生改变时禁止使用； 6. 儿童必须在成人监护下使用； 7. 请将本品放在儿童不能接触的地方； 8. 如正在使用其他药品，使用本品前请咨询医师或药师	尚不明确

续表

药物名称	功能主治	用法用量	注意事项	不良反应
龙牡壮骨颗粒	强筋壮骨，和胃健脾。本品可用于补钙和治疗小儿食欲不振、发育迟缓、夜惊多汗等症状	开水冲服，二岁以下一次3g；二岁至七岁一次4.5g；七岁以上一次6g，一日3次	1. 忌辛辣、生冷、油腻食物； 2. 服药期间应多晒太阳，多食含钙及易消化的食品； 3. 婴儿及糖尿病患儿应在医师指导下服用。 4. 感冒发热患者不宜服用； 5. 本品含维生素D_2、乳酸钙、葡萄糖酸钙，请按推荐剂量服用，不可超量服用； 6. 服药4周症状无缓解，应去医院就诊； 7. 对本品过敏者禁用，过敏体质者慎用； 8. 本品性状发生改变时禁止使用； 9. 儿童必须在成人监护下使用； 10. 请将本品放在儿童不能接触的地方； 11. 如正在使用其他药品，使用本品前请咨询医师或药师	尚不明确

（三）预防调护

1. 加强户外活动，多晒太阳，增强小儿体质。婴儿从2个月开始多晒太阳，每日平均1小时以上，并积极防治慢性病。

2. 提倡母乳喂养，及时增添辅食。多食含维生素D及钙磷较丰富的食物。

3. 患儿不要久坐、久站，防止发生骨骼变形。不系裤带，穿背带裤，防止肋骨外翻。

4. 帮助患儿做俯卧抬头动作，每天2～3次，防止鸡胸形成。

5. 直接照射阳光，同时注意防止受凉。

五、水痘

水痘是由外感时行邪毒引起的急性发疹性时行疾病。以发热，皮肤分批出现丘疹、疱疹、结痂为特征。因其疱疹内含水液，形态椭圆，状如豆粒，故称水痘。也称水花、水疮、水疱。本病一年四季都有发生，但多见于冬春两季。任何年龄都可发病，而以1～4岁小儿为多见。本病传染性强，主要由水痘或隐性感染者通过呼吸道传播病毒，其次可通过接触疱浆而感染；水痘发疹前24小时至皮疹结痂为止均有传染性，有7～8天容易造成流行。预后一般良好，愈后皮肤不留瘢痕。患病大多可获持久免疫，二次感染者极少。若是接受肾上腺皮质激素或免疫抑制剂治疗的患者罹患本病，症状严重，甚至可危及生命。

（一）病因病机

本病为感受水痘时邪，主要病机为时邪蕴郁肺脾，湿热蕴蒸，透于肌表。病位在肺脾。水痘时邪经呼吸道口鼻入侵，致肺气失宣，故病初有发热、流涕、咳嗽等肺卫表证；若邪毒进一步蕴结肺脾，脾失运化，水湿内停，与邪毒搏结，湿热蕴蒸，透于肌表，则疱疹布露，发为水痘，此时多为轻症，时邪仅犯肺脾两经；因正盛邪轻，故水痘稀疏，疹色红润，疱浆清亮，之后湿毒随疹透清解，疱疹结痂向愈。若患儿体弱，感邪重，邪毒炽盛，内犯气营，则见壮热，烦躁，口渴，面红目赤，水痘密集，疹色暗紫，疱浆混浊等邪炽气营证。

邪炽气营阶段，因体虚邪毒化火，正不胜邪，易内陷转为变证，出现昏迷、抽搐等邪毒内陷厥阴心肝之证；或高热、咳嗽、气喘、鼻扇、口唇青紫等邪毒闭肺之证。并发变证者，严重者可危及生命。

（二）辨证论治

1. 辨证思路　水痘的辨证要点在于辨别轻症和重症。轻症痘形小而稀疏，色红润，疱内浆液清亮，或伴有轻度发热、咳嗽、流涕等症状，病在卫气。重症水痘邪毒较重，痘形大而稠密，色赤紫，疱浆较混，伴有高热、烦躁等症状，病在气营，易见邪毒闭肺、邪陷心肝变证。

2. 治疗原则　本病治疗，以清热解毒利湿为总的原则。轻症以肺卫受邪为主，治以疏风清热解毒，佐以利湿；重症邪炽气营，治以清热凉营，解毒渗湿。对邪毒闭肺，邪陷心肝之变证，当治以开肺化痰，镇痉开窍，清热解毒等法。

3. 分证论治（表 12-41、表 12-42）

表 12-41　分证论治

证型	证候	治法	常用药 方剂	常用药 药物组成
邪伤肺卫	发热恶寒，或无发热，鼻塞流涕，喷嚏，咳嗽，1～2天后分批出现皮疹，初为斑疹、丘疹，继而疱疹、结痂，疹色红润，疱疹呈椭圆形，疱浆清亮，根盘红晕，分布稀疏，此起彼伏，以躯干为中心，呈向心性分布，伴有痒感，舌苔薄白，脉浮数，或指纹紫	疏风清热利湿解毒	银翘散（《温病条辨》）加减	金银花、连翘、竹叶、薄荷、荆芥、牛蒡子、桔梗、黄芩
邪炽气营	壮热不退，烦躁不安，口渴欲饮，面红目赤，大便干结，小便短黄，皮疹疹色紫暗，疱浆混浊，根盘红晕明显，分布密集，甚可见出血性皮疹、紫癜，皮疹呈离心性分布，舌红或绛，苔黄糙而干，脉数有力，或指纹紫滞	清气凉营解毒化湿	清胃解毒汤（《痘疹传心录》）加减	升麻、黄连、丹皮、生地黄、黄芩、生石膏、赤芍、紫草

表 12–42　常用中成药

药物名称	功能主治	用法用量	注意事项	不良反应
双黄连口服液	疏风解表，清热解毒。用于外感风热所致的感冒，症见发热，咳嗽，咽痛	口服，一次 20mL（2 支），一日 3 次；小儿酌减或遵医嘱	1. 忌烟、酒及辛辣、生冷、油腻食物； 2. 不宜在服药期间同时服用滋补性中药； 3. 风寒感冒者不适用； 4. 糖尿病患者及有高血压、心脏病、肝病、肾病等慢性病严重者应在医师指导下服用； 5. 儿童、孕妇、哺乳期妇女、年老体弱及脾虚便溏者应在医师指导下服用； 6. 发热体温超过 38.5℃的患者，应去医院就诊； 7. 服药 3 天症状无缓解，应去医院就诊； 8. 对本品过敏者禁用，过敏体质者慎用； 9. 本品性状发生改变时禁止使用； 10. 儿童必须在成人监护下使用； 11. 请将本品放在儿童不能接触的地方； 12. 如正在使用其他药品，使用本品前请咨询医师或药师	尚不明确
清瘟解毒丸	清瘟解毒。用于外感时疫，憎寒壮热，头痛无汗，口渴咽干，疿腮，大头瘟	口服，一次 2 丸，一日 2 次；小儿酌减	服用前应除去蜡皮、塑料球壳；清瘟解毒丸可嚼服，也可分份吞服。请仔细阅读说明书并遵医嘱使用	尚不明确

（三）预防调护

1. 对水痘患儿应立即隔离，直至全部疱疹结痂。被患儿呼吸道及皮疹分泌物污染的被服及用具，应采用曝晒、煮沸、紫外线照射等消毒措施。

2. 本病为传染病，流行期间少去公共场所。接触水痘患儿后，应留检 3 周。

3. 妊娠早期孕妇接触水痘后，应给予水痘 – 带状疱疹免疫球蛋白肌肉注射，如患水痘应终止妊娠，避免发生先天性水痘综合征。

4. 对免疫缺陷、激素或免疫抑制剂治疗期间的儿童，接触水痘后可选用人体丙种球蛋白、胎盘球蛋白、带状疱疹球蛋白等肌肉注射，预防感染本病。

5. 对水痘伴发热的患儿，应避免使用水杨酸制剂，以免发生瑞氏综合征。

6. 保持室内空气新鲜及皮肤清洁。饮食宜清淡、易消化，多饮开水，可用萝卜、荸荠、绿豆等煎水代茶。

7. 保持皮肤清洁，勿使搔抓，不宜洗浴，防止皮肤破损，继发感染。

第四部分 中药政策法规及健康类产品服务指导

第十三章 中药政策法规及管理要求 ▷▷▷▷

中药作为我国的传统药物有着悠久的历史，中医中药是中华民族灿烂文化的重要组成部分，是我国目前在世界上最有影响的科学领域之一，在中医药理论指导下生产应用的中药，为人类的健康与发展做出了积极的贡献。

第一节 中药产品的概念及管理要求

中药（traditional chinese medicine，TCM）:《药品管理法》所称中药，是指在中医药理论指导下使用的药用物质及其制剂，包括中药材、中药饮片、中药配方颗粒和中成药等。

《药品管理法》中对药品的定义：药品是指用于预防、治疗、诊断人的疾病，有目的地调节人的生理机能并规定有适应证或者功能主治、用法和用量的物质，包括中药、化学药和生物制品等。

一、中成药

（一）定义

中成药（traditional chinese medicine patent prescription）是以中草药为原料，经制剂加工制成各种不同剂型的中药制品，包括丸、散、膏、丹等各种剂型。

中成药是指用中药制成的药物制剂。具体应用中分两种，一种是狭义的医学上用的，一种是广义的日常生活中用的。狭义的中成药，主要指由中药饮片按一定治病原则配方制成、随时可以取用的现成药品，如中成药中的各种丸剂、散剂、冲剂、酒剂、酊剂、膏剂等，这便是生活中人们常说的中成药；广义的中成药，它除包括狭义中成药的概念外，还包括一切经过炮制加工而成的草药药材。

狭义中成药所指的各种成药，均为现成可用，适应急需，存贮方便的中药。相对于中药饮片而言，成药治病省了中药煎剂所必要的煎煮时间，更因其能随身携带，不需煎煮等一应器具，故而使用十分方便。由于中成药多为经过一定特殊加工浓缩而成的制成品，故其每次需用量远远少于中药煎剂，而且成药已几乎消除了中药煎剂服用时特有异味等的不良刺激，因而在服药反应上，也较易被大众所接受。

当然，狭义中成药也是有一定缺陷的，这主要表现在成药成分组成、药量配比的一成不变上。由于配方既定，药已制成，故而成药往往不能像煎剂方药那样表现得灵活多变，随症加减，这使成药的实际应用受到了一定的限制。另外，有关中成药引起的毒性反应及过敏反应这类报道逐渐增多。如朱砂安神丸口服可引起口腔炎、蛋白尿及严重的药源性肠炎；黑锡丹久服可致严重铅中毒；牛黄解毒片口服可引起过敏性血小板减少、过敏性膀胱炎和过敏性皮炎；口服羚翘解毒丸或银翘解毒丸可引起严重的过敏性休克。这些反应虽都较为少见，但一旦发生，病情都较严重。所以，对中成药的优缺点也须全面分析，不能认为凡中药都低毒无害。凡曾经因服用某种中成药而发生中毒或过敏反应者，必须牢记，以后不可再用同种中成药。

经过炮制而成的中药材"成药"，其优缺点也是十分分明的，优点即组方灵活、适应面广且便于存储与运输，缺点则为每次使用都需煎煮加工，费时费力，应用不便。

（二）相关政策法规

中成药与化学药的管理基本一致。在注册方面，药品注册按照中药、化学药和生物制品等进行分类注册管理。中药注册按照中药创新药、中药改良型新药、古代经典名方中药复方制剂、同名同方药等进行分类。中药注册基本上是指中成药品种。

中药上市注册申请按照2020年7月1日实施的《药品注册管理办法》规定进行，中药是在中医药理论指导下使用的药用物质及其制剂，人用经验对中药临床诊疗有重要意义，中药的研制注重体现整体观及中医药原创思维，注重临床实践基础。此外，中药主要来源于天然药及其加工品，包括植物药、动物药、矿物药等，其中绝大部分为植物药，多数是含复杂化学成分的混合物。因为物质基础的差异，中药注册与化学药注册在技术要求和申报资料上存在一定差异。

根据《中药注册分类及申报资料要求》，具有人用经验的中药复方制剂，可根据人用经验对药物有效性的支持程度，适当减免药效学试验；若人用经验对有效性具有一定支撑作用，处方组成、工艺路线、临床定位、用法用量等与既往临床应用基本一致的，则可不提供药效学试验资料；中药改良型新药，应根据其改良目的、变更的具体内容来确定药效学资料的要求。若改良目的在于或包含提高有效性，应提供相应的对比性药效学研究资料，以说明改良的优势。中药增加功能主治，应提供支持新功能主治的药效学试验资料，可根据人用经验对药物有效性的支持程度，适当减免药效学试验。

综上，中药的研制注重临床实践基础，人用经验在中药注册审评中具有重要证据价值。相比化学药的注册，申请注册的中药具有人用经验的，视情况不同可豁免部分临床试验、减免相应的申报资料。

二、中药材

（一）定义

最新的《中药材生产质量管理规范》（国家药品监督管理局 2022 年第 22 号公告）对中药材的定义是：指来源于药用植物、药用动物等资源，经规范化的种植（含生态种植、野生抚育和仿野生栽培）、养殖、采收和产地加工后，用于生产中药饮片、中药制剂的药用原料。

中药材有道地性的说法，它是指人们传统公认的且来源于特定产区的具有中国特色的名优正品药材，其本质是药材质量好、疗效好，在长期使用中得到了医者与患者的普遍认可。一般传统中药材讲究地道药材，是指在一特定自然条件、生态环境的地域内所产的药材，因生产较为集中，栽培技术、采收、加工也都有一定的讲究，以致较同种药材在其他地区所产者品质佳、疗效好。

（二）相关政策法规

根据《农产品质量安全法》第 2 条规定："农产品，是指来源于农业的初级产品，即在农业活动中获得的植物、动物、微生物及其产品。"依据这个定义，如果仅仅通过种植、养殖等农业活动，没有后续加工获得的中药材，可以划归到农产品的范畴。在 2021 年 11 月国家药品监督管理局发布的《药品经营和使用质量监督管理办法》（征求意见稿）经营范围核定中无中药材，说明政策导向中中药材正在偏向其农副产品属性，只有在流入到中药饮片、中成药、医院制剂等药品属性后才适用于药品管理。

三、中药饮片

（一）定义

中药饮片是指在中医药理论的指导下，可直接用于调配或制剂的中药材及其中药材的加工炮制品，包括部分经产地加工的中药切片（包括切段、块、瓣），原形药材饮片及经过切制（在产地加工的基础上）、炮炙的饮片。

（二）相关政策法规

详见第二节。

（三）与中药材的区别

中药饮片与中药材并没有绝对的界限。中药饮片包括了部分经产地加工的中药切片，原形药材饮片及经过切制、炮炙的饮片。而 2008 年实施 GMP 管理之前的观点是，无需特殊工艺仅经中药材产地初加工等简单工序即可"出炉"的中药饮片，按中药材的"尺度"管理。而管理意义上的饮片概念应理解为根据调配或制剂的需要，对经产地加工的净药材进一步切制、炮炙而成的成品称为中药饮片。所以从质量上讲，中药材、中药饮片没有本质区别，但从管理上讲是有严格区分的。

对饮片法律内涵的解读应当回归到 GMP 属性（即产品符合生产主体合法和按照GMP 标准生产两个条件）上来讲。其特点是：

（1）生产主体有药品生产许可证及符合 GMP。

（2）按照国家药典或地方标准生产。

（3）以固定的包装样式出厂。

（4）可以用于处方调配。（中药材不可以调配处方）

四、中药配方颗粒

（一）定义

中药配方颗粒是由单味中药饮片经水提、分离、浓缩、干燥、制粒而成的颗粒，在中医理论指导下，按照中医临床处方调配后，供患者冲服使用。中药配方颗粒的质量监管纳入中药饮片管理范畴。国内以前称单味中药浓缩颗粒剂，商品名及民间称呼还有免煎中药饮片、新饮片、精制饮片、饮料型饮片、科学中药等。

中药配方颗粒试点研究包括生产和临床两个阶段，生产阶段进行工艺、质量标准研究，临床阶段进行安全性、有效性研究。进入临床研究实质就是进入医院的销售行为。国家批准的 6 家试点企业的中药配方颗粒已在全国医院广泛使用。此外，2022 年 11 月30 日国家药监局发布《药品网络销售禁止清单（第一版）》的公告，明确禁止中药配方颗粒网络销售。

因归属于中药饮片，中药配方颗粒具有传统中药饮片所享有的可报销、不计入公立医院药占比、不取消医院加成、不纳入集中采购等所有政策红利，在医药工业所有子行业增速都已严重受压的环境下，中药配方颗粒仍有近 30% 的增速，市场规模早已过百亿，所以就不难理解为什么仅占全国医药工业不足 5% 的小产业却受到资本市场的垂青。

中药配方颗粒突出的特点是不必煎煮，直接开水冲服即可，适应现代快节奏的生活方式，具有用量少、易调剂、携带方便、作用迅速、成分完全等优点。同时在中药配方颗粒的半成品和成品的质量控制方面比较严格，重金属含量、农药残留、微生物、化学污染等指标检测非常严密，安全性比较高，疗效更加有保证。根据中医理论和实践证明，几味中位药材一起煎熬，可以发挥的作用与颗粒简单配方不完全一样，某些中药饮片合煎的疗效，显著强于将以上相同颗粒混合后的疗效。比如四逆汤（附子、干姜、炙甘草）中的各饮片一起煎汤，不仅疗效显著强于将它们混合的颗粒配方，而且附子所含的乌头碱的毒性大大降低，因为煎熬过程中各饮片所含的有效成分发生了一系列的化合、络合、共溶等化学变化，达到了传统中医理论所要求的疗效，而有些配方颗粒之间相互混合则没有或者很少有这些反应，使疗效大打折扣，这在许多配方颗粒上已有体现。还有一个缺点就是部分药物如矿物类和胶类药物提取较困难。

（二）相关政策法规

1993 年，原国家科学技术委员会和国家中医药管理局将中药配方颗粒列入"星火计划"。2001 年，《中药配方颗粒管理暂行规定》颁布，正式将此类中药定名为"中药配方颗粒"，规定国内对于配方颗粒的定位基本等同于中药饮片并按饮片进行管理（目前，国内按中药饮片管理但出口时海关将中药配方颗粒按照中成药统计）。同年，批准试点单位生产。2003 年，《中药配方颗粒注册管理办法（试行）》起草，文件针对中药配方颗粒使用的现状及问题，按"以监督为中心，监、帮、促相结合"的工作方针，采取了一系列的监管措施，对中药配方颗粒科研、生产、临床应用等环节进行了规范。2013 年，原国家食品药品监督管理总局发布《国家食品药品监督管理总局办公厅关于严格中药饮片炮制规范及中药配方颗粒试点研究管理等有关事宜的通知》，规定在国家食品药品监督管理总局及相关部门根据试点研究情况，总结经验并出台相关规定之前，各省级食品药品监督管理部门不得以任何名义自行批准中药配方颗粒生产。当时全国仅有 6 家企业可以生产。2015 年，原国家食品药品监督管理总局起草《中药配方颗粒管理办法（征求意见稿）》，放开单味中药配方颗粒的试点生产限制，同时要求中药配方颗粒实行备案管理。全国已有河北、浙江、四川、安徽、甘肃、河南、湖北、江西、广东等多个省份批准 60 余家相关企业在省内开展中药配方颗粒科研生产（其中安徽有 6 家生产企业）。但各省份中药配方颗粒试点研究具体操作不尽相同，除广东、甘肃等发布了统一的质量标准外，其他省份的基本程序都是首先确定试点企业，试点企业完成标准研究后，省级药品监管部门组织标准审核或标准复核、现场检查、抽样检验，合格后才批准进行临床研究。

2013 年 6 月 26 日，国家食品药品监督管理总局办公厅发布《关于严格中药饮片炮制规范及中药配方颗粒试点研究管理等有关事宜的通知》（食药监办药化管〔2013〕28号）中，对中药饮片炮制规范及中药配方颗粒试点研究管理的问题进行了明确规定：

一、严格中药饮片炮制规范。①在制定或修订本辖区中药饮片炮制规范时，应严格按照《中华人民共和国药品管理法》及其实施条例的相关规定，其收载范围仅限于确有地方炮制特色和中医用药特点的炮制方法及中药饮片。②不得将尚处于科学研究阶段、未获得公认的安全性、有效性方面数据的科研产品，以及片剂、颗粒剂等常规按制剂管理的产品作为中药饮片管理，并不得为其制定中药饮片炮制规范。

二、严格中药配方颗粒试点研究管理。中药配方颗粒仍处于科研试点研究，国家食品药品监督管理总局将会同相关部门推进中药配方颗粒试点研究工作，发现问题，总结经验，适时出台相关规定。此前，各省级食品药品监督管理部门不得以任何名义自行批准中药配方颗粒生产。

三、严格药品注册审评审批。应严格按照《药品注册管理办法》等规章或文件规定的程序和要求，依法办理食品药品监督管理部门负责的药品注册审批或备案事项。依法行政、严格标准、严格审批，对已发生的不当审批行为须立即纠正、妥善处理。国家食品药品监督管理总局将开展监督检查，一旦发现问题将依法依规严肃查处，并追究相关责任者责任。

根据原国家食品药品监督管理局《关于对中药配方颗粒在未经批准单位经营使用予以行政处罚问题的批复》（国食药监市〔2006〕630 号）；根据国家局《中药配方颗粒管理暂行规定》（国食药监注〔2006〕325 号）的有关规定，未经国家局批准的试点和生产企业及未经相关省级药品监管部门备案的临床医院不能生产和使用中药配方颗粒，药品经营企业不允许销售中药配方颗粒。对违反规定的药品经营企业和医疗机构应责令其限期整改，逾期未进行整改的，应依法查处。

由于行业标准的缺失，中药配方颗粒标准试点迟迟难以放开，使得患者拿到手的药品质量参差不齐。按照国家药品监督管理局统一部署要求，根据国家药品标准工作程序，国家药典委员会组织相关企业开展中药配方颗粒品种试点统一标准研究，并组织专家开展标准审评工作。根据 2019 年 11 月 8 日国家药典委员会发布的《关于中药配方颗粒品种试点统一标准的公示》，截至 2019 年 5 月底，受理了 14 家生产企业和 1 家研究机构提交的 301 个品种的研究资料共计 437 份。通过组织 12 次专家审评会审评，其中的 160 个品种形成了试点统一标准的拟公示标准。中药配方颗粒品种拥有试点统一标准，中药质量安全将更有保障。

中药配方颗粒饮用与携带方便，适合现代人快节奏的生活，中药配方颗粒一直保持着高速增长的态势。据国家医疗保障局官网消息，《基本医疗保险用药管理暂行办法》（以下简称《暂行办法》）已经国家医疗保障局局务会审议通过，该《暂行办法》自 2020 年 9 月 1 日起施行。《暂行办法》指出，基本医疗保险用药范围通过制定《基本医疗保险药品目录》（以下简称《药品目录》）进行管理，符合《药品目录》的药品费用，按照国家规定由基本医疗保险基金支付。《药品目录》实行通用名管理，《药品目录》内药品的通用名药品自动属于基本医疗保险基金支付范围。值得注意的是，在 4 月 29 日国家医保局发布的《基本医疗保险用药管理暂行办法（征求意见稿）》中，提出包括乙类 OTC 药品及破壁饮片、精制饮片等对标准饮片进行再次加工的饮片等十类药品均不纳入《药品目录》。而《暂行办法》明确，将不纳入《药品目录》的药品缩减至八类，"保"住了乙类 OTC 药品及破壁饮片、精制饮片等对标准饮片进行再次加工的饮片。

《暂行办法》明确包括：主要起滋补作用的药品；含国家珍贵、濒危野生动植物药材的药品；保健药品；预防性疫苗和避孕药品；主要起增强性功能、治疗脱发、减肥、美容、戒烟、戒酒等作用的药品；因被纳入诊疗项目等原因，无法单独收费的药品；酒制剂、茶制剂，各类果味制剂（特别情况下的儿童用药除外），口腔含服剂和口服泡腾剂（特别规定情形的除外）等；其他不符合基本医疗保险用药规定的药品等不纳入《药品目录》。

此外，为加强中药配方颗粒的管理，规范中药配方颗粒的生产，2021 年 2 月 1 日国家药监局、国家中医药局、国家卫生健康委、国家医保局联合发布《关于结束中药配方颗粒试点工作的公告》（2021年第22号），公告内容如下：

一、中药配方颗粒是由单味中药饮片经水提、分离、浓缩、干燥、制粒而成的颗粒，在中医药理论指导下，按照中医临床处方调配后，供患者冲服使用。中药配方颗粒的质量监管纳入中药饮片管理范畴。

二、中药配方颗粒品种实施备案管理，不实施批准文号管理，在上市前由生产企业报所在地省级药品监督管理部门备案。

三、生产中药配方颗粒的中药生产企业应当取得《药品生产许可证》，并同时具有中药饮片和颗粒剂生产范围。中药配方颗粒生产企业应当具备中药炮制、提取、分离、浓缩、干燥、制粒等完整的生产能力，并具备与其生产、销售的品种数量相应的生产规模。生产企业应当自行炮制用于中药配方颗粒生产的中药饮片。

四、中药配方颗粒生产企业应当履行药品全生命周期的主体责任和相关义务，实施生产全过程管理，建立追溯体系，逐步实现来源可查、去向可追，加强风险管理。中药饮片炮制、水提、分离、浓缩、干燥、制粒等中药配方颗粒的生产过程应当符合药品生产质量管理规范相关要求。生产中药配方颗粒所需中药材，能人工种植养殖的，应当优先使用来源于符合中药材生产质量管理规范要求的中药材种植养殖基地的中药材。提倡使用道地药材。

五、省级药品监督管理部门会同省级中医药主管部门应当结合国家及地方产业政策的有关规定以及临床实际需求制定相应的管理细则，坚持中药饮片的主体地位，确保辖区内中药配方颗粒的平稳有序发展及合理规范使用。省级药品监督管理部门应当夯实属地监管职责。承担行政区域内中药配方颗粒的备案工作。强化事中事后管理，加强检查、抽检和监测，对中药材规范化种植养殖基地实施延伸检查，对违法违规行为进行处理。

六、中药配方颗粒应当按照备案的生产工艺进行生产，并符合国家药品标准。国家药品标准没有规定的，应当符合省级药品监督管理部门制定的标准。省级药品监督管理部门应当在其制定的标准发布后30日内将标准批准证明文件、标准文本及编制说明报国家药典委员会备案。不具有国家药品标准或省级药品监督管理部门制定标准的中药配方颗粒不得上市销售。

七、国家药典委员会结合试点工作经验组织审定中药配方颗粒的国家药品标准，分批公布。省级药品监督管理部门制定的标准应当符合《中药配方颗粒质量控制与标准制定技术要求》的规定。中药配方颗粒国家药品标准颁布实施后，省级药品监督管理部门制定的相应标准即行废止。

八、跨省销售、使用中药配方颗粒的，生产企业应当报使用地省级药品监督管理部门备案。无国家药品标准的中药配方颗粒跨省使用的，应当符合使用地省级药品监督管理部门制定的标准。

九、中药配方颗粒不得在医疗机构以外销售。医疗机构使用的中药配方颗粒应当通过省级药品集中采购平台阳光采购、网上交易。由生产企业直接配送，或者由生产企业委托具备储存、运输条件的药品经营企业配送。接受配送中药配方颗粒的企业不得委托配送。医疗机构应当与生产企业签订质量保证协议。

十、中药饮片品种已纳入医保支付范围的，各省级医保部门可综合考虑临床需要、基金支付能力和价格等因素，经专家评审后将与中药饮片对应的中药配方颗粒纳入支付范围，并参照乙类管理。

十一、中药配方颗粒调剂设备应当符合中医临床用药习惯，应当有效防止差错、污染及交叉污染，直接接触中药配方颗粒的材料应当符合药用要求。使用的调剂软件应对调剂过程实现可追溯。

十二、直接接触中药配方颗粒包装的标签至少应当标注备案号、名称、中药饮片执行标准、中药配方颗粒执行标准、规格、生产日期、产品批号、保质期、贮藏、生产企业、生产地址、联系方式等内容。

十三、本公告自 2021 年 11 月 1 日起施行。本公告开始施行同时，《关于印发〈中药配方颗粒管理暂行规定〉的通知》（国药监注〔2001〕325 号）废止。中药配方颗粒在临床使用方面政策，由相关部门另行研究制定或明确。

2021 年 11 月 16 日，国家卫生健康委和国家中医药管理局发布《关于规范医疗机构中药配方颗粒临床使用的通知》，内容为：①各级卫生健康和中医药主管部门要高度重视医疗机构中药配方颗粒临床使用管理工作，按照"属地化"管理原则，加强管理和监督，保障人民群众用药安全，促进中医药传承和行业规范发展。省级中医药主管部门在配合省级药品监督管理部门制定中药配方颗粒管理细则时，要进一步细化中药配方颗粒临床合理规范使用措施，确保中药饮片的主体地位。②各级卫生健康和中医药主管部门要规范医疗机构中药配方颗粒使用，经审批或备案能够提供中医药服务的医疗机构方可使用中药配方颗粒。医疗机构中，能开具中药饮片处方的医师和乡村医生方可开具中药配方颗粒处方。公立医疗机构使用中药配方颗粒，不得承包、出租药房，不得向营利性企业托管药房。③医生在开具中药配方颗粒处方前应当告知患者，保障患者的知情权、选择权。医疗机构应在门诊大厅、候诊区等醒目位置张贴告知书，向患者告知中药配方颗粒的服用方法、价格等。医生开具中药处方时，原则上不得混用中药饮片与中药配方颗粒。④医疗机构应当按照中药药事管理有关规定开展中药配方颗粒的采购、验收、保管、调剂等工作，保障临床疗效和用药安全。医疗机构应当加强中药配方颗粒使用的培训和考核，建立中药配方颗粒处方点评制度，规范医生处方行为。医疗机构药事管理与药物治疗学委员会应将中药配方颗粒处方点评和评价结果作为医师定期考核依据。各级卫生健康和中医药主管部门要按照"管行业必须管行风"的原则，加强对中药配方颗粒采购、临床使用等环节管理，将杜绝中药配方颗粒统方、收受回扣等措施及其落实情况纳入医院巡查重点内容。⑤医疗机构应当建立中药配方颗粒临床应用常规监测和预警体系，定期或不定期对中药配方颗粒临床应用情况进行监测；发现疑似不良反应的应当及时报告，促进中药配方颗粒规范合理应用。

安徽作为中药产业大省，在中药配方颗粒方面也格外重视，2017 年，安徽省确定了 6 家中药配方颗粒试点企业（亳州 5 家，淮北 1 家）。6 家企业均已具备相应生产能力和条件，且中药饮片和颗粒剂均已通过 GMP 认证。在 2021 年 10 月 27 日，安徽省药监局联合安徽省卫生健康委员会、安徽省医疗保障局、安徽省中医药管理局等6个部门发布了《安徽省中药配方颗粒管理办法（试行）》，其内容如下：

第一条　为贯彻实施《中华人民共和国药品管理法》《中华人民共和国中医药法》，加强安徽省中药配方颗粒监督管理，规范中药配方颗粒备案、生产、配送、使用和医保支付等行为，促进中药配方颗粒产业健康有序发展，依据《国家药监局　国家中医药局　国家卫生健康委　国家医保局关于结束中药配方颗粒试点工作的公告》（2021年第22号），结合我省实际制定本办法。

第二条　在我省从事中药配方颗粒备案、生产、配送、使用、医保支付和监督管理活动适用本办法。

第三条　本办法所规定的中药配方颗粒是指由单味中药饮片经水提、分离、浓缩、干燥、制粒而成的颗粒。在中医药理论指导下，按照中医临床处方调配后，供患者冲服使用。中药配方颗粒的质量监管纳入中药饮片管理范畴。

第四条　生产中药配方颗粒的中药企业应当取得《药品生产许可证》，具有中药饮片和颗粒剂生产范围，具备与其生产、销售的品种相适应的生产规模以及研发能力，能够独立承担药品全生命周期管理的主体责任和赔偿责任等，避免同质化无序竞争。

第五条　中药配方颗粒品种实施备案管理，不实施批准文号管理。中药配方颗粒生产企业登录"国家药监局药品业务应用系统中药配方颗粒备案管理模块"（以下简称"中药配方颗粒备案平台"），按要求提交备案资料。

第六条　省药监局对已完成备案的中药配方颗粒品种及执行的药品标准等信息，在中药配方颗粒备案平台公布并动态更新。

第七条　中药配方颗粒应当按照备案的生产工艺生产，并符合国家药品标准。国家药品标准没有规定的，应当符合省级药品监督管理部门制定的标准。不具有国家药品标准或省级药品监督管理部门制定标准的中药配方颗粒不得上市销售。

第八条　在安徽省销售、使用的中药配方颗粒品种应当符合国家药品标准；国家暂未制定标准的中药配方颗粒品种应当符合安徽省药监局制定的标准。

第九条　中药配方颗粒生产企业应当具备中药炮制、提取、分离、浓缩、干燥、制粒等完整的生产能力。用于生产中药配方颗粒的中药饮片，企业应当自行炮制。中药配方颗粒生产企业可以在中药材种植基地建立中药饮片炮制、中药提取和制粒车间。

第十条　中药配方颗粒生产企业应当建立健全药品生产质量管理体系，中药饮片炮制、水提、分离、浓缩、干燥、制粒等中药配方颗粒全过程应当符合《药品生产质量管理规范》（药品GMP）相关要求。中药配方颗粒生产企业应加强中药饮片提取后废渣的管理，避免其流入市场。

第十一条　中药配方颗粒生产企业应对其异地车间炮制、提取的生产质量管理负责，将其纳入药品生产质量管理体系，对生产的全过程进行有效管理，在贮存、包装、运输等方面采取有效的质量控制措施，保证产品质量。

第十二条　生产中药配方颗粒所需中药材，能人工种植养殖的，应当优先使用来源于符合中药材生产质量管理规范要求种植养殖基地的中药材，提倡使用道地药材。严禁用原药材或药材非药用部位投料。

第十三条 中药配方颗粒生产企业应当建立信息化追溯体系，从以毒性中药材、麻黄为原料生产的中药配方颗粒入手，逐步实现重点品种来源可查、过程可控、去向可追。中药配方颗粒配送企业、医疗机构应当按照要求对实施信息化追溯的中药配方颗粒品种进行扫码上传数据。

第十四条 直接接触中药配方颗粒包装的标签至少应当标注品种备案号、名称、中药配方颗粒执行标准、中药饮片执行标准、规格、生产日期、产品批号、保质期、贮藏、生产企业、生产地址、联系方式等内容，企业可对部分内容采用信息化方式标注。

第十五条 中药配方颗粒生产企业应主动对已备案的中药配方颗粒进行上市后研究，持续提高质量，并按规定向省药监局提交年度报告。

第十六条 外省企业生产的中药配方颗粒进入安徽省医疗机构使用的，应当登录中药配方颗粒备案平台，按要求提交备案资料，未经备案的中药配方颗粒品种不得在安徽省医疗机构使用。

第十七条 中药配方颗粒不得在医疗机构以外销售。省医保局负责在安徽省医药集中采购平台设立"中药配方颗粒"采购模块，对纳入省药监局备案的中药配方颗粒品种实施挂网采购、阳光交易。公立医疗机构使用的中药配方颗粒应当通过省医药集中采购平台采购、网上交易，不得网下交易。鼓励民营医疗机构参加中药配方颗粒挂网采购。医疗机构应当与中药配方颗粒生产企业签订质量保证协议，不得采购未经备案的产品。

第十八条 中药配方颗粒生产企业应当直接配送中药配方颗粒至医疗机构，也可委托具备储存、运输条件的药品批发企业配送，接受配送中药配方颗粒的企业不得委托其他企业配送。

第十九条 省卫生健康委、省中医药局应加强对医疗机构中药配方颗粒管理、处方调剂的监管；负责指导医疗机构根据临床实际需求使用中药配方颗粒，保证中药饮片在医疗机构使用中的主体地位，并纳入公立医院相关审评指标中，确保合理诊疗、合理用药。

第二十条 医疗机构应加强医务人员合理使用中药配方颗粒的培训和考核，参照《医院中药饮片管理规范》进行临床处方和调剂，建立处方点评和医师约谈制度，规范医务人员处方行为。

第二十一条 医疗机构使用的中药配方颗粒调剂设备应当符合中医临床用药习惯，应当有效防止差错、污染及交叉污染，直接接触中药配方颗粒的材料应当符合药用要求。使用的调剂软件应对调剂过程实现可追溯。

第二十二条 中药配方颗粒生产企业应当主动收集、跟踪分析药品不良反应信息，及时向药品监管部门报告，加强对医疗机构的沟通和信息反馈，持续开展上市后研究和评价工作。医疗机构应当加强中药配方颗粒不良反应监测工作，重点关注使用毒性中药材生产中药配方颗粒的不良反应。

第二十三条 中药饮片品种已纳入医保支付范围的，省医保局综合考虑临床需要、基金支付能力和价格等因素，经专家评审后将中药饮片对应的中药配方颗粒纳入支付范围，并参照乙类管理。中药配方颗粒的个人先行自付比例由省医保局统一确定，市级医保部门不得自行调整。

第二十四条　省药监局负责组织全省中药配方颗粒生产企业、配送企业的监督管理，每年对中药配方颗粒生产企业进行全覆盖监督检查，每季度进行巡查，必要时开展专项检查，对企业的中药材规范化种植养殖基地实施延伸检查。对外省中药配方颗粒生产企业在我省设立的中药饮片炮制、中药提取和制粒车间，由其所在地的省级药品监督管理部门负责监督管理，省药监局负责异地车间的日常监管。各市、县（区）市场监督管理局负责对辖区内使用中药配方颗粒的医疗机构进行监督管理，列入到重点检查计划中，必要时开展专项检查。

第二十五条　省药监局把在我省生产与使用的中药配方颗粒纳入省级年度药品监督抽检计划。各市、县（区）市场监督管理局可根据工作需要对辖区医疗机构使用的中药配方颗粒进行监督抽检。

第二十六条　中药配方颗粒生产企业的《药品生产许可证》被撤销、吊销的，省药监局取消其中药配方颗粒品种的备案，并责令企业召回相关产品，相关信息及时通报省卫生健康委、省中医药局、省医保局。

第二十七条　省药监局和各市、县（区）市场监督管理局在监督检查中发现中药配方颗粒生产企业、配送企业和医疗机构存在违反药品管理法律、法规、规章、标准和规范的行为，依法进行查处。

第二十八条　省经济和信息化厅将中药配方颗粒纳入相关产业发展规划，结合产业发展实际促进中药配方颗粒产业发展。

第二十九条　省科技厅鼓励符合条件的中药配方颗粒企业、医疗机构、高校和科研院所开展中药材、中药饮片、中药配方颗粒开发和质量控制等关键技术研究以及中药配方颗粒与中药饮片临床疗效的对比等研究。

第三十条　省药监局、省卫生健康委、省中医药局、省医保局、省科技厅、省经济和信息化厅对各自负责的工作进行解释。如国家出台中药配方颗粒质量管理、临床使用、医保支付等新规定，按新规定执行。

五、中药超微配方颗粒

（一）定义

中药超微配方颗粒是一种由超微粉碎技术将固体物质粉碎成直径小于 $10\mu m$（即300 目以上）粉体的高科技含量的工业技术制作的超微颗粒，具有速度快、时间短、粒径细、分布均匀、节省原料等特点，超微粉碎技术可打破植物药材细胞壁，使细胞内的有效成分充分释放出来，从而提高药材的生物利用度，有利于机体对药物的吸收利用。

目前应用比较广泛的中药超微配方颗粒也有两种，一种是将单味中药超微配方颗粒装一小袋，服用时根据处方具体要求，将不同小袋组合起来；一种是先将单味中药超微配方颗粒按处方搭配好，然后一起混合包装成袋。

中药超微配方颗粒归属于中药饮片。其优点是：与传统中药饮片相比，提高了中药饮片的溶出度、生物利用率，增强了中药的药效，同时相对可以减少用药剂量，从而可节省原料并提高效率、降低成本；还有就是服用口感好，便于应用，有利于保留药材的生物活性成分。但中药超微配方颗粒生产缺乏统一的标准（假、次），中药经超微粉碎后其物理性能、化学性能、毒副作用可能发生改变，其临床配方、剂量也可能发生变化，许多研究证实，很多中药饮片煎剂中单一成分有些无药理作用或药理作用很小，但当与其他药材共煎后就会产生很强的药效，说明在煎熬过程中发生了化学变化。这种作用不是将单一药材超微粉碎后简单混合就能产生的。而且次品、假（伪）品打粉后无法鉴别，厂家将质优的先挑出单独出售。此外，还存在社会药房普遍出售，药食同源不分，超范围经营，加工成片的无质量标准（如党参、川贝）等问题。

（二）与中药配方颗粒的区别

中药配方颗粒与中药超微配方颗粒两种颗粒虽名称相近且同归属于中药饮片，其管理、应用方法却不同。中药配方颗粒批发企业定点委托配送要备案，诊所和医院药房可调剂，不能在社会药房销售，可进行配方调剂，但原则上不得混用中药饮片与中药配方颗粒。中药超微配方颗粒有中药饮片范围的允许在社会药房销售，但一般不进行配方调剂。

六、其他中药品种

（一）特殊药品

1. 定义　特殊药品是指国家制定法律制度，实行比其他药品更加严格的管制的药品。麻醉药品、精神药品、医疗用毒性药品、放射性药品等属于特殊管理药品，在管理和使用过程中，应严格执行国家有关管理规定。

2. 相关政策法规　根据《麻醉药品和精神药品管理条例》《药品经营质量管理规范》等相关规定，经市级药品监督管理部门批准，药店可经营麻醉药品（限罂粟壳）、第二类精神药品和医疗用毒性药品（零售药店多为中药饮片）。其中经营第二类精神药品限药品零售连锁企业，不得向未成年人销售第二类精神药品。毒性药品（如雄黄）应有单独批件，多为中药饮片，作为配方使用；罂粟壳限于中药饮片配方，不得生用、不得单方发药。凭盖有医疗单位公章、有相关处方权医师开具的专用处方进行调配和销售，调配、复核和销售人员应当在处方上签全姓名或盖章。经营第二类精神药品、毒性中药品种和罂粟壳的，应有符合安全规定的专用存放设备（保险柜，坚固不宜挪动）。

根据 1998 年 10 月 30 日发布的《关于印发〈罂粟壳管理暂行规定〉的通知（国药管安〔1998〕127 号），第四条规定国家指定甘肃省农垦总公司（甘肃省农垦集团有限责任公司）为罂粟壳的定点生产单位，其他任何单位和个人均不得从事罂粟壳的生产活动。甘肃省农垦总公司每年 8 月底前应将罂粟壳总产量经甘肃省药品监督管理部门审核后，上报国家药品监督管理局。第五条规定甘肃省农垦总公司各种植农场每年应将所生产的全部罂粟壳交农垦医药药材站收购、统一加工包装后，由甘肃省药材公司、甘肃省农垦医药药材站分别按照国家药品监督管理局每年下达的调拨计划，供应各省、自治区、直辖市罂粟壳定点经营单位。罂粟壳调拨供应计划按市场需求变化每半年调整一次。

根据国家规定，罂粟壳、麻黄草、28 种毒性药材和 42 种国家重点保护的野生药材物种禁止在集贸市场交易，罂粟壳、麻黄草、毒性药材的收购与经营有特殊的许可规定。除此之外的其他品种可以销售，但根据《国家局关于城乡集市贸易市场经营中药材有关问题的批复》（国食药监市〔2006〕63 号）："城乡集市贸易市场可以销售中药材，一般是指当地农民（或者药农）自产（或自采、自养）、自销的地产中药材。"可见，不支持在集贸市场转售中药材的行为。

目前执行的《医疗用毒性药品管理办法》因颁布时间较早，对实际经营过程中遇到的问题针对性欠强。根据药品管理法第 21 条规定，城乡集市贸易市场可以出售中药材，但毒性药材是特殊管理药品，城乡集贸市场禁止销售，购买毒性药材应按规定从具备资质的毒性药材收购、经营单位购买。

收购甘草无需许可证，而收购麻黄草须获得许可证。28 种毒性中药材目前未要求取得收购许可证。

为进一步加强麻黄草药品的生产经营管理，2013 年 5 月，最高人民法院、最高人民检察院、公安部、农业部、国家食品药品监督管理总局联合印发《关于进一步加强麻黄草管理、严厉打击非法买卖麻黄草等违法犯罪活动的通知》（公通字〔2013〕16 号），要求进一步加强麻黄草管理，严厉打击非法买卖麻黄草等违法犯罪行为。通知提出：

一、除有麻黄草收购资质的药品生产经营企业外，任何药品生产经营企业不得收购、经营麻黄草。有麻黄草收购资质的药品生产经营企业销售麻黄草，需严格审核购买单位的资质方能将麻黄草销售给药品生产企业。

二、有麻黄草收购资质的药品生产经营企业必须建立健全各项管理制度，加强麻黄草购、存管理，保证来源清楚，流向可核查，应建立麻黄草收购、销售台账并保存 3 年备查，麻黄草收购资质不得转借他人使用。

三、使用麻黄草作为原料的中药饮片生产企业、中成药生产企业、麻黄草药品原料生产企业，必须从有麻黄草收购资质的单位购买麻黄草，必须建立健全各项管理制度，保证来源清楚，流向可核查、可追溯，应建立麻黄草的购买、加工和销售台账，保存 2 年备查，麻黄草购买、使用、库存数量应符合《药品生产质量管理规范》的相关规定。

四、中药材专业市场不得经营麻黄草类药材。各级食品药品监管部门要进一步加强药品生产经营企业关于麻黄草经营、使用的监督检查，发现药品生产经营过程中有违反规定采挖、销售、收购、加工、使用麻黄草的，要按照有关法律法规严肃查处，涉嫌构成犯罪的一律移送公安机关予以严惩。

3. 目录　国家规定的 28 种毒性药材包括：砒石（红砒、白砒）、砒霜、水银、生马钱子、生川乌、生草乌、生白附子、生附子、生半夏、生南星、生巴豆、斑蝥、红娘虫、青娘虫、生甘遂、生狼毒、生藤黄、生千金子、闹阳花、生天仙子、雪上一支蒿、红升丹、白降丹、蟾酥、洋金花、红粉、轻粉、雄黄。

（二）国家重点保护的野生动植物药材品种

1. 定义　根据《野生药材资源保护管理条例》第四条，国家重点保护的野生药材物种分为三级：

一级：濒临灭绝状态的稀有珍贵野生药材物种（以下简称一级保护野生药材物种）。

二级：分布区域缩小、资源处于衰竭状态的重要野生药材物种（以下简称二级保护野生药材物种）。

三级：资源严重减少的主要常用野生药材物种（以下简称三级保护野生药材物种）。

2. 相关政策法规　1987 年 10 月 30 日由国务院发布了《野生药材资源保护管理条例》，自 1987 年 12 月 1 日起施行。条例规定：

第六条　禁止采猎一级保护野生药材物种。

第七条　采猎、收购二、三级保护野生药材物种的，必须按照批准的计划执行。

第八条　采猎二、三级保护野生药材物种的，不得在禁止采猎区、禁止采猎期进行采猎，不得使用禁用工具进行采猎。

第九条　采猎二、三级保护野生药材物种的，必须持有采药证。

第十三条　一级保护野生药材物种属于自然淘汰的，其药用部分由各级药材公司负责经营管理，但不得出口。

第十四条　二、三级保护野生药材物种属于国家计划管理的品种，由中国药材公司统一经营管理。

第十五条　二、三级保护野生药材物种的药用部分，除国家另有规定外，实行限量出口。

3. 目录　42 种国家重点保护的野生动植物药材品种包括：

一级：虎骨、豹骨、羚羊角、梅花鹿茸。

二级：马鹿茸、麝香、熊胆、穿山甲片、蟾酥、哈蟆油、金钱白花蛇、乌梢蛇、蕲蛇、蛤蚧、甘草、黄连、人参、杜仲、厚朴、黄柏、血竭。

三级：川（伊）贝母、刺五加、黄芩、天冬、猪苓、龙胆（草）、防风、远志、胡黄连、肉苁蓉、秦艽、细辛、紫草、五味子、蔓荆子、诃子、山茱萸、石斛、阿魏、连翘、羌活。

国家重点保护的野生药材物种名录，由国家医药管理部门会同国务院野生动物、植物管理部门制定。在国家重点保护的野生药材物种名录之外，需要增加的野生药材保护物种，由省、自治区、直辖市人民政府制定并抄送国家医药管理部门备案。

2020 年 6 月 5 日发布的国家林业和草原局公告（2020 年第 12 号）中，将穿山甲属所有种由国家二级保护野生动物调整为国家一级保护野生动物。这标志着，当前在我国自然分布的中华穿山甲，以及我国曾有分布的马来穿山甲和印度穿山甲将受到更严格的保护。

（三）产地趁鲜加工中药材

1. 定义　产地趁鲜加工中药材是指标准中要求需在产地用鲜活中药材进行切制等加工的中药材。购进产地趁鲜加工中药材的，应对其加工质量进行评估。

2. 相关政策法规　2015 版药典规定了 64 个中药饮片产地趁鲜加工品种，64 个中药饮片产地趁鲜加工品种在加工中要尽量保证药材的性状不会产生重大改变，以便于鉴别，可按《药典》规定来执行，如桔梗项下规定："春、秋二季采挖，洗净，除去须根，趁鲜剥去外皮或不去外皮，干燥。"如《药典》中没有明确说明，可按照地方《炮制规范》来操作。产地趁鲜加工如是以中药饮片销售，则要纳入 GMP 质量管理体系，要进 GMP 车间才是药用中药饮片，否则算非法分装。

根据《药品生产质量管理规范（2010 年修订）》第三百一十条规定，现发布中药饮片、医用氧、取样等 3 个附录，作为《药品生产质量管理规范（2010 年修订）》配套文件，自 2014 年 7 月 1 日起施行。其中对产地趁鲜加工中药饮片的管理进行了明确规定。

中药饮片附录第一章范围部分第二条明确指出产地趁鲜加工中药饮片的，按照本附录执行。第三条规定，民族药也参照本附录执行。第二章原则部分的第六条规定，中药饮片必须按照国家药品标准炮制；国家药品标准没有规定的，必须按照省、自治区、直辖市食品药品监督管理部门制定的炮制规范或审批的标准炮制。第七条规定，中药饮片应按照品种工艺规程生产。中药饮片生产条件应与生产许可范围相适应，不得外购中药饮片的中间产品或成品进行分包装或改换包装标签。第六章物料和产品部分的第三十条规定，质量管理部门应当对生产用物料的供应商进行质量评估，并建立质量档案；直接从农户购入中药材应收集农户的身份证明材料，评估所购入中药材质量，并建立质量档案。第十一章术语部分的第五十六条明确指出，产地趁鲜加工中药饮片是指在产地用鲜活中药材进行切制等加工中药饮片，不包括中药材的产地初加工。

国家药监局综合司《关于中药饮片生产企业采购产地加工（趁鲜切制）中药材有关问题的复函》（药监综药管函〔2021〕367 号）中对中药饮片生产企业采购产地加工（趁鲜切制）中药材的生产、经营等问题进行了明确说明：

一、产地加工属于中药材来源范畴，趁鲜切制是产地加工的方式之一，是按照传统加工方法将采收的新鲜中药材切制成片、块、段、瓣等，虽改变了中药材形态，但未改变中药材性质，且减少了中药材经干燥、浸润、切制、再干燥的加工环节，一定程度上有利于保障中药材质量。中药饮片生产企业可以采购具备健全质量管理体系的产地加工企业生产的产地趁鲜切制中药材（以下简称鲜切药材）用于中药饮片生产。

二、采购鲜切药材的中药饮片生产企业，应当将质量管理体系延伸到该药材的种植、采收、加工等环节，应当与产地加工企业签订购买合同和质量协议并妥善保存，应当严格审核产地加工企业的质量管理体系，至少应包括以下内容：

（一）产地加工企业应当具备与其加工规模相适应的专业技术人员及加工、干燥、包装、仓储等设施设备，并具备配合中药饮片生产企业落实药品质量管理要求的能力。

（二）鲜切药材应当是列入所在地省级药品监管部门公布的鲜切药材目录品种，其基原和质量（形态除外）应当符合《中国药典》等国家药品标准或者省（自治区、直辖市）中药饮片炮制规范中的相应规定，种植、采收、加工等应当符合《中药材生产质量管理规范》要求。

（三）产地加工企业应当根据所在地省级药品监管部门公布的趁鲜切制加工指导原则，结合鲜切药材特点和实际，制定具体品种切制加工标准和规程。鲜切药材的切制加工应当参照《药品生产质量管理规范》及其中药饮片附录（以下称中药饮片 GMP）相关规定实施，应当有完整准确的批生产记录，且切制加工规程应当有传统经验或者研究验证数据支持。

（四）鲜切药材应当有规范的包装和标签，并附质量合格标识。其直接接触药材的包装材料应当符合药用要求，标签内容应当包括：品名、规格、数量、产地、采收日期、生产批号、贮藏、保质期、企业名称等。

（五）产地加工企业应当建立完整的中药材质量追溯体系，能够保证中药材种植、采收、加工、干燥、包装、仓储及销售等全过程可追溯。

三、中药饮片生产企业对采购的鲜切药材承担质量管理责任，对鲜切药材应当入库验收，按照中药饮片 GMP 要求和国家药品标准或者省（自治区、直辖市）中药饮片炮制规范进行净制、炮炙等生产加工，并经检验合格后，方可销售。中药饮片生产企业应当在产地加工企业质量追溯基础上进一步完善信息化追溯体系，保证采购的鲜切药材在种植、采收、加工、干燥、包装、仓储及生产的中药饮片炮制、销售等全过程可追溯。

四、中药饮片生产企业不得从各类中药材市场或个人等处购进鲜切药材用于中药饮片生产；也不得从质量管理体系不健全或者不具备质量管理体系的产地加工企业购进鲜切药材用于中药饮片生产；不得将采购的鲜切药材直接包装后作为中药饮片销售。

五、请你局结合本省中药材生产实际，在组织论证鲜切药材合理性和必要性的基础上，遵循传统加工习惯，按照保证质量、利于储存、便于运输的总体要求，研究制定鲜切药材品种目录及趁鲜切制加工指导原则。列入目录的中药材，应当是本省一定区域内有较大规模种植和产地加工传统，适宜趁鲜切制，且有依据支持趁鲜切制对质量无不良影响的优势品种。鲜切药材目录、趁鲜切制加工指导原则及其制定的关键过程等信息应当通过官方网站等方式及时公开，接受社会监督。

六、请你局督促本行政区域内中药饮片生产企业，落实质量管理主体责任，强化对产地加工企业的质量管理体系审核，切实做好鲜切药材质量评估和监测，加强对中药材规范化种植、采收、加工、干燥、包装、仓储等环节的管理。

七、请你局结合中药材产地需求实际，配合产地市县级人民政府建立和完善地方政府负总责，农业农村、市场监管、卫生健康等部门各负其责的工作机制。协助产地市县级人民政府及相关机构，制定科学的中药材产业发展规划，推动中药材规范化种植，建立产地加工企业遴选、退出机制，加强产地加工企业监管，建立中药材追溯信息化平台，采集种子种苗来源、种植面积、农药使用记录、产量、销售数量等关键信息，为中药材种植、采收、加工等提供信息化服务，并与各地药品监管部门及相关中药饮片生产企业共享。

八、请你局加强本省相关中药饮片生产企业监督管理，严防不符合要求产品甚至假冒伪劣产品流入药用渠道。发现存在药品质量安全风险隐患的，应当依法依规采取暂停生产销售等风险控制措施；发现生产销售假劣药品等违法违规行为的，要依法依规严厉查处；发现中药饮片生产企业采购鲜切药材工作存在重大问题的或者有重大完善建议的，请及时报告国家药监局。

安徽省为落实好国家药监局综合司印发给安徽、甘肃省局的复函精神，安徽省药监局印发了《关于规范产地趁鲜切制中药材管理工作的通知》（皖药监中化秘〔2021〕105 号）：

一、中药饮片生产企业可以采购具备健全质量管理体系的产地加工企业生产的鲜切药材，进行净制、炮炙等中药饮片生产。

二、鲜切药材实行目录管理。列入我省鲜切药材品种目录的中药材，应当以我省道地、大宗中药材为主，有产地加工传统，适宜趁鲜切制，且有依据支持趁鲜切制对质量无不良影响的优势品种。中药基原混乱，趁鲜切制后容易掺入伪品的中药材，不宜列入我省鲜切药材品种目录。

三、鲜切药材品种由产地加工企业所在地的市级或县级政府研究提出。省药品监督管理局组织专家对有关市、县级政府提出鲜切药材品种的合理性、必要性进行论证，遵循传统加工习惯，按照保证质量、利于储存、便于运输的总体要求，制定鲜切药材品种目录并建立动态调整机制。省药品监督管理局按照鲜切药材品种的类别，组织制定加工指导原则。鲜切药材品种目录及其加工指导原则通过省药品监督管理局官方网站等方式及时公开，接受社会监督。

四、鲜切药材的基原和质量（形态除外）应当符合《中国药典》等国家药品标准或者省、自治区、直辖市中药饮片炮制规范中的相应规定。

五、鲜切药材的种植、采收等应当符合中药材生产质量管理规范的基本要求。

六、从事鲜切药材生产的产地加工企业（含农民专业合作社、家庭农场，下同）由其所在地的市级或县级政府按照本通知第七条规定的条件遴选确定，并建立产地加工企业遴选、退出机制，根据当地中药产业发展需求和企业规模、条件等，对产地加工企业进行动态管理。从事鲜切药材生产的产地加工企业名单，通过当地政府官方网站等方式及时公开，接受社会监督。

七、从事鲜切药材生产的产地加工企业应当符合以下条件：

（一）应设置在中药材种植规模较大且相对集中的区域，符合环保要求。

（二）产地加工企业负责人应当对鲜切药材的质量负责，具备与其加工规模和品种相适应的管理和专业技术人员，并具备配合中药饮片生产企业落实药品质量管理要求的能力。

（三）具备清洗、分拣、切制、干燥、包装、仓储等设施设备。农民专业合作社、家庭农场可以利用其他产地加工企业的设施设备加工鲜切药材或委托其他产地加工企业加工鲜切药材。

（四）根据传统经验、研究验证数据，制定具体品种切制加工技术规范。鲜切药材的切制、干燥、包装、仓储等应当参照《药品生产质量管理规范》及其中药饮片附录（以下称中药饮片 GMP）相关规定实施，并有完整准确的批生产记录。可参照《中国药典》等国家药品标准或者省、自治区、直辖市中药饮片炮制规范相关品种"饮片"项下的规定，结合鲜切药材特点和实际，制定鲜切药材"性状"检验的企业标准。

（五）鲜切药材要有规范的包装和标签，附质量合格标识。其直接接触鲜切药材的包装材料至少符合食品包装材料标准，标签内容包括：品名、规格、数量、产地（至少标注到县＜市、区＞）、采收日期、加工批号、贮藏、企业名称、生产地址等。可根据鲜切药材的产品特性、包装形式、检测结果等因素，注明贮藏条件，制定质量保证期。

八、从事鲜切药材生产的产地加工企业应当对其加工的鲜切药材品种推行规范化种植，强化对种子种苗、种植、采收、初加工等环节以及农业投入品使用的技术指导和培训，督促中药材种植环节符合以下要求：

（一）在一个中药材生产基地原则上只使用一种经鉴定符合要求的物种，防止其他种质的混杂和混入；鉴定每批种子种苗的基原和种质，确保与种子种苗的要求相一致；使用产地明确、固定的种子种苗；鼓励企业自建良种繁育基地，或者要求使用具有中药材种子种苗生产经营资质单位繁育的种子种苗。

（二）有序开展中药材种植生产，根据气候变化、药用植物生长、病虫草害等情况，及时采取措施；采购农药、肥料等农业投入品应当核验供应商资质和产品质量，科学施肥，鼓励测土配方施肥；坚持"最大持续产量"原则，要求有计划补种、封育、轮采。

（三）采收流程和方法应当科学合理；鼓励采用不影响药材质量和产量的机械化采收方法；避免采收对生态环境造成不良影响。采收过程应当去除非药用部分和异物，及时剔除破损、腐烂变质部分。

（四）企业应当在保证中药材质量前提下，借鉴优良的传统方法，确定适宜的中药材干燥方法；晾晒干燥应当有专门的场所或场地，避免污染或混淆的风险；鼓励采用有科学依据并经有效验证的高效干燥技术，以及集约化干燥技术。

（五）暂时性或者集中贮藏的中药材仓库均应符合贮藏条件要求，易清理，不会导致中药材品质下降或者污染；根据需要建设控温、避光、通风、防潮和防虫、鼠禽畜等设施。

（六）应当采用适宜方法保存鲜切药材，如冷藏、砂藏、罐贮、生物保鲜等，并明确保存条件和保存时限；原则上不使用保鲜剂和防腐剂，如必须使用应当符合国家相关规定。禁止染色增重、漂白、掺杂使假等。

（七）利用当地政府的鲜切药材信息化追溯平台，建立中药材质量信息化追溯体系，采集种子种苗来源、种植面积、农业投入品使用记录、产量、采收、销售数量等关键信息，保证中药材种子种苗、种植、采收、销售及农业投入品使用等全过程可追溯。

九、鼓励规模较大的产地加工企业发挥技术、质量管理、设施设备、产能等优势，采取共享车间、委托加工等方式，为其他产地加工企业加工鲜切药材。

十、中药饮片（含中药配方颗粒，下同）生产企业购进鲜切药材用于中药饮片生产，应当符合以下要求：

（一）购进的鲜切药材应当是省、自治区、直辖市药品监督管理部门制定的鲜切药材目录内的品种。

（二）质量管理体系延伸到鲜切药材的种植、采收、加工等环节，审核种植、采收等环节是否符合中药材生产质量管理规范的基本要求，审核切制加工环节是否符合中药饮片 GMP 要求，审核产地加工企业的质量管理体系是否有效运行。

（三）与产地加工企业签订购买合同和质量协议并妥善保存。

（四）鲜切药材应当入库验收。

（五）对采购的鲜切药材，应当按照中药饮片 GMP 要求以及《中国药典》等国家药品标准或者省、自治区、直辖市中药饮片炮制规范进行净制、炮炙等生产加工，并经检验合格后，方可销售；仅净制的，经评估后可引用鲜切药材的检验数据，并在中药饮片检验报告中注明。

（六）对采购的鲜切药材进行质量评估，承担质量管理责任。

（七）建立中药饮片信息化追溯系统，实现使用鲜切药材生产、销售的中药饮片全过程可追溯，且可与产地加工企业及其所在地政府建立的鲜切药材信息化追溯平台对接，共享有关信息和数据。

十一、支持"十大皖药"产业示范基地建设单位开展鲜切药材生产加工，提升产品附加值和品牌知名度。

十二、鼓励中药头部企业在我省中药材主产区，建设大宗地产中药材标准化种植基地和产地加工基地，加强产品质量溯源，推动产地加工和炮制一体化发展。

十三、支持协会、产业联盟等整合资源、搭建平台，在制定鲜切药材的加工技术规范，建立信息化追溯平台及中药饮片生产企业质量管理体系向种植、加工环节延伸等方面发挥积极作用。

十四、中药饮片生产企业不得从各类中药材市场或个人等处购进鲜切药材用于中药饮片生产；也不得从质量管理体系不健全或者不具备质量管理体系的产地加工企业购进鲜切药材用于中药饮片生产；不得将采购的鲜切药材直接包装后作为中药饮片销售。

十五、产地加工企业所在地的市、县级政府应当负责做好以下工作：

（一）建立和完善地方政府负总责，农业农村、市场监管、卫生健康、药业发展、生态环保、财政等部门各负其责的鲜切药材管理工作机制，明确鲜切药材种植、产地加工管理的牵头部门。

（二）制定辖区内鲜切药材种植、采收、产地加工等管理工作方案。

（三）要制定科学的中药材产业发展规划，推动中药材规范化种植。

（四）加强管理和指导，规范鲜切药材的种植、采收、加工等行为，对不符合要求的产地加工企业，及时取消其加工鲜切药材的资格，并向社会公布。

（五）建立辖区内统一的鲜切药材信息化追溯平台，也可利用安徽省农产品质量安全追溯管理信息平台增加鲜切药材追溯信息化模块，为中药材种植、采收、加工等提供信息化服务，并与各地药品监管部门及相关中药饮片生产企业共享。

十六、省药品监督管理局负责统筹推进鲜切药材管理工作，建立鲜切药材品种目录动态调整机制，指导有关市、县级政府加强对鲜切药材的种植、加工等管理，指导省局各分局加大对中药饮片生产企业采购鲜切药材生产中药饮片行为的日常监管力度，必要时延伸到鲜切药材企业检查，保障鲜切药材管理工作有序开展。

十七、省局各分局要督促本辖区的中药饮片生产企业做好以下工作：

（一）加强对鲜切药材质量的管理，落实质量管理主体责任。

（二）强化对产地加工企业的质量管理体系审核，加强对中药材种植、采收、加工、干燥、包装、仓储等环节的管理。

（三）做好鲜切药材的质量评估和监测。

十八、省局有关处室、直属单位和各分局要加强对中药饮片生产企业购进鲜切药材的监督管理，对违反本通知第十条、第十四条规定的，依据《中华人民共和国药品管理法》《药品生产监督管理办法》和中药饮片 GMP 等有关规定处理，发现存在药品质量安全风险隐患的，应当依法依规采取暂停生产、销售等风险控制措施；发现制售假劣药品等违法违规行为的，要依法依规严厉查处。

十九、各市、县（区）市场监督管理局要结合当地中药材产业发展实际情况，及时将本通知的内容向当地政府汇报，并按照当地政府的要求做好相关工作。

二十、我省用于中药饮片生产的鲜切药材的种植、加工、流通等管理以本通知为准，国家出台鲜切药材管理新规定的，按照新规定执行。

二十一、各地对规范鲜切药材管理工作的重大问题，及时报告省药品监督管理局。

3. 目录　2015 版药典规定了 64 个中药饮片产地趁鲜加工品种，按加工方式分为药材切片、药材切段、药材切块及药材切瓣或片、段，具体品种如下：

药材切片（共 28 个品种）：干姜、土茯苓、山柰、山楂、山药、川木通、三棵针、片姜黄、乌药、功劳木、地榆、皂角刺、鸡血藤、佛手、苦参、狗脊、粉萆薢、浙贝母、桑枝、菝葜、绵萆薢、葛根、紫苏梗、黄山药、竹茹、桂枝、狼毒、滇鸡血藤。

药材切段（共 18 个品种）：大血藤、小通草、肉苁蓉、青风藤、钩藤、高良姜、益母草、通草、桑寄生、黄藤、锁阳、槲寄生、颠茄草、野木瓜、广东紫珠、首乌藤、桃枝、铁皮石斛。

药材切块（共 3 个品种）：何首乌、茯苓块、商陆。

药材切瓣（共 4 个品种）：木瓜、化橘红、枳壳、枳实。

药材切瓣或片、段（共 11 个品种）：指可选用多种切制方法加工的药材，包括丁公藤、大黄、天花粉、木香、白蔹、防己、两面针、虎杖、香橼、粉葛、大腹皮。

（四）药食同源品种

1. 定义　中国中医学自古以来就有"药食同源"（又称为"医食同源"）理论。这一理论认为：许多食物既是食物也是药物，食物和药物一样同样能够防治疾病。在古代原始社会中，人们在寻找食物的过程中发现了各种食物和药物的性味和功效，认识到许多食物可以药用，许多药物也可以食用，两者之间很难严格区分。这就是"药食同源"理论的基础，也是食物疗法的基础。

中医药学还有一种中药的概念是：所有的动植物、矿物质等也都是属于中药的范畴，中药是一个非常大的药物概念。凡是中药，都可以食用，只不过是一个用量上的差异而已，也就是说：毒性作用大的食用量小，而毒性作用小的食用量大。因此严格地说，在中医药中，药物和食物是不分的，是相对而言的：药物也是食物，而食物也是药物；食物的副作用小，而药物的副作用大。这就是"药食同源"的另一种含义。

2. 相关政策法规　目前国家卫生计生委公布了"101+9"种药食同源品种，即按照传统既是食品又是中药材的物质，是指具有传统食用习惯，且列入国家中药材标准（包括《中华人民共和国药典》）及相关中药材标准的植物可食用部分（包括食品原料、香辛料和调味品）。

2014 年 11 月，国家卫生计生委发布《按照传统既是食品又是中药材物质目录管理办法》征求意见稿，在之前被列入《既是食品又是药品的物品名单》的 86 种药食同源目录基础上，新增 15 种药食同源品种。

此外，2020 年 1 月 2 日，国家卫健委、国家市场监管总局发布《关于对党参等 9 种物质开展按照传统既是食品又是中药材的物质管理试点工作的通知》，根据《食品安全法》规定，经安全性评估并广泛公开征求意见，将对党参、肉苁蓉、铁皮石斛、西洋参、黄芪、灵芝、山茱萸、天麻、杜仲叶等 9 种物质开展按照传统既是食品又是中药材的物质（以下简称食药物质）生产经营试点工作。

2021 年 11 月 10 日，国家卫健委印发《按照传统既是食品又是中药材的物质目录管理规定》的通知，对食药目录进行动态管理。

3. 目录　原有 86 个品种：丁香、八角茴香、刀豆、小茴香、小蓟（刺儿菜）、山药、山楂（山里红）、马齿苋、乌梅梅、木瓜、火麻仁、代代花、玉竹、甘草、白芷、白果、白扁豆、白扁豆花、龙眼肉（桂圆）、决明子、百合、肉豆蔻、肉桂、余甘子、佛手、杏仁（苦、甜）、沙棘、芡实、花椒、赤小豆、麦芽、昆布、枣（大枣、黑枣）、罗汉果、郁李仁、金银花、青果（橄榄）、鱼腥草、姜（生姜、干姜）、枳椇子、枸杞子、栀子、砂仁、胖大海、茯苓、香橼、香薷、桃仁、桑叶、桑椹、桔红（橘红）、桔梗、益智仁、荷叶、莱菔子、莲子、高良姜、淡竹叶、淡豆豉、菊花、菊苣、黄芥子、黄精、紫苏、紫苏子（籽）、葛根、黑芝麻、黑胡椒、槐花、槐米、蒲公英、榧子、酸枣、酸枣仁、鲜白茅根（或干白茅根）、鲜芦根（或干芦根）、橘皮（或陈皮）、薄荷、薏苡仁、薤白、覆盆子、藿香、乌梢蛇、牡蛎、阿胶、鸡内金、蜂蜜、蝮蛇（蕲蛇）。

新增中药材 15 种：人参、山银花、芫荽、玫瑰花、松花粉、油松、粉葛、布渣叶、夏枯草、当归、山柰、西红花、草果、姜黄、荜茇。

2020 年新增 9 种中药材物质作为按照传统既是食品又是中药材：党参、肉苁蓉、铁皮石斛、西洋参、黄芪、灵芝、天麻、山茱萸、杜仲叶，在限定使用范围和剂量内作为药食两用。

此外，2021 年 11 月 18 日，国家卫生健康委印发了《按照传统既是食品又是中药材的物质目录管理规定》（国卫食品发〔2021〕36 号），以下简称《规定》。《规定》明确食药物质是指传统作为食品，且列入《中华人民共和国药典》的物质。要以保障食品安全和维护公众健康为宗旨，遵循依法、科学、公开的原则制定食药物质目录并适时更新。《规定》还明确了纳入食药物质目录的物质、安全性评估资料应符合的要求等，全文如下：

第一条　根据《中华人民共和国食品安全法》及其实施条例，为规范按照传统既是食品又是中药材的物质（以下简称食药物质）目录管理，制定本规定。

第二条　以保障食品安全和维护公众健康为宗旨，遵循依法、科学、公开的原则制定食药物质目录并适时更新。

第三条　食药物质是指传统作为食品，且列入《中华人民共和国药典》（以下简称《中国药典》）的物质。

第四条　国家卫生健康委会同市场监管总局制定、公布食药物质目录，对目录实施动态管理。

第五条　纳入食药物质目录的物质应当符合下列要求：①有传统上作为食品食用的习惯。②已经列入《中国药典》。③安全性评估未发现食品安全问题。④符合中药材资源保护、野生动植物保护、生态保护等相关法律法规规定。

第六条　省级卫生健康行政部门结合本辖区情况，向国家卫生健康委提出修订或增补食药物质目录的建议，同时提供下列材料：①物质的基本信息（中文名、拉丁学名、所属科名、食用部位等）。②传统作为食品的证明材料（证明已有30年以上作为食品食用的历史）。③加工和食用方法等资料。④安全性评估资料。⑤执行的质量规格和食品安全指标。

第七条　安全性评估资料应符合以下要求：①成分分析报告：包括主要成分和可能的有害成分监测结果及检测方法。②卫生学检验报告：3批有代表性样品的污染物和微生物的检测结果及方法。③毒理学评价报告：至少包括急性经口毒性试验、3项遗传毒性试验、90天经口毒性试验和致畸试验；其中，在古代医籍中有两部以上食疗本草记载无毒性、无服用禁忌（包括不宜久食）的品种，可以只提供本条第①、②项试验资料。④药理作用的特殊针对性指标的试验资料，包括对主要药理成分的风险评估报告。

第八条　国家卫生健康委委托技术机构负责食药物质目录修订的技术审查等工作。委托的技术机构负责组织相关领域的专家，开展食药物质食品安全风险评估、社会稳定风险评估等工作，形成综合评估意见。市场监管部门根据工作需要，可指派专家参与开展食药物质食品安全风险评估、社会稳定风险评估工作。根据工作需要，委托的技术机构可以组织专家现场调研、核查，也可以采取招标、委托等方式选择具有技术能力的单位承担相关研究论证工作。

第九条　国家卫生健康委对技术机构报送的综合评估意见进行审核，将符合本规定要求的物质纳入食药物质目录，会同市场监管总局予以公布。公布的食药物质目录应当包括中文名、拉丁学名、所属科名、可食用部位等信息。

第十条　有下列情形之一的，应当研究修订目录：①食品安全风险监测和监督管理中有新的科学证据表明存在食品安全问题。②需要对食药物质的基本信息等进行调整。③其他需要修订的情形。委托的技术机构根据最新研究进展，可以向国家卫生健康委提出修订食药物质目录的建议和风险监测方案。

第十一条　对新纳入食药物质目录的物质，提出建议的省级卫生健康行政部门应当将其列入食品安全风险监测方案。根据风险监测和风险评估结果，适时提出制定或指定适用食品安全国家标准的建议。

第十二条　食品生产经营者使用食药物质应当符合国家法律、法规、食品安全标准和食药物质目录的相关规定，产品标签标识和经营中不得声称具有保健功能、不得涉及疾病预防治疗功能。

第十三条　本规定自发布之日起实施。

（五）保健食品

1. 定义　保健食品是食品的一个种类，具有一般食品的共性，能调节人体的机能，适于特定人群食用，但不能治疗疾病。

《保健食品注册管理办法（试行）》2005年7月1日正式实施，严格定义：保健食品是指声称具有特定保健功能或者以补充维生素、矿物质为目的的食品，即适宜于特定人群食用，具有调节机体功能，不以治疗疾病为目的，并且对人体不产生任何急性、亚急性或者慢性危害的食品。

2. 相关政策法规　2002年3月，卫生部发布《关于进一步规范保健食品原料管理的通知》（卫法监发〔2002〕51号），除了公布《既是食品又是药品的物品名单》，同时印发了《可用于保健食品的物品名单》和《保健食品禁用物品名单》。

依据《中华人民共和国食品安全法》（2015年10月1日），列入保健食品原料目录的原料只能用于保健食品生产，不得用于其他食品生产。

依据《保健食品注册管理办法》（2005年），不可用于保健食品的原料和辅料、禁止使用的物品不得作为保健食品的原料和辅料。可用于保健食品的、卫生部公布或者批准可以食用的，以及生产普通食品所使用的原料和辅料可以作为保健食品的原料和辅料。需要注意的是，黄芪、党参是药品不是食品，但可作为生产保健食品的原料。

3. 目录　可用于保健食品的物品名单（114种）：人参、人参叶、人参果、三七、土茯苓、大蓟、女贞子、山茱萸、川牛膝、川贝母、川芎、马鹿胎、马鹿茸、马鹿骨、丹参、五加皮、五味子、升麻、天门冬、天麻、太子参、巴戟天、木香、木贼、牛蒡子、牛蒡根、车前子、车前草、北沙参、平贝母、玄参、生地黄、生何首乌、白及、白术、白芍、白豆蔻、石决明、石斛（需提供可使用证明）、地骨皮、当归、竹茹、红花、红景天、西洋参、吴茱萸、怀牛膝、杜仲、杜仲叶、沙苑子、牡丹皮、芦荟、苍术、补骨脂、诃子、赤芍、远志、麦门冬、龟甲、佩兰、侧柏叶、制大黄、制何首乌、刺五加、刺玫果、泽兰、泽泻、玫瑰花、玫瑰茄、知母、罗布麻、苦丁茶、金荞麦、金樱子、青皮、厚朴、厚朴花、姜黄、枳壳、枳实、柏子仁、珍珠、绞股蓝、胡芦巴、茜草、荜茇、韭菜子、首乌藤、香附、骨碎补、党参、桑白皮、桑枝、浙贝母、益母草、积雪草、淫羊藿、菟丝子、野菊花、银杏叶、黄芪、湖北贝母、番泻叶、蛤蚧、越橘、槐实、蒲黄、蒺藜、蜂胶、酸角、墨旱莲、熟大黄、熟地黄、鳖甲。可用于保健食品的物品名单卫生部可能要取消，但进行安全性评价的均可。

保健食品禁用物品名单（59种）：八角莲、八里麻、千金子、土青木香、山莨菪、川乌、广防己、马桑叶、马钱子、六角莲、天仙子、巴豆、水银、长春花、甘遂、生天南星、生半夏、生白附子、生狼毒、白降丹、石蒜、关木通、农吉痢、夹竹桃、朱砂、米壳（罂粟壳）、红升丹、红豆杉、红茴香、红粉、羊角拗、羊踯躅、丽江山慈姑、京大戟、昆明山海棠、河豚、闹羊花、青娘虫、鱼藤、洋地黄、洋金花、牵牛子、砒石（白砒、红砒、砒霜）、草乌、香加皮（杠柳皮）、骆驼蓬、鬼臼、莽草、铁棒槌、铃兰、雪上一枝蒿、黄花夹竹桃、斑蝥、硫黄、雄黄、雷公藤、颠茄、藜芦、蟾酥。

（六）关于滋补类中药材、中药饮片

1. 定义　具有滋补作用的中药，是滋补性中药。这类分为补气药、补血药、补阴药和补阳药。

2. 相关政策法规　基于人参、鹿茸等中药材具有医疗、保健双重性能。有些品种已被分期定义为药食两用品种。有些品种虽未列入"药食同源"的名单，但均作为滋补保健品销售使用。产品既不标示功能主治，也不以预防、治疗、诊断为目的。这类产品广泛在商场、超市等非药品柜台销售，具有一定的历史渊源，已形成传统销售方式。各地均未按照销售中成药、中药饮片的管理方式实施《药品经营许可证》管理。各有关方面和社会各界对此均没有异议。但近来执法过程中，有人对此提出的异议，认为对此类中药材亦应实施《药品经营许可证》管理。

2005年4月27日，国家食品药品监督管理局在对北京市人民政府法制办公室《关于在非药品柜台销售滋补保健类中药材有关法律适用问题的请示》的答复（国法函〔2005〕59号）中指出：依照《中华人民共和国药品管理法》第二十一条、第三十一条、第三十四条的规定，在商场、超市等非药品经营单位销售尚未实行批准文件管理的人参、鹿茸等滋补保健类中药材的，不需要领取《药品经营许可证》。

2006年2月27日，国家食品药品监督管理局又对北京市药品监督管理局《关于非药品柜台销售以滋补保健类中药材为内容物的包装礼盒商品有关法律适用问题的请示》进行批复：依照《中华人民共和国药品管理法》第二十一条、三十一条和第三十四条的规定，并根据国务院法制办公室《对北京市人民政府法制办公室〈关于在非药品柜台销售滋补保健类中药材有关法律适用问题的请示〉的答复》（国法〔2005〕59号），我局认为非药品经营单位销售尚未实行批准文号管理的滋补保健类中药材，无论这些滋补保健类中药材是否有包装（包装礼品盒），均不需要领取《药品经营许可证》。

其他地区也依据此批复对滋补保健类中药材进行了相应管理。

浙江省食品药品监督管理局2010年12月15日发布《关于印发允许在普通商业企业（超市）销售的中药材（饮片）品种目录的通知》，规定人参、进口人参、西洋参、鹿茸、鹿角、蛤蚧、哈蟆油、冬虫夏草、三七、肉桂、天麻、胖大海、当归、党参、黄芪、金银花、石斛、罗汉果、珍珠粉、山茱萸、鹿鞭、五加皮、五味子、天冬、地黄

（生地、熟地）、太子参、制何首乌、红花、牛膝、红景天、杜仲、麦冬、龟甲、鳖甲、刺五加、绞股蓝、海龙、海马、灵芝、北沙参、乌梢蛇、蕲蛇、蝮蛇、砂仁、豆蔻、茯苓、芦荟、决明子、川贝母、广金钱草、佛手、火麻仁、桃仁、枳子、栀子、威灵仙，共 56 种中药材不需办药品经营许可证。

国家食品药品监督管理局办公室回复湖南省食品药品监督管理局《关于普通商业企业销售西洋参粉等产品如何定性处理的请示》（湘食药监〔2012〕5 号），根据国务院法制办《对北京市人民政府法制办公室〈关于在非药品柜台销售滋补保健类中药材有关法律适用问题的请示〉的答复》（国法函〔2005〕59 号）和国家食品药品监管局《关于非药品柜台销售以滋补类中药材为内容物的包装礼盒商品有关法律适用问题的批复》（国食药监市〔2006〕78 号）的规定，普通商业企业销售滋补保健类中药材产品，无论是否有包装，均不需要领取《药品经营许可证》。

安徽省食品药品监督管理局《关于零售药店药食同源中药饮片经营问题的复函》（皖食药监药化流函〔2015〕279 号）：

一、根据国务院法制办《对北京市人民政府法制办公室〈关于在非药品柜台销售滋补保健类中药材有关法律适用问题的请示〉的答复》（国法函〔2005〕59 号）和国家食品药品监管局《关于非药品柜台销售以滋补类中药材为内容物的包装礼盒商品有关法律适用问题的批复》（国食药监市〔2006〕78 号）的规定，普通商业企业销售滋补保健类中药材产品，无论是否有包装，均不需要领取《药品经营许可证》。取得《药品经营许可证》的药品零售企业，经营范围中无"中药饮片"的亦可经营上述产品。

二、药品零售企业经营范围中有中药饮片经营范围：仅经营定型包装中药饮片，但不进行中药处方调配的，可不配备相应的专业技术人员和设备（中药饮片柜斗）。

2021 年 7 月 19 日，湖北省药品监督管理局在回复湖北益丰大药房连锁有限公司《关于申请精制包装中药饮片按非处方中成药管理销售的函》的答复意见中指出：

一、根据原国家食药监局《关于非药品柜台销售以滋补保健类中药材为内容物的包装礼盒商品有关法律适用问题的批复》（国食药监市〔2006〕78 号）"非药品经营单位销售尚未实行批准文号管理的滋补保健类中药材，无论这些滋补保健类中药材是否有包装（包装礼品盒），均不需要领取《药品经营许可证》。"如果属于此类精制包装的中药材可以开架销售；如果仅经营此类产品不需要取得《药品经营许可证》。

二、根据国家卫健委公布的既是食品又是药品的中药名单，有关定型包装的药食同源中药饮片，可以不按照中药处方调剂开架销售。

三、目前，我省征求意见的《湖北省社会药房监督管理办法（试行）》拟对定型包装中药饮片可以不配备中药饮片斗柜等设施陈列，但涉及非药食同源中药饮片要凭处方调剂和销售。

多地就放开药食同源等中药饮片开架销售发布过意见。2019 年 10 月 15 日，国家药监局就全国工商联提出的"关于药食同源目录范围内中药饮片单品允许开架销售的提案"也曾给出明确答复。国家药监局谈到，对于药食同源目录范围内的产品，应本着既方便群众购买又保证药品使用安全的原则进行管理。如果仅是简单的净制、切片、包装，且包装标签上不标明"炮制规范、功能主治、用法用量"，就可以按照《食品安全法》第三十八条内容中"中药材"进行分类、管理，药店可开架销售，群众在药店选购时无需处方即可购买。

另外，新《药品管理法》修订后对假药和劣药生产和销售加大了处罚力度。新《药品管理法》第一百一十七条规定，生产、销售劣药的，没收违法生产、销售的药品和违法所得，并处违法生产、销售的药品货值金额十倍以上二十倍以下的罚款；违法生产、批发的药品货值金额不足十万元的，按十万元计算，违法零售的药品货值金额不足一万元的，按一万元计算；情节严重的，责令停产停业整顿直至吊销药品批准证明文件、药品生产许可证、药品经营许可证或者医疗机构制剂许可证。生产、销售的中药饮片不符合药品标准，尚不影响安全性、有效性的，责令限期改正，给予警告；可以处十万元以上五十万元以下的罚款。

新修订《药品管理法》第十二章附则中第一百五十二条指出中药材种植、采集和饲养的管理，依照有关法律、法规的规定执行；第一百五十三条指出地区性民间习用药材的管理办法，由国务院药品监督管理部门会同国务院中医药主管部门制定。

那么药食同源品种、滋补类中药材是应当按药品管理还是按食品管理又出现了异议。

食品药品监管总局办公厅就雪菊可否作为普通食品原料的问题向国家卫生计生委办公厅发函商请，对此国家卫生计生委办公厅《关于雪菊问题的复函》（国卫办食品函〔2017〕6号）中提出：菊花列入《既是食品又是药品的物品名单》。《药典》（2015版）中菊花为菊科植物菊（Chrysanthemum morifolium Ramat.）干燥头状花序，分为亳菊、滁菊、贡菊、杭菊、怀菊。《中国植物志》记载两色金鸡菊（Coreopsis tinctoria Nutt.）、蛇目菊（Sanvitalia .procumbens Lam.）植物学信息，没有雪菊、天山雪菊相关信息。综上，雪菊与菊花不同，如需开发为新食品原料，应当按照《新食品原料安全性审查管理办法》规定进行安全性评估。

安徽省食品药品监督管理局也曾就雪菊属性问题进行批复，《关于雪菊属性问题的批复》（皖食药监法秘〔2017〕355号）：

一、根据《国家卫生计生委办公厅关于雪菊问题的复函》（国卫办食品函〔2017〕6号），雪菊与菊花不同，如需开发为新食品原料，应当按照《新食品原料安全性审查管理办法》规定进行安全性评估。

二、对于请示中的"昆仑雪菊"定性问题，应结合实地调查核实情况综合判断。

此外，根据《安徽省食品药品监督管理局关于千日红问题的批复》（皖食药监食生秘〔2017〕154号）、《食品安全法》和《新食品原料安全性审查管理办法》规定：

一、利用新的食品原料生产食品，或者生产食品添加剂新品种、食品相关产品新品种，应当向国务院卫生行政部门提交相关产品的安全性评估材料。

二、新的食品原料，是指在我国无传统食用习惯的动物、植物和微生物，从动物、植物和微生物中分离的成分，原有结构发生改变的食品成分，其他新研制的食品原料。

三、传统食用习惯，是指某种食品在省辖区域内有30年以上作为定型或者非定型包装食品生产经营的历史，并且未载入《中华人民共和国药典》。

综上，来文所提"千日红"若无法提供在我国有传统食用习惯证明材料的，应当按照《新食品原料安全性审查管理办法》规定进行安全性评估。违反《食品安全法》第三十七条，未通过安全性评估就用于食品生产经营的应当按照《食品安全法》第一百二十四条进行处罚。违反《食品安全法》其他条款以及其他食品安全法律法规的，应当按照相应条款进行处罚。

第二节　法规对中药监管的要求

新中国成立以来，党和政府高度重视中医药工作，我国中医药事业取得显著成就，为增进人民健康做出了重要贡献。特别是党的十八大以来，以习近平同志为核心的党中央把中医药工作摆在更加突出的位置，在中药政策法规的完善与提高方面成绩卓然。

一、新修订《药品管理法》

2019 年 8 月 26 日，第十三届全国人大常委会表决通过《中华人民共和国药品管理法》修订案。新修订《药品管理法》于 2019 年 12 月 1 日施行。这是《药品管理法》自 1984 年颁布以来的第二次系统性、结构性的重大修改。共 12 章 155 条，对药品研制、生产、经营、使用、上市后管理等各个环节进行了规定。其中专门涉及中药的有以下内容：

（一）中药材、中药饮片的注册

《药品管理法》第二章药品研制和注册部分第二十四条，"在中国境内上市的药品，应当经国务院药品监督管理部门批准，取得药品注册证书；但是，未实施审批管理的中药材和中药饮片除外。实施审批管理的中药材、中药饮片品种目录由国务院药品监督管理部门会同国务院中医药主管部门制定"。

释义：由于中药材和中药饮片的特殊性，绝大多数中药材和中药饮片没有实施审批管理，这些中药材和中药饮片投入市场，不需要获得监管部门许可证明文书，对于一些特殊的中药材和中药饮片，如新引种的中药材、毒性饮片、传统为制剂管理的特殊饮片等，出于安全性和质量可控性考虑，按照本条第一款规定应实行审批管理。对于实施审批管理的中药材、中药饮片的品种目录，由国务院药品监督管理部门会同国务院中医药主管部门制定。

中药饮片实施药品上市许可持有人制度。《药品管理法》第三章药品上市许可持有人部分第三十九条规定，"中药饮片生产企业履行药品上市许可持有人的相关义务，对中药饮片生产、销售实行全过程管理，建立中药饮片追溯体系，保证中药饮片安全、有效、可追溯"。

释义：除一些审批目录内的中药饮片外，中药饮片上市不需要获得监管部门许可，也不存在中药饮片的《药品管理法》第 30 条规定的"上市许可持有人"。考虑到中药饮片生产企业的特殊性，本条明确规定了中药饮片生产企业必须履行药品上市许可持有人的相关义务，承担主体责任，对生产、销售行为应全过程管理和负责。同时，为保证中药饮片安全、有效、可追溯，中药饮片生产企业必须建立追溯体系、追溯体系是构建中药饮片质量保障体系的重要任务，其内容应包括收购、加工、储存、运输、销售到使用全过程，实现来源可查、去向可追、责任可究，推动终端使用源头明确、质量可控的中药饮片产品。

2023 年 2 月 10 日，国家药监局发布《中药注册管理专门规定》（以下简称《专门规定》），自 2023 年 7 月 1 日起施行。

1.《专门规定》的制定背景　自 1985 年《药品管理法》实施以来，在不同历史阶段，国家药品监督管理部门针对中药的特点和研制规律，曾先后出台过《中药审批办法》《〈新药审批办法〉有关中药问题的补充规定和说明》等文件，不断探索完善对中药审批工作的管理。2008 年，原国家食药监局发布了《中药注册管理补充规定》（以下简称《补充规定》），至今已十余年。《补充规定》的实施对中医药事业的发展起到了积极的推动作用。

近年来，习近平总书记多次对中医药工作做出重要指示，《药品管理法》《中医药法》的修订颁布，《中共中央 国务院关于促进中医药传承创新发展的意见》《国务院办公厅关于加快中医药特色发展的若干政策措施》陆续发布，全国中医药大会召开，我国中医药传承创新发展迈进新时代。2018 年机构改革后，国家药监局党组高度重视中药监管工作，研究部署对《补充规定》作进一步修订完善。为全面落实《中共中央 国务院关于促进中医药传承创新发展的意见》，并与新修订《药品管理法》《药品注册管理办法》有机衔接，经研究决定对《补充规定》进行修订，并将《补充规定》的名称修改为《专门规定》。

2.《专门规定》的主要内容　《专门规定》共十一章，共 82 条。主要内容分为总则、中药注册分类与上市审批、人用经验证据的合理应用、中药创新药、中药改良型新药、古代经典名方中药复方制剂、同名同方药、上市后变更、中药注册标准、药品名称和说明书、附则等。其中：

第一章总则，共 10 条。强调传承与创新并重，坚持以临床价值为导向、中医药理论为指导，注重临床实践，改革、完善审评证据体系和疗效结局指标；建立符合中药特点的安全性评价要求，强化中药研制全过程的质量控制，保障中药资源可持续利用。

第二章中药注册分类与上市审批，共 6 条。明确中药注册分类、研制路径和模式，建立适合中药研制情形的简化审批、优先审批、附条件审批、特别审批的相应规定。

第三章人用经验证据的合理应用，共 11 条。明确了中药人用经验的具体内涵，以及作为支持中药安全性、有效性证据的合规性和药学研究要求；明确了合理使用人用经验证据支持注册申请，合理豁免非临床安全性研究及部分临床试验的情形；引入真实世界证据作为支持产品上市的依据；对医疗机构中药制剂应用人用经验的情形进行明确。

第四章中药创新药，共 13 条。根据中药特点分别规定了临床、药学及药理毒理方面的相应要求，涉及明确中药复方组方要求，新药材及其制剂、提取物及其制剂研究基本原则和要求等。

第五章中药改良型新药，共 7 条。明确改良型新药研发的基本原则，并针对改剂型、改变给药途径、增加功能主治、改变工艺或辅料等引起药用物质基础或药物吸收、利用明显改变等改良型新药情形，分别提出研制要求。

第六章古代经典名方中药复方制剂，共 6 条。明确了古代经典名方制剂的注册管理总体要求、研制基本要求、审评模式，以及该类制剂上市后的研究要求。

第七章同名同方药，共 6 条。明确了同名同方药的研制基本原则，规定了对照同名同方药的选择要求，以及同名同方药开展临床试验及豁免临床试验的条件。

第八章上市后变更，共 8 条。提出中药上市后变更的总体要求；明确了变更规格、生产工艺及辅料、适用人群、用法用量、处方药味等常见变更情形的研制要求；明确替代或减去国家药品标准处方中的毒性药味或处于濒危状态药味、将处方中按新药批准的提取物由外购变更为自行提取、删除主治或者适用人群范围等特殊变更情形的要求。

第九章中药注册标准，共 4 条。明确中药注册标准的研制目标，支持探索建立整体质量控制方法和持续完善中药质量标准体系；明确企业内控标准与注册标准的关系。

第十章药品名称和说明书，共 5 条。明确中药通用名称的命名要求，对已上市中药的说明书完善提出了要求。对含毒性中药饮片的中药、主治为证候的中药复方制剂及来源于古代经典名方中药复方制剂的说明书均作出了针对性的有关要求。

第十一章附则，共 6 条。主要包括天然药物、境外已上市而境内未上市产品、中药注射剂等的研制要求，以及医疗机构中药制剂的注册管理有关规定。明确《专门规定》施行日期等。

3.《专门规定》的定位 《专门规定》是在《补充规定》实施基础上，充分吸纳药品审评审批制度改革成熟经验，结合疫情防控中药成果转化实践探索，借鉴国内外药品监管科学研究成果，全方位、系统地构建了中药注册管理体系。《专门规定》是介于《药品注册管理办法》和系列药品研制技术指导原则之间的规范性文件，内容既涉及中药注册方面的行政管理事务，又涉及中药审评审批专业技术内容。《专门规定》对中药人用经验的合理应用及中药创新药、中药改良型新药、古代经典名方中药复方制剂、同名同方药等注册分类的研制原则和技术要求进行了明确。《专门规定》通过必要的技术要求表述，进一步落实加快推进完善中医药理论、人用经验和临床试验相结合（以下简称"三结合"）的中药审评证据体系，体现中药注册管理的新理念和改革举措，并加强了对中药研制的指导，具有较强的实操性。

4.《专门规定》主要特点

（1）将药品的基本要求与中药特殊性有机结合：中药与其他药品的共同点是以临床价值为导向，用于人体疾病的预防、治疗、诊断，而不同点在于中药具有丰富的临床人用经验，中药的人用经验蕴含着重要的有效性和安全性信息，"临床 - 实验室 - 临床"是中药新药研发的主要路径和特点。因此，《专门规定》遵循中药研制规律和特点，不断强化"以临床价值为导向、重视人用经验、全过程质量控制"等研制理念，将中药的生产工艺、质量标准、药效学、毒理学、临床研究等各研制内容有机结合，结合药品安全性、有效性、质量可控性的基本要求，建立起兼顾药品基本要求，具有中药特点的审评审批体系。

（2）辩证处理好中药传承与创新的关系：推动中药高质量发展，要善于传承、勇于创新。中医药具有历史悠久的临床实践，为中药研发提供了宝贵经验和指导理论；同时，中药的创新发展，也需要充分运用现代科学技术。中药的传承与创新是相互统一、相互依存、相互促进的关系。《专门规定》明确中药新药研制应当注重体现中医药原创思维及整体观，鼓励运用传统中药研究方法和现代科学技术研究、开发中药；支持研制基于古代经典名方、名老中医经验方、医疗机构中药制剂等具有丰富中医临床实践经验的中药新药。同时，《专门规定》鼓励应用新兴科学和技术研究阐释中药的作用机理，鼓励将真实世界研究、新型生物标志物、替代终点决策、以患者为中心的药物研发、适应性设计、富集设计等用于中药疗效评价，在此基础上推动中药新药研制创新。

（3）充分尊重中药人用经验：中医药学极其注重临床实践，中医药具有悠久的人用经验和数据，人用经验反映了中药的实践性特点。中药研制一般具有"源于临床，用于临床"的特点，中药新药在上市前多数已有一定的人用经验。将已有的中药人用经验整合入中药的审评证据体系，长期以来一直是业界的呼声，也是药品监管部门积极探索构建符合中药特点的审评技术评价体系的切入点。2021年以来，国家药监局加快了构建"三结合"的中药审评证据体系步伐。《专门规定》充分重视"人用经验"对中药安全性、有效性的支撑，设立专章，对中药人用经验的具体内涵，作为支持中药安全性、有效性证据的合规性、药学研究要求，以及人用经验证据支持注册申请的情形等进行明确，促进了"三结合"审评证据体系的加快建立和完善；同时，还明确注册申请人可根据中药人用经验对中药安全性、有效性的支持程度和不同情形，在研制时可选择不同的临床研究路径，将极大地激发中药新药研制的活力。

（4）系统阐释了中药注册分类研制原则要求：目前，调整后的中药注册分类尊重中药研发规律、突出中药特色，鼓励具有中医药特点的中药复方制剂创新，注重以临床价值为导向，不再以物质基础作为划分注册类别的依据。《专门规定》按照调整后的中药注册分类（中药创新药、中药改良型新药、古代经典名方中药复方制剂及同名同方药等）的不同特点，分章节系统阐释。依法简化古代经典名方中药复方制剂审批，构建与制剂特点相适应的审评模式，促进古代经典名方中药复方制剂研发。

（5）明确了中药疗效评价指标的多元性：《专门规定》基于中医药在临床中发挥的作用和特点，明确了中药的疗效评价应当结合中医药临床治疗特点，确定与中药临床定位相适应、体现其作用特点和优势的疗效指标；挖掘中医药临床价值，列举了可作为中药疗效评价的8种情形（对疾病痊愈或者延缓发展、病情或者症状改善、患者与疾病相关的机体功能或者生存质量改善、与化学药品等合用增效减毒或者减少毒副作用明显的化学药品使用剂量等情形），丰富了以临床价值为导向的多元化中药临床疗效评价方法，促进了中医药独特的评价方法与体系的建立，为中药新药研制拓展思路。

具体内容见2023年2月10日，国家药监局发布《中药注册管理专门规定》。

（二）中药饮片的生产

《药品管理法》第四章药品生产部分第四十四条，"药品应当按照国家药品标准和经药品监督管理部门核准的生产工艺进行生产。生产、检验记录应当完整准确，不得编造。中药饮片应当按照国家药品标准炮制；国家药品标准没有规定的，应当按照省、自治区、直辖市人民政府药品监督管理部门制定的炮制规范炮制。省、自治区、直辖市人民政府药品监督管理部门制定的炮制规范应当报国务院药品监督管理部门备案。不符合国家药品标准或者不按照省、自治区、直辖市人民政府药品监督管理部门制定的炮制规范炮制的，不得出厂、销售"。

释义：中药饮片的生产标准主要依据为：《中国药典》（现行 2020 版）、卫生部 1988 版《中药饮片炮制规范》、各省《中药饮片炮制规范》。例如 2019 年 11 月 7 日，安徽省政府召开新闻发布会，发布 2019 年版《安徽省中药饮片炮制规范》（以下简称《炮制规范》），于 2020 年 1 月 1 日起实施。

《药品生产监督管理办法》第三十七条规定，药品生产企业应当建立药品出厂放行规程，明确出厂放行的标准、条件，并对药品质量检验结果、关键生产记录和偏差控制情况进行审核，对药品进行质量检验。符合标准条件的，经质量受权人签字后方可出厂放行。药品上市许可持有人应当建立药品上市放行规程，对药品生产企业出厂放行的药品检验结果和放行文件进行审核，经质量受权人签字后方可上市放行。中药饮片符合国家药品标准或者省、自治区、直辖市药品监督管理部门制定的炮制规范的，方可出厂销售。

原国家局注册司早于 2010 年在给浙江省局的《关于中药饮片炮制规范适用范围的复函》（食药监注函〔2010〕46 号）中就明确答复："各省、自治区、直辖市药品监督管理部门制定、颁布的中药饮片炮制规范仅适用于本辖区中药饮片的生产、销售和检验等。"

按《药品管理法》规定，中药饮片必须按国家药品标准炮制，国家药品标准没有规定的，必须按照省、自治区、直辖市人民政府药品监督管理部门制定的炮制规范炮制。各省、自治区、直辖市药品监督管理部门制定、颁布的中药饮片炮制规范仅通用于本辖区内中药饮片的生产、销售和检验等。

许多省份也都规定，本省饮片生产企业生产饮片必须严格执行中国药典和本省标准；外省流入本省的饮片必须符合现行药典标准和本省中药饮片炮制规范。因此，本省企业应该且只能按照国家标准和本省标准生产销售中药饮片。

在江苏省食品药品监督管理局《关于中药饮片流通监管有关问题的批复》（苏食药监药通函〔2017〕324 号）中提到：在《药品管理法》《药品管理法实施条例》《药品流通监督营理办法》等法律法规与规章中，没有禁止中药饮片生产企业依照本省中药饮片炮制规范生产的中药饮片向其他省份销售的规定。因此，中药饮片生产企业对其他省份销售的国家药品标准没有规定的中药饮片，按照经国务院药品蓝督管理部门备案的当地省级炮制规范生产的合格中药饮片可以在省内外销售。

例如安徽省食品药品监督管理局《关于药品生产企业能否按照外省中药饮片炮制规范生产销售中药饮片的复函》(皖食药监药化生函〔2017〕230号)中明确:

一、根据《药品管理法》及《药品生产质量管理规范》规定:中药饮片必须按照国家药品标准炮制;国家药品标准没有规定的,必须按照省、自治区、直辖市人民政府药品监督管理部门制定的炮制规范或审批的标准炮制。所以各省地方炮制规范是中药饮片标准体系的重要组成部分,是中药饮片法定标准之一。

二、我省药品生产企业可以按照国家标准、本省或外省中药饮片炮制规范生产和销售中药饮片,但是饮片执行标准须注明具体饮片炮制规范名称或标准编号。中药饮片炮制规范生产的中药饮片可以依法在我省销售。因此,药品生产企业按照国家标准、地方中药饮片炮制规范生产的中药饮片可以依法在我省销售。

此外,《药品管理法》第一百一十条规定,地方人民政府及其药品监督管理部门不得以要求实施药品检验、审批等手段限制或者排斥非本地区药品上市许可持有人、药品生产企业生产的药品进入本地区。

此外,新旧标准如何衔接也是一个重要问题。

自1985年开始,国家药品监管部门均以5年一个周期对《中国药典》进行修订,同时大多会以规范性文件的方式对新版执行问题做出明确。如《中国药典》2015年版施行前,原国家食品药品监管总局发布《关于实施<中华人民共和国药典>2015年版有关事宜的公告》(2015年第105号),其中,"凡《中国药典》2015年版收载的品种,自实施之日起,原收载于历版药典、局(部)颁的同品种国家药品标准同时废止。""凡《中国药典》2015年版不再收载的历版药典曾收载品种(因安全性、有效性等问题撤市的除外),新标准未颁布前,仍执行原药典标准,但应符合新版药典的通用要求。"历版《中国药典》曾收载过但后版再未收载的品种有一点红、九节菖蒲、五灵脂、洋地黄叶、广防己、关木通、青木香、紫河车等。其中,除广防己、关木通、青木香因有确切的安全性问题被取消药用外,其他品种不再收载的原因并不明确。也就是说,现行版未收载但散落在历版中的其他品种,历版《中国药典》仍具有适用的效力。如一点红、了哥王、九节菖蒲等不少品种,1977年版之后的各版均不再收载,其中除少数品种后来颁布新标准外(如九节菖蒲1992年被部颁标准收载),目前还得适用《中国药典》1977年版。

地方标准原则上收载的是《中国药典》等国家标准未收载,或者国家标准虽有收载但药用部位或炮制规格不同的品种,在所在地省、市、自治区具有地区性的约束力。即使地方标准"越位"收载的品种,国家标准已有规定的,也不得适用地方标准。

国家食品药品监管总局在《关于加强地方药材标准管理有关事宜的通知》(食药监办药化管〔2015〕9号)中特别强调:地方药材标准"禁止收载已有国家标准的药材","对与国家标准中的基原或药用部位不相同的药材,地方药材标准不得采用国家标准中已有的名称予以收载。"这合乎"上位法优于下位法"的适用原则。

通常新法施行后,相应的旧法同时失效,很少出现旧法中的一些"遗老"规定仍被适用的情形(从旧兼从轻原则除外)。按照原食品药品监管总局在新旧药典更替时的有关实施规则，很容易引发的一个问题是：只要历版《中国药典》曾"收载"过的品种，不管多少年未更新换代，地方标准也无权"染指"。如一点红等品种，至今仍得适用1977年版甚至更久远的版本，大部分品种的检验项目只有简单的性状鉴别，这无疑阻碍了药品标准质控水平的进步。建议在新版《中国药典》颁布时，应当公布暂未收载但仍沿用前版的品种目录，在一个药典制定周期内，仍未颁布新标准的（新标准可以增补版形式颁布），则相关品种从《中国药典》目录里剔除。剔除的品种地方标准则可依据"民间习用"原则进行收载。如此可以避免国家标准不合理的"壁垒"，发挥地方标准良性的补充作用。

还存在一些特殊情况，例如之前灵芝孢子（粉）在《中华药典》（2010年版）、《安徽省中药饮片炮制规范》（2005年版）中均未收载。对此，亳州市食品药品监督管理局向安徽省食品药品监督管理局发送了《关于灵芝孢子粉生产的请示》（亳食药监办〔2014〕157号），请示内容如下：①企业是否可以依据《上海市中药饮片炮制规范》（2008年版）、《浙江省中药饮片炮制规范》（2005年版）、《福建省中药饮片炮制规范》（2011年版）等制定本企业灵芝孢子粉药品生产的工艺及内控标准并依据执行。②将灵芝孢子粉在新版《安徽省中药饮片炮制规范》收载。

为进一步规范中药饮片炮制，健全中药饮片标准体系，促进中药饮片质量提升，国家药监局发布了《关于实施〈国家中药饮片炮制规范〉有关事项的公告》（2022年第118号）。

根据《中华人民共和国药品管理法》《中共中央国务院关于促进中医药传承创新发展意见》有关规定，国家药监局组织国家药典委员会制定了《国家中药饮片炮制规范》（以下简称《国家炮制规范》）。《国家炮制规范》属于中药饮片的国家药品标准。现将实施《国家炮制规范》有关事项公告如下：

1. 自《国家炮制规范》颁布之日起，设置12个月的实施过渡期。自实施之日起，生产《国家炮制规范》收载的中药饮片品种应当符合《中国药典》和《国家炮制规范》的要求。鼓励中药饮片生产企业在过渡期内提前实施《国家炮制规范》。

《国家炮制规范》实施之前，已按原标准生产并符合相关规定的中药饮片可以在实施之后继续流通、使用。药品监督管理部门按照产品标注的执行标准进行监督检查和抽检。

2. 目前，中药饮片的《国家炮制规范》收载项目主要包括【来源】、【炮制】、【性状】、【贮藏】项。《国家炮制规范》收载的中药饮片品种，其【来源】、【炮制】、【性状】、【贮藏】项执行《国家炮制规范》相应规定，质量控制的其他要求按照《中国药典》相同品种的相应规定执行。

3. 按照《国家炮制规范》生产的中药饮片，其产品包装标签的【执行标准】项应当按相关规定标注所执行的《中国药典》和《国家炮制规范》。

4. 各省级药品监督管理部门应当根据《国家炮制规范》及时调整各省级中药饮片炮制规范目录，废止与《国家炮制规范》中品名、来源、炮制方法、规格均相同品种的省级中药饮片炮制规范。

5. 生产《国家炮制规范》收载的中药饮片品种，中药饮片生产企业应当按照《国家炮制规范》及时更新工艺规程等文件，并遵照执行。各省级药品监督管理部门要做好实施《国家炮制规范》的监督和指导，全面收集相关意见和问题，及时报告国家药监局。国家药典委员会定期评估《国家炮制规范》的执行情况，不断完善《国家炮制规范》收载项目，增加收载品种。

各中药饮片生产经营企业和使用单位可通过国家药监局和国家药典委员会网站了解国家中药饮片炮制规范品种颁布情况。

（三）中药的经营

《药品管理法》第五章药品经营部分第五十八条，"药品经营企业销售中药材，应当标明产地"。

释义：中药材主要指药用植物、动物的药用部分在采收后经产地初加工形成的原料药材，其中植物药材占大多数。中药材多已经过简单加工，但未制得成品。由于中药材受气候、水质、土壤及地域、海拔高度等影响，不同产地、不同的种植方式使药材的组分和药用效果也不尽相同，甚至会产生较大的差异，特别是道地药材更是具有明显地域特色的中药材。所以药品企业销售中药材必须标明产地。

第六十条，城乡集市贸易市场可以出售中药材，国务院另有规定的除外。第六十三条，新发现和从境外引种的药材，经国务院药品监督管理部门批准后，方可销售。

释义：按照规定，从事药品批发、零售活动，应当经药品监督管理部门批准，取得药品经营许可证。中药材属于药品，但其又主要来源于农副产品，多为从农业活动中获得，不少农村地区的农民有以此为收入的现实需求，要求他们取得经营许可证显然不现实。因此，按照本条规定，城乡集贸市场出售中药材不必按照《药品管理法》的规定取得药品经营许可证。城乡集市贸易市场可以出售中药材，一般是指当地农民（或者药农）自产（或自采、自养）、自炙、自销的地产中药材。

2013 年，为加强中药材管理，经国务院同意，原国家食品药品监督管理总局会同原工业和信息化部、原农业部、商务部、原卫生计生委、国家林业局、国家中医药管理局等部门印发了《关于进一步加强中药材管理的通知》（食药监〔2013〕208 号），明确规定，严禁非法销售国家规定的 28 种毒性药材，严禁非法销售国家规定的 42 中濒危药材。城乡集贸市场出售中药材，也应符合上述规定。

（四）处罚

《药品管理法》第十一章法律责任第一百一十七条，生产、销售的中药饮片不符合药品标准，尚不影响安全性、有效性的，责令限期改正，给予警告；可以处十万元以上五十万元以下的罚款。

释义：生产、销售的中药饮片不符合药品标准，尚不影响安全性、有效性的，也属于生产、销售劣药行为。考虑到中药饮片具有特殊性，对其相关法律责任做了专门规定。

（五）其他

《药品管理法》第十二章附则第一百五十二条，中药材种植、采集和饲养的管理，依照有关法律、法规的规定执行。

释义：本条是关于中药材种植、采集和饲养管理法律适用的规定。

中药材是指药用植物、动物的药用部分采收后经产地初加工形成的原料药材。中药材属于药品，其种植、采集和饲养应受《药品管理法》管理，但是中药材生产具有特殊性，受其他因素影响较多，不同于一般药品，为此，中药材种植、采集和饲养应由具体的法律法规管理。为了继承和弘扬中医药，规范中药材生产流程，国家先后出台了一系列法律法规来规范中药材种植、采集和饲养活动。

中医药法规定，国家制定中药材种植养殖、采集、贮存和初加工的技术规范、标准，加强对中药材生产流通全过程的质量监督管理，保障中药材质量安全；国家鼓励发展中药材规范化种植养殖，严格管理农药、肥料等农业投入品的使用，禁止在中药材种植过程中使用剧毒、高毒农药，支持药材良种繁育，提高中药材质量；国务院药品监督管理部门应当组织并加强对中药材质量的监测，定期向社会公布监测结果，国务院有关部门应当协助做好中药材质量监测有关工作；采集、贮存中药材及对中药材进行初加工，应当符合国家有关技术规范、标准和管理规定。中药材种植、采集和饲养，还应遵守农产品质量安全法的相关规定。

药品管理法实施条例规定国家鼓励培育中药材；对集中规模化栽培养殖、质量可以控制并符合国务院药品监督管理部门规定条件的中药材品种，实行批准文号管理。中医药条例规定国家保护野生中药材资源，扶持濒危动植物中药材人工代用品的研究和开发利用；县级以上地方人民政府应当加强中药材的合理开发和利用，鼓励建立中药材种植、培育基地，促进短缺中药材的开发、生产。

各省结合本地实际，相继出台了对中药种植、采集和饲养的规定。如《云南省药品管理条例》规定鼓励按照有关法律法规规定和《中药材生产质量管理规范（试行）》进行中药材种植、养殖。《河北省中医药条例》规定县级以上人民政府有关部门应当加强中药材质量监督管理，建立健全中药材追溯体系，规范中药材种植养殖种源及过程管理。《湖北省中医药条例》规定县级以上人民政府应当结合实际制定本行政区中药材种植养殖发展规划，支持市场主体建设中药材良种繁育基地、种植养殖基地和加工基地。鼓励中药材生产企业向中药材产地延伸产业链。采用绿色有机农产品标准种植养殖中药材，推进中药材种植养殖规范化、标准化。《陕西省发展中医条例》规定县级以上人民政府应当扶持中药材种植养殖基地建设，支持研究开发优质、高效中药，促进中药现代化。

以上这些法律、法规共同构建了中药材种植、采集和饲养的管理体系。

第一百五十三条，"地区性民间习用药材的管理办法，由国务院药品监督管理部门会同国务院中医药主管部门制定"。

释义：本条是关于授权国务院有关部门制定地区性民间习用药材管理办法的规定。

地区性民间习用药材系指国家药品标准未收载，而在局部地区有多年生产、使用习惯（其他地区没有使用习惯）的药材品种。《药品管理法》作为规范药品研制、生产、经营、使用和监督管理活动的基础性法律，对局部地区生产和使用药材，且其他地区没有使用习惯的药材管理，难以予以详细规定。具体管理办法授权主管部门加以规定。

二、《中华人民共和国中医药法》

《中华人民共和国中医药法》是为继承和弘扬中医药，保障和促进中医药事业发展，保护人民健康而制定，由全国人民代表大会常务委员会于 2016 年 12 月 25 日发布，自 2017 年 7 月 1 日起施行。

对于中药方面，《中医药法》第三章中药保护与发展共十二条进行了规定。

第二十一条　国家制定中药材种植养殖、采集、贮存和初加工的技术规范、标准，加强对中药材生产流通全过程的质量监督管理，保障中药材质量安全。

释义：本条是关于中药材生产流通全过程监管总体要求的规定。

中药材保护和发展仍然面临严峻挑战。一方面，由于土地资源减少、生态环境恶化，部分野生中药材资源流失、枯竭，中药材供应短缺的问题日益突出。另一方面，中药材生产技术相对落后，重产量轻质量，滥用化肥、农药等现象较为普遍，导致中药材品质下降，影响中药质量和临床疗效，损害了中医药信誉。为了保障中药材的质量，保障中医药事业可持续发展，本条对中药材的种植养殖、采集、贮存、初加工等环节做了总体要求，以加强对中药材生产流通全过程的质量监督管理。

第二十二条　国家鼓励发展中药材规范化种植养殖，严格管理农药、肥料等农业投入品的使用，禁止在中药材种植过程中使用剧毒、高毒农药，支持中药材良种繁育，提高中药材质量。

释义：本条是关于农业投入品使用管理的规定。

目前，一些中药材的种植养殖者为了提高产量，盲目使用农药、肥料等农业投入品，导致中药材农药残留和重金属含量超标，影响了中药的质量安全，所以在种植养殖过程中，需要对农业投入品的使用方面依法加以严格规范，从源头上把好中药材的质量关。

第二十三条　国家建立道地中药材评价体系，支持道地中药材品种选育，扶持道地中药材生产基地建设，加强道地中药材生产基地生态环境保护，鼓励采取地理标志产品保护等措施保护道地中药材。前款所称道地中药材，是指经过中医临床长期应用优选出来的，产在特定地域，与其他地区所产同种中药材相比，品质和疗效更好，且质量稳定，具有较高知名度的中药材。

释义：道地药材是我国传统的优质中药材的代名词，素有"非道地药材不处方，非道地药材不经营"的说法。由于道地中药材比其他地区生产的相同药材在品质、疗效方面更好，因此道地中药材的价格远高于非道地药材价格。药材市场上，非道地药材冒充道地药材的现象随处可见，这种现象严重影响了医生和患者对所使用药材的判断，给中医临床带来困扰，影响到了人们的用药安全，也极大地伤害了道地中药材这一珍贵的中医药资源的品牌效应。2016 年《中医药发展战略规划纲要（2016—2030 年）》提出制定国家道地药材目录，加强道地药材良种繁育基地和规范化种植养殖基地建设，促进中药材种植养殖业绿色发展。根据这一精神，本法中明确对道地中药材进行保护，不但是保护道地药材资源及产业可持续发展的需要，也是保证人们用药安全的需要。

第二十四条　国务院药品监督管理部门应当组织并加强对中药材质量的监测，定期向社会公布监测结果。国务院有关部门应当协助做好中药材质量监测有关工作。

采集、贮存中药材及对中药材进行初加工，应当符合国家有关技术规范、标准和管理规定。

国家鼓励发展中药材现代流通体系，提高中药材包装、仓储等技术水平，建立中药材流通追溯体系。药品生产企业购进中药材应当建立进货查验记录制度。中药材经营者应当建立进货查验和购销记录制度，并标明中药材产地。

释义：本条是关于中药材质量监测及中药材流通追溯体系建设的规定。

目前，中药材市场管理水平、设备设施相对落后，部分中药材市场存在交易混乱、质量缺乏保障、管理缺位等问题。解决这些问题，一方面要加强监管，另一方面要对传统落后的流通模式加以改变，从药材的采集、流通的组织方式、仓储物流、包装等方面进行变革。从近期发布的一系列文件中也可以看到，国家有关部门正在采取措施推动建立中药材产地生产、流通和使用环节的质量安全保障体系，包括中药材现代流通体系建设。《中医药发展战略规划纲要（2016—2030 年）》中提出，构建现代中药材流通体系，制定中药材流通体系建设规划，建设一批道地药材标准化、集约化、规模化和可追溯的初加工与仓储物流中心，与生产企业供应商管理和质量追溯体系紧密相连。建立中药材生产流通全过程质量管理和质量追溯体系。

第二十五条　国家保护药用野生动植物资源，对药用野生动植物资源实行动态监测和定期普查，建立药用野生动植物资源种质基因库，鼓励发展人工种植养殖，支持依法开展珍贵、濒危药用野生动植物的保护、繁育及其相关研究。

释义：为了更好地保护利用好中药材这一宝贵资源，《中医药发展战略规划纲要（2016—2030 年）》提出实施野生中药材资源保护工程，完善中药材资源分级保护、野生中药材物种分级保护制度，建立普查和动态监测相结合的中药材资源调查制度。建立五类保护区、基地和示范区；建立濒危野生药用动植物养殖基地；鼓励社会力量投资建立中药材科技园、博物馆和药用动植物园等保育基地；建立种质资源库；建立国家级药用动植物种质资源库。完善中药材国家储备；在国家医药储备中，进一步完善中药材及中药饮片储备。

第二十六条　在村医疗机构执业的中医医师、具备中药材知识和识别能力的乡村医生，按照国家有关规定可以自种、自采地产中药材并在其执业活动中使用。

释义：本条是关于中医医师和乡村医生自种、自采地产中药材及使用的规定。

村医疗机构是农村公共服务体系的重要组成部分，是农村医疗卫生服务体系的基础。为了减轻患者用药负担，方便中医医师和乡村中医药技术人员使用中草药，本法对在村医疗机构执业的中医医师、具备中药材知识和识别能力的乡村医生自种、自采地产中药材并在其执业活动中使用做出了规定。

第二十七条　国家保护中药饮片传统炮制技术和工艺，支持应用传统工艺炮制中药饮片，鼓励运用现代科学技术开展中药饮片炮制技术研究。

释义：本条从以下三个方面对中药饮片炮制做了规定：

一是国家保护中药饮片传统炮制技术和工艺。我国古代医学家认为，中药饮片炮制直接影响到临床诊疗效果，"炮制不明，药性不确，则汤方无准而病证无验也"。炮制工艺是否合理，炮制火候是否到位，都可以影响饮片质量和临床疗效。对中药饮片传统炮制技术和工艺，首先是要做好保护工作，防止后继无人、手艺失传。

二是支持应用传统工艺炮制中药饮片。中国古代医学家对各种炮制方法进行了研究和总结，如清代张仲岩《修事指南》将历代各家炮制记载综合归纳而成，记载了232种炮制方法，系统阐述了各种方法。应用传统工艺炮制中药饮片，更符合医学典籍记载，可以最大限度地发挥中药的临床疗效，减少其毒副作用。

三是鼓励运用现代科学技术开展中药饮片炮制技术研究。传统的中药饮片炮制工艺大多是基于我国古代医学专家的临床实践总结而来的，很多工艺没有经过系统、科学的分析。通过运用现代科学技术开展中药饮片炮制技术研究，将更有助于提高中药的药效，也便于用药，因此要鼓励运用现代科学技术开展中药饮片炮制技术研究。

第二十八条　对市场上没有供应的中药饮片，医疗机构可以根据本医疗机构医师处方的需要，在本医疗机构内炮制、使用。医疗机构应当遵守中药饮片炮制的有关规定，对其炮制的中药饮片的质量负责，保证药品安全。医疗机构炮制中药饮片，应当向所在地设区的市级人民政府药品监督管理部门备案。

释义：本条共分两款，第一款对在医疗机构内炮制、使用市场上没有供应的中药饮片做出了规定，第二款规定了对中药饮片的再加工。

关于炮制、使用市场上没有供应的中药饮片。

第一款规定分为三个方面：一是对市场上没有供应的中药饮片，医疗机构可以根据本医疗机构医师处方的需要，在本医疗机构内炮制、使用。这一规定明确了在本医疗机构内炮制中药饮片的范围是"市场上没有供应的中药饮片"，换言之，如果市场上有供应的中药饮片，就不应适用该款规定。二是医疗机构应当遵守中药饮片炮制的有关规定，对其炮制的中药饮片的质量负责，保证药品安全。对于市场上没有供应的中药饮片，医疗机构是其炮制主体，应当对其质量负责。关于炮制中药饮片，药品管理法有明确的规定，中药饮片必须按照国家药品标准炮制；国家药品标准没有规定的，必须按照省、自治区、直辖市人民政府药品监督管理部门制定的炮制规范炮制。医疗机构炮制市场上没有供应的中药饮片，应当遵守上述国家药品标准或炮制规范。三是医疗机构炮制中药饮片，应当向所在地设区的市级人民政府药品监督管理部门备案。草案中关于备案层次最初规定为"县级人民政府药品监督管理部门"，审议时有的常委会委员提出，县级人民政府药品监督管理部门的层级较低，建议适当提高备案层级。立法机关经研究，将"县级"修改为"设区的市级"。

关于对中药饮片的再加工。本条第二款规定，根据临床用药需要，医疗机构可以凭本医疗机构医师的处方对中药饮片进行再加工。再加工的范围比炮制要小，方法也比较简单，一般以炒法、炙法、拌法为主。在现行的规范性文件中，再加工又称为"临方炮制"。2007 年国家中医药管理局、卫生部《医院中药饮片管理规范》规定，医院进行临方炮制，应当具备与之相适应的条件和设施，严格遵照国家药品标准和省、自治区、直辖市药品监督管理部门制定的炮制规范炮制，并填写"饮片炮制加工及验收记录"，经医院质量检验合格后方可投入临床使用。

第二十九条　国家鼓励和支持中药新药的研制和生产。

国家保护传统中药加工技术和工艺，支持传统剂型中成药的生产，鼓励运用现代科学技术研究开发传统中成药。

释义：关于中药新药的研制与生产。

2009 年《国务院关于扶持和促进中医药事业发展的若干意见》指出，推动中药新药和中医诊疗仪器、设备的研制开发。

《中医药发展战略规划纲要（2016—2030 年）》指出，探索适合中药特点的新药开发模式，推动重大新药创制。鼓励基于经典名方、医疗机构制剂等的中药新药研发。

关于传统中成药的生产。

中成药是中药成药的简称，是指以中药饮片为原料，在中医药理论指导下，按规定的处方和制法进行批量生产，有名称、功能主治、用法用量和规格的药品。

本条第二款共分三个方面对传统中成药的生产做了规定。

一是国家保护传统中药加工技术和工艺。传统中药加工技术和工艺是我国的瑰宝，应当倍加珍惜、予以保护。

二是支持传统剂型中成药的生产。传统的剂型包括汤、丸、散、膏、丹等，是根据外观、制作方法及服用方法划分的不同的方剂类型。汤剂是将中药饮片用水煎煮或浸泡后去渣取汁方法制成的液体剂型。丸剂是药材细粉或药材提取物添加适宜赋形剂或辅料，制成的球形或类球形的固体制剂，是中成药最古老的剂型之一。散剂是一种或多种药材混合制成的粉末状制剂，分内服散剂和外用散剂。膏剂是药材用水煎煮、去渣浓缩后，加炼蜜或糖制成的半固体制剂。丹剂是水银、硝石、雄黄等矿物药经过炼制、升华、融合等技术处理制成的无机化合物，如红升丹、白降丹等。传统剂型中成药体现了中医药的特色，为此，本款规定支持传统剂型中成药的生产。

三是鼓励运用现代科学技术研究开发传统中成药。现代科学技术是传统中成药焕发生机的助推器，将为传统中医药插上腾飞的翅膀。《中医药发展战略规划纲要（2016—2030 年）》中指出，促进中药工业转型升级。推进中药工业数字化、网络化、智能化建设，加强技术集成和工艺创新，提升中药装备制造水平，加速中药生产工艺、流程的标准化，提升中药工业知识产权运用能力。

第三十条　生产符合国家规定条件的来源于古代经典名方的中药复方制剂，在申请药品批准文号时，可以仅提供非临床安全性研究资料。具体管理办法由国务院药品监督管理部门会同中医药主管部门制定。

前款所称古代经典名方，是指至今仍广泛应用、疗效确切、具有明显特色与优势的古代中医典籍所记载的方剂。具体目录由国务院中医药主管部门会同药品监督管理部门制定。

释义：本条共分两款。第1款明确了生产符合国家规定条件的来源于古代经典名方的中药复方制剂，在申请药品批准文号时，可以仅提供非临床安全性研究资料。第2款对古代经典名方下了定义。

古代经典名方经过多年的使用被证明是安全有效的，如果严格按照药品管理法的上述有关规定进行临床试验和审批，耗时较长。本法制定过程中，有的地方、专家和药品生产企业提出，中药的审批应当符合中药特点，对生产符合条件的来源于古代经典名方的中药复方制剂，应当简化审批程序，鼓励企业开发利用传统中药资源。立法机关经研究，采纳了这一意见，对此做了专门规定。

这里的"国家规定的条件"，目前主要是指2008年国家食品药品监管局发布的《中药注册管理补充规定》中对来源于古代经典名方的中药复方制剂的生产所规定的条件，包括：①处方中不含毒性药材或配伍禁忌；②处方中药材均有法定标准；③生产工艺与传统工艺基本一致；④给药途径与古代典籍记载一致，日用饮片量与古代典籍记载相当；⑤功能主治与古代医籍记载一致；⑥适用范围不包括危重症，不涉及孕妇、婴幼儿等特殊用药人群。该类中药复方制剂的药品说明书中须注明处方及功能主治的具体来源，说明本方剂有长期临床应用基础，并经非临床安全性评价。

本款规定，具体管理办法由国务院药品监督管理部门会同中医药主管部门制定，即由国家食品药品监督管理总局会同国家中医药管理局制定。该具体管理办法的制定对于落实该条规定非常重要，有关部门应当积极配合，使有关管理办法早日出台，使法律规定得到贯彻落实。

根据第2款的规定，古代经典名方，是指至今仍广泛应用、疗效确切、具有明显特色与优势的古代中医典籍所记载的方剂。这里的"方剂"是指药方，其具体目录由国务院中医药主管部门会同药品监督管理部门制定。

第三十一条 国家鼓励医疗机构根据本医疗机构临床用药需要配制和使用中药制剂，支持应用传统工艺配制中药制剂，支持以中药制剂为基础研制中药新药。

医疗机构配制中药制剂，应当依照《中华人民共和国药品管理法》的规定取得医疗机构制剂许可证，或者委托取得药品生产许可证的药品生产企业、取得医疗机构制剂许可证的其他医疗机构配制中药制剂。委托配制中药制剂，应当向委托方所在地省、自治区、直辖市人民政府药品监督管理部门备案。

医疗机构对其配制的中药制剂的质量负责；委托配制中药制剂的，委托方和受托方对所配制的中药制剂的质量分别承担相应责任。

释义：中药制剂是根据《中华人民共和国药典》《医疗机构制剂配制质量管理规范》等规定的处方，将中药加工或提取后制成的具有一定规格，可以直接用于防病治病的制剂。

医疗机构中药制剂是指在中医药理论指导下，医疗机构根据长期临床使用有效、安全的固定处方配制的制剂。

医疗机构中药制剂一般临床疗效确切、用药相对安全、服务方式灵活、临床使用方便、费用相对低廉，体现了中医药简、便、验、廉的特点。

医疗机构中药制剂的使用能够弥补市售中成药产品不足，有利于满足群众的中医药服务需求；能够服务于临床需求，有利于提高中医临床疗效；能够带动特色专科及医院特色建设与发展，有利于保持发挥中医药特色与优势；能够有效继承名老中医专家的临床经验，有利于推动中医药的继承与创新。

第三十二条　医疗机构配制的中药制剂品种，应当依法取得制剂批准文号。但是，仅应用传统工艺配制的中药制剂品种，向医疗机构所在地省、自治区、直辖市人民政府药品监督管理部门备案后即可配制，不需要取得制剂批准文号。

医疗机构应当加强对备案的中药制剂品种的不良反应监测，并按照国家有关规定进行报告。药品监督管理部门应当加强对备案的中药制剂品种配制、使用的监督检查。

释义：本条是关于医疗机构配制中药制剂品种管理的规定。

三、《药品生产质量管理规范》

为加强中药饮片生产质量管理，2008年2月1日国家食品药品监督管理局发布的关于加强中药饮片生产监督管理的通知（国食药监办〔2008〕42号）。通知强调了国家局于2004年下发的《关于推进中药饮片等类别药品监督实施GMP工作的通知》（国食药监安〔2004〕514号），要求"自2008年1月1日起，所有中药饮片生产企业必须在符合GMP的条件下生产"。自2008年1月1日起，未获得《药品GMP证书》的中药饮片生产企业一律不得从事中药饮片的生产经营活动。中药饮片经营企业、使用单位（药品生产企业、医疗机构）必须从具有《药品GMP证书》的中药饮片生产企业或具有中药饮片经营资质（批发）的药品经营企业购进饮片。要求使用单位从经营企业购进中药饮片的，必须要求经营企业提供中药饮片生产企业的《药品GMP证书》复印件。经营企业和使用单位在2007年12月31日前已经购进的未获得药品GMP认证企业生产的中药饮片，可以继续销售使用。要求凡持有《药品GMP证书》的中药饮片生产企业，必须严格按照工艺规程自行炮制生产，且只能生产销售认证范围内的品种。对违反本通知要求的中药饮片生产企业、经营企业和使用单位，按照《药品管理法》第七十四条查处。现行的《药品生产质量管理规范》为2010版，2011年1月发布，2011年3月开始实施，2014年6月国家食品药品监督管理总局发布了《药品生产质量管理规范（2010年修订）》中药饮片等3个附录的公告（第32号）："根据《药品生产质量管理规范（2010年修订）》第三百一十条规定，现发布中药饮片、医用氧、取样等3个附录，作为《药品生产质量管理规范（2010年修订）》配套文件，自2014年7月1日起施行"。由于新版《药品管理法》和《药品生产监督管理办法》的实施，中药饮片附录中的部分内容已不能满足新的要求，国家药品监督管理局正在组织对附录进行修订。

四、《药品经营质量管理规范》

中药材、中药饮片经营过程中，主要标准是《药品经营质量管理规范》及指导原则对中药材、中药饮片监管的要求。

《药品经营质量管理规范》，2000 年 4 月 30 日原国家药品监督管理局局令第 20 号公布，2012 年 11 月 6 日原卫生部部务会议（90 号令）第一次修订，2015 年 5 月 18 日国家食品药品监督管理总局局务会议（13 号令）第二次修订，根据 2016 年 6 月 30 日国家食品药品监督管理总局局务会议（28 号令）《关于修改〈药品经营质量管理规范〉的决定》修正。其中对中药材、中药饮片的经营要求如下：

（一）药品批发的质量管理

1. 中药材、中药饮片经营人员的要求　《药品经营质量管理规范》第三节人员与培训的第二十二条规定企业应当配备符合以下资格要求的质量管理、验收及养护等岗位人员。要求从事中药材、中药饮片验收工作的，应当具有中药学专业中专以上学历或者具有中药学中级以上专业技术职称；从事中药材、中药饮片养护工作的，应当具有中药学专业中专以上学历或者具有中药学初级以上专业技术职称；直接收购地产中药材的，验收人员应当具有中药学中级以上专业技术职称。

2. 中药材、中药饮片经营设施与设备的要求　《药品经营质量管理规范》第五节设施与设备的第四十八条规定，经营中药材、中药饮片的，应当有专用的库房和养护工作场所；直接收购地产中药材的应当设置中药样品室（柜）。

3. 中药材、中药饮片储存与养护的要求　第十节储存与养护部分的第八十三条规定，企业应当根据药品的质量特性对药品进行合理储存，并符合以下要求：药品与非药品、外用药与其他药品分开存放。中药材和中药饮片分库存放。第八十四条规定，养护人员应当根据库房条件、外部环境、药品质量特性等对药品进行养护，主要内容是：对中药材和中药饮片应当按其特性采取有效方法进行养护并记录，所采取的养护方法不得对药品造成污染。

4. 中药材、中药饮片采购的要求　第八节采购部分第六十二条规定，对首营企业的审核，应当查验加盖其公章原印章的以下资料，确认真实、有效：①《药品生产许可证》或者《药品经营许可证》复印件；②营业执照、税务登记、组织机构代码的证件复印件，以及上一年度企业年度报告公示情况；③《药品生产质量管理规范》认证证书或者《药品经营质量管理规范》认证证书复印件；④相关印章、随货同行单（票）样式；⑤开户户名、开户银行及账号。

第六十三条规定，采购首营品种应当审核药品的合法性，索取加盖供货单位公章原印章的药品生产或者进口批准证明文件复印件并予以审核，审核无误的方可采购。以上资料应当归入药品质量档案。

第六十四条规定，06401 企业应当核实、留存供货单位销售人员以下资料：①加盖供货单位公章原印章的销售人员身份证复印件；②加盖供货单位公章原印章和法定代表人印章或者签名的授权书，授权书应当载明被授权人姓名、身份证号码，以及授权销售的品种、地域、期限；③供货单位及供货品种相关资料。

第六十二条、第六十三条、第六十四条的规定对于零售或单体药店同批发一样要求。

有批准文号的中药材、中药饮片，其质量体系建议按药品管理。按照规定未实行批准文号管理的中药饮片是不需要做首营品种档案的，也就没有品种的资料，那么在计算机系统中建立这个品种基础信息的时候是依据什么来建立的呢？对此，未实行批准文号管理的中药饮片不需要做首营品种档案，但应该建立该品种的药品质量档案，药品首营品种档案为药品质量档案的一部分；企业应当根据新修订GSP和自身质量管理制度的规定，收集建立药品的基础信息（比如药典标准、地方标准及其他企业认为有必要的防伪标志，比如阿胶、虫草激光防伪标志）。有批准文号的按中成药管理也可，首营可收集注册证。

未实行批准文号管理的中药饮片建立该品种的药品质量档案，应当以确保中药饮片质量为前提，由企业根据自身经营品种实际制定的质量管理制度加以规定，药品质量档案作为企业计算机数据库支撑内容。

第六十八条规定，采购药品应当建立采购记录。采购记录应当有药品的通用名称、剂型、规格、生产厂商、供货单位、数量、价格、购货日期等内容，采购中药材、中药饮片的还应当标明产地。

过去由于生产力、生产技术等问题原药材的产地相对集中，现在通过引种改良大棚等技术，让原药材种植区域扩大化，像黑豆原产地东北、河南，现在亳州也有种植。西红花属进口伊朗，现在上海、亳州也有种植。对于这种现象是否可以收购，产地应如何填写。另还有其他区域种植的该如何处理。经查《中国药典》2015版一部，黑豆、西红花都没有标注产地；但产地一定要如实填写，中药的产地往往与成分、疗效有很大关联，不得改变。

5. 中药材、中药饮片收货与验收的要求　第八十条规定，验收药品应当做好验收记录，包括药品的通用名称、剂型、规格、批准文号、批号、生产日期、有效期、生产厂商、供货单位、到货数量、到货日期、验收合格数量、验收结果等内容。验收人员应当在验收记录上签署姓名和验收日期。中药材验收记录应当包括品名、产地、供货单位、到货数量、验收合格数量等内容。中药饮片验收记录应当包括品名、规格、批号、产地、生产日期、生产厂商、供货单位、到货数量、验收合格数量等内容，实施批准文号管理的中药饮片还应当记录批准文号。验收不合格的还应当注明不合格事项及处置措施。

附录4药品收货与验收部分第十一条规定，验收人员应当对抽样药品的外观、包装、标签、说明书等逐一进行检查、核对，出现问题的，报质量管理部门处理。检查每一最小包装的标签、说明书是否符合以下规定：中药饮片的包装或容器与药品性质相适应及符合药品质量要求。中药饮片的标签需注明品名、包装规格、产地、生产企业、产品批号、生产日期；整件包装上有品名、产地、生产日期、生产企业等，并附有质量合格的标志。实施批准文号管理的中药饮片，还需注明批准文号。中药材有包装，并标明品名、规格、产地、供货单位、收购日期、发货日期等；实施批准文号管理的中药材，还需注明批准文号。

附录4药品收货与验收部分第十三条规定，验收地产中药材时，如果对到货中药材存在质量疑问，应当将实物与企业中药样品室（柜）中收集的相应样品进行比对，确认后方可收货。验收人员应当负责对中药材样品的更新和养护，防止样品出现质量变异。收集的样品放入中药样品室（柜）前，应当由质量管理人员进行确认。

附录4药品收货与验收部分第十七条规定，验收药品应当做好验收记录。要求中药材验收记录包括品名、产地、供货单位、到货数量、验收合格数量等内容，实施批准文号管理的中药材，还要记录批准文号。中药饮片验收记录包括品名、规格、批号、产地、生产日期、生产厂商、供货单位、到货数量、验收合格数量等内容，实施批准文号管理的中药饮片还要记录批准文号。

6. 中药材、中药饮片销售的要求 第九十二条规定，企业应当做好药品销售记录。销售记录应当包括药品的通用名称、规格、剂型、批号、有效期、生产厂商、购货单位、销售数量、单价、金额、销售日期等内容。按照本规范第六十九条规定进行药品直调的，应当建立专门的销售记录。中药材销售记录应当包括品名、规格、产地、购货单位、销售数量、单价、金额、销售日期等内容；中药饮片销售记录应当包括品名、规格、批号、产地、生产厂商、购货单位、销售数量、单价、金额、销售日期等内容。

（二）药品零售的质量管理

1. 质量管理与职责 第一百二十一条规定，企业应当具有与其经营范围和规模相适应的经营条件，包括组织机构、人员、设施设备、质量管理文件，并按照规定设置计算机系统。

2. 人员管理 第一百二十六条规定，质量管理、验收、采购人员应当具有药学或者医学、生物、化学等相关专业学历或者具有药学专业技术职称。从事中药饮片质量管理、验收、采购人员应当具有中药学中专以上学历或者具有中药学专业初级以上专业技术职称。营业员应当具有高中以上文化程度或者符合省级食品药品监督管理部门规定的条件。中药饮片调剂人员应当具有中药学中专以上学历或者具备中药调剂员资格。

3. 文件 第一百三十五条规定，药品零售质量管理制度应当包括以下内容：

（1）药品采购、验收、陈列、销售等环节的管理，设置库房的还应当包括储存、养护的管理。

（2）供货单位和采购品种的审核。

（3）处方药销售的管理。

（4）药品拆零的管理。

（5）特殊管理的药品和国家有专门管理要求的药品的管理。

（6）记录和凭证的管理。

（7）收集和查询质量信息的管理。

（8）质量事故、质量投诉的管理。

（9）中药饮片处方审核、调配、核对的管理。

（10）药品有效期的管理。

（11）不合格药品、药品销毁的管理。

（12）环境卫生、人员健康的规定。

（13）提供用药咨询、指导合理用药等药学服务的管理。

（14）人员培训及考核的规定。

（15）药品不良反应报告的规定。

（16）计算机系统的管理。

（17）药品追溯的规定。

（18）其他应当规定的内容。

第一百三十八条药品零售操作规程应当包括：

（1）药品采购、验收、销售。

（2）处方审核、调配、核对。

（3）中药饮片处方审核、调配、核对。

（4）药品拆零销售。

（5）特殊管理的药品和国家有专门管理要求的药品的销售。

（6）营业场所药品陈列及检查。

（7）营业场所冷藏药品的存放。

（8）计算机系统的操作和管理。

（9）设置库房的还应当包括储存和养护的操作规程。

4. 设施与设备　第一百四十五条规定，经营中药饮片的，有存放饮片和处方调配的设备；经营第二类精神药品、毒性中药品种和罂粟壳的，有符合安全规定的专用存放设备。第一百五十条规定，储存中药饮片应当设立专用库房。第一百六十四条规定，企业设置库房的，库房的药品储存与养护管理应当符合本规范第二章第十节的相关规定。

5. 陈列与储存　第一百六十一条规定，第二类精神药品、毒性中药品种和罂粟壳不得陈列。中药饮片柜斗谱的书写应当正名正字（药典、新华字典标准汉字）。装斗前应当复核，防止错斗、串斗。应当定期清斗，防止饮片生虫、发霉、变质。不同批号的饮片装斗前应当清斗并记录。经营非药品应当设置专区，与药品区域明显隔离，并有醒目标志。

第一百六十二条规定，企业应当定期对陈列、存放的药品进行检查，重点检查拆零药品和易变质、近效期、摆放时间较长的药品及中药饮片。发现有质量疑问的药品应当及时撤柜，停止销售，由质量管理人员确认和处理，并保留相关记录。

6. 销售管理　第一百六十七条规定，销售药品应当符合以下要求：处方经执业药师审核后方可调配；对处方所列药品不得擅自更改或者代用，对有配伍禁忌或者超剂量的处方，应当拒绝调配，但经处方医师更正或者重新签字确认的，可以调配；调配处方后经过核对方可销售。处方审核、调配、核对人员应当在处方上签字或者盖章，并按照有关规定保存处方或者其复印件。销售近效期药品应当向顾客告知有效期。销售中药饮片做到计量准确，并告知煎服方法及注意事项；提供中药饮片代煎服务，应当符合国家有关规定。

销售的其余规定:

依据我国有关法律、法规的相关规定,目前零售药店限制经营的品种:①医疗用毒性药品;②第二类精神药品;③国家有专门管理要求的药品;④麻醉药品(限罂粟壳);⑤毒性中药品种,具体包括砒石(红砒、白砒)、砒霜、水银、生马钱子、生川乌、生草乌、生白附子、生附子、生半夏、生南星、生巴豆、斑蝥、青娘虫、红娘虫、生甘遂、生狼毒、生藤黄、生千金子、生天仙子、闹阳花、雪上一枝蒿、红升丹、白降丹、蟾酥、洋金花、红粉、轻粉、雄黄。

对于特殊药品销售,经市级药品监督管理部门批准药店可经营麻醉药品(限罂粟壳)、第二类精神药品和医疗用毒性药品(零售药店多为中药饮片)。其中经营第二类精神药品限药品零售连锁企业,不得向未成年人销售第二类精神药品;毒性药品(如雄黄)应有单独批件,多为中药饮片,作为配方使用;罂粟壳限于中药饮片配方,不得生用、不得单方发药。凭盖有医疗单位公章、有相关处方权医师开具的专用处方进行调配和销售,调配、复核和销售人员应当在处方上签全姓名或盖章。经营第二类精神药品、毒性中药品种和罂粟壳的,有符合安全规定的专用存放设备(保险柜,坚固不宜挪动)。

五、有关中药饮片调配处方的相关规定

药品生产企业、医疗机构(制剂室)购进中药材用于饮片加工、制剂投料的,应当按照药品标准进行检验,检验合格的方可使用;医疗机构不得购进中药材替代中药饮片用于临床配方。

(一)《关于加强中药饮片生产监督管理的通知》(国食药监办〔2008〕42号)

自2008年1月1日起,未获得《药品GMP证书》的中药饮片生产企业一律不得从事中药饮片的生产经营活动。中药饮片经营企业、使用单位(药品生产企业、医疗机构)必须从具有《药品GMP证书》的中药饮片生产企业或具有中药饮片经营资质(批发)的药品经营企业购进饮片。使用单位从经营企业购进中药饮片的,必须要求经营企业提供中药饮片生产企业的《药品GMP证书》复印件。经营企业和使用单位在2007年12月31日前已经购进的未获得药品GMP认证企业生产的中药饮片,可以继续销售使用。凡持有《药品GMP证书》的中药饮片生产企业,必须严格按照工艺规程自行炮制生产,且只能生产销售认证范围内的品种。对违反本通知要求的中药饮片生产企业、经营企业和使用单位,按照《药品管理法》第七十四条查处。

即药品零售企业只能向具有合法资质的药品批发企业采购中药材(中药饮片),不得向无药品经营许可证的单位和个人购进。药品零售企业调配处方必须是中药饮片。

药品零售企业、医疗机构将购进的原药材作为药品直接终端销售或临床配方的,以非药品冒充药品论处,依照新《药品管理法》第一百一十六条、第一百一十九条处置。但是,依照《中医药法》第二十六条,在村医疗机构执业的中医医师、具备中药材知识和识别能力的乡村医生,按照国家有关规定可以自种、自采地产中药材并在其执业活动中使用;依据第二十八条,根据临床用药需要,医疗机构可以凭本医疗机构医师的处方

对中药饮片进行再加工。医疗机构应当遵守中药饮片炮制的有关规定，对其炮制的中药饮片的质量负责，保证药品安全。医疗机构炮制中药饮片，应当向所在地设区的市级人民政府药品监督管理部门备案。

此外，在中医理论指导下的中药饮片处方调配，要注意配伍禁忌和妊娠禁用慎用药。

妊娠禁用药：多为剧毒或性能峻猛的中药，凡禁用的中药绝对不能使用。

《中国药典》（2020版一部）收载的妊娠禁用中药有：丁公藤、三棱、干漆、土鳖虫、大皂角、千金子、千金子霜、川乌、马钱子、马钱子粉、天山雪莲、天仙子、巴豆、巴豆霜、水蛭、甘遂、朱砂、全蝎、红粉、芫花、两头尖、阿魏、京大戟、闹羊花、草乌、牵牛子、轻粉、洋金花、莪术、猪牙皂、商陆、斑蝥、雄黄、黑种草子、蜈蚣、罂粟壳、麝香、制草乌。

妊娠慎用药：一般包括活血祛瘀、破气行滞、攻下通便、辛热及滑利类的中药，慎用的中药虽可根据孕妇患病的情况酌情使用，但必须有相应的措施，在没有特殊需要时应尽量避免使用，以免发生事故。

《中国药典》（2020版一部）收载的妊娠慎用中药有：三七、大黄、川牛膝、制川乌、小驳骨、飞扬草、王不留行、天花粉、天南星、制天南星、天然冰片（右旋龙脑）、木鳖子、牛黄、牛膝、片姜黄、艾片（左旋龙脑）、白附子、玄明粉、芒硝、西红花、肉桂、华山参、冰片（合成龙脑）、红花、芦荟、苏木、牡丹皮、体外培育牛黄、皂矾、没药、附子、苦楝皮、郁李仁、虎杖、金铁锁、乳香、卷柏、草乌叶、枳壳、枳实、禹州漏芦、禹余粮、急性子、桂枝、桃仁、凌霄花、益母草、通草、黄蜀葵花、常山、硫黄、番泻叶、蒲黄、漏芦、赭石、薏苡仁、瞿麦、蟾酥、红大戟。

（二）《医疗机构中药煎药室管理规范》

零售药店审核处方后提供中药饮片代煎等药学服务。为规范中药饮片代煎设备的设置和操作流程，《医疗机构中药煎药室管理规范》做出了相关规定：

设施与设备要求：

第六条　煎药室应当配备完善的煎药设备设施，并根据实际需要配备储药设施、冷藏设施以及量杯（筒）、过滤装置、计时器、贮药容器、药瓶架等。

第七条　煎药工作台面应当平整、洁净。煎药容器应当以陶瓷、不锈钢、铜等材料制作的器皿为宜，禁用铁制等易腐蚀器皿。

储药容器应当做到防尘、防霉、防虫、防鼠、防污染。用前应当严格消毒，用后应当及时清洗。

人员要求：

第九条　煎药人员应当经过中药煎药相关知识和技能培训并考核合格后方可从事中药煎药工作。煎药工作人员需有计划地接受相关专业知识和操作技能的岗位培训。

第十条　煎药人员应当每年至少体检一次。传染病、皮肤病等患者和乙肝病毒携带者、体表有伤口未愈合者不得从事煎药工作。

煎药操作方法：

第十二条　煎药应当使用符合国家卫生标准的饮用水。待煎药物应当先行浸泡，浸泡时间一般不少于 30 分钟。

煎煮开始时的用水量一般以浸过药面 2 ～ 5cm 为宜，花、草类药物或煎煮时间较长的应当酌量加水。

第十三条　每剂药一般煎煮两次，将两煎药汁混合后再分装。

煎煮时间应当根据方剂的功能主治和药物的功效确定。一般药物煮沸后再煎煮 20 ～ 30 分钟；解表类、清热类、芳香类药物不宜久煎，煮沸后再煎煮 15 ～ 20 分钟；滋补药物先用武火煮沸后，改用文火慢煎约 40 ～ 60 分钟。药剂第二煎的煎煮时间应当比第一煎的时间略缩短。

煎药过程中要搅拌药料 2 ～ 3 次。搅拌药料的用具应当以陶瓷、不锈钢、铜等材料制作的棍棒为宜，搅拌完一药料后应当清洗再搅拌下一药料。

煎药量应当根据儿童和成人分别确定。儿童每剂一般煎至 100 ～ 300mL，成人每剂一般煎至 400 ～ 600mL，一般每剂按两份等量分装，或遵医嘱。

第十五条　凡注明有先煎、后下、另煎、烊化、包煎、煎汤代水等特殊要求的中药饮片，应当按照要求或医嘱操作。

（1）先煎药应当煮沸 10 ～ 30 分钟后（或遵医嘱），再投入其他药料同煎（已先行浸泡）。

（2）后下药应当在第一煎药料即将煎至预定量时，投入同煎 5 ～ 10 分钟（或遵医嘱）。

（3）另煎药应当切成小薄片，煎煮约 2 小时，取汁；另炖药应当切成薄片，放入有盖容器内加入冷水（一般为药量的 10 倍左右）隔水炖 2 ～ 3 小时，取汁。此类药物的原处方如系复方，则所煎（炖）得的药汁还应当与方中其他药料所煎得的药汁混匀后，再行分装。某些特殊药物可根据药性特点具体确定煎（炖）药时间（用水适量）。

（4）溶化药（烊化）应当在其它药煎至预定量并去渣后，将其置于药液中，微火煎药，同时不断搅拌，待需溶化的药溶解即可。

（5）包煎药应当装入包煎袋闭合后，再与其他药物同煎。包煎袋材质应符合药用要求（对人体无害）并有滤过功能。

（6）煎汤代水药应当将该类药物先煎 15 ～ 25 分钟后，去渣、过滤、取汁，再与方中其他药料同煎。

（7）对于久煎、冲服、泡服等有其他特殊煎煮要求的药物，应当按相应的规范操作。

先煎药、后下药、另煎或另炖药、包煎药、煎汤代水药在煎煮前均应当先行浸泡，浸泡时间一般不少于 30 分钟。

第十六条　药料应当充分煎透，做到无糊状块、无白心、无硬心。

煎药时应当防止药液溢出、煎干或煮焦。煎干或煮焦者禁止药用。

第十七条　内服药与外用药应当使用不同的标识区分。

第十八条　煎煮好的药液应当装入经过清洗和消毒并符合盛放食品要求的容器内，严防污染。

第十九条　使用煎药机煎煮中药，煎药机的煎药功能应当符合本规范的相关要求。应当在常压状态煎煮药物，煎药温度一般不超过 100℃。煎出的药液量应当与方剂的剂量相符，分装剂量应当均匀。

第二十条　包装药液的材料应当符合药品包装材料国家标准。

煎药的管理：

第二十三条　煎药人员在领药、煎药、装药、送药、发药时应当认真核对处方（或煎药凭证）有关内容，建立收发记录，内容真实、记录完整。

第三节　中药产业规划及政策指导意见

一、中药产业的现状

（一）中药资源

我国药用植物及中药材种类繁多，按来源分类，中药资源可分为药用植物、药用动物和药用矿物 3 种，据统计我国的中药资源种类有 12807 种，药用植物占全部种类的 87%，共计 11146 种，药用动物占 12%，共计 1581 种，药用矿物不足 1%，共计 80 种。

（二）市场容量

中药工业方面。近年来，我国医药工业保持持续增长势头，2015 年医药工业总产值达 26885 亿元，中药类总产值达 7867 亿元。2016 年 2 月，《中医药发展战略规划纲要（2016—2030 年）》发布，其中提到 2020 年中药工业总产值占医药工业总产值达到 30% 以上，中医药产业成为国民经济重要支柱之一。

种植面积及产量。中国中药协会种养殖委员会理事长王卫权介绍，截至 2015 年，全国中药材种植总面积约 2100 万亩，贵州、云南、山东、河南、甘肃、内蒙古等重点中药材省份均不断扩大种植规模。目前中药材大约有 1200 种，每年全国种植的中药材产量约 300 万吨，预计到 2020 年需求量将达到 670 万吨。

流通规模。中药材是中医药的重要组成部分，大约有 1200 种，每年全国种植的中药材产量 200 多万吨，每年中药材的物流量约 1700 万吨，流通规模超过 2000 亿。其中，年产量在 1000 吨以上的大宗药材及贵细药材、毒麻限制药材有 236 种，占中药材物流总量的 80% 以上。

根据国家局网站信息，目前我国共有中药饮片生产企业 2077 家，其中中药饮片生产企业最多的省份为安徽省，共 213 家，占全国饮片生产企业总数的 10.26%。

（三）全国十七家中药材专业市场

目前我国共有十七家中药材专业市场，分别是哈尔滨三棵树药材专业市场、河北省安国中药材专业市场、山东鄄城县舜王城药材市场、兰州市黄河中药材专业市场、甘肃陇西中药材专业市场、西安万寿路中药材专业市场、成都市荷花池药材专业市场、重庆市解放路药材专业市场、河南省禹州中药材专业市场、安徽省亳州中药材专业市场、江西省樟树中药材专业市场、湖北省蕲州中药材专业市场、湖南岳阳花板桥中药材市场、广西玉林中药材专业市场、广州市清平中药材专业市场、广东省普宁中药材专业市场、昆明菊花园中药材专业市场。

国家药品监管局、国家工商局、公安部、监察部《关于严禁开办可变相开办各种药品集贸市场的紧急通知》（国药管市〔1998〕150号），提出中药材专业市场严禁出售中药饮片、中成药等，以及国家限制销售的中药材；严禁场外交易；城乡集贸市场可以出售自种自采的地产中药材；对集贸市场销售国家禁止销售的中药材和无证销售中药材以外的其他药品的，要进行查处；各地药品经营企业、医疗单位所需药品，必须从证照俱全的合法药品生产、经营企业采购；严禁从非法药品集贸市场上采购等要求。17个中药材大市场，国家只做减法，各地不允许再自行审批开办。

二、中药产业存在的问题

（一）中药材的问题

中药材作为中药饮片的原料，其种植和采收加工决定着中药饮片质量。自20世纪80年代起，近百种中药材人工种植逐渐取代了野生采集的中药材，成为中药材市场的大宗主流品种，这种中药材来源的根本性变化，对中药饮片的品质造成了巨大影响。

中药材种植受其种源、种植环境、种植技术、种植管理、采收加工、仓储运输等多方面因素的影响，造成中药材质量参差不齐。在栽培技术上，存在大量使用化肥、高残留农药、杀虫剂、助壮剂、膨大剂等现象；在栽培模式上，南药北种、西苗东栽等现象严重；更有农户、加工与经营人员等采用染色增重、掺杂使假、以次充好、过度硫熏等非法手段，人为造成伪劣中药材流入市场，给中药饮片质量带来直接影响。如熏硫中药材使用脱硫剂，使二氧化硫残留量显著降低从而符合标准规定，但是脱硫剂含酸或碱性成分，对中药材有效成分存在较大影响。

由于国内尚无关于药用植物种植的强制性法规，中药材的种植和采收加工不受控制，导致药材质量良莠不齐，中药饮片企业为寻找符合国家标准的原料药材，花费大量人力物力，成为制约中药饮片产业发展的一个重要因素。

中药材拥有既是药品又是农副产品的双重属性。其经营未实行许可管理，允许城乡集贸市场、社会群体组织、单位及个人自由购销中药材，中药材既可在市场内经营，也可在市场外销售。中药材专业市场普遍存在市场经营秩序规范难的问题，主要表现在中药材市场经营主体繁杂、经营方式不一、经营群体散漫、市场管理难度大、缺乏统一权威的中药材市场管理规范。

中药材经营者流动性大，亦农亦商，遍及城乡，多无固定场所。加之部分药农药商守法意识、诚信观念不强，易受经济利益驱使，违法违规行为突出（掺杂使假、贴牌生产等），但受制于中药材市场监管力量薄弱，对未进入中药材专业市场的中药材质量缺乏必要的控制把关措施，控制假劣中药材流入药品生产经营使用单位难度较大。

究其本质，其一是中药饮片标准不健全，中药饮片标准执行成本偏高；二是中药饮片生产经营模式、医疗机构的采购模式制约饮片产业发展；三是中药饮片质量与监管也对饮片产业发展产生了影响；四是中药饮片质量责任主体不明和中药饮片专业技术人员能力不足也影响了饮片产业的发展。

（二）中药材及饮片质量问题

从 2013 年至 2020 年全国市场质量抽验的数据来看，中药材及饮片总体合格率分别为：2013 年 64%，2014 年 68%，2015 年 75%，2016 年 77%，2017 年 84%，2018 年 88%，2019 年 91%（各省 67% ~ 100%），2020 年 96%（各省 86.7% ~ 100%）。这说明中药材及中药饮片质量呈现逐年提升、稳步向好的发展态势，但依旧存在一些突出问题难以解决。

一是非药用部位等杂质过多。药用部位是药材来源的重要部分，《中国药典》对每一味药材都有明确的来源规定，中药材的来源必须与药典规定一致，同样饮片必须由符合规定的中药材炮制而成。日常检验发现，非药用部位过多是造成中药材及饮片不合格的主要原因之一。问题较突出的品种有：柴胡、细辛等掺入较多地上部分；巴戟天木质部所占比例较大；山茱萸果核过多；杜仲残留栓皮过多；夏枯草使用整个地上部分；牡丹皮、远志未去木芯。另外，还有部分品种掺有泥沙等其他杂质，如黄连夹杂有大量泥土；僵蚕裹有大量石灰；地龙腹部泥沙未去除；乳香、没药掺入大量树皮、泥沙等；土鳖虫内脏中有大量泥沙等。

二是混淆品问题。部分外观性状相似或名称相近的药材饮片常常被混用，还有一些地方药材标准收载品种与《中国药典》品种因来源和名称相近而混用者也比较多见，如理枣仁与酸枣仁混用；广防己与防己混用；木香与川木香混用；射干与川射干混用；广藿香与藿香混用；广山药与山药混用；五加皮与香加皮、地骨皮混用；麦冬与山麦冬混用；北豆根代替山豆根；木瓜与光皮木瓜混用；通草与小通草混用；广金钱草与金钱草混用；谷精珠与谷精草混用等。另外，药典分列品种混用现象也较为严重。主要品种有：葛根与粉葛混用；金银花与山银花混用；五味子与南五味子混用；黄柏与关黄柏混用等。

三是伪品冒充正品问题。随着国家中医药管理局《中医药发展"十三五"规划》（2016 年）的提出，人们对中医药的认知度逐步提升，中药材年交易额逐年提升，发展进入快速道。中药材及中药饮片的生产、流通也进入了快轨道发展，一些地方中药材（或地方习用品种）流通到全国作为常规商品药材销售和使用，严重扰乱了中药材市场的秩序，如华南谷精草充当谷精草使用，正品谷精草为谷精草 Eriocaulon buergerianum

Koern. 的干燥头状花序，而伪品华南谷精草为华南谷精草 E. sexangulare Linn. 的干燥头状花序，两者来源不同。同理，存在大叶茜草冒充茜草使用、参薯冒充山药使用、甘肃白前冒充白前使用、西南绣球冒充小通草使用、繁穗苋子冒充青葙子使用、藏柴胡冒充柴胡使用、山兰冒充山慈菇使用等现象。

四是非法染色问题。采用色素或有机染料将劣质药材染色为前些年发现的恶劣造假行为，经过近几年的市场监管和严厉打击，染色造假违法行为得以有效遏制，但仍然会发现一些中药材染色现象，如红花、西红花、丹参、五味子、南五味子、朱砂、血竭、蒲黄、延胡索、石斛、姜黄、黄芩、黄连、黄柏、关黄柏、乌梅、青黛、熟地黄、制何首乌等。已发现的色素和染料有酸性红 73、胭脂红、赤藓红、柠檬黄、金橙 II、金胺 O、苏丹红 IV、808 猩红、苏丹红 I、孔雀石绿、铁黑等。据调查，这些染色的目的往往是为了掩盖掺伪、劣质、霉变、增重或提取后导致的药材或饮片性状变化，以改善外观，增加卖相。如 2015 年对全国抽验的 320 批红花检验发现，有 20% 左右的样品检出染色的色素，个别样品甚至同时检出 4 种色素。分析原因，可能由于中药材多为个体零散采收加工，流通环节多，因而一批药材往往是由多渠道的小样汇集而成。由于一些有机染料大多毒性较大，甚至有致癌、致畸作用，因此中药材染色行为不仅使用伪劣药品染色造假，同时增加了染料的危害，加大了公众用药的安全风险，必须严厉打击。

原国家食品药品监督管理总局已经针对市场上发现的违法染色问题，发布了系列补充检验方法，目前已用于市场监管，有效打击并遏制了违法染色行为。

五是非法增重问题。为追求经济利益，一些不法分子采用无机盐、泥沙及其他物质增加药材及饮片重量，多见于一些贵重药、动物药、价格涨幅大的品种。问题较突出的品种有地龙、穿山甲、全蝎、海马、海龙、蛤蚧、水蛭、土鳖虫、僵蚕、紫河车、鸡内金等动物药，以及冬虫夏草、海金沙、蒲黄、红参、白鲜皮、猪苓、菟丝子等。对于增重的检验和监管，也可针对增重成分的性质建立相应的补充检验方法予以打击。

六是硫黄熏蒸过度。硫黄熏蒸可用于部分中药材的加工，可以防虫防霉，便于储存。但调查发现，行业内使用硫黄处理中药材及饮片的目的多是用于保湿增重、改善外观、增加卖相等，而且大多没有使用规范，往往过度使用。如百合、党参、当归、菊花、玉竹、白芍、白术、白芷、半夏、山药、郁金、浙贝母、川贝母、粉葛、天麻、麦冬、北沙参等多种药材及饮片均有发现硫黄过度熏蒸而导致二氧化硫严重超标的现象。研究表明，硫黄大量、广泛使用会影响药材饮片的质量，也会对人体健康造成危害，所以急需加强产地加工和流通贮藏技术规范的制定，减少硫黄的使用。2020 年，在国家抽检和各省级抽检工作中，依然发现有少量品种二氧化硫的残留量超标，如麦冬、山药片、蛇床子、葛根、干姜、陈皮、菊花、党参片、白芍等。

七是贮藏不规范导致的虫蛀、霉变问题。中药材及饮片种类繁多，基质复杂，成分性质各异，在贮藏过程如果处理不当，极易受仓储环境的温度、湿度、氧气含量、光线、环境微生物、药材自身的含水量、营养物质、加工及包装方式等因素的影响而变质。不当的仓储方式不仅影响中药质量和疗效，同时造成药材的浪费和经济损失。污染的霉菌会产生次级代谢产物—真菌毒素，如黄曲霉毒素、赭曲霉毒素等，从而严重影响中药的安全性和有效性。

在日常检验过程中发现虫蛀、霉变的药材及饮片不少，如党参、黄芪、人参、板蓝根等多见虫蛀，莲子、桃仁、薏苡仁、肉豆蔻、土鳖虫等易发生霉变。有的为了防虫在仓库里滥用农药，如检验发现土鳖虫农药残留超标、黄曲霉毒素超标的现象比较严重。中药材采收后至被使用之前，要经历短则数月、长则数年的贮藏过程，目前，中药饮片没有制定有效期，因此流通和贮藏环节对中药材及饮片的质量影响非常大，也是质量控制易被忽视的环节。如何规范贮藏，保证质量和安全，同时减少浪费已成为中药行业面临的普遍问题和难题，流通和贮藏环节急需加强研究，制定技术规范。

八是种植养殖不规范导致的质劣问题。由于盲目引种或非道地产区种植，种植养殖方法不规范等因素，滥用农药和生长调节剂，生长年限不够、采收季节不对、加工方法不合理等导致市场上出现了大量劣质的中药材，导致中药材及饮片整体质量下降较为严重。如半夏、防风栽培变异大；丹参药材的栽培品较野生品皮部变浅，断面色白，质硬，丹参酮含量明显下降；麦冬、何首乌、党参、苦参、当归等通过使用生长调节剂而提高产量；有的种植年限不够提前采挖，有的采收季节未到，抢青采收等，均导致药材质量下降。应该说种植养殖环节不规范操作严重导致了中药的整体质量下降，应引起高度重视。

九是饮片炮制不规范。检验中发现饮片不按炮制规范生产的问题也较多。如法半夏炮制未加甘草；姜半夏检不出生姜成分；黄柏、杜仲等未除去粗皮；朱砂不用水飞法，而直接粉碎成极细粉；制何首乌、熟地黄等炮制工艺复杂的饮片往往有因减少工序而导致炮制不到位的情况。如附子、川乌等毒性饮片有炮制过度的现象，此类饮片的毒性成分即为有效成分，炮制过度虽导致毒性降低，但同时有效成分结构也发生变化，虽然安全，但失去了疗效。生大黄后下，就是为了保留结合蒽醌起泻火作用，要与制大黄区别，或者制大黄不能太过，结合蒽醌成分要有一定的保留。

还有一些其他问题，如检验发现有些药材存在提取过的药渣经处理（如染色）后再次流通使用的违法现象。已发现的品种有天麻、厚朴、苍术、延胡索、红花、黄柏、白芍、白术等。对此类违法行为，应予以严厉打击。

三、中药产业规范及政策指导

（一）认可度的提高

提高大众对中医药文化的认同感，群众是基础，继承是手段，发展是目的。只有在文化上认同了中医药，才能在实际行动中支持中医药。

在最近几年，随着国家对中医药产业的推广，人民群众对中药的认同度明显提高，尤其在应对新冠病毒感染方面，中医药发挥了至关重要的作用。其强调"正气存内，邪不干正"，利用中药调整人体的脏腑机能，达到人体阴阳平衡生理状态的理念，越来越被大众认知，并受到欢迎。在新冠病毒感染者救治中，老百姓对中医药有种迫切需求，根据临床调查，重症患者有 80% 愿意接受中医药治疗，轻症患者有 90% 愿意接受中医药干预，隔离的患者也希望中医药早期介入。

（二）新冠病毒感染的影响

新冠病毒感染期间，相关中药企业的总日产和订单量大增。与此同时，设备的自动化、智能化也成为这些企业保障生产的一大亮点。新冠病毒感染过后，中药产业有望获得新生，设备的自动化、智能化、信息化将掀起工艺的革新，传统的中药生产企业模式或发生改变。从此次新冠病毒感染中中药企业的生产情况来看，传统落后、产能低下、工艺老旧的设备已经难以满足需求，而自动化、智能化程度高的设备发挥了重要的作用，有效减少了人员的聚集，避免了感染的发生，且这些高科技设备的生产效率高，产能大，较好地保障了市场上相关产品的生产供应需求。

新冠病毒感染过后，人们的健康保健意识或有所增强，同时随着人们对中医药认可程度的提升，在"守正创新"的思想指导下，中药产业有望获得新的机遇。根据中国中药高质量发展研讨会的预测数据，2018～2023年期间我国中药饮片加工市场规模将保持年均15%左右的市场增速，预计到2023年我国中药饮片加工市场规模将超过5000亿元。

（三）政策扶持

中药作为我国医药行业"十四五"规划的重点发展产业之一，新医改和国家发布的多项政策法规都表明了我国对中药行业的发展导向和相应的扶持政策，以促进中药产业的发展。

1.《十四五年规划和2035年远景目标纲要》 纲要第十三篇第四十四章指出，"全面推进健康中国建设"。该章第四节提出，推动中医药传承创新。

坚持中西医并重和优势互补，大力发展中医药事业。健全中医药服务体系，发挥中医药在疾病预防、治疗、康复中的独特优势。加强中西医结合，促进少数民族医药发展。加强对古典医籍精华的梳理和挖掘，建设中医药科技支撑平台，改革完善中药审评审批机制，促进中药新药研发保护和产业发展。强化中药质量监管，促进中药质量提升。强化中医药特色人才培养，加强中医药文化传承与创新发展，推动中医药走向世界。

纲要提出，打造20个左右国家中医药传承创新中心，20个左右中西医协同旗舰医院，20个左右中医疫病防治基地，100个左右中医特色重点医院，形成一批中医优势专科。

2."十四五"中医药发展规划 2022年3月3日，国务院办公厅关于印发"十四五"中医药发展规划的通知。提出到2025年，中医药健康服务能力明显增强，中医药高质量发展政策和体系进一步完善，中医药振兴发展取得积极成效，在健康中国建设中的独特优势得到充分发挥。

规划指标的设定更加体现新时期中医药高质量发展要求。为提升中医药服务供给，提出每千人口公立中医医院床位数达到0.85张、每千人口中医类别职业（助理）医师数达到0.62人；为服务新时期人民群众健康需求，提出三级公立中医医院和中西医结合医院（不含中医专科医院）设发热门诊的比例达到100%、二级以上公立中医医院设置康复（医学）科和老年病科的比例分别达到 70% 和 60%；为推动中西医协同发展，提出公立综合医院设置中医临床科室的比例达到 90%、中医床位数达到 8.43 万张。

《"十四五"中医药发展规划》提出了 10 个方面重点任务，为实现新时期中医药高质量发展明确了举措，提供了保障。

一是建设优质高效中医药服务体系。依托综合实力强、管理水平高的中医医院建设一批国家中医医学中心；以地市级中医医院为重点，建设 130 个左右中医特色重点医院。

二是提升中医药健康服务能力。开展国家中医优势专科建设，建设 35 个左右国家中医疫病防治基地，支持建设 50 个左右中西医协同"旗舰"医院，形成 100 个左右中西医结合诊疗方案或专家共识。

三是推动建设 100 个左右中医药类一流本科专业建设点。实施中医药特色人才培养工程（岐黄工程），做强领军人才、优秀人才、骨干人才梯次相衔接的高层次人才队伍。实施西医学习中医人才专项，培养一批中西医结合人才。

四是建设高水平中医药传承保护与科技创新体系。实施中医药古籍文献和特色技术传承专项，建立中医药传统知识数据库、保护名录和保护制度。

五是推动中药产业高质量发展。编纂中国中药资源大典，制定发布全国道地药材目录。完善全国中药资源普查数据库及中药资源动态监测数据，支持国家药用种质资源库建设。开展中药材规范化种植提升行动和中药智能制造提升行动。建立健全中药质量全链条安全监管机制。

六是发展中医药健康服务业。促进和规范中医药养生保健服务发展，发展中医药老年健康服务，拓展中医药健康旅游市场、丰富中医药健康产品供给。

七是推动中医药文化繁荣发展。加强中医药文化研究和传播，实施中医药文化传播行动。发展中医药博物馆事业，促进中医药博物馆体系建设。

八是加快中医药开放发展。推进中医药参与新冠病毒感染等重大传染病防控合作经验，推进中医药高质量融入"一带一路"建设，实施中医药国际合作专项，助力构建人类卫生健康共同体。

九是深化中医药领域改革。建立符合中医药特点的评价体系，健全现代医院管理制度，完善中医药价格和医保政策，改革完善中药注册管理，推进中医药领域综合改革，建设 10 个左右国家中医药综合改革示范区。

十是强化中医药发展支撑保障。提升中医药信息化水平，开展基层中医药信息化能力提升项目。建立国家中医药综合统计制度。加强中医药法治建设，完善中医药法相关配套制度。

3.《"健康中国 2030"规划纲要》 2016 年 10 月 25 日，中共中央、国务院印发了《"健康中国 2030"规划纲要》，并发出通知，要求各地区各部门结合实际认真贯彻落实。纲要以健康优先、改革创新、科学发展、公平公正为主要原则，其中科学发展原则，要求把握健康领域发展规律，坚持预防为主、防治结合、中西医并重、转变服务模式，构建整合型医疗卫生服务体系，推动健康服务从规模扩张的粗放型发展转变到质量效益提升的绿色集约式发展，推动中医药和西医药相互补充、协调发展，提升健康服务水平。《纲要》的第九章对中医药的发展奠定了基调。内容如下：

第九章　充分发挥中医药独特优势

第一节　提高中医药服务能力

实施中医临床优势培育工程，强化中医药防治优势病种研究，加强中西医结合，提高重大疑难病、危急重症临床疗效。大力发展中医非药物疗法，使其在常见病、多发病和慢性病防治中发挥独特作用。发展中医特色康复服务。健全覆盖城乡的中医医疗保健服务体系。在乡镇卫生院和社区卫生服务中心建立中医馆、国医堂等中医综合服务区，推广适宜技术，所有基层医疗卫生机构都能够提供中医药服务。促进民族医药发展。到2030年，中医药在治未病中的主导作用、在重大疾病治疗中的协同作用、在疾病康复中的核心作用得到充分发挥。

第二节　发展中医养生保健治未病服务

实施中医治未病健康工程，将中医药优势与健康管理结合，探索融健康文化、健康管理、健康保险为一体的中医健康保障模式。鼓励社会力量举办规范的中医养生保健机构，加快养生保健服务发展。拓展中医医院服务领域，为群众提供中医健康咨询评估、干预调理、随访管理等治未病服务。鼓励中医医疗机构、中医医师为中医养生保健机构提供保健咨询和调理等技术支持。开展中医中药中国行活动，大力传播中医药知识和易于掌握的养生保健技术方法，加强中医药非物质文化遗产的保护和传承运用，实现中医药健康养生文化创造性转化、创新性发展。

第三节　推进中医药继承创新

实施中医药传承创新工程，重视中医药经典医籍研读及挖掘，全面系统继承历代各家学术理论、流派及学说，不断弘扬当代名老中医药专家学术思想和临床诊疗经验，挖掘民间诊疗技术和方药，推进中医药文化传承与发展。建立中医药传统知识保护制度，制定传统知识保护名录。融合现代科技成果，挖掘中药方剂，加强重大疑难疾病、慢性病等中医药防治技术和新药研发，不断推动中医药理论与实践发展。发展中医药健康服务，加快打造全产业链服务的跨国公司和国际知名的中国品牌，推动中医药走向世界。保护重要中药资源和生物多样性，开展中药资源普查及动态监测。建立大宗、道地和濒危药材种苗繁育基地，提供中药材市场动态监测信息，促进中药材种植业绿色发展。

4.《中华人民共和国中医药法》 2016年12月25日，十二届全国人大常委会第二十五次会议审议通过了《中华人民共和国中医药法》，在中医药发展史上具有里程碑式的意义，第一次从法律层面明确了中医药的重要地位、发展方针和扶持措施，为中医药事业发展提供了法律保障，对医疗机构使用中药饮片的管理规定也更加明确。

5.《中华人民共和国药品管理法》 2019年8月26日，新修订的《中华人民共和国药品管理法》经十三届全国人大常委会第十二次会议表决通过，修订后的《药品管理法》共计一百五十五条，包括药品研制与注册、药品上市许可持有人、药品生产、药品经营、医疗机构药事管理、药品上市后管理、药品宣传和推广及储备和供应等环节，于2019年12月1日开始施行。

新《药品管理法》第四条提出国家发展现代药和传统药，充分发挥其在预防、医疗和保健中的作用。指出国家保护野生药材资源和中药品种，鼓励培育道地中药材。第十六条则明确了国家支持以临床价值为导向、对人的疾病具有明确或者特殊疗效的药物创新，鼓励具有新的治疗机理、治疗严重危及生命的疾病或者罕见病、对人体具有多靶向系统性调节干预功能等的新药研制，推动药品技术进步。明确了国家鼓励运用现代科学技术和传统中药研究方法开展中药科学技术研究和药物开发，建立和完善符合中药特点的技术评价体系，促进中药传承创新。

6.《药品管理法实施条例》 国务院令第 360 号，2016 年国务院第 666 号令修订的《药品管理法实施条例》，其中第三十九条提出国家鼓励培育中药材。对集中规模化栽培养殖、质量可以控制并符合国务院药品监督管理部门规定条件的中药材品种，实行批准文号管理。但 2000 年版《药品管理法》实施以来，中药材和中药饮片批准文号管理工作基本处于停滞状态。对此，批准文号管理应当以质量风险为导向，尽快将医疗用毒性中药材、产地加工工艺复杂及市场抽验不合格率高的品种优先纳入管理目录，再以文号管理（审批管理）反推集中规模化栽培养殖和质量控制水平的提升。

7.《中共中央、国务院关于促进中医药传承创新发展的意见》 2019 年 10 月 20 日颁布实施的《中共中央、国务院关于促进中医药传承创新发展的意见》从健全中医药服务体系、发挥中医药在维护和促进人民健康中的独特作用、大力推动中药质量提升和产业高质量发展、加强中医药人才队伍建设、促进中医药传承与开放创新发展、改革完善中医药管理体制机制等六个方面提出了 20 条意见，具体如下：

大力发展中医诊所。遵循中医药发展规律，规范中医医院科室设置，修订中医医院设置和建设标准，健全评价和绩效考核制度，强化以中医药服务为主的办院模式和服务功能，建立健全体现中医药特点的现代医院管理制度。大力发展中医诊所、门诊部和特色专科医院，鼓励连锁经营。提供中医养生保健服务的企业登记经营范围使用"中医养生保健服务（非医疗）"规范表述。到 2022 年，基本实现县办中医医疗机构全覆盖，力争实现全部社区卫生服务中心和乡镇卫生院设置中医馆、配备中医医师。

筛选疗效独特的品种。彰显中医药在疾病治疗中的优势。加强中医优势专科建设，做优做强骨伤、肛肠、儿科、皮科、妇科、针灸、推拿及心脑血管病、肾病、周围血管病等专科专病，及时总结形成诊疗方案，巩固扩大优势，带动特色发展。加快中医药循证医学中心建设，用 3 年左右时间，筛选 50 个中医治疗优势病种和 100 项适宜技术、100 个疗效独特的中药品种，及时向社会发布。聚焦癌症、心脑血管病、糖尿病、感染性疾病、老年痴呆和抗生素耐药问题等，开展中西医协同攻关，到 2022 年形成并推广 50 个左右中西医结合诊疗方案。

推动中药质量提升。加强中药材质量控制，强化中药材道地产区环境保护，修订中药材生产质量管理规范，推行中药材生态种植、野生抚育和仿生栽培。加强珍稀濒危野生药用动植物保护，支持珍稀濒危中药材替代品的研究和开发利用。严格农药、化肥、植物生长调节剂等使用管理，分区域、分品种完善中药材农药残留、重金属限量标准。制定中药材种子种苗管理办法。规划道地药材基地建设，引导资源要素向道地产区汇集，推进规模化、规范化种植。探索制定实施中药材生产质量管理规范的激励政策。倡导中医药企业自建或以订单形式联建稳定的中药材生产基地，评定一批国家、省级道地药材良种繁育和生态种植基地。健全中药材第三方质量检测体系。加强中药材交易市场监管。深入实施中药材产业扶贫行动。到 2022 年，基本建立道地药材生产技术标准体系、等级评价制度。

促进中药饮片、中成药质量提升。加快修订《中华人民共和国药典》中药标准（一部），由国务院药品监督管理部门会同中医药主管部门组织专家承担有关工作，建立最严谨标准。健全中药饮片标准体系，制定实施全国中药饮片炮制规范。改善市场竞争环境，促进中药饮片优质优价。加强中成药质量控制，促进现代信息技术在中药生产中的应用，提高智能制造水平。

探索建立以临床价值为导向的评估路径，综合运用循证医学等方法，加大中成药上市后评价工作力度，建立与公立医院药品采购、基本药物遴选、医保目录调整等联动机制，促进产业升级和结构调整。

改革完善中药注册管理。建立健全符合中医药特点的中药安全、疗效评价方法和技术标准。及时完善中药注册分类，制定中药审评审批管理规定，实施基于临床价值的优先审评审批制度。加快构建中医药理论、人用经验和临床试验相结合的中药注册审评证据体系，优化基于古代经典名方、名老中医方、医疗机构制剂等具有人用经验的中药新药审评技术要求，加快中药新药审批。鼓励运用新技术新工艺及体现临床应用优势的新剂型改进已上市中药品种，优化已上市中药变更技术要求。优化和规范医疗机构中药制剂备案管理。国务院中医药主管部门、药品监督管理部门要牵头组织制定古代经典名方目录中收载方剂的关键信息考证意见。

加强中药质量安全监管。以中药饮片监管为抓手，向上下游延伸，落实中药生产企业主体责任，建立多部门协同监管机制，探索建立中药材、中药饮片、中成药生产流通使用全过程追溯体系，用 5 年左右时间，逐步实现中药重点品种来源可查、去向可追、责任可究。强化中成药质量监管及合理使用，加强上市产品市场抽检，严厉打击中成药非法添加化学品违法行为。加强中药注射剂不良反应监测。推进中药企业诚信体系建设，将其纳入全国信用信息共享平台和国家企业信用信息公示系统，加大失信联合惩戒力度。完善中药质量安全监管法律制度，加大对制假制劣行为的责任追究力度。

完善中医药价格和医保政策。以临床价值为导向，以中医优势服务、特色服务为重点，加大政策支持力度，完善医疗服务价格形成机制。医疗服务价格调整时重点考虑中医等体现医务人员技术劳务价值的医疗服务价格。健全符合中医药特点的医保支付方式。完善与国际疾病分类相衔接的中医病证分类等编码体系。分批遴选中医优势明显、治疗路径清晰、费用明确的病种，实施按病种付费，合理确定付费标准。通过对部分慢性病病种等实行按人头付费、完善相关技术规范等方式，鼓励引导基层医疗卫生机构提供适宜的中医药服务。及时将符合条件的中医医疗机构纳入医保定点医疗机构。积极将适宜的中医医疗服务项目和中药按规定纳入医保范围。鼓励商业保险机构开发中医治未病等保险产品。研究取消中药饮片加成相关工作。

强化中医药预防、康复作用。在国家基本公共卫生服务项目中丰富中医治未病内容，鼓励家庭医生提供中医治未病签约服务，到 2022 年在重点人群和慢性病患者中推广 20 个中医治未病干预方案。大力普及中医养生保健知识和太极拳、健身气功（如八段锦）等养生保健方法，推广体现中医治未病理念的健康工作和生活方式。针对心脑血管病、糖尿病等慢性病和伤残等，制定推广一批中医康复方案，推动研发一批中医康复器具。大力开展培训，推动中医康复技术进社区、进家庭、进机构。

推进中医药科研、创新。在中央财政科技计划（专项、基金等）框架下，研究设立国家中医药科技研发专项、关键技术装备重大专项和国际大科学计划，深化基础理论、诊疗规律、作用机理研究和诠释，开展防治重大、难治、罕见疾病和新发突发传染病等临床研究，加快中药新药创制研究，研发一批先进的中医器械和中药制药设备。支持鼓励儿童用中成药创新研发。研究实施科技创新工程。支持企业、医疗机构、高等学校、科研机构等协同创新，以产业链、服务链布局创新链，完善中医药产学研一体化创新模式。加强中医药产业知识产权保护和运用。

在这些大背景下，国家药监局、国家中医药局、各省均出台了相关配套政策和文件积极支持中医药产业的发展。国家药品监督管理局 2018 年发布《关于古代经典名方中药复方制剂简化注册审批管理规定的公告》，明确来源于古代经典名方中药复方制剂的申请上市，不需提供药效学研究及临床试验资料，仅需提供药学及非临床安全性研究资料；2020 年发布《促进中药传承创新发展的实施意见》，提出要促进中药守正创新；要健全符合中药特点的审评审批体系；要强化中药质量安全监管；推进中药监管体系和监管能力现代化；注重多方协调联动。国家中医药管理局 2017 年发布了《"十三五"中医药科技创新专项规划》，完善中医药国际标准，形成不少于 50 项药典标准和 100 页行业标准，实现 20～30 个中成药品种在 EMA 或者欧盟成员国作为传统药物注册，完成 5～10 个中成药品种在欧美等发达国家作为药品注册；2018 年发布了《全国道地药材生产基地建设规则（2018—2025 年）》，提出到 2020 年建立道地药材标准化生产体系，到 2025 年，健全道地药材资源保护与监测体系；《关于加强中医药健康服务科技创新的指导意见》提出除了要求加强中医药健康服务理论与技术方法的研究，还要求加强中医药健康服务相关产品的研发；《关于深化中医药师承教育的指导意见》总体目标是构建师承教育与院校教育、毕业后教育和继续教育有机结合，贯穿中医药人才发展全过程的中医药师承教育体系。2019 年发布了《关于在医疗联合体建设中切实加强中医药工作的通知》，提出要通过医联体建设，切实提升中医药服务能力，提高基层中医药服务可及性和水平，促进中医药和西医药相互补充、协调发展，全方位全周期保障人民健康；2020 年发布了《中医药康复服务能力提升工程实施方案（2021—2025 年）》，提出到 2025 年依托现有资源布局建设一批中医康复中心，三级中医医院和二级中医医院设置康复（医学）科的比例分别达到 85%、70%，康复医院全部设置传统康复治疗室，鼓励其他提供康复服务的医疗机构普遍能够提供中医药康复服务。中医药康复服务条件显著改善，服务能力明显提升，服务范围得到拓展，中医药康复人才队伍建设得到加强，人员数量明显增长，中医药康复科研创新能力进一步提升，产出并转化一批科研成果，基本满足城乡居民日益增长的中医药康复服务需求。安徽省 2020 年发布了《安徽省中医药条例》，提出政府应当为中医药事业发展提供政策支持和条件保障，健全中医药管理机构，加强工作人员力量，建立中医药工作考核评估机制，按照规定纳入政府绩效考核。建立持续稳定的中医药发展多元投入机制，将中医药事业发展经费纳入本级财政预算，落实对公立中医医院的投入倾斜政策；2021 年发布了《关于促进中药传承创新发展若干措施》，提出了强化中药质量源头管理、加强中药生产流通质量监管、提升中药科学监管能力和水平、服务中药产业高质量发展、协同推动长三角地区中药监管一体化发展五个方面共 22 项具体措施。

8.《国家药监局关于成立中药管理战略决策专家咨询委员会的通知》 推进中药审评审批制度改革是贯彻落实《中共中央国务院关于促进中医药传承创新发展的意见》的重要举措。为进一步构建完善符合中药特点的审评审批体系，保障和促进中药监管工作重大决策的科学性、权威性，依据《药品注册管理办法》有关规定，国家药监局决定成立由两院院士、国医大师、资深专家组成的中药管理战略决策专家咨询委员会。

9.《关于进一步加强中药科学监管促进中药传承创新发展的若干措施》 2023 年 1月 3 日，国家药监局网站发布《关于进一步加强中药科学监管促进中药传承创新发展的若干措施》。措施提出，加强中药饮片审批管理。遵循中医药理论和用药规律，围绕质量安全风险，推动中药饮片炮制机理研究，建立健全中药饮片质量评价体系。会同国家中医药管理局制定《实施审批管理的中药饮片目录》及配套文件，依法对符合规定情形的中药饮片实施审批管理。强化中药配方颗粒生产过程管理。督促中药配方颗粒生产企业严格按照备案的生产工艺生产，严格供应商审核，加强中药材鉴别、中药饮片炮制、颗粒生产、检验放行等全环节质量管理，确保生产全过程符合相应的药品标准和药品生产质量管理规范。具体如下：

（1）加强中药材质量管理

1）规范中药材产地加工。进一步调动中药材产地地方政府、中药材生产企业、基地农户积极性，推动中药生产企业将药品质量管理体系向中药材种植加工环节延伸，促进中药材生产加工与生态文明建设和乡村振兴结合。省级药品监督管理部门要加强中药饮片生产企业采购产地加工（趁鲜切制）中药材监管，在符合《中药材生产质量管理规范》（GAP）的基础上，规范中药材产地加工及采购行为，加强趁鲜切制中药材质量管理。

2）推进实施《中药材生产质量管理规范》（GAP）。充分发挥 GAP 在中药材生产质量监管的重要作用，组建国家 GAP 专家工作组，研究完善实施工作推进方案和配套技术要求，促进中药材规范化、产业化、规模化种植养殖。通过 GAP 延伸检查、符合性检查和日常监督检查，推动中药生产企业采取自建、共建、联建或共享中药材种植养殖基地，稳定中药材供给，使用符合 GAP 要求的中药材。分品种、分步骤研究明确部分重点或高风险中药品种生产使用的中药材应当符合 GAP 要求。中药注射剂生产所用的中药材，原则上应当符合 GAP 要求。

3）完善中药材注册管理。会同国家中医药管理局制定《实施审批管理的中药材品种目录》，依法对符合规定情形的中药材品种实施审批管理。加强对地区性民间习用药材管理，修订《地区性民间习用药材管理办法》，指导省级药品监督管理部门制修订地区性民间习用药材标准，确保地方药材标准与国家药品标准协调统一。

4）建立中药材质量监测工作机制。组织综合分析中药材质量监测数据，关注不同产地中药材质量的差异，研究发布中药材质量监测报告。构建涵盖药材品种考证、产地、质量、安全等信息的国家中药材质量基本数据库，促进中药材数据信息的共享和共用。

5）改进中药材进口管理。持续强化进口药材检验能力建设，提升进口药材质量追溯水平。根据国家战略区域规划要求，有序开展对申请增设允许药品进口的口岸或允许药材进口的边境口岸现场考核评估工作，合理增设允许药品进口的口岸或允许药材进口的边境口岸。

（2）强化中药饮片、中药配方颗粒监管

1）加强中药饮片审批管理。遵循中医药理论和用药规律，围绕质量安全风险，推动中药饮片炮制机理研究，建立健全中药饮片质量评价体系。会同国家中医药管理局制定《实施审批管理的中药饮片目录》及配套文件，依法对符合规定情形的中药饮片实施审批管理。

2）完善中药饮片炮制规范。分批发布实施并不断提高完善《国家中药饮片炮制规范》，加强对省级中药饮片炮制规范的备案管理，指导省级中药饮片炮制规范的制定和修订。强化省级中药饮片炮制规范监督实施，完善按照省级中药饮片炮制规范生产中药饮片的生产、流通、使用管理等规定。

3）规范中药饮片生产和质量追溯。遵循中药饮片炮制特点，结合传统炮制方法和现代生产技术手段，研究完善中药饮片生产质量管理规范，探索建立中药饮片生产流通追溯体系，逐步实现重点品种来源可查、去向可追和追溯信息互通互享。发布实施《中药饮片包装标签管理规定（试行）》及相关配套技术文件，规范中药饮片标签的标识内容。

4）推动改进中药饮片生产经营模式。引导和督促中药饮片生产企业结合产业规划、资源优势、技术能力等生产实际，优化调整品种生产结构，逐步推进实现中药饮片集约化、精品化、规模化的生产模式。

5）强化中药配方颗粒生产过程管理。督促中药配方颗粒生产企业严格按照备案的生产工艺生产，严格供应商审核，加强中药材鉴别、中药饮片炮制、颗粒生产、检验放行等全环节质量管理，确保生产全过程符合相应的药品标准和药品生产质量管理规范。

（3）优化医疗机构中药制剂管理

1）积极发挥医疗机构中药制剂作用。推动医疗机构采用大数据、人工智能、真实世界研究等技术手段，围绕临床定位、适用人群、用法用量、疗程以及体现中药作用特点和优势的评价指标等对医疗机构中药制剂开展研究。发挥人用经验对医疗机构中药制剂的安全性、有效性的支持作用，支持将疗效确切、特色优势明显、不良反应少的医疗机构中药制剂品种向新药转化。

2）严格备案和调剂使用医疗机构中药制剂。严格按照规定开展医疗机构应用传统工艺配制中药制剂的备案管理工作，及时对已备案的医疗机构制剂进行资料核查和现场检查，必要时按照相关规定开展抽样检验。规范调剂使用医疗机构中药制剂，支持通过调剂在不同医疗机构内开展多中心临床研究。省级药品监督管理部门参照《药品生产质量管理规范》等相关规定，规范和加强医疗机构中药制剂区域配制车间监管，严格监管其配制中药制剂的质量。

3）加强医疗机构中药制剂不良反应监测。推动医疗机构建立和完善药物警戒体系，主动开展对医疗机构中药制剂疑似不良反应的监测、识别、评估和控制，必要时对医疗机构中药制剂的有效性、安全性开展研究和综合评价，对疗效不确切、不良反应大或者其他原因危害人体健康的，主动向所在地省级药品监督管理部门申请注销有关批准证明文件或注销备案。

（4）完善中药审评审批机制

1）持续推动中药评价体系的研究和创新。优化中药审评审批体系和机制，推进注册"末端"加速变为向"前端"延伸的全程加速，制定发布实施《中药注册管理专门规定》，加快推进中医药理论、人用经验、临床试验"三结合"审评证据体系建设，建立完善以临床价值为导向的多元化中药评价技术标准和临床疗效评价方法。

2）完善中药应急审评审批机制。快速有效应对公共突发卫生事件，对国务院卫生健康或者中医药管理部门认定急需中药实施特别审批程序。鼓励并扶持用于重大疾病、罕见病，或者儿童用中药新药的研制，对符合规定情形的相关注册申请实行优先审评审批。

3）完善中药处方药与非处方药分类管理。优化非处方药上市注册与上市后转换相关技术指导原则体系和要求，规范开展中药处方药转换为非处方药技术评价，研究制定中药非处方药审评技术要求，进一步发挥中成药在自我药疗中的作用。

（5）重视中药上市后管理

1）完善中药上市后管理工作机制。加强药品全生命周期服务，督促药品上市许可持有人履行主体责任和义务，根据产品特点制定上市后风险管理计划，主动开展上市后研究和上市后评价，对药品的获益和风险进行综合分析评估。根据评估结果，依法采取修订药品说明书、暂停生产销售、召回药品、主动申请注销药品批准证明文件等措施。督促药品上市许可持有人主动开展中药注射剂上市后研究和评价，持续提升对中药注射剂的药物警戒水平和能力。

2）强化中药上市后变更管理。完善基于风险控制的上市后变更管理，进一步明确不同变更风险等级划分的标准，加强对高风险变更品种的审评审批。强化药品上市许可持有人主动提升中药质量的主体责任意识，发挥末端政策发力优势，提升药品上市许可持有人对产品的全生命周期管理能力。

3）加强中药不良反应监测。组织研究开发符合中药特点的中药不良反应信号监测工具，对发现的安全性风险信号及时开展综合分析研判，采取相应的风险控制措施，加强对不良反应聚集性事件的监测和处置力度，及时防控用药风险。

（6）提升中药标准管理水平

1）优化中药标准管理。研究制定中药标准管理专门规定。以《中国药典》（一部）修订为契机，探索实施中药国家标准制定质量管理规范，及时将科学、成熟、适用的中药相关注册标准、国际标准、团体标准或企业内控标准等转化为国家标准。建立中药国家标准快速修订机制和修订程序。加强药典委员会中药相关专委会建设，完善委员遴选和产生机制。

2）科学完善中药标准。持续推进中药标准制定、修订，加快国家中药饮片炮制规范、中药配方颗粒标准发布实施。合理设置中药中农药残留、重金属与有害元素、真菌毒素等有害物质以及植物生长调节剂等的限量要求和检测方法。加强中药内源性有毒成份检测技术研究和风险评估体系建设，制订符合中药特点的内源性有毒成份限度标准和完善用法用量。

3）加强中药标准物质研制和供应保障。完善中药标准物质研制和持续保障供应机制，强化动态预警和信息反馈机制，开展需求分析并制订研制计划，加强质量监测。分类完善中药化学对照品、对照药材和对照提取物等中药标准物质的研制和标定技术要求。

4）提升中药标准数字化管理水平。建立完善中药国家药品标准、药品注册标准动态数据库，加快推进数字化标准建设，及时更新数据，实现药品标准的发布、查询、分析、研究、维护信息化。

（7）加大中药安全监管力度

1）创新中药质量监管模式。逐步构建"网格化"监管模式，完善中药生产监管制度建设，研究制定并监督实施《中药生产质量管理规范》。逐步建立并完善中药生产区域化风险研判机制，针对重点企业、重点品种、重点环节，持续加强中药饮片、中药配方颗粒和中成药监督检查，有序开展中药材延伸检查。进一步规范中药饮片、中药配方颗粒和中成药流通经营秩序，强化使用环节质量监管。

2）加强中药质量抽检监测。持续推进和完善中药饮片、中药配方颗粒、中成药质量抽检，结合监管需求和行业发展实际科学开展探索性研究，对抽检监测数据进行综合分析研判，依风险采取相应的风险防控或质量提升措施，优化中药质量公告发布工作机制，依法发布抽检监测结果，向公众客观准确传递中药质量安全信息。

3）严厉打击违法违规行为。依法严查重处药品上市许可持有人、生产和/或经营企业涉嫌注册、备案造假，以及掺杂掺假、编造记录、违规销售等违法违规行为。严厉打击"窝点"制售中药假药等违法犯罪活动，充分利用网络监测、投诉举报等线索，联合公安、司法等部门，坚决查清源头、一追到底，依法追究犯罪人员刑事责任，坚守中药安全底线。

（8）推进中药监管全球化合作

1）充分发挥国际合作平台作用。进一步深化世界卫生组织（WHO）、国际草药监管合作组织（IRCH）、西太区草药监管协调论坛（FHH）国际合作，充分发挥"一带一路"国际合作框架、"中国－东盟药品合作发展高峰论坛"、世界卫生组织传统医药合作中心等平台作用，积极推动在传统草药监管合作、标准协调等方面进一步形成国际共识。

2）支持中药开展国际注册。积极开展中药国际注册政策宣贯和交流，支持国内具有临床优势的中药开展国际注册，鼓励开展中药国际多中心临床试验。按计划组织对进口药材的产地、初加工等生产现场以及境外中药（天然药物）的研制、生产实施检查。

3）传播中药监管"中国经验"。加快推进中药监管相关政策规定和技术指导原则翻译工作，分批次印制中药相关技术指导原则外文版本，加快国际推广，为国际传统草药监管规则和标准制修订贡献"中国经验"。

（9）保障措施

1）强化部门联动、协同推进。强化与卫生健康委、医保局、中医药局等部门协同联动，在中药相关重大政策制定过程中加强沟通交流，形成各部门共同推进中药传承创新发展良好局面。

2）大力发展中药监管科学。研究制定中药监管科学发展战略和关键路径，推进开展国家药监局药品监管科学行动计划。积极筹建药品监管科学全国重点实验室，依托国家药监局药品监管科学基地、重点实验室和重点项目实施，推动研究用于中药评价的新工具、新方法和新标准，并建立促进其用于中药监管的转化认定程序，建立完善具有中国特色的中药监管科学体系，解决中药监管基础性、关键性、前沿性和战略性技术问题。

3）加强高端智库建设。充分发挥高端智库作用，组建由中医药领域和其他相关学科领域的院士、国医大师以及资深专家组成的中药管理战略决策专家咨询委员会，建立中药监管科学工作专家组，为国家药监局提供相关政策、法律咨询，提出决策参考、工作建议，确保中药监管工作重大决策的科学性、权威性。

4）重视监管科学人才队伍培养。加强与高水平研究机构、高等院校以及行业学会、研究会等合作，构建中药监管人才培养课程体系，分类别开展监管能力和实务培训，培养一支适应中药高质量发展的监管队伍。

5）夯实中药监管基础建设。加强中药监管基础数据建设，开展数据科学研究，从技术标准、质量追溯、过程监控、风险监测等方面，推动构建以数据为核心的中药智慧监管模式。

6）全面落实国家区域战略。落实推进"京津冀协同发展""长江三角洲区域一体化""粤港澳大湾区建设"等国家区域发展战略和中医药综合改革示范区建设，鼓励条件成熟地区药品监督管理部门在加强中药质量安全监管，促进中药产业更高质量发展等方面先行先试。

10.《中医药振兴发展重大工程实施方案》 国务院办公厅 2023 年 2 月 10 日印发《中医药振兴发展重大工程实施方案》（以下简称《方案》），进一步加大"十四五"期间对中医药发展的支持力度，着力推动中医药振兴发展。

《方案》指出，要以习近平新时代中国特色社会主义思想为指导，深入贯彻党的二十大精神，统筹推进"五位一体"总体布局，协调推进"四个全面"战略布局，认真落实党中央、国务院决策部署，坚持稳中求进工作总基调，立足新发展阶段，完整、准确、全面贯彻新发展理念，构建新发展格局，坚持以人民健康为中心，加大投入与体制机制创新并举，统筹力量集中解决重点领域、重要环节的突出问题，破除制约高质量发展的体制机制障碍，着力改善中医药发展条件，发挥中医药特色优势，提升中医药防病治病能力与科研水平，推进中医药振兴发展。

《方案》明确推进中医药振兴发展的基本原则，即增强能力，服务群众；遵循规律，发挥优势；提高质量，均衡发展；创新机制，激发活力。《方案》统筹部署了 8 项重点工程，包括中医药健康服务高质量发展工程、中西医协同推进工程、中医药传承创新和现代化工程、中医药特色人才培养工程（岐黄工程）、中药质量提升及产业促进工程、中医药文化弘扬工程、中医药开放发展工程、国家中医药综合改革试点工程，安排了 26 个建设项目。

通过《方案》实施，到 2025 年，优质高效中医药服务体系加快建设，中医药防病治病水平明显提升，中西医结合服务能力显著增强，中医药科技创新能力显著提高，高素质中医药人才队伍逐步壮大，中药质量不断提升，中医药文化大力弘扬，中医药国际影响力进一步提升，符合中医药特点的体制机制和政策体系不断完善，中医药振兴发展取得明显进展，中医药成为全面推进健康中国建设的重要支撑。

《方案》指出，要强化项目实施，国务院中医药工作部际联席会议有关成员单位要将重大工程实施纳入本单位重点工作；做好资金保障，建立持续稳定的中医药发展多元投入机制；加强监测评估，开展重大工程实施动态监测、中期评估和总结评估；注重宣传解读，营造全社会关心和支持中医药发展的良好氛围。

第十四章　中药类健康产品服务指导 ▷▷▷▷

第一节　基础概念

一、中药类健康产品

（一）中药类健康产品的概念

在这里，一是指以原卫生部规定"药食同源"或"可用于保健食品"目录内的中药为原料配制或加工而成的保健食品；二是泛指具有一定养生滋补作用的中药材（饮片）；三是以中药为原料制作成的供人体外用并能达到一定保健养生功效的保健用品。

（二）药食同源概述

1. 药食同源的概念　"药食同源"指许多食物即药物，它们之间并无绝对的分界线，古代医学家将中药的"四性""五味"理论运用到食物之中，认为每种食物也具有"四性""五味"。

2. 药食同源的理论渊源　唐朝时期的《黄帝内经太素》一书中写道："空腹食之为食物，患者食之为药物。"这反映出"药食同源"的思想。"药食同源"是说中药与食物是同时起源的。《淮南子·修务训》称："神农尝百草之滋味，水泉之甘苦，令民知所避就。当此之时，一日而遇七十毒。"可见神农时代药与食不分，无毒者可就，有毒者当避。随着经验的积累，药食才开始分化。在使用火后，人们开始食熟食，烹调加工技术才逐渐发展起来。在食与药开始分化的同时，食疗与药疗也逐渐区分。

《内经》对食疗有非常卓越的理论，如"大毒治病，十去其六；常毒治病，十去其七；小毒治病，十去其八；无毒治病，十去其九；谷肉果菜，食养尽之，无使过之，伤其正也"，这可称为最早的食疗原则。

由此可见，在中医药学的传统之中，论药与食的关系是既有同处，亦有异处。但从发展过程来看，远古时代是同源的，后经几千年的发展，药食分化，若再往今后的前景看，也可能返璞归真，以食为药，以食代药。

我国中医学自古以来就有"药食同源"理论。这一理论认为：许多食物既是食物也是药物，食物和药物一样均能够防病治病。在古代原始社会中，人们在寻找食物的过程中发现了各种食物和药物的性味和功效，认识到许多食物可以药用，许多药物也可以食用，两者之间很难严格区分。这就是"药食同源"理论的基础，也是食物疗法的基础。

中医药学中关于中药的又一概念是：所有的动植物、矿物质等均属于中药的范畴，中药是一个非常大的药物概念。凡是中药，都可食用，不过是用量上的差异，毒性大的食用量小，而毒性小的食用量大。在中医药中，药物和食物是不分的，是相对而言的：药物是食物，而食物也是药物；食物的副作用小，而药物的副作用大。这就是"药食同源"的另一种含义。

3. 药食同源目录　2020 年 1 月 6 日，国家卫生健康委、国家市场监管总局发布《关于对党参等 9 种物质开展按照传统既是食品又是中药材的物质管理试点工作的通知》（国卫食品函〔2019〕311 号），通知显示，根据《食品安全法》规定，经安全性评估并广泛公开征求意见，将对党参、肉苁蓉、铁皮石斛、西洋参、黄芪、灵芝、山茱萸、天麻、杜仲叶等 9 种物质开展按照传统既是食品又是中药材的物质（以下简称食药物质）生产经营试点工作。

此前，原卫生部公布的《关于进一步规范保健食品原料管理的通知》，对药食同源物品、可用于保健食品的物品和保健食品禁用物品做出具体规定。三种物品名单如下：

（1）既是食品又是药品（药食同源物品）的中药名单：丁香、八角、茴香、刀豆、小茴香、小蓟、山药、山楂、马齿苋、乌梢蛇、乌梅、木瓜、火麻仁、代代花、玉竹、甘草、白芷、白果、白扁豆、白扁豆花、龙眼肉（桂圆）、决明子、百合、肉豆蔻、肉桂、余甘子、佛手、杏仁、沙棘、芡实、花椒、红小豆、阿胶、鸡内金、麦芽、昆布、枣（大枣、黑枣、酸枣）、罗汉果、郁李仁、金银花、青果、鱼腥草、姜（生姜、干姜）、枳子、枸杞子、栀子、砂仁、胖大海、茯苓、香橼、香薷、桃仁、桑叶、桑椹、橘红、桔梗、益智仁、荷叶、莱菔子、莲子、高良姜、淡竹叶、淡豆豉、菊花、菊苣、黄芥子、黄精、紫苏、紫苏籽、葛根、黑芝麻、黑胡椒、槐米、槐花、蒲公英、蜂蜜、榧子、酸枣仁、鲜白茅根、鲜芦根、蝮蛇、橘皮、薄荷、薏苡仁、薤白、覆盆子、藿香。（以上为 2012 年公示的 86 种）

2014 年新增 15 种中药材物质：人参、山银花、芫荽、玫瑰花、松花粉、粉葛、布渣叶、夏枯草、当归、山奈、西红花 、草果、姜黄、荜茇，在限定使用范围和剂量内作为药食两用。

2020 年新增 9 种中药材物质作为按照传统既是食品又是中药材：党参、肉苁蓉、铁皮石斛、西洋参、黄芪、灵芝、天麻、山茱萸、杜仲叶，在限定使用范围和剂量内作为药食两用。

（2）可用于保健食品的中药名单：人参、人参叶、人参果、三七、土茯苓、大蓟、女贞子、山茱萸、川牛膝、川贝母、川芎、马鹿胎、马鹿茸、马鹿骨、丹参、五加皮、五味子、升麻、天门冬、天麻、太子参、巴戟天、木香、木贼、牛蒡子、牛蒡根、车前子、车前草、北沙参、平贝母、玄参、生地黄、生何首乌、白及、白术、白芍、白豆蔻、石决明、石斛、地骨皮、当归、竹茹、红花、红景天、西洋参、吴茱萸、怀牛膝、杜仲、杜仲叶、沙苑子、牡丹皮、芦荟、苍术、补骨脂、诃子、赤芍、远志、麦冬、龟甲、佩兰、侧柏叶、制大黄、制何首乌、刺五加、刺玫果、泽兰、泽泻、玫瑰花、玫瑰茄、知母、罗布麻、苦丁茶、金荞麦、金樱子、青皮、厚朴花、姜黄、枳壳、枳实、柏子仁、珍珠、绞股蓝、胡芦巴、茜草、荜茇、韭菜子、首乌藤、香附、骨碎补、党参、桑白皮、桑枝、浙贝母、益母草、积雪草、淫羊藿、菟丝子、野菊花、银杏叶、黄芪、湖北贝母、番泻叶、蛤蚧、越橘、槐实、蒲黄、蒺藜、蜂胶、酸角、墨旱莲、熟大黄、熟地黄、鳖甲。

（3）保健食品禁用中药名单（注：毒性或者副作用大的中药）：八角莲、八里麻、千金子、土青木香、山莨菪、川乌、广防己、马桑叶、马钱子、六角莲、天仙子、巴豆、水银、长春花、甘遂、生天南星、生半夏、生白附子、生狼毒、白降丹、石蒜、关木通、农吉痢、夹竹桃、朱砂、米壳（罂粟壳）、红升丹、红豆杉、红茴香、红粉、羊角拗、羊踯躅、丽江山慈菇、京大戟、昆明山海棠、河豚、闹羊花、青娘虫、鱼藤、洋地黄、洋金花、牵牛子、砒石（白砒、红砒、砒霜）、草乌、香加皮（杠柳皮）、骆驼蓬、鬼臼、莽草、铁棒槌、铃兰、雪上一枝蒿、黄花夹竹桃、斑蝥、硫黄、雄黄、雷公藤、颠茄、藜芦、蟾酥。

二、中药临方调剂服务

即受患者委托，按养生验方（一般限于原卫生部规定的食品、"药食同源类""可用于保健食品类"及具有一定养生滋补效果的"滋补类"中药中的单种或多种组成）或医师处方（一人一方）应用中药传统工艺进行的中药个体化加工服务，包括制作茶剂、膏方和药膳料配制及药膳制作指导等服务。需要特别强调的是，在为群众提供中药临方调剂服务的整个过程中，下文所列的所有茶剂、药膳及膏方的配料，如有至少一种不在"药食同源类"或"滋补类"目录中，一般需凭医师处方，依照"一人一方"的方式提供服务。

第二节　社会药房常见品类服务指导

一、药食同源类服务指导

（一）具体品种

社会药房店堂摆放的"药食同源类"品种多数以灌装或袋装形式存放，目录如下：莲子、枸杞子、铁皮石斛、山药、人参、西洋参、陈皮（橘皮）、山楂、黄芪、当归、桑椹、荷叶、金银花、菊花（贡菊、胎菊等）、玫瑰花、胖大海、百合、罗汉果、芡实、赤小豆、薏苡仁、花椒、茴香、小茴香、党参、天麻、龙眼肉、茯苓、（炒）麦芽、灵芝、栀子、蜂蜜、葛根、粉葛、甘草、决明子、枣（大枣、黑枣、酸枣）、阿胶。

（二）按功效归类

为便于社会药房从业人员记忆和提供用药指导服务，将以上"药食同源类"品种按功效进行了归类，见表14-1。

表14-1　常见"药食同源"产品功效归类

功效分类		中药名称
解表类	发散风热药	菊花、葛根、粉葛
清热类	清热泻火药	栀子、决明子
	清热解暑药	荷叶
	清热解毒药	金银花
利水渗湿类	利水消肿药	茯苓、薏苡仁、赤小豆
温里类	温里药	花椒、茴香、小茴香
理气类	理气药	陈皮、玫瑰花
消食类	消食药	山楂
化痰止咳平喘类	清化热痰药	胖大海、罗汉果
安神类	养心安神药	灵芝
平肝息风类	息风止痉药	天麻
补虚类	补气药	人参、西洋参、党参、黄芪、山药、甘草、蜂蜜、大枣
	补血药	当归、阿胶、龙眼肉
	补阴药	桑椹、铁皮石斛、百合
收涩类	固精缩尿止带药	莲子、芡实

二、滋补类服务指导

（一）具体品种

社会药房店堂常摆放的健康产品除"药食同源"品类外，尚有除"药食同源"等目录外的具有一定养生滋补效果的"滋补类"品种，包括"滋补类"中药材（饮片）和"滋补类"食品，目录如下：

三七、川贝母、燕窝、红参、麦冬、黑木耳、香菇、竹荪、萱草花（黄花菜）、黑豆、绞股蓝、柠檬。

（二）按功效归类

上述品种按功效归类见表14-2。

表 14-2 "滋补类"品种功效归类

功效分类		品种名称
利水渗湿类	健脾利水消肿	萱草花（黄花菜）
止血类	化瘀止血	三七
化痰止咳平喘类	清热润肺，化痰止咳	川贝母
补虚类	补气	红参、香菇
	补阴	燕窝、麦冬、黑木耳、竹荪、黑豆、柠檬
	气阴双补	绞股蓝

三、保健用品服务指导

当前，社会药房常见的中药类保健用品主要是以艾草为主原料制作成的艾条或艾炷。下面重点介绍与之使用相关的知识，以便于社会药房从业人员更好地了解并为患者做好药学服务。

（一）灸法的定义

灸，灼烧的意思。灸法主要是指借灸火的热力和药物的作用，对腧穴或病变部位进行烧灼、温熨，达到防治疾病目的的一种方法。灸法在临床上具有相当重要的作用，正如《医学入门·针灸》所言："药之不及，针之不到，当灸之。"

（二）灸法的作用

1. 温经散寒 灸火具有温热性特点，能温经通络、驱散寒邪，适宜治疗寒性病证。临床常用于寒凝血瘀、痛经、经闭、胃脘痛、腹痛、腹泻、痢疾等病证的治疗。

2. 扶阳固脱 灸法具有升阳举陷的功能。中气下陷或亡阳欲脱之危证，灸法效果奇特。正如《扁鹊心书·须识扶阳》所载："真阳元气虚则人病，正阳元气脱则人死，保命之法，灼艾第一。"临床常用于脱证和中气不足、阳气下陷而引起的遗尿、脱肛、阴挺、崩漏、带下、久泻等病证的治疗。

3. 消瘀散结 灸法具有行气活血、消瘀散结的作用。气为血帅，血随气行，温能行气，气行则血行。灸能使气机通畅，营卫和畅，瘀血自散。临床常用于气血凝滞所致乳痈初起、瘰疬、瘿瘤等病证的治疗。

4. 防病保健 灸法能增强人体正气，提升其机体抗病驱邪能力。如足三里可治疗虚劳诸证，为强壮保健要穴。

5. 引热外行 艾火的温热性能可促使人体皮肤毛窍开放，引热邪外出。正如《医学入门·针灸》所言："热者灸之，引郁热之气外发。"临床常用于疖肿、带状疱疹、丹毒等实热性病证的诊疗。阴虚发热亦可用灸法。如灸膏肓穴可治疗骨蒸潮热、虚劳咳喘。

（三）艾灸法的种类及操作

1. 艾炷灸 用手工或器具将艾绒制成的圆锥状物，称作艾炷。将艾炷置于穴位或病变部位，点燃施灸的方法称作艾炷灸，包括直接灸和间接灸。每一个艾炷叫作 1 壮。

（1）直接灸：又称作着肤灸，即将艾炷直接置于皮肤上施灸的方法。施灸时，如须将每壮艾炷燃尽直至艾火灼伤皮肤而最终留下瘢痕的方法称为瘢痕灸，临床主要用于哮喘、风湿顽痹、瘰疬等病证的治疗；如将艾炷燃剩约 1/3 且患者感到微有灼痛感时，即用镊子将剩余部分夹去的方法称为无瘢痕灸，临床主要用于虚寒型病证。为达到较好的疗效，这两种方法均须将拟灸壮数灸完为止。

（2）间接灸：是指用药物或其他材料将艾炷与施灸腧穴皮肤之间隔开进行施灸的方法，包括隔姜灸、隔蒜灸、隔盐灸、隔附子饼灸。

①隔姜灸：将鲜姜切成薄片，直径 2 ～ 3cm，厚约 0.3cm，用针在中间刺数孔，置于腧穴或患处，再把艾炷放于姜片上点燃施灸。若患者有灼痛感可将姜片提起，使之离开皮肤片刻后再灸。艾炷应燃尽后换炷再灸，直至灸完应灸壮数。一般以局部皮肤出现红晕不起疱为度。此法具有温胃止呕、散寒止痛的效果，用于寒证之呕吐、腹痛及风寒湿痹等。

②隔蒜灸：将鲜大蒜切成薄片，厚约 0.3cm，操作方法同隔蒜灸。此法具有清热解毒、杀虫的作用，常用于瘰疬、肺结核及肿疡初起等。

③隔盐灸：将干燥食盐填敷于脐部（神阙穴），或可在盐上再放一薄姜片，上置大艾炷施灸。该法具有回阳、救逆、固脱的作用，用治伤寒阴证或吐泻并作、中风脱证等。注意应连续灸，不拘壮数，直至脉起、肢温及其他证候改善方止灸。

④隔附子饼灸：将附子研成粉末，用酒调和成直径约 3cm、厚约 0.8cm 的药饼，其他同隔姜灸。其具有温补肾阳之功，多用治阳痿、早泄、宫寒不孕或疮疡久溃不敛等。

2. 艾条灸　用艾绒为主要原料卷成的圆柱形长条称作艾条。将艾条点燃施灸的方法称为艾条灸，分为悬起灸与实按灸。一般社会药房的药学服务常用的是悬起灸。即将艾条一端点燃，悬于腧穴或患处一定高度之上，使药力温和作用于施灸部位的方法。分为温和灸、雀啄灸、回旋灸。

（1）温和灸：将艾条点燃的一端对准应灸部位，距离皮肤 2 ～ 3cm，以患者局部有温热而无灼痛感为度。一般每处灸 10 ～ 15 分钟，至皮肤红晕为度。多用治慢性病。

（2）雀啄灸：即将艾条点燃的一端如鸟雀啄食一样在施灸部位皮肤上方上下活动，至皮肤红晕为度的方法。多用于急性病。

（3）回旋灸：即将艾条点燃的一端在施灸部位皮肤上方左右移动或反复旋转施灸的方法。多用于急性病。

（三）艾灸法的常用穴位及功效主治

艾灸法的常用穴位、所属经络、功效及主治病证见表 14-3。

表 14-3　艾灸法的常用穴位及主治病证

穴位	所属经络	功效	主治病证
腰阳关、命门	督脉	补肾阳 祛寒邪	寒邪偏盛之痛痹；遗精、阳痿、小便频数等肾阳不足病证
百会	任脉	升阳举陷	脱肛、阴挺、胃下垂、肾下垂等气失固摄而致的下陷病证

续表

穴位	所属经络	功效	主治病证
关元	任脉	温补肾阳	中风脱证、虚劳冷背、羸瘦无力等元气虚损病证
气海	任脉	补益脾肾	虚脱、形体羸瘦、脏器衰惫、乏力等气虚病证
神阙	任脉	大补元气	虚脱、中风脱证等气虚病证
曲池	手阳明大肠经	祛风活血清热解毒	手臂疼痛、上肢不遂；瘾疹、湿疹；咽喉肿痛、齿痛、目赤肿痛
足三里	足阳明胃经	健脾胃补益气血	胃痛、呕吐、噎膈、腹胀、腹泻、痢疾、便秘等肠胃病证；面色萎黄、神疲乏力、面色不华、唇甲色淡等虚劳诸证
丰隆	足阳明胃经	燥湿化痰和胃降逆	痰浊中阻所致的头晕、头痛、头重如裹、恶心、呕吐、腹胀、便溏；痰浊阻肺所致的咳嗽喘息、痰多黏白、咳痰不爽、胸闷
阴陵泉	足太阴脾经	健脾祛湿利水消肿	腹胀、腹泻、水肿等脾湿证；小便不利、遗尿、尿失禁等泌尿系疾病
血海	足太阴脾经	统血养血活血理血	月经不调、痛经、经闭等妇科病；瘾疹、湿疹、丹毒等血热性皮肤病
养老	手太阳小肠经	养肝明目舒筋活络	目视不明；肩、背、肘、臂酸痛；强身保健可用温和灸
风门	足太阳膀胱经	散寒祛湿	风寒感冒、风寒头痛、项背强痛
膈俞	足太阳膀胱经	养血生血活血化瘀	贫血；血瘀诸证；瘾疹、皮肤瘙痒
脾俞	足太阳膀胱经	健脾益气	腹胀、纳呆、呕吐、腹泻、痢疾等肠胃病证
肾俞	足太阳膀胱经	补肾气壮肾阳	头晕、耳鸣、耳聋、慢性腹泻等肾虚诸证；遗精、阳痿、早泄、不育等泌尿生殖系统病证
大肠俞	足太阳膀胱经	散寒祛湿	感受寒湿所引起的腰痛、腹痛、腹泻
承山	足太阳膀胱经	温阳散寒通络止痛	腰腿拘急、疼痛、腹痛、疝气等
昆仑	足太阳膀胱经	疏风通络活血止痛	后头痛、项背强痛、目眩、腰骶疼痛、足踝肿痛等
申脉	足太阳膀胱经	补阳益气疏导水湿	头痛、眩晕、腰背酸痛、足踝关节痛等
涌泉	足少阴肾经	温补肾阳交通心肾	昏厥、头昏、头痛、失眠、大便难、小便不利等
太溪	足少阴肾经	滋阴清热安神定志补肾益气引火归元	腰膝酸软、五心烦热、潮热盗汗及阴虚火旺所致的咽喉肿痛、牙龈肿痛等肾阴不足证；小便不利、尿频尿急等肾气虚证
照海	足少阴肾经	滋阴清热清心安神	咽喉肿痛、目赤肿痛、失眠
复溜	足少阴肾经	补肾益阴温阳利水	遗精、盗汗、水肿、腹胀、腹泻、肠鸣

四、居家药膳临配服务指导

（一）药膳概述

1. 药膳的概念　药膳发源于我国传统的饮食和中医食疗文化，药膳是在中医学、烹饪学和营养学理论指导下，严格按药膳配方，将中药与某些具有药用价值的食物相配，采用我国独特的饮食烹调技术和现代科学方法制作而成的具有一定色、香、味、形的美味食品。简言之，药膳即药材与食材相配而做成的美食。它是中国传统的医学知识与烹调经验相结合的产物。它"寓医于食"，既将药物作为食物，又将食物赋以药用，药借食力，食助药威，二者相辅相成，相得益彰；既具有较高的营养价值，又可防病治病、保健强身、延年益寿。居家药膳选用的药材主要取自于由原卫生部规定的食品分类中的"药食同源类"及"滋补类"品种目录。

2. 药膳的七大烹饪法

（1）炖：有隔水炖和不隔水炖之分。隔水炖是加好汤和料封口，把容器放入锅中，武火炖 3 小时即可；不隔水炖是将药物和食物同时下锅，加水适量置于武火上，烧沸去浮沫，再置文火上炖至酥烂。

（2）焖：将药物和食物同时放入锅内，加适量的调味品和汤汁，盖紧锅盖，用文火焖熟。

（3）蒸：将药膳原料和调料拌好，装入碗中，置蒸笼内，用蒸气蒸熟。

（4）煮：将药物与食物放在锅内，加入水和调料，置武火上烧沸，再用文火煮熟。

（5）熬：将药物与食物倒入锅内，加入水和调料，置武火上烧沸，再用文火烧至汁稠，味浓。

（6）炒：先用武火将油锅烧熟，再下油，然后下药膳原料炒熟。

（7）卤：将药膳原料加工后，放入卤汁中，用中火逐步加热烹制，使其渗透卤汁而制成。

3. 食材与食材或药材的配伍禁忌　人们日常所摄入的食物往往不是单一食材，而是多种食材一同摄入体内，抑或是用一些中药材与食物一同制作的药膳。那么，这些食材与食材、食材与药材之间是否适合搭配在一起，是否在人体食用后会对人体造成不同程度的损害，这是值得审慎考虑的问题。毕竟现实生活中出现过诸多中毒事件或其他不良事件。为避免发生此类事件，本书总结了一部分食材与食材或药材的配伍禁忌，见表 14-4。

表 14-4　食材与食材或药材的配伍禁忌

食材	忌配伍的药材、食材	原因
猪肉	苍术、荞麦、鸽肉、黄豆	猪肉与苍术同食易动风； 猪肉与荞麦同食，易致毛发脱落； 猪肉与鸽肉、黄豆同食，易致气滞腹胀
猪血	地黄、黄豆、何首乌、海带	猪血与黄豆、地黄相克，会引起消化不良； 猪血与海带相克，会导致便秘； 猪血与何首乌相克，会引起身体不适

续表

食材	忌配伍的药材、食材	原因
猪肝	荞麦、豆酱、鲤鱼、猪肠、鱼肉	猪肝与荞麦、豆酱同食，易引发痼疾； 猪肝与鲤鱼、猪肠同食，令人伤神； 猪肝与鱼肉同食，易生痈疽
鸭蛋	李子、桑椹	鸭蛋与李子同食，易引起中毒； 鸭蛋与桑椹同食，易引起胃痛
狗肉	商陆、杏仁	狗肉味咸性温，可补中益气，温肾助阳，商陆苦寒，两者药性相冲； 狗肉与杏仁同食，易致中毒
羊肉	半夏、醋	羊肉与半夏同食，影响营养成分吸收； 醋味酸，具有收敛作用，不利于体内阳气的生发，与羊肉同吃会使其温补作用大打折扣
鲫鱼	麦冬、猪肝	鲫鱼与麦冬同食降低其食用功效；鲫鱼与猪肝同食会影响消化

（二）药材推荐

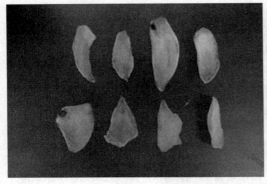

百 合

性味：甘，微寒。

功效：养阴润肺，清心安神。

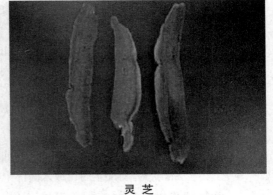

灵 芝

性味：甘，平。

功效：补气安神，止咳平喘。

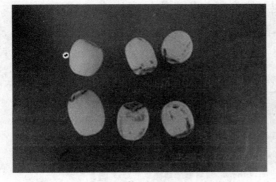

莲 子

性味：甘、涩，平。

功效：养心安神，健脾止泻。

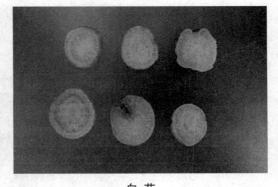

白 芍

性味：苦、酸，微寒。

功效：养血敛阴，柔肝平肝。

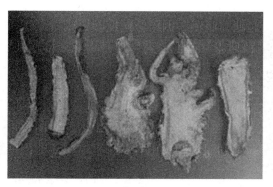

当 归

性味：甘、辛，温。

功效：补血活血，润肠通便。

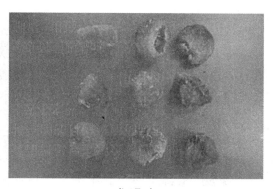

龙眼肉

性味：甘，温。

功效：补益心脾，养血安神。

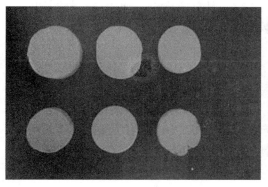

山 药

性味：甘，平。

功效：补脾肺肾，气阴双补。

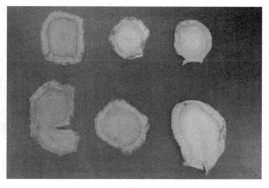

西洋参

性味：甘、微苦，凉。

功效：补气养阴，清热生津。

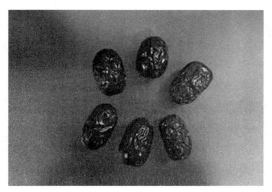

大 枣

性味：甘，温。

功效：补中益气，养血安神。

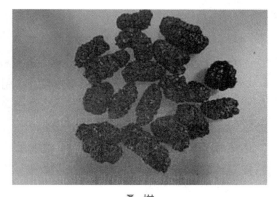

桑 椹

性味：甘、酸，寒。

功效：滋阴补血，生津润燥。

（三）临配服务指导

1. 五脏滋补靓汤 中医学认为，五脏对应五色，即绿色养肝、红色补心、黄色益脾、白色润肺、黑色补肾。补养五脏的药膳也是遵循这一养生法则，吃对颜色更养生。

（1）养心安神汤

［龙腰汤］

药材：当归、龙眼肉各 20g，红枣 5 个。

食材：鲜猪腰 300g，盐、生姜片适量。

做法：①将当归、龙眼肉、红枣冲洗干净；鲜猪腰片去腰臊，洗净切条备用。②净锅上火倒入清水，下入姜片、当归煮沸，再下入龙眼肉、鲜猪腰、红枣煮沸，打去浮沫，文火煲 2 小时，再调入盐即可。

养生效果：益心健脾，养血安神。

食用宜忌：适宜虚劳赢弱、失眠、健忘、惊悸、怔忡等人群。龙眼肉、当归均有很好的养护心脏作用，具有益心脾、补气血、安神的效果。

［莲肚汤］

药材：莲子（去心）50g，枸杞子 30g。

食材：猪肚 1 个，生姜 15g，葱 1 棵，红薯粉、盐、醋适量。

做法：①将猪肚用红薯粉和醋清洗干净，葱、姜切丝，莲子、枸杞子清洗后泡 30 分钟。②将猪肚放锅里加适量水煮沸。③捞出猪肚，过冷水，用刀将猪肚白苔刮掉。④将猪肚切条。⑤往锅中重新放水，倒入猪肚条、莲子和枸杞子。⑥水煮沸后，调入葱丝、姜丝、盐拌匀，文火续炖 25 分钟即可。

养生效果：养心安神，健脾止泻。

食用宜忌：本品补虚损、健脾胃、安胎、止泻。尤适宜心烦失眠、脾虚久泻、大便溏泄、久痢腰痛者食用。中满痞胀及便秘者忌食。

（2）养肝护肝汤

［党杞猪肝汤］

药材：党参、枸杞子各 15g。

食材：猪肝 200g，盐适量。

做法：①将猪肝洗净切片，氽水后备用。②将党参、枸杞子用水洗净。③将锅上火倒入水，把猪肝、党参、枸杞子一同放进锅里煲至熟，加盐调味即可。

养生效果：补中益气，养血明目。

食用宜忌：适宜体质虚弱、气血不足、面色萎黄、病后或产后体虚、脾胃气虚、神疲倦怠、四肢乏力、食少便溏、慢性腹泻及肺气不足者食用。

（3）健脾和胃汤

［山排煲］

药材：山药 100g。

食材：排骨 250g，胡萝卜 1 个，生姜片 5 片，味精 3g，油、盐适量。

做法：①将排骨洗净，切段；胡萝卜、山药均去皮洗净切成小块。②锅中加油烧热，下入生姜片爆香后，倒入排骨并炒干水分。③将排骨、胡萝卜、山药一起放入煲内，以大火煲 40 分钟后，调入盐、味精调味，2 分钟后即可。

养生效果：健脾益气，延缓衰老。

食用宜忌：本品具有健脾益气、延缓衰老、生津益肺、补肾涩精的养生效果，适宜肺虚喘咳、肾虚遗精、带下、尿频、虚热消渴者食用。

［莲肉汤］

药材：莲子肉（去心）200g。

食材：猪瘦肉 400g，白糖、盐各适量。

做法：①猪瘦肉洗净切块，放入碗中，撒适量盐，拌匀腌制 15 分钟。②莲子肉浸泡后洗净，并沥干水。③将莲子、猪瘦肉、白糖一起放入煲中，加适量水，用煲汤档煮好后加盐调味即可。

养生效果：健运脾胃，清心安神。

食用宜忌：猪瘦肉有滋补虚损、健脾和胃之效；莲子中的钙、磷和钾含量非常丰富，除可以构成骨骼和牙齿外，还有促进凝血、镇静神经、维持肌肉伸缩性等作用。此汤特别适合中老年人、脑力劳动者经常食用，可以增强记忆力、提高工作效率，并能预防阿尔茨海默病的发生。

（4）补肺润肺汤

［山杏糊］

药材：山药 20g，杏仁 5g。

食材：牛奶 200mL，白糖适量。

做法：①将山药、杏仁打粉备用。②将牛奶倒入锅中以文火煮，倒入山药粉、杏仁粉和白糖。边煮边搅拌，以免烧焦粘锅。③煮至汤汁呈糊状，即可。

养生效果：补中益气，润肺止咳。

食用宜忌：本品适用于肺虚久咳、脾胃虚弱、体虚便秘人群食用。肺结核、慢性肠炎、干咳无痰者慎食。

［合南粥］

药材：百合 20g。

食材：南瓜 20g，大米 90g，盐 2g。

做法：①南瓜去皮洗净，切成小块；大米、百合洗净备用。②锅中注入清水，放入大米、南瓜，用武火煮至米粒开花。③放入百合，改用文火煮至粥浓稠时，调入盐入味即可。

养生效果：滋阴清热，润肺止咳。

食用宜忌：本品适用于阴虚肺燥等人群服用。

（5）补肾益精汤

［地归鸡］

药材：熟地黄 25g，当归 20g，白芍 10g。

食材：鸡腿 1 只，盐适量。

做法：①鸡腿洗净剁块，放入沸水氽烫、捞起冲净；药材用清水快速冲净。②将鸡腿和所有药材放入炖锅中，加水以武火煮沸，转文火续炖 30 分钟。③起锅后，加盐调味即成。

养生效果：滋阴补肾，养血补虚。

食用宜忌：本品滋阴补肾、养血补虚，适合血虚、月经不调、经闭、痛经、癥瘕积聚、崩漏、贫血、肾阴虚人群食用。湿阻中满、大便溏泄者慎食。

［桑山汤］

药材：桑椹、枸杞子各 30g，山药 50g，冰糖适量。

做法：①桑椹、枸杞子、山药冲洗干净，备用。②将桑椹、枸杞子、山药放入锅中，加水适量，武火煮沸后，转文火续煮 30 分钟，放入冰糖煮化备用。③食用前兑入凉白开少许，拌匀即可。

养生效果：滋阴补肾，明目益智。

食用宜忌：本品适宜春夏之际肝肾阴虚、免疫力低等人群饮用。

2. 山珍药材靓汤

（1）茯苓系列汤

［党参苓鸡汤］

药材：党参 15g，炒白术、炙甘草各 5g，茯苓 10g。

食材：鸡腿 2 只，姜片适量，盐少许。

做法：①将鸡腿洗净，剁小块。②将药材洗净。③炖锅中加水煮沸，放入鸡腿、姜片及药材，转文火煮至肉熟，调入盐即可。

养生效果：补气健脾，升举内脏。

食用宜忌：本品适宜脾胃虚弱引起的内脏下垂、神疲乏力、妊娠胎动不安及病后体虚人群食用。

［苓核猪肉汤］

药材：核桃仁 50g，茯苓 10g。

食材：猪瘦肉 400g，盐 5g，鸡精 3g。

做法：①猪瘦肉洗净，切块；茯苓洗净。②炖锅中注水，烧沸，放入猪瘦肉及药材，武火煮沸转文火慢炖。③炖至核桃仁变软后，加入盐和鸡精调味即可。

养生效果：健脾益智，补益肾气。

食用宜忌：适宜便秘、记忆力减退人群。

［苓菊猪肉汤］

药材：菊花 5g，茯苓 25g。

食材：猪瘦肉 400g，白芝麻 5g，盐 5g，鸡精 3g。

做法：①猪瘦肉洗净，切块；茯苓、菊花、白芝麻洗净。②猪瘦肉氽水。③将猪瘦肉、茯苓、菊花放入炖锅，加水，武火煮沸后转文火炖 2 小时，调入盐、鸡精，撒上白芝麻关火，加盖稍闷即可食用。

养生效果：清热解毒，健脾渗湿。

食用宜忌：适宜水肿、体质虚弱、贫血、更年期综合征人群食用。

（2）银耳系列汤

［银杞鸡肝汤］

药材：枸杞子 15g，百合 5g。

食材：银耳 10g，鸡肝 200g，盐 3g，鸡精 3g。

做法：①鸡肝洗净，切块；银耳泡发洗净，摘成小朵；枸杞子、百合洗净，浸泡。②鸡肝汆水。③将鸡肝、药材放入锅中，加入清水文火炖 1 小时，调入盐、鸡精即可。

养生效果：滋阴润肺，养血明目。

食用宜忌：适宜肝肾不足所致视物昏花、贫血、皮肤干燥、青光眼、白内障及夜盲症等眼病和肝病人群食用。

［椰耳煲乳鸽］

药材：枸杞子 15g，大枣 10g。

食材：银耳 10g，乳鸽 1 只，椰子肉 100g，盐少许。

做法：①乳鸽收拾洗净，银耳泡发洗净，摘成小朵；枸杞子、大枣洗净，浸泡 10 分钟。②乳鸽汆尽血渍，捞起。③将乳鸽、枸杞、大枣放入炖盅，注水后武火煲沸，放入椰子肉、银耳，文火煲煮 2 小时，加盐即可。

养生效果：滋阴润肺，益气养血。

食用宜忌：适宜肺虚咳嗽气喘、痰中带血、产后或病后体虚、皮肤干燥或暗黄粗糙、高血压人群食用。

［天莲汤］

药材：天冬 15g，莲子肉 15g，大枣 2 个。

食材：银耳 20g，香菇 2 朵，盐适量。

做法：①银耳洗净，撕成小朵；大枣去核、洗净备用；香菇洗净、切薄片。②炖锅中加水，放入所有主料，武火煮沸，转文火续煮 30 分钟，加盐调味即可。

养生效果：养阴生津，滋阴润燥。

食用宜忌：适宜皮肤干燥、糖尿病、心烦失眠、口腔溃疡、肺燥干咳、津伤口渴、内热消渴、阴虚发热及肠燥便秘人群食用。

［洋杞鳢鱼汤］

药材：西洋参片 10g，枸杞子 10g，大枣 2 个。

食材：鳢鱼 300g，银耳 20g，盐少许。

做法：①鳢鱼收拾干净，切长段；西洋参片洗净；银耳、枸杞子泡发洗净。②将上述主材放入炖锅中，加水盖过材料，武火煮沸，后转文火炖 50 分钟，加盐即可。

养生效果：滋阴养胃，美容润肤。

食用宜忌：适宜胃阴亏虚引起的胃痛、胃灼热者，咽喉干燥者，干咳咯血者，糖尿病患者，皮肤干燥、暗黄者，肠热便血者，体质虚弱者。

（3）黄芪系列汤

［芪杞猪肝汤］

药材：党参 15g，黄芪 10g，枸杞子 10g。

食材：猪肝 300g，盐适量。

做法：①猪肝洗净，切片。②党参、黄芪洗净，入锅，加适量水以武火煮沸，转文火熬高汤。③熬 20 分钟转中火，放入枸杞子煮 3 分钟，放入猪肝片，待水沸后，加盐即成。

养生效果：补气养血，养肝明目。

食用宜忌：适宜气血亏虚，病后、产后体虚，产后缺乳，肝肾不足所致两目昏花、白内障、头晕，脾胃虚弱所致内脏下垂、食欲不振、乏力困倦者食用。

［芪杞牛肉汤］

药材：黄芪 10g，枸杞子 10g。

食材：牛肉 400g，香菜、葱段、盐各适量。

做法：①牛肉洗净，切块，入沸水中汆水；香菜择洗干净，切段；黄芪用温水洗净。②净锅加水，下入牛肉、黄芪、枸杞子，煲至牛肉熟透，撒入葱段、香菜、盐即可。

养生效果：益气补虚，健身强体。

食用宜忌：适宜病后或产后体虚，脾胃气虚引起的神疲乏力、面色无华、食少便溏、自汗及低血压、贫血、营养不良等人群食用。

［猪肚芪杞汤］

药材：黄芪 10g，枸杞子 10g。

食材：猪肚 300g，生姜 10g，盐、淀粉、鸡精各适量。

做法：①猪肚用盐、淀粉搓洗干净，切小块；黄芪、枸杞子、生姜洗净；生姜去皮切片。②猪肚汆水至收缩后取出，用冷水浸洗。③将所有主材放入炖煲内，注水，武火煮沸后转文火煲煮，2 小时后调入盐、鸡精即可。

养生效果：健脾养胃，升举内脏。

食用宜忌：适宜脾胃气虚引起的神疲乏力、面色无华、食少便溏、表虚自汗、内脏下垂，产后或病后体虚人群食用。

（4）灵芝系列汤

［灵枣猪肉汤］

药材：灵芝 10g，玉竹 8g，大枣 4 个。

食材：猪瘦肉 300g，盐适量。

做法：①猪瘦肉洗净，切片；灵芝、玉竹、大枣洗净；灵芝切小片备用。②炖锅内倒入水，调入盐，下猪瘦肉煮沸，撇去浮沫，下入所有药材，继续煲至熟即可。

养生效果：补气安神，养血补虚。

食用宜忌：适宜虚劳短气、神疲乏力、肺虚喘咳、失眠心悸、消化不良、体虚易感冒、气虚津液不足人群食用。食积腹胀、湿热内盛之急性肝炎者慎食。

［灵核乳鸽汤］

药材：灵芝 10g，党参 20g，核桃仁 20g，蜜枣 5 个。

食材：乳鸽 1 只，盐适量。

做法：①分别用水将灵芝、核桃仁、党参洗净。②将乳鸽去内脏，洗净斩件，氽去血水。③锅中加适量水武火煮沸，放入所有主材，煮沸后转文火续煲 3 小时，加盐调味即可。

养生效果：益智补脑，补肾延年。

食用宜忌：适宜体质虚弱、记忆力减退、心悸失眠、肾虚阳痿、神疲乏力、肺虚咳喘、病后或产后贫血人群食用。阴虚内热、感冒未愈者慎食。

［灵苓炖龟汤］

药材：灵芝 6g，茯苓 25g，山药 8g。

食材：乌龟 1 只，生姜 10g，盐、味精各适量。

做法：①乌龟置冷水锅内，文火加热至沸，将龟破开，去头和内脏，斩大件。②灵芝切片，与茯苓、山药、生姜一起洗净。③将以上主材放入炖锅内，以武火煮沸，转文火炖 2 小时，最后调入盐和味精即可。

养生效果：益气补虚，养心安神。

食用宜忌：适宜更年期女性及失眠、心律失常、体质虚弱、自汗、盗汗、肺虚咳喘、脾虚食欲不振、病后或产后贫血人群食用。

五、居家代用茶临配服务指导

（一）何谓代用茶

代用茶是指选用可食用植物的叶、花、果（实）、根茎等，采用类似茶叶的饮用方式（通过泡、煮等方式来饮用）的一类产品的俗称。

代用茶分为叶类、花类、果类和根茎类；同于茶的饮用方式，一般由原卫生部规定的"药食同源类""可用于保健品类""滋补类"中药中的单种或多种物品组成，用这些植物的根、茎、叶或者果实制成的茶制品。

（二）药茶的冲泡方法和饮用注意事项

此处所述茶的冲泡方法和饮用注意事项不仅限于本节的代用茶范畴，其适用于全书所指茶饮，包括代用茶和茶剂，为便于理解，统称药茶。

1. 药茶的冲泡方法　如要充分冲泡出药茶的纯正、天然功效，首先要选择优质的药材，其次是要注意原料的用量、泡茶的水质水温、冲泡用具及冲泡时间。

（1）原料用量：原料的用量需根据药茶的原料特性及饮用者的体质来综合考量。原料一般用量在 3 ~ 5g，脾胃功能不佳的人群可酌减。味道浓郁的药食材可以少放些。如果选用新鲜的药食材，欲达到同样的口感与效果，其分量一般是干燥原料的 2 ~ 3 倍。

（2）水质水温：水质是保证药茶色、香、味的重要条件，冲泡用水最好选择质地柔和、口感甘甜的矿物质水。冲泡绿茶、花类、含挥发性成分的药茶时，不宜直接用滚烫的沸水，待水温降至 80 ~ 95℃时冲泡效果较好。有些富含维生素 C 及酶类等活血成分的药食材（如柠檬、蜂蜜、罗汉果）甚至要求更低的水温。

（3）冲泡用具：不同的药茶原料质地有所不同，既可以用杯泡、壶泡，也可以用锅煮。用花、叶等原料制作的药茶，因其较容易泡出有效成分，一般可采用杯泡、壶泡法；而选用质地坚硬的果实、根、茎等制作的药茶可选用锅煮法，以便更好地萃取出有效成分。

（4）冲泡时间：药茶的冲泡时间，一般是按照其原料本身的特性来决定。质地较疏松的花、叶类一般冲泡 5 ～ 10 分钟，较坚硬的根、茎等类一般需泡 15 分钟以上。有些材料在制作和贮存过程中有可能接触到灰尘和杂质，还有些药材过于干硬，在冲泡前需先用沸水烫洗 1 ～ 2 遍，每次约 30 秒左右。

根据以上冲泡方法可以看出，药茶的原料质地千差万别，为了冲泡方便，在制作或组配药茶时，尽量避免将坚硬、厚重的果实、根、茎类原料与质轻、疏松的花、叶类原料一起冲泡，这样不便于掌握冲泡时间。但有时为了组方口感和疗效，确需要这样组方，则可先以较高的水温冲泡或煎煮果实、根、茎类原料，待水温稍低，再将花、叶类原料放入，继续闷泡一定时间。

2. 药茶的饮用注意事项　药茶即便选用的主要是"药食同源类""滋补类"品种，也不可盲目选择，也并非多多益善。如西洋参虽是名补佳品，但并非适宜所有人群，其性寒凉，易伤阳助湿，胃有寒湿者不宜服用。即便是对症人群，也并非越多越好，否则会加重身体负担。

具体应注意以下六忌：

（1）忌长期、过量、单一饮用：体质虚弱的人无法及时适应自然界阴阳的变化，可通过药茶来调理身体，以便跟上阴阳转换的节奏。根据春夏秋冬之时令及自身体质选择茶饮尤为重要，而不应长期过量饮用，更忌讳常年喝一种茶。

（2）忌盲目选择：花草本身也属药材，具有温、热、寒、凉不同药性，甚至含有毒素，需要配伍某些能够克其毒性或偏性的药材。对于身处经期、孕期、哺乳期的女性，身体极其虚弱的老年人，在未征得专业中医师建议时，不可自行、盲目选择药茶。

（3）忌清晨空腹饮：清晨人体胃内残食基本排空，胃之阳气易虚，此时饮茶易引起肠胃不适，甚至损伤胃黏膜，引起慢性胃炎等。一般餐后 1 小时饮用较为适宜。

（4）忌饭后即饮：饭后立即饮茶，大量水入胃，会冲淡胃所分泌的消化液，进而影响胃对饮食物的消化。某些含茶叶成分的药茶，内含单宁酸成分，易与食物中蛋白质结合，生成不易消化的凝固物质，从而影响肠道对蛋白质的消化与吸收。

（5）女性特殊时期忌饮（对症诊疗除外）：女性经期饮茶，茶中单宁酸易导致缺铁；妊娠期饮茶，咖啡因会增加孕妇心、肾负担，影响胎儿发育；哺乳期饮茶，单宁酸会抑制乳汁分泌。

（6）老年人忌饮寒性茶：体质虚弱的老年人一般不宜饮绿茶、生茶、乌龙茶等偏寒性的茶，以及鱼腥草、蒲公英、金银花等药性偏凉的材料配制的药茶，宜选择红茶、普洱熟茶、偏温性的药茶等。

（三）药材推荐

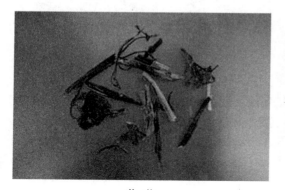

薄 荷

性味：辛，凉。

功效：疏散风热，利咽疏肝。

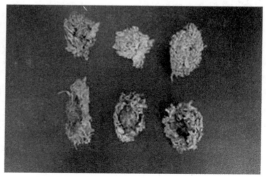

贡 菊

性味：辛、甘、苦，微寒。

功效：疏风清热，清肝明目。

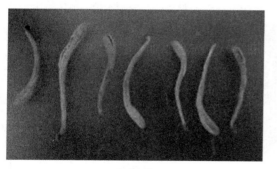

金 银 花

性味：甘，寒。

功效：清热解毒，疏散风热。

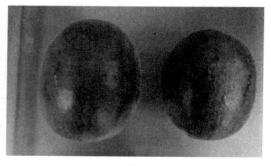

罗 汉 果

性味：甘，凉。

功效：清热润肺，利咽润肠。

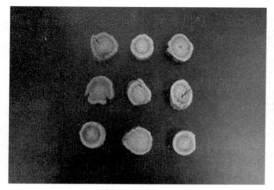

黄 芪

性味：甘，微温。

功效：补气升阳，利水消肿。

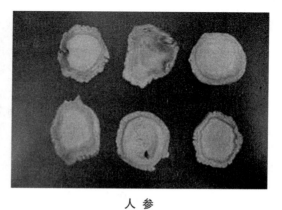

人 参

性味：甘、微苦，微温。

功效：大补元气，补心脾肺。

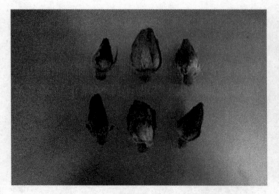

玫 瑰 花

性味：甘、微苦，温。

功效：行气解郁，和血调经。

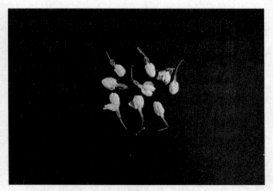

茉 莉 花

性味：辛、微甘，微温。

功效：理气止痛，温中和胃。

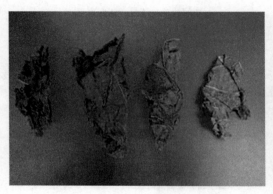

桑 叶

性味：甘、苦，寒。

功效：疏散风热，清肺平肝。

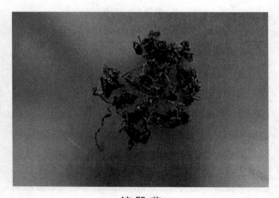

绞 股 蓝

性味：甘、苦，寒。

功效：健脾化痰，清热解毒。

（四）临配服务指导

1. 美容养颜系列

［月季清香茶］

配方：月季花 6g，红糖 12g。

制法：①将月季花放入茶杯，加入沸水冲泡，加盖焖 10 分钟。②揭盖，放入红糖，搅匀溶化即可。

用法：温热服用为宜，每日 1～2 剂。

养生效果：养血美容，解毒养颜。

饮用宜忌：常用于血虚之面色不华，气滞血瘀之月经不调、痛经、闭经、胸胁胀痛。

［归玫杞枣茶］

配方：当归 3g，玫瑰花 5 朵，枸杞子 5 颗，红枣 2 枚。

制法：将上药放入茶杯，加入 80℃左右的水冲泡，加盖闷 5 分钟即可饮用。

用法：茶温服为宜，每日 1～2 剂。

养生效果：补血活血，滋润养颜。

饮用宜忌：适于女性血虚、血瘀、月经不调、面色不华、皮肤干燥者饮用，孕妇不宜饮用。

2. 减肥塑身系列

［银楂菊瘦身茶］

配方：金银花 10 朵，山楂片 5 片，贡菊 5 朵。

制法：将上述配料放入茶杯，加入约 300mL 开水冲泡。

用法：茶放温、凉后服用为宜，每日 1～2 剂。

养生效果：疏风清热，降脂瘦身。

饮用宜忌：适于暑热感冒、泻痢、流感、疮疖肿毒、急慢性扁桃体炎、牙周炎、青春痘、肥胖等人群饮用。脾胃虚寒者忌饮。

［茉楂蓝纤体茶］

配方：茉莉花 4 朵，山楂片 2 片，绞股蓝 3g。

制法：将上述配料放入茶杯，加入约 300mL 开水冲泡。

用法：茶温服为宜，每日 1～2 剂。

养生效果：健脾益气，减脂纤体。

饮用宜忌：适于脾胃气虚、倦怠食少、肺虚燥咳、咽喉疼痛及高血压、高血脂等人群饮用。脾虚湿盛便溏者忌饮。

3. 四季养生系列

（1）春季茶方

［醒神开胃茶］

配方：竹茹 3g，炒麦芽 5g，山楂 10g，陈皮 10g，桑叶 5g，红糖 15g。

制法：先将以上配料放入杯中，冲入沸水，闷 20 分钟即可饮用。

用法：放凉饮用为宜，每日 1～2 剂。

养生效果：醒神健脾，开胃消食。

饮用宜忌：春季，因气温升高，人体的血液涌向体表，大脑和脏腑易缺血，而感困倦，甚至头部有发胀感。本品可健脾胃，促食欲；醒神清目，调理头部发胀、全身困倦。

［薄甘茶］

配方：薄荷 6g，甘草 5g。

制法：将薄荷和甘草放入杯中，冲入沸水，闷 10 分钟即可饮用。

用法：放凉饮用为宜，每日 1～2 剂。

养生效果：疏散风热，疏肝利咽。

饮用宜忌：可预防风热感冒、咽喉肿痛、肝郁气滞、胸闷胁痛、咽炎等。

（2）夏季茶方

［益气消暑饮］

配方：乌梅 100g，黄芪 100g，红糖 125g。

制法：①先将乌梅、黄芪放入锅中，加适量水，泡 1 小时。②武火煮至水沸后转文火续煮 30 分钟，滤出药汁，再加水煎煮 2 次。③将 3 次药汁合并，倒入锅内，煮至药汁稍稠，加红糖，熬至浓稠成膏状。

用法：可放冰箱保存，每日取 1/5，温水调匀后饮用。

养生效果：益气消暑。

饮用宜忌：可预防夏季因出汗过多而致气阴耗伤，也可调理脾胃虚寒引起的腹泻。

［杞味延寿茶］

配方：枸杞子 6g，五味子 6g，红糖 30g。

制法：①先将五味子捣碎。②将五味子、枸杞子、红糖放入杯中，加沸水冲泡，闷 20 分钟后饮用。

用法：温服为宜，每日 1 剂。

养生效果：敛气生津，补肾宁心。

饮用宜忌：可改善因暑热耗气伤阴引起的疲乏、气短无力、心悸、失眠等问题，防治皮肤粗糙。阴虚盗汗人群亦可饮用。

（3）秋季茶方

［疏郁梅子汤］

配方：乌梅 3 个，川陈皮 3g，大枣 3 个，山楂 5g，甘草 3g，黄芪 20g，罗汉果 1 个，牛蒡子 12g，玫瑰花 15g，枸杞子 5g。

制法：①罗汉果切片。将除玫瑰花、枸杞子外配料放入煮茶壶中，加适量水，武火煮至水沸后转文火续煮 30 分钟，放入玫瑰花煮 5 分钟，停火稍静置，加入枸杞子。②稍晾即可饮用。

用法：代茶温服，每日 1 剂。

养生效果：调和气血，润肺疏肝，排毒，减脂。

饮用宜忌：适宜秋季学习压力大的学生，以及气血虚弱、肺燥干咳、咽喉肿痛、情志抑郁等人群饮用。

［罗汉化痰茶］

配方：罗汉果 1 个，冬瓜皮 30g。

制法：①罗汉果切成片；冬瓜皮洗净。②将罗汉果、冬瓜皮放入煮茶壶中，加适量水，武火煮至水沸后转文火续煮 10 分钟，稍晾即可饮用。

用法：代茶饮，不定时饮服。

养生效果：清肺利湿，化痰止咳。

饮用宜忌：适宜秋季痰火咳嗽、百日咳、咽炎、咽喉肿痛等人群饮用。肺寒及外感咳嗽者忌饮。

（4）冬季茶方

［茴山饮］

配方：小茴香 5g，山楂 12g，甘草 4g。

制法：①先将小茴香放入无油炒锅，用文火炒 1～2 分钟，待小茴香出香味即关火。②将炒小茴香和山楂、甘草一起，用沸水冲泡，闷 20 分钟即可饮用。

用法：代茶温服，每日 1 剂。

养生效果：温肾暖肝，暖腹止痛。

饮用宜忌：适宜冬季高血脂人群保健饮用，可改善血液黏稠度、软化血管，也可缓解因肝肾虚寒所致寒疝腹痛、睾丸偏坠胀痛、少腹冷痛、痛经等。

［芪归圆茶］

配方：黄芪 5g，当归 8g，桂圆肉 25g。

制法：①将黄芪、当归、龙眼肉放入茶壶，注入适量清水，加盖，武火煮沸后，转文火续煮 20 分钟。②揭盖，稍凉即可饮用。

用法：代茶温热服，每日 1～2 剂。

养生效果：补血活血，美容养颜。

饮用宜忌：适宜冬季亚健康人群饮用，可有效促进血液循环，提高机体御寒能力。湿盛中满或有水饮、痰、火者忌服。

4. 体质调理系列

（1）肝郁体质调理

［青陈楂草饮］

配方：青皮 9g，陈皮 10g，山楂 10g，甘草 3g。

制法：将上药放入茶杯，加沸水冲泡，加盖闷 30 分钟后即可饮用。

用法：代茶饮，每日 1 剂。

养生效果：疏肝解郁，祛黄褐斑。

饮用宜忌：适宜女性长期黄褐斑，以及因肝气郁滞所致乳腺增生、胁肋胀痛、子宫肌瘤、卵巢囊肿等人群饮用。不宜与海藻或含有海藻的制剂同服。

［薄菊清肝茶］

配方：薄荷 4.5g，菊花 9g，枸杞 15g，天麻 3g。

制法：①茶壶中加水煮沸。②将以上配料放入茶壶，加盖闷泡，约 10 分钟，稍晾即可饮用。

用法：代茶饮，每日 1 剂。

养生效果：疏肝明目，滋补肝肾。

饮用宜忌：适宜目赤肿痛、心烦不寐、便秘、失眠等人群饮用。

（2）脾虚体质调理

［芪苓茶］

配方：黄芪 10g，茯苓 10g。

制法：将上述配料放入茶杯，加入约 400mL 沸水冲泡，注意水温应以刚煮沸的

100℃沸水为宜；或将上述配料放入锅中，加适量水，待水煮沸后，文火续煮 10 分钟更佳。

　　用法：茶温热服用为宜，每日 1 ～ 2 剂。

　　养生效果：益气健脾，渗湿止泻。

　　饮用宜忌：适于脾虚湿盛之急慢性腹泻人群饮用。这类人群常见症状为肠鸣泄泻（尤其是饭后腹泻）、四肢乏力、舌胖嫩或见花边舌、苔白腻。

　　［草参苓枣茶］

　　配方：炙甘草 9g，人参、白术各 5g，茯苓、红枣各 10g，生姜片适量，白糖 20g。

　　制法：①煮茶壶或锅中放适量清水煮沸。②加入上药，搅匀，盖上盖，煮沸后转文火续煮 10 分钟，揭盖，放入白糖煮至溶化，稍晾即可饮用。

　　用法：温热饮用为宜，每日 1 剂。

　　养生效果：益气健脾，养血安神。

　　饮用宜忌：适于脾虚湿盛之面色萎黄、语声低微、气短乏力、食少便溏等人群饮用。

　　（3）气虚体质调理

　　［晒枣茶］

　　配方：生晒参片 6g，红枣 8g，冰糖 6g。

　　制法：①将红枣劈开去核备用。②往中药养生茶壶注水约 600mL，加入生晒参片，煮沸后，文火续煮 20 分钟。③揭盖，倒入红枣、冰糖，稍加搅拌，文火续煮 10 分钟，即可。

　　用法：温热服用为宜，每日 1 剂。

　　养生效果：补气生津，养血安神。

　　饮用宜忌：适于气虚乏力、神疲肢倦、热病气虚津伤口渴及消渴证等人群饮用。不宜与藜芦同用。阴虚火旺者慎用。

　　［芪参提气茶］

　　配方：黄芪 3g，党参 4g，山药 10g。

　　制法：①将黄芪、党参、山药切片。②将配料放入茶杯，注入沸水，加盖闷 10 分钟。

　　用法：温服为宜，每日 2 剂。

　　养生效果：调节气血，润肤美胸。

　　饮用宜忌：适于气血虚弱人群饮用。

　　（4）肾虚体质调理

　　［益生椹枣饮］

　　配方：葡萄干 15g，桑椹 15g，枣片 5g。

　　制法：将上药放入茶杯，加沸水冲泡，加盖闷 10 分钟后即可饮用。

　　用法：代茶饮，每日 1 剂。

　　养生效果：补肾养血，延缓衰老。

饮用宜忌：适宜肾虚、气血虚弱人群饮用。

［双耳肺肾茶］

配方：银耳 5g，黑木耳 5g，冰糖 15g。

制法：①将银耳、黑木耳用温水泡发，除去杂质，洗净，放入碗内，加入冰糖，加水适量。②然后置于蒸锅内，加碗盖，蒸约 1 小时即可。

用法：银耳、黑木耳及汤汁，均可服用，每日 1 ～ 2 剂。

养生效果：补肾益精，润肺生津。

饮用宜忌：适宜老年性高血压、动脉粥样硬化、眼底出血（肾阴亏虚）、咳嗽、咳血、干咳等人群服用。脾胃湿热、口中甜腻、舌苔厚腻、见胖大舌者不宜服。

5. 祛疾调治系列

（1）清热解毒

［薄菊杞麻饮］

配方：薄荷 4.5g，菊花 9g，枸杞 15g，天麻 3g。

制法：①薄荷如较干、碎，可考虑用纱布包。②在茶壶中加入沸水，放入以上配料，闷约 5 分钟，晾凉即可饮用。

用法：代茶频饮。

养生效果：清肝火，除烦。

饮用宜忌：适合便秘、失眠人群饮用。气虚畏寒、表虚汗多者慎用。

［白毛花茶］

配方：蒲公英 4.5g，金银花 7g。

制法：①蒲公英如较干、碎，可考虑用纱布包。②在煮茶壶或锅中放适量水，将配料放入，待水沸后续煮 10 分钟，晾凉即可饮用。

用法：代茶频饮。

养生效果：清热解毒，利咽明目。

饮用宜忌：适合患有痈肿疔疮、外感风热、咽喉肿痛及肝火上炎之目赤肿痛等症状人群饮用。脾胃虚寒及气虚疮疡脓清者忌用。

［玫瑰栀子花茶］

配方：玫瑰花 5 朵，栀子花 3g。

制法：将玫瑰花与栀子花洗净后放入杯中，冲入沸水，闷泡 5 分钟后即可饮用。

用法：代茶频饮，每日 2 剂。

养生效果：理气解郁，清心肺火。

饮用宜忌：可用于肺热咳嗽、热病高热、心烦不寐、口舌生疮及妇女月经过多、赤白带下等人群饮用。

（2）润肺止咳化痰

［银甘润肺茶］

配方：金银花 8g，甘草 10g，白糖少许。

制法：①煮茶壶或锅中注入清水，待水沸，将金银花、甘草放入，续煮 20 分钟。

②去渣取汁，下少许白糖调味，晾凉即可饮用。

用法：代茶频饮，每日 1 ～ 2 剂。

养生效果：疏散风热，止嗽利咽。

饮用宜忌：适合风热感冒、咽喉肿痛、肺炎、扁桃体炎及肺痿咳嗽人群饮用。湿浊中阻之脘腹胀满、呕吐及水肿者禁服。

［绞股蓝一品茶］

配方：绞股蓝 3g。

制法：将绞股蓝放入茶杯，加入约 200mL 沸水冲泡，10 分钟后即可饮用。

用法：代茶频饮，每日限 2 剂。

养生效果：益气健脾，化痰止咳，清热解毒。

饮用宜忌：适宜体虚乏力、虚劳失精、白细胞减少、高脂血症、病毒性肝炎、慢性胃肠炎及慢性气管炎人群饮用。少数人群服药后，出现恶心呕吐、腹胀腹泻（或便秘）、头晕、眼花、耳鸣等症状，如现以上症状，应停用，静养。

（3）清肝明目

［明目菊参饮］

配方：菊花 10 朵，西洋参 5g，甘草 3g，枸杞 10g，山楂 8g，莲子心 3g，冰糖或蜂蜜适量。

制法：①茶壶中注入清水，待水沸，将以上除冰糖或蜂蜜外的配料放入，泡 10 分钟。②下冰糖或蜂蜜调味即可。

用法：代茶饮，每日 1 剂。

养生效果：疏散风热，平肝明目。

饮用宜忌：适合口干、火旺、目涩人群饮用。气虚畏寒、脾虚泄泻者慎用。

［葛桑茶］

配方：葛根 10g，桑叶 4g。

制法：①桑叶如较干、碎，可用纱布包煎。②茶壶中注入清水，加入葛根、桑叶，武火煮至水沸，文火续煮 15 分钟。

用法：代茶饮，每日 2 剂。

养生效果：清肝明目，解热生津。

饮用宜忌：此茶能预防肝风内扰、肝火上炎所致目赤肿痛、头晕头痛等不适。

（4）降压安神

［桂草减压茶］

配方：桂花 10g，甘草 3g。

制法：将甘草放入茶杯，加入约 300mL 开水冲泡，稍凉，待水温度控制在 80 ～ 85℃时，放入桂花。

用法：茶放温、凉后服用为宜，每日 1 ～ 2 剂。

养生效果：化痰止咳，益胃生津，平肝美容。

饮用宜忌：适于痰多咳嗽、牙痛口臭、食欲不振、肝气郁结、精神紧张等人群饮用。阴虚火旺、糖尿病、孕妇等人群忌服。

［灵枣茶］

配方：红枣 25g，灵芝 15g。

制法：①将红枣剪开，去核，待用。②往煮茶壶或锅中放适量清水，放入灵芝和去核的红枣，煮沸后转文火续煮 10 分钟，稍晾即可饮用。

用法：茶温服为宜，每日 2 剂。

养生效果：养血安神，止咳化痰。

饮用宜忌：适于虚劳、心悸、失眠、头晕、神疲乏力、久咳气喘等人群饮用。

［莲子心茶］

配方：莲子心 2g，甘草 3g。

制法：将莲子心、甘草放入杯中，加沸水冲泡，加盖闷 10 分钟，即可饮用。

用法：茶微凉饮为宜，每日 1 剂。

养生效果：交通心肾，清心安神。

饮用宜忌：适于夏季因压力大、精神紧张所致睡眠差、舌尖红或溃疡等心火旺盛人群饮用。

（5）理血理气

［当芪气血饮］

配方：黄芪 15g，当归 5g。

制法：①在煮茶壶或锅中放适量水，放入黄芪，武火煮至水沸后转文火续煮 15 分钟。②加入当归续煮约 10 分钟，稍晾即可饮用。

用法：代茶频饮。

养生效果：补气养血，活血通络。

饮用宜忌：适宜气血虚弱人群。阴虚火旺者忌饮。

［桂圆核桃茶］

配方：桂圆 5g，核桃仁 10g。

制法：①在煮茶壶或锅中放适量水，放入桂圆与核桃仁，武火煮至水沸后转文火续煮 20 分钟。②稍晾即可饮用，桂圆和核桃仁可随茶一起食用。

用法：代茶频饮。

养生效果：补心脾，益气血。

饮用宜忌：适宜气血虚弱人群。腹泻、阴虚火旺者忌用。

6. 益寿延年系列

［山桃延寿茶］

配方：核桃仁 25g，山楂 8g，红糖 5g。

制法：①将核桃仁放入无油炒锅，用文火炒香，碾碎。②将核桃仁与山楂放入茶杯，加沸水冲泡，加盖闷 30 分钟即可饮用。注：有条件稍煮效果更佳。

用法：代茶频饮。

养生效果：润肺补肾，通利血脉。

饮用宜忌：可预防气喘、皮肤长斑，也适宜亚健康人群日常保健饮用。

［百杷叶茶］

配方：百合 15g，枇杷叶 15g，蜂蜜适量。

制法：①将百合、枇杷叶放入茶杯，加沸水冲泡，加盖闷 10 分钟。②揭盖，调入蜂蜜即可饮用。

用法：代茶饮，每日 1 剂。

养生效果：养阴润肺，清心安神，和胃降逆。

饮用宜忌：适于肺燥、肺热痰多、胃热呕吐等人群饮用。阳虚怕冷、体质虚寒人群慎用。

［忘忧草茶］

配方：干黄花菜 25g，蜂蜜 2 汤匙。

制法：①将干黄花菜放入茶杯，加沸水冲泡，加盖闷 20 分钟。②揭盖，调入蜂蜜趁热饮用。

用法：代茶饮，每日 1 剂。

养生效果：滋阴，理气，解郁，健脑安神，安五脏，抗衰老。

饮用宜忌：它不仅是煲汤食材，也可以疏解气郁，止疼痛，降血脂，调理更年期症状，预防老年智力衰退。

第三节　中药临方调剂服务指导

一、临方调剂常用术语

（一）煎药的火候

煎药火力的大小，中医习称"火候"。火候主要包括"文火"和"武火"。文火又称"慢火""弱火"，温度较低，水分蒸发缓慢；武火，又称"紧火""强火"，温度较高，水分蒸发较快。因此，煎药火力的强弱，直接影响汤剂成分煎出的程度。火力过强，水分很快被蒸发，药物的成分不易煎出，而且药物易煎焦糊，药液易煎干；火力过弱，煎煮效率低，药物的有效成分不易煎出。一般掌握"先武后文"，即在沸前宜用武火，使水很快沸腾，沸后用文火，保持微沸状态，使之减少水分蒸发，以利于煎出药物的成分。根据各类药剂的不同特点，煎药火候也有区别。

（二）煎药器具选择

中药汤剂的质量与选用的煎药器具有着十分密切的关系。历代医药家对其均有论述。如梁代陶弘景说："温汤勿用铁器。"明代李时珍说："煎药并忌用铜铁器，宜银器瓦罐。"古人强调用陶器煎药，因为陶器与药物所含各类成分不易发生化学反应，煎出的汤剂质量好，加上砂锅传热性均匀、缓和，价格低廉。此外，玻璃和搪瓷制器也可选用。铁质器具虽传热快，但其化学性质不稳定，易氧化，并易在煎煮过程中与中药所含多种成分发生化学反应，如与鞣酸生成鞣酸铁，使汤液的色泽加深，药味变涩变酸；与黄酮类成分生成难溶性络合物；与有机酸生成盐类等，影响中药的疗效。铜制器具道理类似。故而，不宜采用铜、铁器煎药。

目前，广泛使用的煎药器具多为硅酸盐类制品，即陶瓷砂锅。因其具有受热均匀、散热慢、化学性质稳定、价廉等诸多优点，所以将其作为首选煎药器具。

但由于砂锅体积小、易破裂，在药量较大时，也常采用不锈钢锅，不锈钢锅性质稳定，不易破损，易清洁。不同煎药器具的特征比较见表 14-5。

表 14-5　不同煎药器具的特征比较

品类	材质	特点
陶瓷煎药罐	陶瓷，是指用天然或合成化合物经过成形和高温烧结制成的一类无机非金属材料	优点：化学性质稳定，传热较慢，导热均匀，不易将药液熬煳，熬药首选
		缺点：砂锅易干裂，煎煮过程中易粘药渣，不易清洗
搪瓷煎药罐	搪瓷，是将无机玻璃质材料通过熔融凝于基体金属上并与金属牢固结合在一起的一种复合材料	可作为熬药的次选，应选择没有彩釉的搪瓷锅，彩釉可能含铅，会污染药液。有掉瓷或裂纹的搪瓷锅不要选用
不锈钢煎药锅	在这类钢中含有一定量的铬合金元素，能使钢材表面形成一层不溶解于某些介质的坚固的氧化薄膜（钝化膜），使金属与外界介质隔离而不发生化学作用	优点：不锈钢性质稳定，不易与药物成分发生反应，容易清洗
		缺点：传热迅速，稍不注意，局部易烧干，药材易熬煳

二、常用临方调剂方法

（一）制作茶剂

1. 茶剂的概念　茶剂系指将中药饮片或其提取物（液）与茶叶或其他辅料混合制成的内服制剂，可分为袋装茶剂、煎煮茶剂等。

袋装茶剂：在这里，一是指将中药饮片与茶叶按一定比例混合装入袋（散装自封袋或饮用茶滤袋）的茶剂；二是指将饮片与茶叶按一定比例混合后，加工成粗粉，装入饮用茶滤袋的茶剂；三是指将部分饮片与茶叶的粗粉吸收其他饮片提取液经干燥后，装入饮用茶滤袋的茶剂。

其中可供直接冲泡服用的称为袋泡茶剂，需要经煎煮后方可服用的称为煎煮茶剂。

2. 茶叶的分类　根据制茶工艺的不同和品质特征的差异，大致可将茶叶分为绿茶、红茶、乌龙茶、白茶、黄茶、黑茶、花茶等。常见茶叶品类及功效见表 14-6。

表 14-6 茶叶品类及功效

品类	茶叶名称	养生效果
绿茶	洞庭碧螺春	抗菌防癌 养颜降脂
	西湖龙井	清热除烦 降暑解毒
	黄山毛峰	抑菌减肥 利尿抗癌
	六安瓜片	瘦身减脂 抑菌抗老
	太平猴魁	利尿减肥 抑菌抗癌
	信阳毛尖	清心明目 提神醒脑
	遵义毛峰	瘦身降脂 抗菌防癌
红茶	祁门红茶	养胃利尿 抗菌解毒
	正山小种	消暑利尿 消炎杀菌
	滇红	开胃提神 利尿杀菌
	川红	养胃抗癌 提神杀菌
	宜红	暖胃利尿 消炎抗菌
黑茶	普洱散茶	护齿养胃 抗老美容
	湖南黑茶	抗菌解毒 降压降脂
黄茶	君山银针	健胃消炎 防癌杀菌
	蒙顶黄芽	清热止泻 消炎利尿
乌龙茶	安溪铁观音	杀菌固齿 醒酒提神
	武夷大红袍	护胃抗老 养目减肥
花茶	茉莉花茶	清肝明目 生津止渴
	桂花茶	通便排毒 抗老清热

3. 茶叶的冲泡要求　在中国饮茶已经有几千年的历史，早在神农时期，茶及其药用价值已被发现，并由药用逐渐演变成日常生活饮水。不同茶叶冲泡方法迥异，想发挥茶叶的极致功效，就要学会不同茶叶的冲泡方法。不同茶叶对水温、冲泡时间等的要求详见表 14-7。

表 14-7 不同茶叶的冲泡标准

种类	水温要求	冲泡时间	是否加盖闷
绿茶	80～90℃	2～3分钟	否
白茶（非名贵细嫩品种）	85～90℃	3～5分钟	是
黄茶	90℃	2～3分钟	是
乌龙茶（青茶）	95℃	2～5分钟	是
红茶	100℃	3～5分钟	否
黑茶	100℃	2～3分钟	是
茉莉花茶	100℃	5～8分钟	是
桂花茶	85～95℃	3～5分钟	是

（二）制作药膳

关于药膳的概念和常见烹饪方法在第二节"居家药膳临配指导"部分已有论述，此处不再复述。此处的药膳制作与前者的主要区别在于，前者选配的中药主要以社会药房店堂摆放的"药食同源类"和"滋补类"中药为主。此处选配的中药，除店堂摆放的以上品类外，还包括中药饮片斗柜内所有"药食同源类""可用于保健品类"品种，以及为满足患者治疗需要的医师处方所罗列的所有饮片品种，且多以装入自封袋或饮用茶滤袋的形式交付给患者。

（三）制作膏方

1. 基本流程　精选药材→药材浸泡→武火煎，文火熬→药液浓缩→投入辅料，文火收膏→贮存→包装→成品。

2. 制作方法

（1）配方：将饮片、配料、辅料配齐分装。

（2）浸泡：先将配齐的药料检查一遍，根据其性质不同分别置于有盖的容器内浸泡，如先煎、后下、分冲等，特别是对于贵、细药及胶类药更要另器浸泡。然后把其他药物放入容量相当的洁净容器内，加适量水浸润药料，令其充分吸收膨胀，稍后再加水以高出药面 10cm 左右，浸泡 12 小时。

（3）煎煮：把浸泡后的药料上火煎煮。先用武火煮沸，再用文火煮 1 小时左右，转为微火以沸为度，约 3 小时左右，此时药汁渐浓，即可用纱布过滤出头道药汁。再加清水浸润原来的药渣后即可上火煎煮，煎法同前，此为二煎。待至第三煎时，气味已淡薄，滤净药汁后即将药渣倒弃（如药汁尚浓时，还可再煎 1 次）。将前三煎所得药汁混合一处，静置后再沉淀过滤，以药渣愈少愈佳。对于贵、细药及其他需特殊处理的药物，均依照中药的先煎、后下等特殊煎法进行处理。

（4）浓缩：过滤净的药汁倒入锅中，进行浓缩，可以先用武火煎熬，加速水分蒸发，并随时撇去浮沫，让药汁慢慢变稠厚，再改用文火进一步浓缩，此时应不断搅拌，因为药汁转厚时极易粘底烧焦，在搅拌到药汁滴在纸上不散开来为度，此时方可暂停煎熬，这就是经浓缩而成的清膏。

（5）收膏：将已烊化的胶类药与糖（以冰糖和蜂蜜为佳）倒入清膏中，放在文火上慢慢熬炼，不断用铲搅拌，直至能扯拉成旗或滴水成珠（将膏汁滴入清水中凝结成珠而不散）即可。注意：在收膏的同时，可以放入准备好的药末（如鹿茸粉、人参粉、珍珠粉、琥珀粉、胎盘粉），要求药末极细，在膏中充分抹匀。还可根据需要放入胡桃肉、桂圆肉、红枣肉等一起煎煮取汁，在收膏时一起放入可充分发挥其作用。

（6）收膏标准：用竹片从锅内提起，见膏滋向下滴成三角形，即"挂旗"，如旗上有滴珠，提示水分尚多，仍需再熬。而"挂旗"大说明膏滋熬得偏老，适于在暖冬服用；"挂旗"小说明膏熬得偏嫩，适于寒冬服用。

（7）存放：待收好的膏冷却后，装入清洁干净的瓷质容器内，先不加盖，用干净纱布将容器口遮盖上，放置一夜，待完全冷却后，再加盖，放入阴凉处。

三、临方调剂各论

（一）制作袋泡茶剂

1. 药材推荐

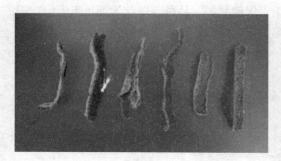

陈 皮

性味：苦、辛，温。

功效：理气健脾，燥湿化痰。

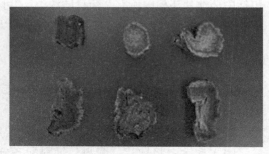

木 香

性味：辛、苦，温。

功效：行气止痛，健脾消食。

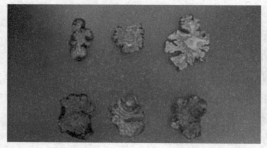

川 芎

性味：辛，温。

功效：活血行气，祛风止痛。

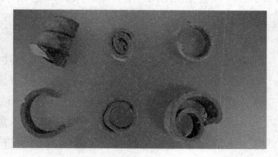

厚 朴

性味：苦、辛，温。

功效：燥湿化痰，行气消积。

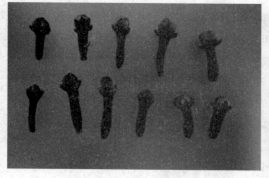

丁 香

性味：辛，温。

功效：温中降逆，温肾散寒。

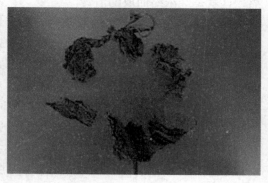

苏 叶

性味：辛，温。

功效：解表散寒，行气和胃。

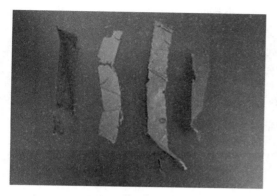

荷 叶

性味：苦，平。

功效：清热解暑，升阳止泻。

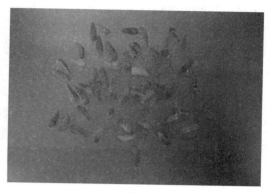

牛蒡子

性味：辛、苦，寒。

功效：疏散风热，祛痰利咽。

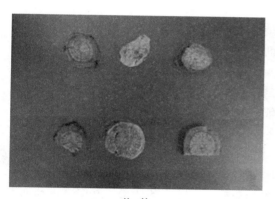

黄 芩

性味：苦，寒。

功效：清热燥湿，泻火解毒。

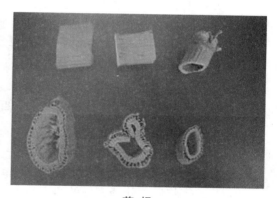

芦 根

性味：甘，寒。

功效：泻火除烦，生津止渴。

2. 临配服务指导

（1）美容养颜系列

［润肌美颜茶］

配方：积雪草 13g，生地黄 10g，山楂 9g，红茶 5g，蜂蜜适量。

制法：①将以上除蜂蜜外的组方量配料捣为粗药末，装入茶滤袋。②用沸水冲泡 10 分钟后，除去茶滤袋，调入适量蜂蜜，即可饮用。③每日一剂，不拘时。

养生效果：清热凉血，荣养肌肤。

饮用宜忌：脾虚便溏者慎用。

［慈禧美肤茶］

配方：珍珠 5g，洞庭碧螺春 5g，枸杞子 5g，蜂蜜适量。

制法：①将珍珠研磨成细粉备用。②将组方量洞庭碧螺春、枸杞子装入自封袋备用。③将自封袋内配料倒入杯中，用沸水冲泡 10 分钟后，去渣取汁。④用药汁冲泡珍珠粉，并调入适量蜂蜜，即可饮用。⑤每日一剂，不拘时。

养生效果：润泽肌肤，延缓衰老。

饮用宜忌：适宜面部皮肤发黄，患有惊悸、怔忡等症人群饮用。

[桂杞润肤茶]

配方：桂花 5g，枸杞子 10g，乌龙茶 5g，蜂蜜适量。

制法：①将以上除蜂蜜外的组方量配料，装入自封袋或茶滤袋。②将自封袋内配料倒入杯中或将茶滤袋置入杯中，用开水冲泡 5 分钟后，去渣或除去茶滤袋取汁，调入适量蜂蜜即可饮用。③每日一剂，不拘时。

养生效果：强肌润肤，活血润喉。

饮用宜忌：适宜皮肤干裂、声音嘶哑的人群饮用，也可作为秋冬干燥季节时的润喉饮品。

[二香红颜饮]

配方：生姜 4g，丁香 5g，沉香 3g，红茶 2g，甘草 3g。

制法：①将以上配料粉碎成粗末装茶滤袋。②将茶滤袋置入杯中，用开水冲泡 10 分钟后，除去茶滤袋，即可饮用。③每日一剂，不拘时。

养生效果：美白肌肤，减少皱纹。

饮用宜忌：适宜脾胃受寒或脾胃虚寒之脘腹冷痛、呕吐泄泻、四肢冰凉等人群饮用。阴虚火旺、实热证等人群忌用。不宜与郁金或含有郁金的制剂同服。

（2）减肥塑身系列

[丁杞茶]

配方：枸骨叶 6g，枸杞子 5g，甘草 3g，绿茶 3g，蜂蜜适量。

制法：①将以上除蜂蜜外的组方量配料捣为粗药末，装入茶滤袋。②用沸水冲泡 5 分钟后，除去茶滤袋，调入适量蜂蜜，即可饮用。③每日一剂，不拘时。

养生效果：降脂减肥，清热平肝。

饮用宜忌：适宜高血压、头胀头痛、面红目赤、动脉粥样硬化、脂肪肝等人群饮用。脾胃虚寒者忌饮。

[蒡杞润肠饮]

配方：牛蒡子 6g，枸杞子 5g，甘草 3g，黄茶 3g，蜂蜜适量。

制法：①将以上除蜂蜜外的配料粉碎成粗药末，装入茶滤袋。②用沸水冲泡 5 分钟后，除去茶滤袋，调入适量蜂蜜，即可饮用。③每日一剂，不拘时。

养生效果：排补平衡，降脂通便。

饮用宜忌：适宜患有便秘、糖尿病、高脂血症、高血压、类风湿、肥胖、高胆固醇等症人群饮用。脾虚便溏者慎用。不宜与海藻或含有海藻的制剂同服。

[苏荷减脂茶]

配方：六安瓜片 5g，荷叶 5g，紫苏叶 5g，山楂 5g，乌龙茶 3g，蜂蜜适量。

制法：①将以上除蜂蜜外的配料粉碎成粗药末，装入茶滤袋。②用沸水冲泡 5 分钟后，除去茶滤袋，调入适量蜂蜜，即可饮用。③每日一剂，不拘时。

养生效果：减肥瘦身，降脂通脉。

饮用宜忌：脾虚便溏人群忌用。

［三花瘦身茶］

配方：川芎 6g，玫瑰花 5g，茉莉花 5g，代代花 5g，荷叶 2g，绿茶 3g，蜂蜜适量。

制法：①将以上除蜂蜜外的配料，装入自封袋或茶滤袋。②将自封袋内配料倒入杯中或将茶滤袋置入杯中，用沸水冲泡 10 分钟后，去渣或除去茶滤袋取汁，调入适量蜂蜜即可饮用。③每日一剂，不拘时。

养生效果：行气活血，芳香化浊。

饮用宜忌：适宜患有肥胖症、高血压、高脂血症、失眠、烦躁等症的人群饮用。

［瑰柠茶］

配方：玫瑰花 5 朵，柠檬片 1 片，红茶 2g，蜂蜜适量。

制法：①将以上除蜂蜜外的配料，装入自封袋。②将自封袋内配料倒入杯中，用沸水冲泡 10 分钟后，去渣取汁，调入适量蜂蜜即可饮用。③每日一剂，不拘时。

养生效果：减肥消脂，促进代谢。

饮用宜忌：适宜肥胖、痰多、肝郁气滞等人群饮用。

（3）四季养生系列

1）春季养生茶方

［葛杞茶］

配方：葛根 10g，枸杞子 3g，绿茶 5g，蜂蜜适量。

制法：①将葛根粉碎成粗末装入茶滤袋；将枸杞子、绿茶装入自封袋。②将装葛根末的茶滤袋放入杯中，加适量沸水冲泡，加盖闷 5 分钟，揭盖，放入枸杞子、绿茶，调入适量蜂蜜即可饮用。③每日一剂，不拘时。

养生效果：除烦止渴，升阳解肌。

饮用宜忌：适宜患有高脂血症、高血压、高血糖、冠心病、心绞痛、神经性头痛等症人群饮用。

［仙姜饮］

配方：淫羊藿 30g，川芎 6g，生姜 3g，黑茶 2g，枸杞子 12g。

制法：①将淫羊藿、川芎、黑茶粉碎成粗末装入茶滤袋；将枸杞子装入自封袋。自备生姜并切丝。②将茶滤袋和生姜丝放入杯中，加适量沸水冲泡，加盖闷 20 分钟，揭盖，放入枸杞子，调入适量蜂蜜即可饮用。③每日一剂，不拘时。

养生效果：祛风除湿，壮阳止痛。

饮用宜忌：适宜肝肾亏虚、气血运行缓慢、腰部酸痛、肢体麻木等人群饮用。阴虚火旺及孕妇不宜饮用。

2）夏季养生茶方

［竹荷利咽茶］

配方：竹叶 10g，薄荷 5g，绿茶 3g，蜂蜜适量。

制法：①将竹叶晒干，与薄荷、绿茶一起粉碎成粗末，装入茶滤袋。②用沸水闷泡

10分钟后，除去茶滤袋，调入适量蜂蜜，即可饮用。③每日一剂，不拘时。

养生效果：消暑清热，利咽润喉。

饮用宜忌：脾虚便溏、体虚多汗人群慎饮。

[竹姜茶]

配方：淡竹叶6g，绿茶3g，生姜2片，蜂蜜适量。

制法：①将淡竹叶晒干，与绿茶一起粉碎成粗末，装入茶滤袋。②将茶滤袋与生姜片一起放入杯中，用沸水冲泡10分钟，除去茶滤袋，调入适量蜂蜜，即可饮用。③每日一剂，不拘时。

养生效果：止咳祛火，消暑清肺。

饮用宜忌：脾虚便溏者慎饮。

[菊龙饮]

配方：菊花9g，枸杞子3g，乌龙茶3g，蜂蜜适量。

制法：①将以上除蜂蜜外的配料，一起装入自封袋。②将自封袋内配料倒入杯中，用滚烫的沸水冲泡，加盖闷2分钟，去渣滤汁，调入适量蜂蜜，即可饮用。③每日一剂，不拘时。

养生效果：消暑祛火，明目提神。

饮用宜忌：疏散风热宜用黄菊花，平肝、清肝明目宜用白菊花。

[荷香解暑茶]

配方：荷叶10g，藿香3g，芦根2g，绿茶2g，蜂蜜适量。

制法：①将以上除蜂蜜外的配料粉碎成粗药末，一起装入茶滤袋。②将茶滤袋放入杯中，用沸水冲泡10分钟，除去茶滤袋，调入适量蜂蜜，即可饮用。③每日一剂，不拘时。

养生效果：清凉解暑，芳香化浊。

饮用宜忌：适宜夏季暑热、暑湿所致不适症状的预防。

3）秋季养生茶方

[百合胶冬茶]

配方：百合15g，阿胶5g，桔梗5g，麦冬3g，桑叶5g，红茶2g，蜂蜜适量。

制法：①将阿胶单独放入自封袋；将除蜂蜜外的其他配料粉碎成粗粉，装入茶滤袋。②将阿胶置于可加热茶壶中，加适量水溶化，烊化后，放入茶滤袋，闷泡10分钟，除去茶滤袋，调入适量蜂蜜即可饮用。③每日一剂，不拘时。

养生效果：促进代谢，补肺润燥。

饮用宜忌：适宜患有慢性支气管炎、咳嗽、口干舌燥等症人群饮用。

[川姜饮]

配方：川贝母5g，绿茶6g，生姜丝3g，蜂蜜适量。

制法：①将川贝母打粉，单独装入自封袋。②将川贝粉、绿茶、生姜丝放入杯中，用滚烫的开水冲泡，调入适量蜂蜜即可饮用。③每日一剂，不拘时。

养生效果：化痰止咳，清肺润燥。

饮用宜忌：适宜患有慢性支气管炎、咳嗽、口干舌燥等症人群饮用。

［三子饮］

配方：紫苏子 3g，白芥子 3g，莱菔子 2g，红茶 2g，蜂蜜适量。

制法：①将以上除蜂蜜外的配料一起粉碎成粗末，装入茶滤袋。②将茶滤袋放入杯中，用沸水冲泡，10 分钟后，调入适量蜂蜜，即可饮用。③每日一剂，不拘时。

养生效果：消食宽膈，降气化痰。

饮用宜忌：适宜秋季痰多胸闷、食少难消、咳嗽气逆等人群饮用。

［果皮生津茶］

配方：苹果皮 20g，甘草 9g，绿茶 1g，蜂蜜适量。

制法：①将甘草、绿茶粉碎成粗末，装入茶滤袋。②自备苹果皮 20g，与茶滤袋一同放入杯中，用沸水冲泡，5 分钟后，调入适量蜂蜜，即可饮用。③每日一剂，不拘时。

养生效果：健脾补气，生津止渴。

饮用宜忌：适宜秋季亚健康人群饮用。

4）冬季养生茶方

［锁椹暖肾茶］

配方：锁阳 10g，桑椹 10g，生姜 3g，熟普洱 2g，蜂蜜适量。

制法：①将锁阳、桑椹粉碎成粗末，装入茶滤袋；将熟普洱装入自封袋。②自备生姜切丝，与熟普洱和装有锁阳、桑椹的茶滤袋一起放入杯中，加 100℃的沸水冲泡，加盖闷 15 分钟，调入适量蜂蜜即可饮用。③每日一剂，不拘时。

养生效果：润肠通便，温补肾阳。

饮用宜忌：适宜肾阴阳两虚、腰膝无力、年老体弱、腰膝酸软、肠燥便秘等人群饮用。但脾虚大便稀溏者不宜饮用。

［参智饮］

配方：生晒参 5g，益智仁 3g，枸杞子 15g，红茶 3g，蜂蜜适量。

制法：①将生晒参、益智仁粉碎成粗末，装入茶滤袋；将枸杞子、红茶装入自封袋。②将茶滤袋、枸杞子、红茶一起放入杯中，加 100℃沸水冲泡，不加盖静置 15 分钟，调入适量蜂蜜即可饮用。③每日一剂，不拘时。

养生效果：补气健脾，温阳暖身。

饮用宜忌：适宜身体乏力、畏寒怕冷、肾虚遗尿等人群饮用。不宜与藜芦或含藜芦的制剂同用。

（4）五脏调理系列

1）润肺止咳

［晒桃茶］

配方：胡桃肉 12 枚，生晒参片 6g，生姜 3g，白茶 3g，蜂蜜适量。

制法：①将胡桃肉捣碎，与生晒参片一起装入自封袋；白茶单独装入自封袋。②将生姜切丝，与胡桃肉生晒参一起放入杯中，加适量 100℃沸水冲泡，加盖闷 10 分钟，再加入白茶，加盖闷 5 分钟，调入适量蜂蜜即可饮用。③每日一剂，代茶频饮。

养生效果：纳气定喘，温补肺肾。

饮用宜忌：适宜患有慢性支气管炎、阻塞性肺气肿、肺源性心脏病等症人群饮用。但患有感冒咳嗽、热痰喘症者不宜饮用。

［胖草茶］

配方：甘草 5g，胖大海 2 枚，枸杞子 5g，白茶 3g，蜂蜜适量。

制法：①将甘草粉碎成粗末，装入茶滤袋；将胖大海、枸杞子与白茶一起装入自封袋。②将装甘草的茶滤袋放入杯中，加适量 100℃沸水冲泡，加盖闷 3 分钟，再将胖大海、枸杞子与白茶倒入其中，加盖闷 5 分钟，调入适量蜂蜜即可饮用。③每日 2 剂，不拘时。

养生效果：利咽解毒，清热润肺。

饮用宜忌：适宜患有急慢性咽喉炎、扁桃体炎等症人群饮用。脾虚便溏、腹泻者不宜饮用。不宜与海藻或含有海藻的制剂同用。

2）疏肝解郁

［菊杞乌龙茶］

配方：菊花 10g，枸杞子 5g，乌龙茶 3g，蜂蜜适量。

制法：①将菊花、枸杞子与乌龙茶一起装入自封袋。②将菊花、枸杞子、乌龙茶倒入杯中，加适量 95℃左右沸水冲泡，加盖闷 10 分钟，调入适量蜂蜜即可饮用。③每日 1 剂，不拘时。

养生效果：抗菌消炎，清肝泻火。

饮用宜忌：适宜风热所致目赤肿痛、昏花及肝肾阴虚之急躁、易怒等人群饮用。

［柴杞茶］

配方：柴胡 10g，枸杞子 2g，绿茶 3g，蜂蜜适量。

制法：①将柴胡粉碎成粗末装入茶滤袋；将枸杞子、绿茶装入自封袋。②将装柴胡末的茶滤袋放入杯中，加适量沸水冲泡，加盖闷 5 分钟，揭盖，放入枸杞子、绿茶，调入适量蜂蜜即可饮用。③每日 1 剂，不拘时。

养生效果：润燥止渴，清热生津。

饮用宜忌：阴虚火旺、阴虚阳亢、肝风内动及气机上逆人群忌饮。

［杞菊姜龙饮］

配方：枸杞子 30g，菊花 10g，生姜 6g，乌龙茶 3g，蜂蜜适量。

制法：①将枸杞子、菊花、乌龙茶一起装入自封袋。②自备生姜，将生姜切丝，与枸杞子、菊花、乌龙茶一起倒入杯中。加适量热水（95℃左右）冲泡，加盖闷 10 分钟，调入适量蜂蜜即可饮用。③每日 1 剂，不拘时。

养生效果：养阴明目，滋补肝肾。

饮用宜忌：适宜视力衰退、近视及亚健康人群饮用。

3）滋阴补肾

［丁杞红茶］

配方：丁香 6g，枸杞子 3g，红茶 3g，蜂蜜适量。

制法：①将丁香粉碎成粗末，装入茶滤袋；将枸杞子、红茶一起装入自封袋。②将茶滤袋与枸杞子、红茶一起倒入杯中，加沸水冲泡，不加盖静置 10 分钟，调入适量蜂蜜即可饮用。③每日 1 剂，不拘时。

养生效果：缓解牙痛，温中暖身。

饮用宜忌：适宜胃寒、脘腹冷痛、四肢发凉、牙痛等人群饮用。不宜与郁金或含有郁金的制剂同服。

［山草杞红饮］

配方：山药 25g，甘草 5g，枸杞子 3g，红茶 2g，蜂蜜适量。

制法：①将山药、甘草粉碎成粗末，装入茶滤袋；将枸杞子、红茶一起装入自封袋。②将茶滤袋与枸杞子、红茶一起倒入杯中，加沸水冲泡，不加盖静置 15 分钟，调入适量蜂蜜即可饮用。③每日 1 剂，不拘时。

养生效果：健脾补肺，固肾益精。

饮用宜忌：适宜脾、肺、肾气阴两虚及亚健康人群饮用。

4）养心安神

［麦甘大枣茶］

配方：小麦 30g，大枣 10 枚，甘草 6g，洞庭碧螺春 6g，蜂蜜适量。

制法：①将甘草、小麦粉碎成粗末，装入茶滤袋；将大枣、洞庭碧螺春一起装入自封袋。②将茶滤袋放入保温杯中，加沸水冲泡，加盖闷 15 分钟，开盖放入大枣、洞庭碧螺春，调入适量蜂蜜即可饮用。③每日 1 剂，不拘时。

养生效果：益肝除烦，养心安神。

饮用宜忌：适宜妇女更年期综合征所致精神恍惚、心中慌乱、睡眠不安、神经衰弱，工作紧张引起的睡眠不安、烦乱多梦者饮用。失眠重症、伴有阴虚火旺者不宜饮用。

［二花茶］

配方：茉莉花 5g，玫瑰花 5g，红茶 3g，蜂蜜适量。

制法：①将茉莉花、玫瑰花、红茶装入自封袋。②将以上三药倒入杯中，加沸水冲泡，半掩盖静置 10 分钟，调入适量蜂蜜即可饮用。③每日 1 剂，不拘时。

养生效果：润燥止渴，清热生津。

饮用宜忌：适宜患有咳嗽痰多、便秘、高血压等症人群饮用。也可作为防龋齿、防辐射损伤、抗癌、抗衰老的保健饮品。

［二花薰衣茶］

配方：薰衣草 5g，玫瑰花 5g，金盏花 3g，红茶 2g，蜂蜜适量。

制法：①将薰衣草、玫瑰花、金盏花、红茶装入自封袋。②将以上三药倒入杯中，加沸水冲泡，半掩盖静置 20 分钟，调入少量蜂蜜即可饮用。③每日 2 剂，不拘时。

养生效果：润燥止渴，清热生津。

饮用宜忌：适宜工作压力大、精神紧张、睡眠不佳等人群饮用。

[姜眼茶]

配方：龙眼肉 10g，生姜 6g，枸杞子 5g，绿茶 2g，蜂蜜适量。

制法：①将龙眼肉装入自封袋；枸杞子、绿茶另分装。②自备生姜，切丝，与龙眼肉一起倒入杯中，加沸水冲泡，加盖闷 10 分钟，加入枸杞子、绿茶，开盖静置 5 分钟，调入少量蜂蜜即可饮用。③每日 1 剂，不拘时。

养生效果：益心安神，补益气血。

饮用宜忌：适宜因思虑过度劳伤心脾、失眠健忘等人群饮用。湿盛中满或有痰饮、湿热者忌饮。

5）健脾养胃

[藿姜茶]

配方：藿香 10g，生姜 3g，枸杞子 3g，红茶 2g，蜂蜜适量。

制法：①将藿香粉碎成粗末装入茶滤袋；枸杞子、红茶单独装自封袋。②自备生姜，切丝，与茶滤袋一起倒入杯中，加沸水冲泡，加盖闷 5 分钟，加入枸杞子、红茶，开盖静置 5 分钟，调入适量蜂蜜即可饮用。③每日 2 剂，不拘时。

养生效果：理气醒胃，化湿消滞。

饮用宜忌：本品能促进脾胃运化，消除湿浊，适用于湿浊中阻、脾为湿困、运化失常所致的脘腹胀满、呕吐泛酸、大便溏薄、食少体倦、口干多涎、舌苔白腻等症。阴虚血燥者不宜饮。

[麻杏奶茶]

配方：黑芝麻 15g，苦杏仁 10g，洞庭碧螺春 3g，纯牛奶适量，蜂蜜适量。

制法：①将黑芝麻、苦杏仁粉碎成细粉装入自封袋；洞庭碧螺春单独装茶滤袋。②将黑芝麻、苦杏仁细粉一起倒入杯中，加沸水冲泡，加盖闷 5 分钟。③将装洞庭碧螺春的茶滤袋与牛奶一起熬制成奶茶，除去茶滤袋，将奶茶倒入上杯中，调入适量蜂蜜，搅拌均匀即可饮用。④每日 1 剂，不拘时。

养生效果：延年益寿，补脾益肾。

饮用宜忌：适宜营养不良、身体虚弱者补益之用，也可作为中老年人抗衰老的保健饮品。

[二香六问茶]

配方：大枣片 20g，丁香 5g，陈皮 3g，木香 1.5g，甘草 2g，生姜 2g，红茶 3g。

制法：①将大枣片、丁香、陈皮、木香、甘草、红茶粉碎成粗末装入茶滤袋。②自备生姜，切丝，与装上药粗末的茶滤袋一起放入杯中，加沸水冲泡，半掩盖静置 10 分钟，即可饮用。③每日 1 剂，不拘时。

养生效果：养血疏肝，补脾和胃。

饮用宜忌：阴虚血燥者不宜饮用。不宜与郁金或含有郁金的制剂同服。

[枣杞葱白茶]

配方：大枣片 20g，枸杞子 5g，熟普洱 3g，葱白 3g，蜂蜜适量。

制法：①将大枣片、熟普洱粉碎成粗末与枸杞子一起装入茶滤袋。②自备葱白，切丝，与装上药粗末的茶滤袋一起放入杯中，加沸水冲泡，加盖闷 10 分钟，调入适量蜂蜜即可饮用。③每日 1 剂，不拘时。

养生效果：养血安神，健脾益气。

饮用宜忌：适宜心烦失眠、面色萎黄、体质虚弱、食欲不振、大便溏薄人群饮用。

［苍杞茶］

配方：苍术 10g，枸杞子 5g，信阳毛尖 3g，蜂蜜适量。

制法：①将苍术粉碎成粗末装入茶滤袋；枸杞子与信阳毛尖一起装入自封袋。②将装苍术粗末的茶滤袋放入杯中，加沸水冲泡，加盖闷 5 分钟，放入枸杞子和信阳毛尖，静置 5 分钟，调入适量蜂蜜即可饮用。③每日 1 剂，不拘时。

养生效果：降低血糖，燥湿辟秽。

饮用宜忌：适宜湿阻中焦、脾为湿困所致脘腹胀闷、呕恶食少、吐泻乏力等人群饮用。阴虚内热、气血多汗者忌饮。

（5）祛疾调治系列

1）清热解毒

［二黄泻心茶］

配方：大黄 6g，黄芩 6g，茯苓 3g，枸杞子 10g，白茶 3g，蜂蜜适量。

制法：①将大黄、黄芩、茯苓粉碎成粗末装入茶滤袋；枸杞子与白茶一起装入自封袋。②将装大黄等粗末的茶滤袋放入杯中，加沸水冲泡，加盖闷 5 分钟，放入枸杞子和白茶，继续加盖闷 5 分钟，调入适量蜂蜜即可饮用。③每日 1 剂，不拘时。

养生效果：止呕止血，清热降火。

饮用宜忌：孕妇、女性月经期及脾胃虚寒、体弱者不宜饮用。

2）解表祛暑

［桑杞明目茶］

配方：桑叶 5g，枸杞子 5g，决明子 3g，甘草 2g，绿茶 3g，蜂蜜适量。

制法：①将桑叶、决明子、甘草碎成粗末装入茶滤袋；枸杞子与绿茶一起装入自封袋。②将装桑叶等粗末的茶滤袋放入杯中，加沸水冲泡，加盖闷 5 分钟，放入枸杞子和绿茶，静置 5 分钟，调入适量蜂蜜即可饮用。③每日 1 剂，不拘时。

养生效果：清热明目，祛风解表。

饮用宜忌：适合咳嗽少痰或咳黄痰、咽喉疼痛等人群饮用。对于风寒感冒引起的咳嗽、咳痰清晰者不宜服用。不宜与海藻或含有海藻的制剂同服。

3）泻下消食

［陈朴调胃茶］

配方：陈皮 3g，厚朴 3g，藿香 3g，甘草 2g，黄茶 3g，生姜 2g。

制法：①将陈皮、厚朴、藿香、甘草粉碎成粗末装入茶滤袋；黄茶装入自封袋。②自备生姜，切丝，与装陈皮等粗末的茶滤袋一起放入杯中，加沸水冲泡，加盖闷 5 分钟，放入黄茶，继续加盖闷 5 分钟，调入适量蜂蜜即可饮用。③每日 1 剂，不拘时。

养生效果：健脾和胃，理气化滞。

饮用宜忌：适合脾胃失健、肠胃不和、食欲不振人群饮用。阴血亏虚、五心烦热、口干者不宜饮用。

4）止咳化痰

［皮草蜜茶］

配方：冬瓜皮 15g，甘草 5g，枸杞子 2g，白茶 3g，蜂蜜适量。

制法：①将冬瓜皮、甘草碎成粗末装入茶滤袋；枸杞子、白茶装入自封袋。②将装冬瓜皮、甘草粗末的茶滤袋放入杯中，加沸水冲泡，加盖闷 5 分钟，倒入枸杞子、白茶，继续加盖闷 5 分钟，调入适量蜂蜜即可饮用。③每日 1 剂，不拘时。

养生效果：止咳润燥，利水消痰。

饮用宜忌：阴亏津少、肾虚遗精遗尿者慎饮。不宜与海藻或含有海藻的制剂同服。

5）理血理气

［晒枣姜茶］

配方：大枣片 10 枚，山晒参片 6g，生姜 5g，黄茶 3g，蜂蜜适量。

制法：①将大枣片、生晒参片粉碎成粗末装入茶滤袋；黄茶装入自封袋。②自备生姜，切丝，与装大枣片、生晒参粗末的茶滤袋一起放入杯中，加沸水冲泡，加盖闷 5 分钟，倒入黄茶，继续加盖闷 3 分钟，调入适量蜂蜜即可饮用。③每日 1 剂，不拘时。

养生效果：养血和胃，补虚益气。

饮用宜忌：适宜大失血后体质虚弱者饮用，也可作为慢性肝炎、贫血等慢性疾病的辅助食疗饮品。脾胃湿热、舌苔黄腻者不宜服用。

6）利水消肿

［子叶茶］

配方：车前子 10g，车前叶 5g，枸杞子 3g，红茶 3g，蜂蜜适量。

制法：①将车前子、车前叶粉碎成粗末与枸杞子、红茶一起装入茶滤袋。②将上述茶滤袋放入杯中，加沸水冲泡，半掩盖静置 5 分钟，调入适量蜂蜜即可饮用。③每日 1 剂，不拘时。

养生效果：利水利尿，清热降压。

饮用宜忌：适宜高血压、慢性肾炎水肿、尿路感染引起的小便淋漓涩痛和肝火旺盛引起的眼睛肿痛人群饮用。脾胃虚寒者忌饮。

（二）制作煎煮茶剂

1. 药材推荐

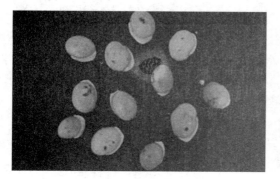

白扁豆

性味：甘，微温。

功效：健脾化湿，和中消暑。

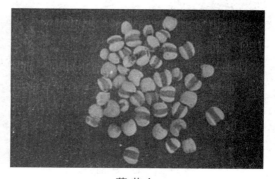

薏苡仁

性味：甘、淡，凉。

功效：利水渗湿，健脾止泻。

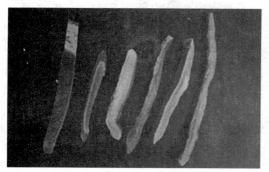

化橘红

性味：辛、苦，温。

功效：理气宽中，燥湿化痰。

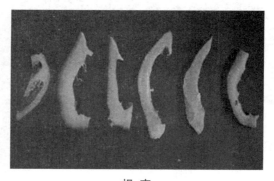

枳壳

性味：苦、辛、酸，微寒。

功效：理气宽中，行滞消胀。

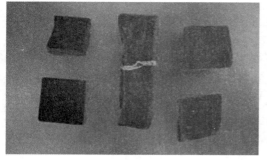

杜仲

性味：甘，温。

功效：补肝肾，强筋骨。

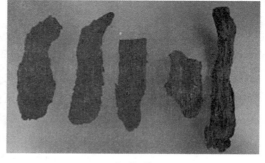

肉苁蓉

性味：甘、咸，温。

功效：壮阳益精，润肠通便。

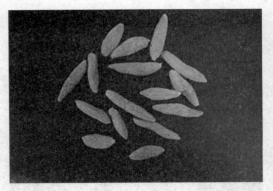

麦 冬

性味：甘、微苦，微寒。

功效：润肺益胃，清心除烦。

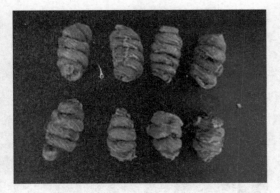

石 斛

性味：甘，微寒。

功效：益胃生津，滋阴清热。

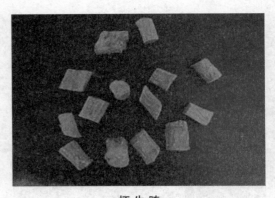

怀牛膝

性味：苦、甘、酸，平。

功效：逐瘀通经，补肾健骨。

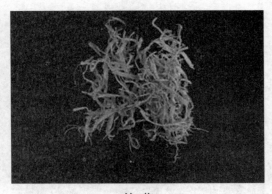

竹 茹

性味：甘，微寒。

功效：清热化痰，除烦止呕。

2. 临配服务指导

（1）美容养颜系列

［银菊除痘茶］

配方：连翘 10g，金银花 5g，菊花 3g，白茶 2g，蜂蜜适量。

制法：①将连翘、金银花、菊花粉碎成粗末装入茶滤袋；白茶单独装入自封袋。②将茶滤袋放入锅中，加适量水煎煮，武火煮沸，文火续煮 15 分钟，除去茶滤袋，稍静置，待水温保持在 90℃为宜。③将白茶倒入杯中，用以上药汁冲泡，加盖闷 5 分钟，调入适量蜂蜜即可饮用。④每日一剂，不拘时。

养生效果：清热解毒，祛青春痘。

饮用宜忌：适宜有青春痘、暗疮、粉刺等人群饮用，女性尤宜。

［玉参饮］

配方：玉竹 15g，西洋参 10g，郁金 10g，白芷 10g，白茶 2g，蜂蜜适量。

制法：①将玉竹、西洋参、郁金、白芷粉碎成粗末装入茶滤袋；白茶单独装入自封袋。②将茶滤袋放入锅中，加适量水煎煮，武火煮沸，文火续煮30分钟，除去茶滤袋，稍静置，待水温保持在90℃为宜。③将白茶倒入茶杯中，用以上药汁冲泡，加盖闷5分钟，调入适量蜂蜜即可饮用。④每日一剂，不拘时。

养生效果：除皱祛斑，美白肌肤。

饮用宜忌：不宜与丁香、藜芦或含丁香、藜芦的制剂同服。

[三香美颜茶]

配方：生姜15g，大枣片8g，小茴香6g，沉香2g，丁香2g，甘草2g，乌龙茶2g。

制法：①将以上除生姜、乌龙茶外的配料粉碎成粗末装入茶滤袋（沉香单独分装），乌龙茶单独装入自封袋。②自备生姜切丝，与茶滤袋一起放入锅中，加适量水煎煮，武火煮沸后，文火续煮20分钟，放入沉香滤袋，续煮5分钟，除去滤袋，静置3分钟，汁液温度保持在95℃左右为宜。③将乌龙茶倒入，加盖闷5分钟即可。④每日一剂，不拘时。

养生效果：抗衰驻颜，消除皱纹。

饮用宜忌：不宜与郁金、海藻或含有郁金、海藻的制剂同服。

[枣菊姜茶]

配方：菊花15g，大枣片5g，生姜6g，红茶3g，红糖适量。

制法：①将菊花、大枣片粉碎成粗末，一起装入茶滤袋；红茶单独装入自封袋。②将生姜切丝，与茶滤袋一起放入锅中，加适量水煎煮，武火煮沸后，文火续煮10分钟，去渣取汁。③将红茶倒入杯中，用100℃的药汁冲泡，不加盖静置3～5分钟，加入红糖搅匀即可饮用。④每日一剂，不拘时。

养生效果：驻颜美容，红润肤色。

饮用宜忌：适宜肝火旺盛、急躁易怒、皮肤干燥及亚健康人群饮用。

[薏杞茶]

配方：薏苡仁10g，枸杞子3g，洞庭碧螺春5g，蜂蜜适量。

制法：①将薏苡仁粉碎成粗末装入茶滤袋；洞庭碧螺春、枸杞子单独装入自封袋。②将茶滤袋放入锅中，加适量水煎煮，武火煮沸后，文火续煮20分钟，除去茶滤袋，稍静置，汁液温度保持在90℃左右为宜。③将洞庭碧螺春、枸杞子倒入杯中，用药汁冲泡，不加盖静置3分钟，调入适量蜂蜜即可饮用。④每日一剂，不拘时。

养生效果：美白肌肤，淡化黑斑。

饮用宜忌：适宜有黑痣、雀斑、皮肤暗黄人群饮用，且尤适宜女性。

（2）减肥塑身系列

[山荷降脂茶]

配方：山楂15g，荷叶12g，绿茶5g，蜂蜜适量。

制法：①将山楂、荷叶粉碎成粗末一起装入茶滤袋；绿茶单独装入自封袋。②将茶滤袋放入锅中，加适量水煎煮，武火煮沸后，文火续煮10分钟，去渣取汁，稍静置，汁液温度保持在90℃左右为宜。③将绿茶倒入杯中，用药汁冲泡，不加盖静置3分钟，调入适量蜂蜜即可饮用。④每日一剂，不拘时。

养生效果：降压减肥，消脂化滞。

饮用宜忌：脾胃虚弱、胃酸分泌过多者慎饮。

[山荷缓瘦茶]

配方：山楂 5g，荷叶 5g，绿茶 5g，枸杞子 3g，蜂蜜适量。

制法：①将山楂、荷叶粉碎成粗末一起装入茶滤袋；绿茶、枸杞子单独装入自封袋。②将茶滤袋放入锅中，加适量水煎煮，武火煮沸后，文火续煮 10 分钟，去渣取汁，稍静置，汁液温度保持在 90℃左右为宜。③将绿茶、枸杞子倒入杯中，用药汁冲泡，不加盖静置 3 分钟，调入适量蜂蜜即可饮用。④每日一剂，不拘时。

养生效果：降脂减肥，益精明目。

饮用宜忌：脾胃虚弱、胃酸分泌过多者慎饮。

[双花楂菊茶]

配方：山楂 6g，菊花 4g，金银花 2g，乌龙茶 3g，枸杞子 3g，蜂蜜适量。

制法：①将山楂、菊花、金银花粉碎成粗末装入茶滤袋，乌龙茶、枸杞子单独装入自封袋。②将茶滤袋放入锅中，加适量水煎煮，武火煮沸后，文火续煮 15 分钟，除去滤袋，静置 3 分钟，汁液温度保持在 95℃左右为宜。③将乌龙茶、枸杞子倒入，加盖闷 5 分钟，加入蜂蜜搅匀即可饮用。④每日一剂，不拘时。

养生效果：降压减肥，清肝明目。

饮用宜忌：适宜患有肥胖症、高血压、高脂血症、目赤肿痛等人群饮用。

[苓桂收腹茶]

配方：茯苓 10g，桂枝 6g，甘草 3g，普洱茶 3g，蜂蜜适量。

制法：①将茯苓、桂枝、甘草粉碎成粗末装入茶滤袋；将普洱茶单独装自封袋。②将茶滤袋放入锅中，加适量水煎煮，武火煮沸，文火续煮 15 分钟，趁热滤渣取汁。③将普洱茶倒入杯中，用药汁趁热冲泡，加盖闷 5 分钟，调入蜂蜜，即可饮用。④每日 1 剂，不拘时。

养生效果：收缩腰围，去除赘肉。

饮用宜忌：适宜肥胖或痰饮过多人群饮用。忌与海藻或含有海藻的制剂同饮。

[二黄将军肚茶]

配方：山楂 15g，黄芪 20g，大黄 5g，甘草 3g，绿茶 5g，生姜 3 片，蜂蜜适量。

制法：①将山楂、黄芪粉碎成粗末一起装入茶滤袋（其中大黄粉末单独装入茶滤袋）；绿茶单独装入自封袋。②自备生姜切丝，与茶滤袋一起放入锅中，加适量水煎煮，武火煮沸后，文火续煮 20 分钟，放入大黄粉滤袋，闷泡 5 分钟，去滤袋取汁，稍静置，汁液温度保持在 90℃左右为宜。③将绿茶倒入杯中，用药汁冲泡，不加盖静置 3 分钟，调入适量蜂蜜即可饮用。④每日一剂，不拘时。

养生效果：轻身健步，益气消脂。

饮用宜忌：适宜肥胖人群。忌与海藻或含有海藻的制剂同饮。

（3）四季养生系列

1）春季养生茶方

［公杞茶］

配方：蒲公英 10g，枸杞子 5g，洞庭碧螺春 3g，蜂蜜适量。

制法：①将蒲公英粉碎成粗末装入茶滤袋；洞庭碧螺春、枸杞子单独装入自封袋。②将茶滤袋放入锅中，加适量水煎煮，武火煮沸后，文火续煮 15 分钟，除去茶滤袋，稍静置，汁液温度保持在 90℃左右为宜。③将洞庭碧螺春、枸杞子倒入杯中，用药汁冲泡，不加盖静置 3 分钟，调入适量蜂蜜即可饮用。④每日一剂，不拘时。

养生效果：清热解毒，消肿散结。

饮用宜忌：适宜患有上呼吸道感染、眼结膜炎、流行性腮腺炎、乳痈肿痛、胃炎等症人群饮用。

［升杞茶］

配方：升麻 6g，枸杞子 3g，绿茶 5g，蜂蜜适量。

制法：①将升麻粉碎成粗末装入茶滤袋；绿茶、枸杞子单独装入自封袋。②将茶滤袋放入锅中，加适量水煎煮，武火煮沸后，文火续煮 15 分钟，去渣取汁，稍静置，汁液温度保持在 90℃左右为宜。③将绿茶、枸杞子倒入杯中，用药汁冲泡，不加盖静置 3 分钟，调入适量蜂蜜即可饮用。④每日一剂，不拘时。

养生效果：发表升阳，解毒透疹。

饮用宜忌：发表透疹、清热解毒宜生用，升阳举陷宜蜜炙用。

［羌杞茶］

配方：羌活 6g，枸杞子 3g，绿茶 5g，蜂蜜适量。

制法：①将羌活粉碎成粗末装入茶滤袋；绿茶、枸杞子单独装入自封袋。②将茶滤袋放入锅中，加适量水煎煮，武火煮沸后，文火续煮 15 分钟，去渣取汁，稍静置，汁液温度保持在 90℃左右为宜。③将绿茶、枸杞子倒入杯中，用药汁冲泡，不加盖静置 3 分钟，调入适量蜂蜜即可饮用。④每日一剂，不拘时。

养生效果：祛风除湿，发表散寒。

饮用宜忌：阴血亏虚者慎饮。

［升葛芍草茶］

配方：升麻 5g，葛根 3g，白芍 3g，甘草 3g，绿茶 3g，蜂蜜适量。

制法：①将升麻、葛根、白芍、甘草粉碎成粗末一起装入茶滤袋；绿茶单独装入自封袋。②将茶滤袋放入锅中，加适量水煎煮，武火煮沸后，文火续煮 25 分钟，除去茶滤袋取汁，稍静置，汁液温度保持在 90℃左右为宜。③将绿茶倒入杯中，用药汁冲泡，不加盖静置 3 分钟，调入适量蜂蜜即可饮用。④每日一剂，不拘时。

养生效果：疏表清热，生津养肝。

饮用宜忌：升麻、葛根宜生用。不宜与海藻或含有海藻的制剂同服。

2）夏季养生茶方

[芪郁升风茶]

配方：黄芪 30g，郁李仁 10g，升麻 5g，防风 3g，乌龙茶 2g，蜂蜜适量。

制法：①将黄芪、郁李仁、升麻、防风粉碎成粗末，乌龙茶单独装入自封袋。②自备生姜切丝，与茶滤袋一起放入锅中，加适量水煎煮，武火煮沸后，文火续煮 20 分钟，除去滤袋，静置 3 分钟，汁液温度保持在 95℃左右为宜。③将乌龙茶倒入，加盖焖 5 分钟，加入红糖搅匀即可饮用。④每日一剂，不拘时。

养生效果：解毒透疹，益气升阳。

饮用宜忌：发表透疹、清热解毒宜生用，升阳举陷宜炙用。

[花粉绿草饮]

配方：天花粉 10g，绿茶 5g，甘草 3g，蜂蜜适量。

制法：①将天花粉、甘草粉碎成粗末一起装入茶滤袋；绿茶单独装入自封袋。②将茶滤袋放入锅中，加适量水煎煮，武火煮沸后，文火续煮 20 分钟，除去茶滤袋取汁，稍静置，汁液温度保持在 90℃左右为宜。③将绿茶倒入杯中，用药汁冲泡，不加盖静置 3 分钟，调入适量蜂蜜即可饮用。④每日一剂，不拘时。

养生效果：降火润肺，生津止渴。

饮用宜忌：脾虚便溏者慎饮，不宜与乌头类（川乌、草乌、附子等）中药或含乌头类中药的制剂同饮。

[陈果茶]

配方：陈皮 5g，绿茶 3g，苹果 1 个，蜂蜜适量。

制法：①将陈皮和绿茶各自装入自封袋。②自备苹果，去皮切丁，与陈皮一起倒入锅中，加适量水煎煮，武火煮沸后，文火续煮 20 分钟，去渣取汁，稍静置，汁液温度保持在 90℃左右为宜。③将绿茶倒入，不加盖静置 3 分钟，调入适量蜂蜜即可饮用。④每日一剂，不拘时。

养生效果：燥湿消痰，醒脾开胃。

饮用宜忌：适宜脾胃气滞之脘腹胀痛、恶心呕吐、腹泻便秘等人群饮用。

3）秋季养生茶方

[梨冬茶]

配方：麦冬 5g，绿茶 3g，梨 1 个，蜂蜜适量。

制法：①将绿茶、麦冬分别装入自封袋。②梨去皮切丁，与麦冬一起倒入锅中，加适量水煎煮，武火煮沸后，文火续煮 20 分钟，汁液温度保持在 90℃左右为宜。③将绿茶倒入，不加盖静置 3 分钟，调入适量蜂蜜即可饮用。④每日一剂，不拘时。

养生效果：止咳化痰，清除肺热。

饮用宜忌：脾阳虚或脾肾阳虚所致大便溏泄人群忌饮。

[冬合梨贝茶]

配方：款冬花 15g，百合 20g，麦冬 6g，川贝母 6g，梨 1 个，红茶 2g，蜂蜜适量。

制法：①将款冬花、百合、麦冬粉碎成粗末，一起装入茶滤袋；红茶单独装入自封袋，川贝母打粉装入自封袋。②将梨去皮，切丁，与药末一起放入锅中，加适量水煎煮，武火煮沸后，文火续煮 20 分钟，除去茶滤袋。倒入川贝粉，续煮 3 分钟。③将红茶倒入杯中，用 100℃的药汁冲泡，不加盖静置 3～5 分钟，调入适量蜂蜜即可饮用。④每日一剂，不拘时。

养生效果：利咽生津，润肺止渴。

饮用宜忌：肺虚久咳宜用蜜炙款冬花。忌与乌头类（川乌、草乌、附子等）中药或含乌头类中药的制剂同饮。

［荷翘陈苓茶］

配方：荷叶 5g，连翘、茯苓、陈皮、佩兰各 3g，绿茶 5g，蜂蜜适量。

制法：①将荷叶、连翘、茯苓、陈皮粉碎成粗末，装入茶滤袋；将佩兰粉碎成粗末，单独装茶滤袋；绿茶单独装自封袋。②将装荷叶等的茶滤袋放入锅中，加适量水煎煮，武火煮沸后，文火续煮 20 分钟，放入装佩兰的茶滤袋，续煮 5 分钟，除去茶滤袋取汁，稍静置，汁液温度保持在 90℃左右为宜。③将绿茶倒入杯中，用药汁冲泡，不加盖静置 3 分钟，调入适量蜂蜜即可饮用。④每日一剂，不拘时。

养生效果：健脾除湿，清除秋暑。

饮用宜忌：虚寒精滑者忌饮。

［铁皮生津茶］

配方：麦冬 9g，铁皮石斛 6g，竹茹 4g，青果 5 个，红茶 2g，梨 1 个，荸荠 2 个，蜂蜜适量。

制法：①将麦冬、竹茹、青果、红茶粉碎成粗末，装入茶滤袋；铁皮石斛、红茶各自装入自封袋。②将梨、荸荠去皮，切块；与装有麦冬等配料的茶滤袋一起放入锅中加适量水煎煮，武火煮沸后，文火续煮 25 分钟。③将铁皮石斛单独加水煎煮，武火煮沸后，文火续煮 1 小时。④将两者滤液合并，稍加热至滚烫，倒入红茶，调入适量蜂蜜，稍静置即可饮用。每日一剂，不拘时。

养生效果：清热解毒，生津润燥。

饮用宜忌：脾胃虚寒者忌饮。

［天草姜糖饮］

配方：天冬 12g，甘草 2g，生姜 2g，乌龙茶 2g，红糖 3g。

制法：①将天冬、甘草粉碎成粗末装茶滤袋，乌龙茶单独装入自封袋。②自备生姜切丝，与茶滤袋一起放入锅中，加适量水煎煮，武火煮沸后，文火续煮 20 分钟，除去滤袋，静置 3 分钟，汁液温度保持在 95℃左右为宜。③将乌龙茶倒入，加盖闷 5 分钟，加入红糖搅匀即可饮用。④每日一剂，不拘时。

养生效果：润燥止渴，清热生津。

饮用宜忌：脾胃虚寒者忌饮。不宜与海藻或含有海藻的制剂同服。

［冬母茶］

配方：麦冬 6g，天冬 4g，知母 2g，川贝粉 3g，白茶 2g，蜂蜜适量。

制法：①将麦冬、天冬、知母粉碎成粗末装入茶滤袋；白茶和川贝粉各自装入自封袋。②将茶滤袋放入锅中，加适量水煎煮，武火煮沸，文火续煮 20 分钟，除去茶滤袋，倒入川贝粉，续煮 3 分钟，稍静置，待水温保持在 90℃为宜。③将白茶倒入茶杯中，用以上药汁冲泡，加盖闷 5 分钟，调入适量蜂蜜即可饮用。④每日一剂，不拘时。

养生效果：清热化痰，润肺止咳。

饮用宜忌：脾胃虚寒者忌饮。

4）冬季养生茶方

［杜黑饮］

配方：杜仲 6g，黑茶 5g，生姜 6g，蜂蜜适量。

制法：①将杜仲粉碎成粗末装入茶滤袋；将黑茶单独装自封袋。②自备生姜切丝，与茶滤袋一起放入锅中，加适量水煎煮，武火煮沸，文火续煮 20 分钟，趁热滤渣取汁。③将枸杞子、黑茶倒入杯中，用药汁趁热冲泡，加盖闷 5 分钟，调入蜂蜜，即可饮用。④每日 1 剂，不拘时。

养生效果：增强免疫，补肾降压。

饮用宜忌：适宜腰肌酸痛、足膝痿弱、小便余沥、高血压、心血管疾病等人群饮用。

［香朴神草饮］

配方：香薷 5g，厚朴 3g，白扁豆 3g，茯神 3g，甘草 3g，红茶 2g。

制法：①将上药粉粹成粗末，装入茶滤袋，其中香薷粉末单独分装；红茶单独装自封袋。②将装有厚朴等配料的茶滤袋放入锅中，加适量水煎煮，武火煮沸后，文火续煮 20 分钟，放入装有香薷的茶滤袋，并将红茶倒入，续煮 5 分钟，除去茶滤袋，即可饮用。③每日一剂，不拘时。

养生效果：散寒运湿，调和脾胃。

饮用宜忌：气虚津亏者慎用。忌与海藻或含有海藻的制剂同饮。

［术菟乌龙饮］

配方：白术 5g，盐菟丝子 5g，乌龙茶 3g，蜂蜜适量。

制法：①将白术粉碎成粗末，菟丝子碾碎，一起装入茶滤袋；乌龙茶单独装入自封袋。②将装有白术、菟丝子的茶滤袋放入锅中，加适量水煎煮，武火煮沸后，文火续煮 20 分钟，去渣取汁，静置 3 分钟，汁液温度保持在 95℃左右为宜。③将乌龙茶倒入杯中，用药汁冲泡，加盖闷 5 分钟，调入适量蜂蜜即可饮用。④每日一剂，不拘时。

养生效果：补阳气，健脾肾。

饮用宜忌：热病伤津、阴虚燥渴者不宜用。

［茉刺茶］

配方：刺五加 5g，茉莉花 5g，洞庭碧螺春 5g，蜂蜜适量。

制法：①将刺五加粉碎成粗末，装入茶滤袋；将茉莉花、洞庭碧螺春装入自封袋。②

将装有刺五加的茶滤袋放入锅中，加适量水煎煮，武火煮沸后，文火续煮15分钟，去渣取汁，稍静置，汁液温度保持在90℃左右为宜。③将茉莉花、洞庭碧螺春倒入杯中，用药汁冲泡，加盖（半掩状态）闷5分钟，调入适量蜂蜜即可饮用。④每日一剂，不拘时。

养生效果：润燥止渴，清热生津。

饮用宜忌：适宜神经衰弱、失眠、肾功能减弱、体质虚弱、气短乏力、神疲倦怠等人群饮用。

（4）五脏调理系列

1）润肺止咳

［甘草菊绿饮］

配方：甘草5g，菊花5g，绿茶3g，蜂蜜适量。

制法：①将甘草、菊花一起装入自封袋；绿茶单独装入自封袋。②将甘草、菊花放入锅中，加适量水煎煮，武火煮沸后，文火续煮10分钟，去渣取汁，稍静置，汁液温度保持在90℃左右为宜。③将绿茶倒入杯中，用药汁冲泡，不加盖静置3分钟，调入适量蜂蜜即可饮用。④每日一剂，不拘时。

养生效果：镇痛镇咳，润肺解毒。

饮用宜忌：可和中缓急、润肺解毒，具有抗炎、解毒、镇痛、镇咳、利尿等作用。

［橘姜饮］

配方：茯苓9g，橘红6g，生姜2g，红茶3g，蜂蜜适量。

制法：①将橘红、茯苓粉碎成粗末，一起装入茶滤袋；红茶单独装入自封袋。②将生姜切丝，与药末滤袋一起放入锅中，加适量水煎煮，武火煮沸后，文火续煮10分钟，去渣取汁。③将红茶倒入杯中，用100℃的药汁冲泡，不加盖静置3～5分钟，调入适量蜂蜜即可饮用。④每日一剂，不拘时。

养生效果：化痰止咳，理气和中。

饮用宜忌：适宜风寒咳嗽之喉痒多痰、难以咔出或咳吐白痰等人群饮用。肺热咳嗽、痰黄稠者不宜饮用。

［银杞洞庭茶］

配方：银耳20g，洞庭碧螺春5g，枸杞子5g，蜂蜜适量。

制法：①将洞庭碧螺春、枸杞子装入自封袋。②自备银耳，用温开水泡发，洗净，去除杂质，放入锅中，武火煮沸，转文火煮20分钟，稍静置，待水温保持在90℃左右为宜。将洞庭碧螺春、枸杞子倒入锅中，稍静置，调入适量蜂蜜即可饮用。③每日一剂，清晨饮用。

养生效果：养胃生津，滋阴润肺。

饮用宜忌：适宜患有干咳、咯血、盗汗、心悸、眼底出血等症人群饮用。患有风寒咳嗽者不宜饮用。

2）疏肝解郁

［一贯饮］

配方：生地黄9g，南沙参5g，麦冬5g，当归5g，枸杞子6g，红茶2g，蜂蜜适量。

制法：①将南沙参、麦冬、当归粉碎成粗末装入茶滤袋；将生地黄单独装自封袋；红茶、枸杞子单独装自封袋。②将装南沙参等药材的茶滤袋与生地黄一起放入锅中，加适量水煎煮，武火煮沸，文火续煮 25 分钟，趁热滤渣。③将红茶、枸杞子倒入杯中，用滚烫的药汁冲泡，不加盖静置 3～5 分钟，调入蜂蜜，即可饮用。④每日 1 剂，不拘时。

养生效果：滋阴理气，疏肝解郁。

饮用宜忌：适宜胃痛反酸、咽干口燥、舌红而干等人群饮用。消化不良、食欲不振者不宜饮用。

［地胆清肝茶］

配方：生地黄 3g，龙胆草、醋柴胡、川芎各 2g，菊花 3g，乌龙茶 1g，蜂蜜适量。

制法：①将龙胆草、醋柴胡、川芎粉碎成粗末装入茶滤袋；将生地黄、菊花单独装自封袋；乌龙茶单独装自封袋。②将装龙胆草等药材的茶滤袋与生地黄、菊花一起放入锅中，加适量水煎煮，武火煮沸，文火续煮 20 分钟，稍静置，滤渣取汁，待水温保持在 95℃左右为宜。③将乌龙茶倒入杯中，用药汁冲泡，加盖闷 2～5 分钟，调入蜂蜜，即可饮用。④每日 1 剂，不拘时。

养生效果：清热泻火，平肝解郁。

饮用宜忌：脾胃虚寒者不宜饮用。

［金茵茶］

配方：郁金 10g，茵陈 5g，绿茶 13g，蜂蜜适量。

制法：①将郁金、茵陈粉碎成粗末装入茶滤袋；将绿茶单独装自封袋。②将装郁金、茵陈的茶滤袋放入锅中，加适量水煎煮，武火煮沸，文火续煮 10 分钟，稍静置，滤渣取汁，待水温保持在 90℃左右为宜。③将绿茶倒入杯中，用药汁冲泡，不加盖静置 2～3 分钟，调入蜂蜜，即可饮用。④每日 1 剂，不拘时。

养生效果：疏肝活血，清利湿热。

饮用宜忌：血虚萎黄者慎饮。不宜与丁香或含有丁香的制剂同饮。

［柴赤壳草茶］

配方：柴胡 5g，赤芍 3g，枳壳 3g，甘草 2g，乌龙茶 2g，蜂蜜适量。

制法：①将柴胡、赤芍、枳壳、甘草粉碎成粗末装入茶滤袋；将乌龙茶单独装自封袋。②将装柴胡等的茶滤袋放入锅中，加适量水煎煮，武火煮沸，文火续煮 10 分钟，稍静置，滤渣取汁，待水温保持在 95℃左右为宜。③将乌龙茶倒入杯中，用药汁冲泡，加盖静置 2～5 分钟，调入蜂蜜，即可饮用。④每日 1 剂，不拘时。

养生效果：祛瘀止痛，疏肝理气。

饮用宜忌：血寒经闭者不宜用。不宜与藜芦、海藻或含有藜芦、海藻的制剂同饮。

3）滋阴补肾

［巴膝茶］

配方：巴戟天 12g，怀牛膝 8g，枸杞子 3g，黑茶 1.5g，蜂蜜适量。

制法：①将巴戟天、怀牛膝粉碎成粗末装入茶滤袋；将枸杞子、黑茶单独装自封袋。②将装巴戟天、怀牛膝的茶滤袋放入锅中，加适量水煎煮，武火煮沸，文火续煮15分钟，趁热滤渣取汁。③将枸杞子、黑茶倒入杯中，用药汁趁热冲泡，加盖闷5分钟，调入蜂蜜，即可饮用。④每日1剂，不拘时。

养生效果：强健腰膝，温补肾阳。

饮用宜忌：适宜肾阳亏虚、腰细冷痛、膝软无力、阳痿早泄等人群饮用。阴虚火旺、大便干结者不宜服用。

［地萸茶］

配方：熟地黄12g，山萸肉8g，山药8g，茯苓5g，泽泻2g，红茶1.5g，蜂蜜适量。

制法：①将熟地黄、山萸肉、山药、茯苓、泽泻装入自封袋；将红茶单独装自封袋。②将熟地黄、山萸肉、山药、茯苓、泽泻放入锅中，加适量水煎煮，武火煮沸，文火续煮30分钟，趁热滤渣取汁。③将红茶倒入杯中，用药汁趁热冲泡，不加盖静置3分钟，调入蜂蜜，即可饮用。④每日1剂，不拘时。

养生效果：养肝健脾，滋阴补肾。

饮用宜忌：适宜腰膝酸软、头晕目眩、耳鸣耳聋、盗汗遗精人群饮用。脾胃虚弱、消化不良、阳虚畏寒、大便溏泄者不宜饮用。

［杜脂健腰茶］

配方：杜仲10g，补骨脂5g，胡桃肉5g，肉桂2g，熟普洱3g，蜂蜜适量。

制法：①将杜仲、补骨脂、胡桃肉、肉桂粉碎成粗末，装入茶滤袋；将熟普洱单独装自封袋。②将装杜仲等的茶滤袋放入锅中，加适量水煎煮，武火煮沸，文火续煮25分钟，趁热滤渣取汁。③将熟普洱倒入杯中，用药汁趁热冲泡，加盖闷3分钟，调入蜂蜜，即可饮用。④每日1剂，不拘时。

养生效果：健腰强身，补肾益气。

饮用宜忌：适宜肾虚、腰脊疼痛、精神疲乏、四肢软弱、小便余沥不尽人群饮用。体内有热者不宜饮用。

［蓉杞茶］

配方：肉苁蓉5g，枸杞子3g，红茶6g，蜂蜜适量。

制法：①将肉苁蓉装入自封袋；将枸杞子、红茶单独装自封袋。②将肉苁蓉倒入锅中，加适量水煎煮，武火煮沸，文火续煮25分钟，趁热滤渣取汁。③将红茶、枸杞子倒入杯中，用药汁趁热冲泡，不加盖静置5分钟，调入蜂蜜，即可饮用。④每日1剂，不拘时。

养生效果：润燥滑肠，补肾益精。

饮用宜忌：阴虚火旺、大便溏泄、肠胃实热、大便秘结者不宜饮。

［八仙保肾茶］

配方：粳米15g，粟米15g，大豆15g，绿豆15g，黑芝麻5g，黑茶2g，盐1g。

制法：①将粳米、粟米、大豆、绿豆、黑芝麻粉碎成粗末，装入自封袋；将黑茶装入茶滤袋。②将以上粗末倒入锅中，加适量水煎煮，武火煮沸，文火续煮15分钟。③将黑茶、盐放入锅中，加盖闷 5 分钟，调入蜂蜜，即可饮用。④每日 1 ～ 2 剂，不拘时。

养生效果：保元固肾，益精悦颜。

饮用宜忌：适宜中老年人、小儿、脾胃功能低下者饮用。感冒、腹泻者慎用。

4）养心安神

[酸草茶]

配方：酸枣仁 15g，甘草 3g，枸杞子 3g，乌龙茶 2g，蜂蜜适量。

制法：①将酸枣仁粉碎成粗末，装入茶滤袋；将乌龙茶装入自封袋。②将茶滤袋放入锅中，加适量水煎煮，武火煮沸，文火续煮 10 分钟，除去茶滤袋，稍静置，待水温保持在 95℃为宜。③将乌龙茶放入杯中，用以上药汁冲泡，加盖闷 5 分钟，调入蜂蜜，即可饮用。④每日 1 ～ 2 剂，不拘时。

养生效果：清热除烦，养血安神。

饮用宜忌：适宜患有神经衰弱、更年期综合征、失眠多梦者饮用。阳虚畏寒者不宜饮用。不宜与海藻或含有海藻的制剂同服。

[莲杞养心茶]

配方：莲子 30g，枸杞子 5g，洞庭碧螺春 10g，蜂蜜适量。

制法：①将莲子、枸杞子各自装入自封袋，洞庭碧螺春单独装茶滤袋。②将莲子用温水浸泡 2 小时，加入蜂蜜、枸杞子炖烂，稍静置，待水温在 90℃左右时，将洞庭碧螺春滤袋放入锅中，静置 5 分钟，除去滤袋，调入适量蜂蜜即可饮用。③每日 1 ～ 2 剂，不拘时。

养生效果：益肾固精，养心安神。

饮用宜忌：体内有湿热或因其所致泄泻者忌饮。

[芪眼安神茶]

配方：黄芪 6g，龙眼肉 6g，酸枣仁 6g，当归 5g，黄茶 2g，生姜 3g，大枣片 5g。

制法：①将黄芪、酸枣仁、当归、大枣片粉碎成粗末装入茶滤袋，龙眼肉、黄茶单独装入自封袋。②自备生姜片，与装黄芪等的茶滤袋一起放入锅中，加适量水煎煮，武火煮沸，文火续煮 10 分钟，除去茶滤袋，稍静置，待水温保持在 90℃左右为宜。③将龙眼肉、黄茶倒入杯中，用药汁冲泡，加盖闷 5 分钟即可饮用。④每日 2 剂，不拘时。

养生效果：健脾养心，益气补血。

饮用宜忌：适宜患有心悸怔忡、健忘失眠、虚热盗汗、厌食等症者饮用。患有急性病者在患病期间不宜饮用此茶。

[酸神饮]

配方：茯神 10g，酸枣仁 10g，枸杞子 5g，甘草 5g，乌龙茶 2g，蜂蜜适量。

制法：①将茯神、酸枣仁、甘草粉碎成粗末装入茶滤袋，枸杞子、乌龙茶单独装入自封袋。②将装茯神等的茶滤袋放入锅中，加适量水煎煮，武火煮沸，文火续煮 10 分钟，除去茶滤袋，稍静置，待水温保持在 95℃左右为宜。③将枸杞子、乌龙茶倒入杯中，用以上药汁冲泡，加盖闷 5 分钟，调入适量蜂蜜即可饮用。④每日 1 剂，不拘时。

养生效果：宁心定惊，养心安神。

饮用宜忌：适宜患有失眠、惊悸、怔忡、健忘等症者饮用，也可作为神经衰弱、更年期综合征的辅助治疗饮品。有痰热郁火者不宜饮用。不宜与海藻或含有海藻的制剂同服。

［连花菊芎饮］

配方：黄连 3g，天花粉 2g，菊花 6g，川芎 4g，红茶 2g，蜂蜜适量。

制法：①将黄连、天花粉、川芎粉碎成粗末装入茶滤袋；菊花、红茶单独装入自封袋。②将装黄连等的茶滤袋放入锅中，加适量水煎煮，武火煮沸，文火续煮 5 分钟，趁水沸除去茶滤袋，水温尽量保持在近 100℃。③将菊花、红茶倒入杯中，用以上药汁冲泡，半掩盖静置 5 分钟，调入适量蜂蜜即可饮用。④每日 3 剂，不拘时。

养生效果：主泻心火，祛风清热。

饮用宜忌：适宜患有头痛、红眼病等症者饮用。体内脾胃虚寒者不宜饮用。不宜与乌头类（川乌、草乌、附子等）中药或含乌头类中药的制剂同饮。

5）健脾养胃

［君子强身饮］

配方：白术 9g，茯苓 9g，生晒参片 6g，炙甘草 3g，红茶 2g，蜂蜜适量。

制法：①将白术、茯苓、生晒参片、炙甘草粉碎成粗末装入茶滤袋；红茶单独装入自封袋。②将装白术等的茶滤袋放入锅中，加适量水煎煮，武火煮沸，文火续煮 5 分钟，趁水沸除去茶滤袋，水温尽量保持在近 100℃。③将红茶倒入杯中，用以上药汁冲泡，不加盖静置 5 分钟，调入适量蜂蜜即可饮用。④每日 1 剂，不拘时。

养生效果：健脾养胃，益气强身。

饮用宜忌：适宜年老体弱、脾胃气虚、消化力弱、腹胀肠鸣人群饮用。舌苔厚腻者不宜饮用。不宜与海藻或含有海藻的制剂同服。

［术芍茶］

配方：白术 5g，白芍 3g，茯苓 3g，甘草 3g，生姜 3g，乌龙茶 3g。

制法：①将白术、白芍、茯苓、甘草粉碎成粗末装入茶滤袋；乌龙茶单独装入自封袋。②自备生姜，切丝，与装白术等的茶滤袋一起放入锅中，加适量水煎煮，武火煮沸，文火续煮 10 分钟，稍静置，待水温保持在 95℃左右。③将乌龙茶倒入杯中，用以上药汁冲泡，加盖焖 5 分钟，调入适量蜂蜜即可饮用。④每日 1 剂，不拘时。

养生效果：补益气血，健脾养胃。

饮用宜忌：适宜脾胃虚弱、面色萎黄等的亚健康人群饮用。阴虚火旺者不宜饮。不宜与海藻或含有海藻的制剂同服。

［莲苡健脾茶］

配方：莲子 15g，薏苡仁 9g，砂仁 6g，桔梗 6g，白扁豆 5g，甘草 5g，红茶 3g。

制法：①将莲子、薏苡仁、桔梗、白扁豆、甘草粉碎成粗末装入茶滤袋；砂仁、红茶单独装入自封袋。②将装白术等的茶滤袋放入锅中，加适量水煎煮，武火煮沸，文火续煮 10 分钟，除去茶滤袋。③将砂仁、红茶倒入杯中，用以上药汁趁热冲泡，半掩盖静置 5 分钟，调入适量蜂蜜即可饮用。④每日 1 剂，不拘时。

养生效果：渗湿止泻，益气健脾。

饮用宜忌：适宜脾虚腹泻、四肢乏力、形体消瘦、面色萎黄人群饮用。儿童不宜饮用。不宜与海藻或含有海藻的制剂同服。

［蒂香茶］

配方：柿蒂 5g，丁香 5g，生晒参片 3g，白茶 2g，蜂蜜适量。

制法：①将柿蒂、丁香、生晒参片粉碎成粗末装入茶滤袋；白茶单独装入自封袋。②将装柿蒂等的茶滤袋放入锅中，加适量水煎煮，武火煮沸，文火续煮 25 分钟，除去茶滤袋，稍静置，待水温保持在 90℃为宜。③将白茶倒入杯中，用以上药汁冲泡，加盖闷 5 分钟，调入适量蜂蜜即可饮用。④每日 1 剂，不拘时。

养生效果：和胃降逆，温中补脾。

饮用宜忌：适宜咳嗽不止、面色苍白、食欲不振、舌淡苔白、脉沉细弱者饮用。口渴、舌苔黄腻者不宜饮用。不宜与郁金或含有郁金的制剂同服。

（5）祛疾调治系列

1）清热解毒

［花粉茅姜茶］

配方：天花粉 10g，麦冬 5g，芦根 4g，白茅根 10g，生姜 2g，黑茶 1.5g，蜂蜜适量。

制法：①将天花粉、麦冬、芦根、白茅根粉碎成粗末装入茶滤袋；黑茶单独装入自封袋。②自备生姜，切丝，与装天花粉等的茶滤袋放入锅中，加适量水煎煮，武火煮沸，文火续煮 10 分钟，除去茶滤袋。③将黑茶倒入杯中，用以上药汁趁热冲泡，加盖闷 5 分钟，调入适量蜂蜜即可饮用。④每日 1 剂，不拘时。

养生效果：润燥止渴，清热生津。

饮用宜忌：本品性寒，女性月经期间及脾胃虚寒、大便溏泄者不宜饮用。不宜与乌头类（川乌、草乌、附子等）中药或含乌头类中药的制剂同饮。

2）解表祛暑

［银翘疏表饮］

配方：金银花 10，连翘 5g，桔梗 9g，甘草 3g，薄荷 8g，绿茶 2g。

制法：①将金银花、连翘、桔梗、甘草粉碎成粗末装入茶滤袋；薄荷、绿茶单独粉碎成粗末装入茶滤袋。②将装金银花等的茶滤袋放入锅中，加适量水煎煮，武火煮沸，文火续煮 10 分钟，除去茶滤袋，稍静置，待水温保持在 90℃为宜。③将装薄荷、绿茶的茶滤袋放入杯中，用以上药汁冲泡，半掩盖静置 5 分钟，调入适量蜂蜜即可饮用。④每日 1 剂，不拘时。

养生效果：清热解毒，辛凉透表。

饮用宜忌：本品适宜患有风寒、无汗或有汗不多、头痛口渴、咳嗽咽痛等症人群饮用。风寒表证者不宜服用。不宜与海藻或含有海藻的制剂同饮。

3）泻下消食

［橘橼饮］

配方：橘红 10g，香橼皮 10g，枳壳 10g，茉莉花 10g，蜂蜜。

　　制法：①将橘红、香橼皮、枳壳粉碎成粗末装入茶滤袋；茉莉花单独装入茶滤袋。②将装橘红等的茶滤袋放入锅中，加适量水煎煮，武火煮沸，文火续煮 10 分钟，除去茶滤袋。③将装茉莉花的茶滤袋放入杯中，用以上药汁趁热冲泡，加盖闷 5 分钟，调入适量蜂蜜即可饮用。④每日 1 剂，不拘时。

　　养生效果：理气消滞，化痰和胃。

　　饮用宜忌：适宜患有急性胃肠炎、胸闷心烦、消化不良等症人群饮用。脾胃虚弱者、气虚者及孕妇不宜饮用。

　　4）止咳化痰

　　［三仁苇茎茶］

　　配方：薏苡仁 4g，冬瓜仁 4g，桃仁 3g，芦茎 12g，绿茶 2g，蜂蜜适量。

　　制法：①将薏苡仁、冬瓜仁、桃仁、芦茎粉碎成粗末装入茶滤袋；绿茶单独装入茶滤袋。②将装薏苡仁等的茶滤袋放入锅中，加适量水煎煮，武火煮沸，文火续煮 15 分钟，除去茶滤袋，稍静置，待水温保持在 90℃为宜。③将装绿茶的茶滤袋放入杯中，用以上药汁冲泡，不加盖静置 5 分钟，调入适量蜂蜜即可饮用。④每日 1 剂，不拘时。

　　养生效果：消食宽膈，清肺化痰。

　　饮用宜忌：适宜患有肺痈病、肺脓肿、支气管扩张合并感染症者饮用。肺寒咳嗽、痰白质稀者不宜饮用。

　　5）理血理气

　　［香附开郁茶］

　　配方：香附 10g，枸杞子 5g，甘草 5g，生姜 3g，黑茶 2g，蜂蜜适量。

　　制法：①将香附、甘草粉碎成粗末装入茶滤袋；枸杞子、黑茶单独装入自封袋。②自备生姜，切丝，与装薏苡仁等的茶滤袋一起放入锅中，加适量水煎煮，武火煮沸，文火续煮 10 分钟，除去茶滤袋。③将装枸杞子、黑茶的茶滤袋放入杯中，用以上药汁趁热冲泡，加盖闷 3 分钟，调入适量蜂蜜即可饮用。④每日 1 剂，不拘时。

　　养生效果：调经止痛，理气开郁。

　　饮用宜忌：气阴不足者慎饮。不宜与海藻或含有海藻的制剂同服。

　　6）利水消肿

　　［苓浮杏桂茶］

　　配方：茯苓 15g，浮萍 9g，苦杏仁 10g，桂枝 6g，甘草 6g，乌龙茶 3g，蜂蜜适量。

　　制法：①将茯苓、浮萍、苦杏仁、桂枝、甘草粉碎成粗末装入茶滤袋；乌龙茶单独装入茶滤袋。②将装茯苓等的茶滤袋放入锅中，加适量水煎煮，武火煮沸，文火续煮 10 分钟，除去茶滤袋，稍静置，待水温保持在 95℃为宜。③将装乌龙茶的茶滤袋放入杯中，用以上药汁冲泡，加盖闷 5 分钟，调入适量蜂蜜即可饮用。④每日 1 剂，不拘时。

　　养生效果：利水消肿，疏风解表。

　　饮用宜忌：患有慢性水肿者忌用。

（三）制作药膳

1. 药材推荐

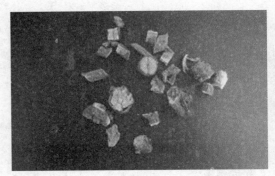

柴 胡

性味：辛、苦，微寒。

功效：疏风退热，疏肝升阳。

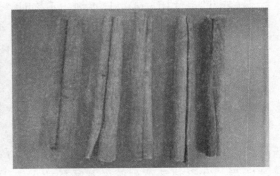

肉 桂

性味：辛、甘，大热。

功效：温肾散寒，引火归元。

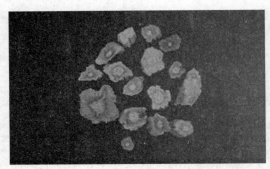

党 参

性味：甘，平。

功效：补脾肺气，养血生津。

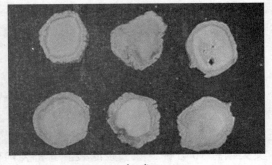

人 参

性味：甘、微苦，微温。

功效：大补元气，补心脾肺。

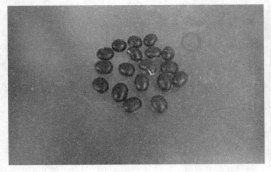

黑 豆

性味：甘，微寒。

功效：补肾益阴，健脾利湿。

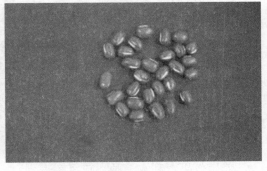

红 豆

性味：甘，平。

功效：健脾益胃，利湿清热。

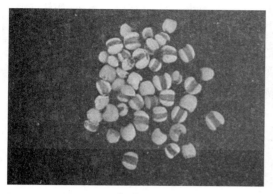

薏苡仁

性味：甘、淡，凉。

功效：利水渗湿，健脾止泻。

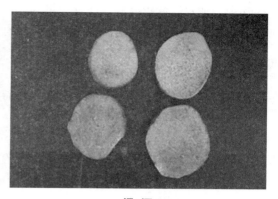

泽泻

性味：甘、淡，寒。

功效：利水渗湿，泄热化浊。

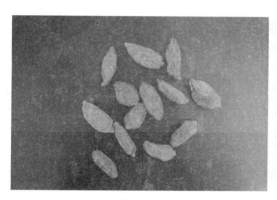

枸杞子

性味：甘，平。

功效：滋补肝肾，益精明目。

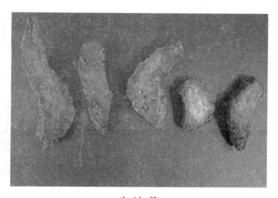

生地黄

性味：甘，寒。

功效：清热凉血，养阴生津。

2. 临配服务指导

（1）四季保健靓汤：《灵枢·本神》指出："智者之养生也，必须顺四时而适寒暑，和喜怒而安居处，节阴阳而调刚柔，如是则邪僻不至，长生久视。"传承古之经验，养生之道当顺应四时，根据春夏养阳、秋冬养阴的道理，春天养生，夏天养长，秋天养收，冬天养藏。

1）春——平补升阳汤

依据中医五行归类理论，春当属木，主生发、条达。春季阳气渐生，最适宜补充一些时令新生的清补、温阳食物。同时应注意因冬季的长期进补，易致内生湿邪。

［胡莲田鸡汤］

药材：柴胡 10g，莲子 150g，甘草 3g。

食材：田鸡 3 只，盐适量。

做法：①将柴胡、甘草略冲洗，装入茶滤袋，扎紧。②莲子洗净，与茶滤袋一同放入锅中，加水后武火煮沸，改文火煮 30 分钟。③宰杀田鸡，洗净剁块，放入汤内煮沸，弃药袋，加盐调味即可。

养生效果：疏肝，宽胸行气，升举阳气。

食用宜忌：适宜感冒发热、寒热往来、疟疾、肝郁气滞、胸胁胀痛等人群服用，亚健康人群春季服用亦佳。不宜与海藻或含有海藻的制剂同服。

2）夏——清热消暑汤

［葛瓜汤］

药材：葛根 10g。

食材：西瓜 250g，苹果 100g，白糖 50g。

做法①将葛根打成粗粉装入自封袋。②将西瓜、苹果洗净去皮，切小丁备用。③锅中加入水，调入白糖煮沸。④加入西瓜丁、苹果丁，用葛根粉勾芡即可。

养生效果：清热解暑，生津止渴。

食用宜忌：适宜胸膈痞闷、小便不利、暑热烦渴、前列腺炎、膀胱炎等人群服用。产妇、肾功能不全者、虚火所致口腔溃疡人群忌用。

3）秋——生津润燥汤

［银桔猪肺汤］

药材：金银花 10g，桔梗 8g。

食材：猪肺 200g，蜜枣 2 个，盐、鸡精各适量。

做法：①将金银花、桔梗粉碎成粗粉装入茶滤袋。②猪肺洗净，切块；蜜枣去核。③猪肺余水后捞出洗净，将猪肺、蜜枣、茶滤袋放入瓦煲，加水，武火煮沸后，改用文火煲 2 小时，加盐、鸡精调味，除去茶滤袋即可。

养生效果：清热泻肺，止咳化痰。

食用宜忌：适宜患有肺热咳嗽、肺炎、支气管炎、肺结核、肺癌、慢性咽炎、咽喉肿痛等症人群饮用。脾胃虚寒、腹泻便溏者慎食。

4）冬——温补祛寒汤

［杞栗羊肉汤］

药材：枸杞子 20g，吴茱萸、桂枝各 10g。

食材：羊肉 150g，板栗 30g，盐 5g。

做法：①将吴茱萸、桂枝装入茶滤袋。②将羊肉洗净，切块；板栗去壳，洗净切块；枸杞子洗净，备用。③将装吴茱萸、桂枝的茶滤袋放入煎药罐中，加适量水，武火煮沸，改用文火续煮 15 分钟，煎药汁备用。④锅内加适量水，放入羊肉块、板栗块、枸杞子，加适量水，武火煮沸，改用文火续煮 20 分钟，再倒入药汁，续煮 10 分钟，调入盐即可。

养生效果：温经祛寒，补益肾阳。

食用宜忌：羊肉、吴茱萸、桂枝均有散寒邪、温经络的作用；板栗有滋肾气的效果。配伍同用，对肝肾不足、小腹冰凉、畏寒肢冷、腰膝冷痛人群有很好的食疗效果。

（2）五谷为养靓汤

1）薏苡仁

［薏泽瘦肉汤］

药材：薏米 50g，泽泻 20g，枸杞子 5g。

食材：猪瘦肉 60g，盐 3g，味精 2g。

做法①将泽泻粉碎成粗末，装入茶滤袋，薏米、枸杞子装入自封袋。②将猪瘦肉洗净，切块。③将猪瘦肉、薏米、枸杞子和装泽泻的茶滤袋一起放入锅内，加适量水，武火煮沸，转文火续炖 1 小时，调入盐和味精即可。

养生效果：健脾渗湿，利尿通淋。

食用宜忌：适宜患有尿路感染、肾炎水肿、高血压、高脂血症、脂肪肝、肥胖、肝炎等症人群。怀孕早期的孕妇慎食。

2）绿豆

［地绿大肠汤］

药材：生地黄 3g，陈皮 3g。

食材：猪大肠 100g，绿豆 50g，盐 3g。

做法：①将生地黄、陈皮装入茶滤袋。②将猪大肠切段，洗净；绿豆洗净，入清水浸泡 10 分钟。③将猪大肠煮透，捞出。④将所有材料放入炖盅，加适量水，武火煮沸，转文火续煲 2 小时，除去茶滤袋调入盐即可。

养生效果：清热解毒，凉血生津。

食用宜忌：适宜湿热或血热引起的痢疾、便血、急性腹泻等肠道疾病人群；尿路感染、尿血、尿痛等泌尿系统疾病人群。脾胃虚寒者慎食。

3）浮小麦

［浮豆莲枣汤］

药材：黑豆 30g，浮小麦 30g，莲子 7 颗。

食材：黑枣 7 个，冰糖 10g。

做法：①将浮小麦装入茶滤袋，黑豆、莲子装入自封袋。②将黑枣、黑豆、莲子及浮小麦料包放入锅中，加水 1000mL，武火煮沸，转文火煲至熟烂。③除去料包，调入冰糖搅拌溶化即可。

养生效果：益气止汗，清心安神。

食用宜忌：适宜自汗、盗汗者，五心烦热者，心悸失眠者，遗精者，小儿遗尿者，神经衰弱者，更年期综合征患者。脾胃虚寒、无汗而烦躁或虚脱汗出者慎食。

［浮草龙眼汤］

药材：浮小麦 30g，甘草 5g。

食材：红枣 8 颗，龙眼 20g，冰糖 10g。

做法：①将浮小麦、甘草粉碎成粗末装入茶滤袋。②将龙眼去壳、去核。与红枣及药材料包一起放入锅中，加水 700mL，武火煮沸，转文火煮 30 分钟。③除去料包，加冰糖搅拌溶化即可。

养生效果：补血养心，安神助眠。

食用宜忌：本品可补虚、敛汗，适宜小儿盗汗、自汗。炎症患者不宜食用，无汗而烦躁或虚脱汗出者忌用。不宜与海藻或含海藻的制剂同服。

4）玉米须

［须山蛤蜊汤］

药材：玉米须 15g，山药 60g。

食材：蛤蜊 200g，红枣 10g，生姜 10g，盐 5g。

做法：①将玉米须粉碎成粗末装入茶滤袋，山药装自封袋。②自备生姜切片，将除盐外的所有食、药材放入瓦罐内，加水适量，武火煮沸，转文火煮 2 小时，除去茶滤袋，加盐调味即可。

养生效果：滋阴利水，利尿消肿。

食用宜忌：本品滋阴补肾、利尿消肿，适宜前列腺炎、肾炎水肿、膀胱炎等患者。无水肿者不宜多用。

5）红豆

［薏公汤］

药材：薏米 20g，蒲公英 10g。

食材：糯米 50g，红豆 30g，白糖 5g，葱花适量。

做法：①将蒲公英粉碎成粗末装入茶滤袋，薏米装自封袋。②将装蒲公英的茶滤袋放入煎药罐中，加适量水，武火煮沸，改用文火续煮 15 分钟，煎药汁备用。③锅内加适量水，放入糯米、薏米、红豆，加适量水，武火煮沸，改用文火续煮至米粒开花，再加入药汁，续煮至粥呈浓稠状，撒上葱花，调入白糖拌匀即可。

养生效果：清热解毒，利尿消肿。

食用宜忌：适宜患有急性咽炎、扁桃体炎、急性乳腺炎、热毒性疔疮疖肿、尿路感染、肺脓肿等症人群；痢疾、湿热下注所致腹泻者，脾胃虚寒者慎食。

（四）制作膏方

1. 中老年人群膏方　中老年人具有特殊的生理和病理特点，脏腑功能减退，多表现为肾精亏虚，正气不足，免疫功能低下，易受外邪影响而发病。脾胃功能减退，胃的受纳及脾的运化能力降低，气血生化乏源，发为血之余，则见须发早白；血虚不能濡养肌肤，则见皮肤松弛。肾主骨、生髓，"脑为髓海"，故肾功减退，肾精生化不足，则见记忆力减退、腰膝酸软、牙齿松动。此外，五脏在生理上相互滋生，又相互制约，肾精为脾运化的水谷精微所涵养，脾之运化又赖肾阳温煦。在病理上，脾肾之间相互影响而出现脾肾阳虚，临床上可表现为脘腹冷痛、五更泄泻、性欲减退等。

依据中医"虚则补之"的用药原则，健脾养胃、补肾益精将成中老年人的保养宗旨。同时，虚证必兼他邪，如痰、瘀、风等，而形成虚实夹杂证候，中老年人宜补但不应纯补或重补。

（1）记忆力减退：记忆力减退在古医籍中称为"喜忘""健忘"或"善忘"。历代医家均认为本病与心脾肾有关。《医方集鲜补养之剂》指出："人之精与志皆藏于肾，肾精不足，则志气衰，不能上通于心，故迷惑善忘也。"《三因极——病证方论》"健忘证治"载："脾主意与思意者记所往事，思则兼心之所为也，今脾受病，则意舍不清心神不宁，使人健忘，尽心思量不来者是也，二者通治。"可见，本病多因心脾不足，肾精虚衰而引起。心主血，脾生血、统血，肾藏精，精血同源。思虑过度，伤及心脾，则阴血亏耗。房事不节，则精亏髓减。精血亏虚，则脑窍失养。长期嗜食肥甘厚味、饮酒等均可致使脾虚而生痰，湿痰上扰而致痰蒙清窍。

①辨证膏方

［精血亏虚型］

证候特点：记忆力减退，伴有明显的头晕耳鸣、失眠多梦、腰膝酸软，舌淡，脉沉。

膏方制作：龙眼肉 50g，熟地黄、山药、枸杞子、黄精、丹参、茯苓、龟甲胶各 150g，山茱萸、杜仲、陈皮、鹿角胶各 100g，桑椹 250g，白芍 200g，川芎 30g，蜂蜜 300g，黄酒 300mL。除龟甲胶、鹿角胶、蜂蜜、黄酒外，上药冷水浸泡约 1 小时，煎煮 3 次滤渣，合并滤液，加热浓缩为清膏。把龟甲胶、鹿角胶加适量黄酒浸泡去腥，隔水炖烊，倒入煮好的清膏中和匀，最后冲入蜂蜜收膏即成。若失眠多梦明显者，加炒酸枣仁、炙远志各 100g，石菖蒲 150g；若形寒肢冷、小便清长者，加补骨脂、益智仁各 100g，淫羊藿 150g。

服法：每次服 10 ～ 15g，每日 2 次，开水调服。

［脾虚痰阻型］

证候特点：记忆力衰退，伴有精神抑郁、烦躁不安、头晕头重、胸闷困倦，或多眠，或失眠，舌淡胖，苔白厚，脉濡缓。

膏方制作：党参 150g，炒白术、姜半夏、天麻、枳实、泽泻、生山楂、神曲各 100g，胆南星、陈皮各 60g，茯苓 200g，川芎 30g，蜂蜜 300g。加水浸泡约 1 小时，煎煮 3 次滤渣，合并滤液，加热浓缩为清膏，再冲入蜂蜜收膏即成。若困倦、嗜睡明显者，加石菖蒲 150g，郁金 90g，炙远志 60g；若烦躁不安、情绪不畅者，加柴胡、合欢花各 60g，香附、白蒺藜各 100g；若胸闷恶心者，加竹茹、旋覆花（包煎）各 100g。

服法：每次服 10 ～ 15g，每日 2 次，开水调服。

②简易养生膏方

黄芪鸡汤膏：黄芪 30g，母鸡肉 200g，枸杞子、核桃肉、生姜各 10g，粳米 100g。将黄芪、生姜、枸杞子用纱布包，母鸡肉切碎，核桃肉研碎，与粳米一起加水同煮成膏状，取出药包，每日清晨或早晚分服。适用于元气亏虚、精血不足型记忆力衰退。

薏米冬瓜粥：炒薏苡仁、冬瓜各 100g。加水煎煮成粥膏状，加适量白糖搅匀即可，清晨或早晚分服。适用于脾虚痰阻型记忆力衰退。

（2）早衰：衰老可分为两类，即生理性衰老及病理性衰老。生理性衰老系指随年龄的增长，到成熟期以后所出现的生理性退化，也就是人体在体质方面的年龄变化，这是一切生物的普遍规律。另一类为病理性衰老，即由于内在的或外在的原因使人体发生病理性变化，使衰老现象提前发生，这种衰老又称为早衰。早衰多由于先后天不足或久病耗伤精血，致使肾精亏虚。中医学辨证多为虚证，大致分为阴虚火旺兼血虚、肾阳虚、肾虚肝郁、肾阴阳俱虚等。

①辨证膏方

［阴虚火旺兼血虚型］

证候特点：头晕耳鸣，腰膝酸软，烘热汗出，潮热面红，五心烦热，或足后跟痛，尿赤便干，舌红或有裂纹，苔少，脉细数或弦数。

膏方制作：黄柏、淫羊藿、仙茅各 90g，知母、生地黄、熟地黄、女贞子、山茱萸、龟甲胶、炒当归、炒白芍、怀牛膝各 120g，巴戟天 60g，肉苁蓉、菟丝子各 150g，蜂蜜 300g，黄酒 300mL。除龟甲胶、蜂蜜、黄酒外，上药加水浸泡约 1 小时，煎煮 3 次滤汁去渣，合并滤液，加热浓缩为清膏。把龟甲胶加适量黄酒浸泡去腥，隔水炖烊，倒入煮好的清膏中和匀，最后加蜂蜜收膏即成。

服法：每次服 10 ～ 15g，每日 2 次，开水调服。

［肾阳虚型］

证候特点：头晕耳鸣，腰脊冷痛，精神不振，形寒肢冷，性欲淡漠，绝经提前，尿频或夜尿，或五更泄泻，或面浮肢肿，面色晦暗，舌质淡红，苔薄白，脉沉细或沉迟而弱。

膏方制作：肉苁蓉 250g，炙黄芪、党参、淫羊藿、菟丝子、覆盆子、炒山药各 150g，锁阳、熟淡附片、蛇床子、茺蔚子各 100g，仙茅、巴戟天、炒当归、枸杞子、山茱萸、鹿角胶、熟地黄各 120g，砂仁 20g，蜂蜜 300g，黄酒 400mL。上药（除鹿角胶、蜂蜜、黄酒外）加水浸泡约 1 小时（淡附片、砂仁单独浸泡），淡附片先煎 1 小时，入余药，砂仁后下。共煎煮 3 次，滤汁去渣，合并滤液，加热浓缩为清膏。把鹿角胶加适量黄酒浸泡去腥，隔水炖烊，倒入煮好的清膏中和匀，最后加蜂蜜收膏即成。若脾阳虚而纳少腹胀、四肢倦怠者，加炒白术、茯苓各 120g，干姜、炙甘草各 60g，以温补脾肾。

服法：每次服 10 ～ 15g，每日 2 次，开水调服。

［肾虚肝郁型］

证候特点：腰膝酸软，头晕耳鸣，闷闷不乐，胸闷叹息，多愁易怒，失眠多梦，胁腹胀痛，性功能减退，或子宫、卵巢偏小，带下甚少。舌暗红，苔薄白或薄黄，脉细弦或沉弦。

膏方制作：柴胡 60g，熟地黄、鹿角胶、淫羊藿、仙灵脾、续断、预知子、枸杞子各 120g，山药、菟丝子、黄精各 150g，当归、白芍、醋香附各 90g，玫瑰花 50g，茺蔚子 100g，蜂蜜 300g，黄酒 200mL。上药（除鹿角胶、蜂蜜、黄酒外）加水浸泡约 1 小时，共煎煮 3 次，滤汁去渣，合并滤液，加热浓缩为清膏。把鹿角胶加适量黄酒浸泡去腥，隔水炖烊，倒入煮好的清膏中和匀，最后加蜂蜜收膏即成。若胸胁胀痛明显者，加郁金、橘叶各 100g，以增加疏肝理气之功；若性欲冷淡者，加蛇床子 100g，阳起石（先煎）300g，以温肾壮阳；若寐少心烦者，加炒枣仁 180g，柏子仁 120g，丹参 250g，以养血宁心安神。

服法：每次服 10～15g，每日 2 次，开水调服。

［肾阴阳俱虚型］

证候特点：须发早白，头晕耳鸣，牙齿松动脱落，心悸失眠健忘，精神萎靡，食欲缺乏，腰酸腿软，行走无力，畏寒肢冷，浮肿便溏，时而烘热汗出，性欲冷淡，阳痿，舌淡或红，苔薄，脉细弱或细弦。

膏方制作：熟地黄、山药、黄精、麦冬、茯苓各 150g，山茱萸、龟甲胶、鹿角胶、黄柏、知母、茺蔚子各 100g，仙茅、淫羊藿、巴戟天、当归、菟丝子、枸杞子、女贞子、墨旱莲各 120g，炒白芍 200g，蜂蜜 300g，黄酒 300mL。上药（除鹿角胶、龟甲胶、蜂蜜、黄酒外）加水浸泡约 1 小时，共煎煮 3 次，滤汁去渣，合并滤液，加热浓缩为清膏。把鹿角胶、龟甲胶加适量黄酒浸泡去腥，隔水炖烊，倒入煮好的清膏中和匀，最后加蜂蜜收膏即成。若食欲缺乏者，加党参 150g，炒白术、炒山楂各 100g，鸡内金 60g；若心神不宁、失眠健忘者，加石菖蒲、柏子仁各 150g，炒酸枣仁、炙远志各 100g；若头晕眼花、时而耳鸣者，加天麻 100g，石菖蒲 150g，磁石 300g；若性欲冷淡、小便清长者，加补骨脂 100g，益智仁、淫羊藿各 150g；若极易疲劳者，加人参 50g。

服法：每次服 10～15g，每日 2 次，开水调服。

②简易养生膏方

人参山药枸杞膏：人参 5g，山药、枸杞子各 20g，粳米 100g。将山药、枸杞子、人参研碎与粳米加水同煎煮成粥膏状，清晨或早晚分服。每日口服 1～2 次，每次 10～15mL。适用于肾气亏虚型早衰。

养颜益身膏：西洋参 15g，枸杞子、墨旱莲各 20g，核桃仁 30g，大枣 3 枚，玫瑰花 10g，冰糖或蜂蜜适量。上药加水煎煮 3 次，滤汁去渣，合并滤液，加热浓缩为清膏，加入适量冰糖或蜂蜜，炼成膏。每日 1～2 次，开水冲服。适用于气阴亏虚型早衰。

（3）须发早白：须发早白是指非生理性、无遗传因素的年轻人出现的白发丛生、发质枯燥现象。现代医学认为，须发早白是毛囊中黑色素数量减少或缺乏所致，与精神因素、营养不良、内分泌障碍及全身慢性消耗性疾病有关。中医学认为，须发早白主要有三方面原因，即肾精亏损、营血虚热、肝郁气滞。

①辨证膏方

［精血亏虚型］

证候特点：多发生在 40 岁以上人群，从鬓角开始花白继而至满头银发，常伴有头昏眼花、失眠健忘、腰酸腿软等。

膏方制作：茯苓，菟丝子、怀牛膝、黑芝麻、核桃肉各 150g，补骨脂 60g，川芎 20g，桑椹、枸杞子、阿胶各 200g，黄精、女贞子、蜂蜜各 300g，黄酒 300mL。上药

（除黑芝麻、核桃肉、阿胶、蜂蜜、黄酒外）加水浸泡约1小时，煎煮3次滤汁去渣，合并滤液，加热浓缩为清膏。把龟甲胶加适量黄酒浸泡去腥，隔水炖烊，黑芝麻、核桃肉粉碎后，倒入煮好的清膏中和匀，最后加蜂蜜收膏即成。

服法：每次服10～15g，每日2次，开水调服。

［肝郁化火型］

证候特点：多以青壮年为主，头发由焦黄变白，多从头顶或前额开始，逐渐蔓延扩大，伴有精神抑郁、烦躁易怒、头部烘热等。

膏方制作：丹参200g，当归、柴胡、远志各60g，合欢皮、牡丹皮、茯苓各150g，炒栀子、郁金各90g，黄精500g，甘草30g，生地黄、地骨皮、女贞子、墨旱莲、蜂蜜各300g。上药（除蜂蜜外）加水浸泡约1小时，煎煮3次滤汁去渣，合并滤液，加热浓缩为清膏，再加蜂蜜收膏即成。

服法：每次服10～15g，每日2次，开水调服。

②简易养生膏方

黑芝麻核桃膏：黑芝麻、核桃各50g，上锅清炒后研碎，再加入蜂蜜150g，收膏即可。每日清晨或早晚分服。适用于精血亏耗型须发早白。

合欢丹皮郁金膏：合欢皮、牡丹皮、郁金各30g。加水煎煮取浓汁200mL，加蜂蜜100g，收膏即可，每日清晨或早晚分服。适用于肝郁化火型须发早白。

（4）牙齿松动：牙齿松动是指自觉牙齿松动，外力拨弄牙齿不见动摇或仅见轻微动摇，咀嚼食物时感觉软弱无力或疼痛的一种症状。或可伴有遇酸甜、冷热刺激的不适感，不包括各种疾病（如牙周炎、牙神经损伤等）所致的牙齿松动。在亚健康状态中，多见于老年人及有肾虚倾向的人群。中医讲，齿为骨之余，髓之所养，故齿属肾；龈为胃之络，故龈属胃。所以牙齿松动主要责之肾、胃两脏腑。

①辨证膏方

［肾阳虚型］

证候特点：牙齿松软，畏寒肢冷，头目眩晕，面色白，舌淡胖，苔白，脉沉弱。

膏方制作：制附子、泽泻、牡丹皮、锁阳、车前子、陈皮、龟甲胶、狗脊各100g，肉桂30g，熟地黄、山茱萸、杜仲、五味子、怀牛膝各120g，山药、茯苓、枸杞子、鹿角胶各150g，冰糖250g。上药（除鹿角胶、龟甲胶、冰糖外）加水浸泡约1小时（制附子单独浸泡），制附子先煎1小时，入余药，车前子包煎。共煎煮3次，滤汁去渣，合并滤液，加热浓缩为清膏。把鹿角胶、龟甲胶加适量黄酒浸泡去腥，隔水炖烊，倒入煮好的清膏中和匀，最后加冰糖收膏即成。

服法：每日早晚各服1食匙，开水冲服。

［肾阴虚型］

证候特点：牙齿松软，眩晕耳鸣，形体消瘦，潮热盗汗，咽干颧红，五心烦热，舌红少津，脉细数。

膏方制作：熟地黄120g，山药、枸杞子、山茱萸、菟丝子、炒白术、阿胶各150g，炙甘草、黄柏各80g，川牛膝、陈皮、车前子各100g，炒麦芽300g，龟甲胶200g，冰糖 250g。上药（除阿胶、龟甲胶、冰糖外）加水浸泡约 1 小时，车前子包煎。共煎煮 3 次，滤汁去渣，合并滤液，加热浓缩为清膏。把阿胶、龟甲胶加适量黄酒浸泡去腥，隔水炖烊，倒入煮好的清膏中和匀，最后加冰糖收膏即成。

服法：每日早晚各服 1 食匙，开水冲服。

［胃火上炎型］

证候特点：牙齿松软，口臭，胃脘灼痛，渴喜冷饮，大便秘结，小便短黄，舌红苔黄，脉滑数。

膏方制作：炒栀子、黄连、升麻各 50g，连翘、白芍、桔梗、广藿香、淡竹叶、陈皮各 100g，牡丹皮 150g，黄芩、赤芍各 120g，生石膏 300g，生麦芽、冰糖各 250g，茯苓 200g，生甘草 80g。上药（除冰糖外）加水浸泡约 1 小时（生石膏单独浸泡），生石膏先煎半小时，入余药。共煎煮 3 次，滤汁去渣，合并滤液，加热浓缩为清膏，加冰糖收膏即成。

服法：每日早晚各服 1 食匙，开水冲服。

②简易养生膏方

百合枣龟膏：百合 15g，大枣 20 枚，龟肉 100g，精盐少许。将百合、大枣洗净，大枣去核，龟肉洗净，除去内脏及爪等。百合、大枣、龟肉一并放入锅内加适量清水，置于火上煮炖。武火煮沸，转文火慢炖，至龟肉熟透，加精盐少许调味，浓缩收膏。每日早晚分服。适用于肾阴虚型牙齿松动。

肉苁蓉膏：肉苁蓉 15g，羊肉 500g，粳米 50g，葱 10g，姜 10g。将肉苁蓉放入砂锅内，加水 100mL，武火煮沸后，转文火续煮 30 分钟，留汁去渣。羊肉切片入砂锅内，加水 500mL，先煮沸再加粳米，煮至米开汤稠后，加入葱姜，再煮片刻停火，焖 5 分钟，即可食用，每日早晚分服。适用于肾阳虚型牙齿松动。

2. 女性美容气血膏方　伴随当今生活节奏的加快，生活压力的增加，很多女性的身体状态提前步入了更年期，出现身心俱疲、面色萎黄、黑眼圈、面色晦暗、月经紊乱等症状。气为血之帅，血为气之母，气、血的调养对女性来说尤为重要。由于女性特殊的生理特征，月经时，会流失一定的血液，血液如不能及时得到补充，加之经期情绪易烦躁等心理变化，常会出现肝血虚、肝阴虚、肝火亢盛等症状，继而导致月经失调或紊乱。女性不能得到血液的有效充养，肌肤也会出现相应问题，如肤色暗淡、眼圈发黑、脸上长痘等。女性欲拥有一副姣好容颜，那么滋补肝肾、补气养血势在必行。

（1）黑眼圈：黑眼圈在中医称为"睑黡"。包括早衰型黑眼圈和血管型黑眼圈。前者多由过早衰老所致，中医讲"人衰而肾精渐亏"，肝肾亏虚不能滋养双目，故出现黑眼圈，此种黑眼圈的特点为眼周多伴有皱纹或眼袋，随着年月的增长而日益严重；后者多由长期熬夜、失眠症引发或性生活不节制而诱发，此种黑眼圈多随患者的熬夜、失眠程度而变化。黑眼圈的病因病机主要为肝肾亏虚和气虚血瘀。一般以滋补肝肾或活血化瘀为治则。

①辨证膏方

［肝肾亏虚型］

证候特点：适用于肝肾亏虚证，表现为眼圈发黑、眼角松弛，与年龄有关，常伴下眼睑松弛，腰膝酸软，乏力，头晕耳鸣，头发花白，经来腰困无力，经量减少，舌红少苔。

膏方制作：熟地黄、枸杞子、炙黄芪、党参、莲子各 100g，当归、盐续断、菟丝子、沙苑子、柏子仁、山茱萸、陈皮、丹参各 80g，山药 150g，五味子 30g，茯苓 120g，生姜、大枣各 50g，冰糖 100g。上药先浸泡一夜，文火煎 3 次，取汁去渣，浓缩，取冰糖收膏。

服法：每日早晚各服 1 食匙，开水调服。

[气虚血瘀型]

证候特点：适用于气虚血瘀证，临床表现为眼圈发黑，鱼尾纹，色偏青紫，眼袋水肿，常与睡眠有关系，伴有白天神疲乏力，精神倦怠，或有固定刺痛，纳差，月经色淡有血块，痛经，舌暗苔薄白，有瘀斑，脉涩。

膏方制作：黄芪、炒白术各 150g，党参、当归、白芍、熟地黄、丹参、红花、陈皮、川芎各 100g，鸡血藤 200g，酸枣仁、黑芝麻、生麦芽各 300g，阿胶 150g，冰糖 300g。上药除后两味先浸泡一夜，文火煎 3 次，去渣取汁，浓缩，取阿胶、冰糖烊化收膏。

服法：每日早晚各服 1 食匙，开水调服。

②简易养生膏方

蜂蜜外敷膏：蜂蜜 50g，蜂皇浆 50 匙。治法：混合后在黑眼圈方位薄薄的敷上一层。1 小时后以清水洗去，每日敷 1 次。

（2）面色晦暗：本病可因劳倦过度、房事不节、大病、久病、素体脾胃虚弱等致气血不足、冲任失调、气滞血瘀，而见气血不能上荣于颜面，肌肤失养，日久肝肾阴虚，精亏血少，肾之本色上浮于面，而出现颜面灰暗发黑的症状，是中年妇女的常见病证。有实证，见气滞血瘀；亦有虚证，见肝肾亏虚。多以滋补肝肾或补气活血化瘀为原则。

①辨证膏方

[肝肾亏虚型]

证候特点：适用于肝肾亏虚证。表现为面色晦暗，没有光泽，腰膝酸痛，神疲乏力，头晕目眩，眼睛干涩，月经量少，舌红少苔。

膏方制作：熟地黄、山药、茯苓、旱莲草、女贞子、枸杞子、菟丝子各 150g，山茱萸、牡丹皮、泽泻、香附、郁金、白芷、陈皮各 100g，赤芍、鸡血藤各 120g，阿胶 150g，鳖甲胶 100g，蜂蜜 250g。上药（除后三味外）冷水浸泡约 1 小时，煎煮 3 次滤渣取汁，把阿胶、鳖甲胶放入黄酒中浸泡去腥，待膏溶胀后，倒入煮好的清药汁中，煎煮浓缩药汁，沉淀，离火待用，然后将蜂蜜冲入浓缩药汁中至黏稠状，自然冷却。

服法：每日早晚各服 1 食匙，开水调服。

[瘀血阻滞型]

证候特点：面部有色斑，气短乏力，心悸头晕，眼花，或见经闭、痛经，舌质紫暗或有瘀斑，脉涩。

膏方制作：桃仁、当归、川芎、枸杞子、胡桃肉、天麻各 100g，红花、白芷各

60g，赤芍、广藿香、生黄芪各 150g，生地黄 200g，老葱 3 根，鹿角胶、阿胶、红糖各 100g，生姜汁、黄酒各 100mL。将上药（除后五味外）冷水浸泡约 1 小时，煎煮 3 小时，滤渣，把阿胶、鹿角胶放入黄酒中浸泡去腥，待膏溶胀后，倒入煮好的清药汁中，煎煮浓缩药汁，沉淀，离火待用，然后将生姜汁、黄酒、红糖冲入浓缩药汁中至黏稠状，自然冷却。

服法：每日早晚各服 1 食匙，开水调服。

②简易养生膏方

养颜祛斑膏：当归 30g，白芷 10g，香附 10g，白芍 20g，蜂蜜 50mL。将当归、白芷、香附、白芍，加水 500mL，煎煮取汁 200mL；再加水煮，取汁 200mL。2 次煎汁混合搅拌后，和入蜂蜜，调匀食用。适用于气滞血瘀型面色晦暗。

莲子黑芝麻牛乳膏：黑芝麻 30g，桃仁 15g，莲子 15g，冰糖 25g，牛乳 200g。将黑芝麻、桃仁、莲子用水浸泡约 20 分钟，然后研磨成浆，与牛乳相混合，倒入锅中煮沸，制成膏剂即成。加冰糖搅匀取出即可饮用。适用于肝肾亏虚型面色晦暗。

三仁美容膏：核桃仁、杏仁、白果仁各 10g，鸡蛋 1 个，冰糖 10g，粳米 50g。将核桃仁等三味药材研成细末，粳米淘洗干净，一起放砂锅内，加适量水，武火煮沸，打入鸡蛋，改用文火煨粥，粥成时，加入冰糖调匀。每日 1 剂，早餐食用。20 剂为一个疗程。能活血化瘀、润肠通便、护肤美肤。适用于瘀血阻滞型面色晦暗。

（3）面色萎黄：人正常面色应是白里透红。面色萎黄是指面部呈现土黄、偏晦暗、无光泽的病色。多因脾胃虚弱、气血不能上荣所致。中医讲"脾为气血生化之源"，脾气虚常会引起气血不足。导致脾气虚的原因有过度操劳、思虑过重等。所谓思伤脾，由于工作压力、生活压力，每日思虑太多便会伤脾，进而导致气血不足。当患者摄入营养物质不足时，也会因脾运化水谷精微无源而致气血不足的情况。面色萎黄一般多主虚证和湿证，虚证有脾胃气虚和营血不足；湿证实由脾虚引发，脾胃虚弱，不能运化水湿之邪，以致水湿停滞，即脾虚湿滞证。

①辨证膏方

[脾胃气虚型]

证候特点：适用于脾胃气虚证。表现为面色萎黄，食欲不振，纳后腹胀，倦怠乏力，少气懒言，大便溏薄，舌淡苔白，脉缓弱。

膏方制作：人参（去芦）、炒白术、茯苓各 90g，炙甘草 60g，炼蜜适量。将上药冷水浸泡约 1 小时，煎煮 3 次滤渣取汁。倒入炼蜜搅拌均匀，小火浓缩成膏状即可。

服法：每日早晚各服 1 食匙，开水调服。

[营血不足型]

证候特点：适用于营血不足证。表现为面色萎黄，唇舌色淡，头晕目眩，心悸失眠，肢体麻木，妇女经来量少，衍期甚或闭经，短气声低，脉细无力。

膏方制作：当归 120g，川芎 80g，白芍 120g，熟地黄 160g，麦芽糖 600g，蜂蜜 250g。将上药（除后两味外）冷水浸泡约 1 小时，煎煮 3 次滤渣取汁。倒入麦芽糖和蜂蜜，开文火，不断搅拌以免糊锅。麦芽糖融化后中火收膏，待滴水成珠时即可关火。待膏滋冷却至 50℃ 左右，倒入蜂蜜搅拌均匀即成。需要注意的是，在收膏过程中，因加入了麦芽糖，膏表面浮起的大量泡沫无须撇除。

服法：每日早晚各服 1 食匙，开水调服。

［脾虚湿滞型］

证候特点：适用于脾虚湿滞证。表现为面色萎黄，没有光泽，面浮肢肿，神疲懒言，食少腹胀，肢体困重，月经量少色淡，白带量较多，舌淡体胖，苔白润或腻，脉虚缓无力。

膏方制作：炒白术、白薇、僵蚕、山药、党参、扁豆、生黄芪、莲子、百合、茯苓、杏仁各 100g，白芷 80g，薏苡仁、银耳各 150g，珍珠粉 80g，鹿角胶 50g，阿胶 100g，冰糖 250g。将上药（除后四味外）冷水浸泡约 1 小时，煎煮 3 次滤渣，把阿胶、鳖甲胶放入黄酒中浸泡去腥，待膏溶胀后，倒入煮好的清药汁中，煎煮浓缩药汁，沉淀，离火待用，然后将冰糖、珍珠粉冲入浓缩药汁中至黏稠状，自然冷却。

服法：每日早晚各服 1 食匙，开水调服。

②简易养生膏方

芪枣膏：黄芪 100g，红枣 100g。加水煎煮（黄芪包煎），去纱布包，取浓汁，加入 10g 蜂蜜，熬制成膏状即可。清晨或晚上服用。适用于脾胃气虚型面色萎黄。

芝麻阿胶膏：阿胶、红糖各 150g，黄酒 500mL，黑芝麻、核桃仁各 50g。将阿胶块浸泡于黄酒一夜，第二天加入其他原料，隔水蒸半小时，然后搅拌至完全均匀，放凉后放入冰箱，至半固体即可食用。每日早晚各 1～2 食匙，放入开水中溶解，冲服。适用于营血不足型面色萎黄。

3. 儿童膏方 此处所谓儿童，是指中医学"小儿"范畴。现代将 18 岁以内定为儿科就诊范畴。小儿时期，始终处于不断生长发育过程中。其形体结构、生理功能和病因、病机等均与成人有异。小儿的生理特点可概括为脏腑娇嫩，形气未充，生机蓬勃，发育迅速。小儿的机体既有发育未成熟、比较柔弱的一面，又有生机勃勃、生长发育较迅速的一面。病理特点为发病容易，传变迅速；脏气清灵，易趋康复。小儿对某些疾病具有易感性，不仅容易发病，而且传变迅速，但儿童脏腑之气清灵，患病后易于康复。病因以外感、食伤、先天因素居多。小儿脾常不足，所以服用膏滋方尤其应该注意顾及脾胃，虚弱患者也要用药平和，以调补为重点。

（1）小儿慢性支气管炎：本病属中医学咳嗽中的"久咳""内伤咳嗽""痰饮"范畴。辨证选用膏滋方对治疗小儿慢性支气管炎效果良好。

①辨证膏方

［肺热咳嗽型］

证候特点：咳嗽频繁发作，呼吸气粗，或见呛咳不止，咳痰黄稠，咳出不爽，咽红口干，多伴有发热面红，烦躁不安，舌质红，苔黄或黄腻，脉滑数，指纹青紫。

膏方制作：金银花 120g，炒黄芩、桑白皮、炙百部、枇杷叶、杏仁、瓜蒌皮、桔梗、前胡、麦冬各 100g，浙贝母、炙甘草各 20g，芦根 150g，橘红 60g，雪梨（去核）片、冰糖各 200g。上药（除冰糖外）先浸泡 1 小时，煎煮 3 次，滤汁去渣，合并滤液，加热浓缩成清膏，再加冰糖收膏即成。

服法：每次服 10～15g，每日 2 次，开水调服。

［阴虚燥咳型］

证候特点：久咳不愈，干咳无痰，或痰少质黏难出，或有声嘶咯血，面色潮红，手足心热，口渴唇干，鼻咽干燥，舌红少津，舌苔少或花剥，脉细数，指纹紫滞。

膏方制作：南沙参、北沙参各 200g，天冬、麦冬、杏仁、炙枇杷叶、桑叶、炙百部、炙白前、炙款冬花、瓜蒌皮各 100g，百合、雪梨（去核）各 150g，炒黄芩 60g，川贝粉、炙甘草各 20g，冰糖 200g。上药（除川贝粉外）先浸泡 1 小时，煎煮 3 次，滤汁去渣，合并滤液，加热浓缩成清膏，加入川贝粉，再加冰糖收膏即成。

服法：每次服 10～15g，每日 2 次，开水调服。

［气虚久咳型］

证候特点：可见久咳不愈，咳声无力，痰液色白质清稀，面色苍白，神疲懒言，自汗恶风，缺乏食欲，动则微喘，易患感冒，舌质淡嫩，苔薄白，脉细，指纹淡。

膏方制作：西洋参片 150g，太子参、炙黄芪、山药、黄精、刺五加、薏苡仁、龙眼肉、百合、白术、杏仁、炙百部、前胡各 100g，桔梗、防风、陈皮各 60g，炙甘草 20g，冰糖 200g。上药（除冰糖外）先浸泡（西洋参单独浸泡）1 小时。西洋参武火煮沸后，文火慢炖 2 小时，滤出汁液后。其余药材煎煮 3 次，滤汁去渣。合并所有滤液，加热浓缩成清膏，再加冰糖收膏即成。

服法：每次服 10～15g，每日 2 次，开水调服。

②简易养生膏方

山药萸肉粥：怀山药 500g，山茱萸 400g，粳米 1000g。将怀山药、山萸肉煎取浓汁与粳米同煮成膏状，每日服 1～2 次，有补肾益精之功效。适宜肾虚型支气管炎人群食用。

四仁鸡子膏：白果仁、甜杏仁各 1 份，核桃仁、花生仁各 2 份，共研末。每日清晨取 20g，鸡蛋一个，煮成膏状 1 小碗服用，连服半年。一般从初秋开始，一直服至次年春暖花开时。此方有扶正固本、补肾润肺、纳气平喘之功效。

百合杏仁膏：鲜百合 30g，杏仁 150g，加水熬成膏状，再加蜂蜜 100g，每日服 2～3 次，开水冲服。适用于慢性干咳人群。

（2）小儿支气管哮喘：本病属中医学"哮喘"范畴。临床以反复发作性喘促气急，喉间哮鸣，呼气延长，严重者不能平卧，张口抬肩，唇口青紫为特征。常在清晨或夜间发作或加重。哮喘的发病，内因责之于肺、脾、肾不足，痰饮内伏，以及先天禀赋遗传因素，成为哮喘之夙根；感受外邪、接触异物、饮食不慎、情志失调以及劳倦过度等，是其诱发因素。哮喘在发作期，治疗以攻邪为主，以治其标，应当辨别寒热而给予不同的膏滋方。缓解期以正虚为主，膏滋方应扶正固本。

①辨证膏方

［寒痰伏肺（冷哮）型］

证候特点：初起恶寒发热，无汗，咳嗽喉痒，呼吸急促，喉中痰鸣如水鸡声，痰白稀薄多泡沫，或痰凝量少而咳吐不易，面色苍白或青灰，口不渴，或喜热饮，舌质淡，苔薄白，脉浮紧。

膏方制作：炙麻黄、干姜、炒莱菔子、大枣、白芥子、葶苈子、生姜、鹿角胶各60g，杏仁150g，苏子、茯苓、炙百部各100g，炙甘草30g，饴糖200g。上药（除鹿角胶、饴糖外）先浸泡1小时，煎煮3次，滤汁去渣，合并滤液，加热浓缩成清膏，加入隔水炖烊后的鹿角胶，再加饴糖收膏即成。

服法：每次服10～15g，每日2次，开水调服。

[痰热伏肺（热哮）型]

证候特点：咳喘气粗，喉间哮鸣，面红，呼吸延长，张口抬肩，不能平卧，痰色黄而胶凝，咳痰不爽，烦躁不安，或有发热，头痛，有汗，口渴，便秘，舌质红，苔薄黄或黄腻，脉滑数。

膏方制作：鱼腥草150g，金银花、杏仁、桑白皮、炙枇杷叶、瓜蒌皮、茯苓、制半夏各100g，炒黄芩、知母、射干、炙麻黄各60g，浙贝粉、川贝粉，炙甘草各20g，冰糖200g。上药（除浙贝粉、川贝粉、冰糖外）先浸泡1小时，煎煮3次，滤汁去渣，合并滤液，加热浓缩成清膏，加入浙贝粉、川贝粉，再加入冰糖收膏即成。

服法：每次服10～15g，每日2次，开水调服。

[肺脾气虚型]

证候特点：哮喘发作已平，进入缓解期，咳嗽痰稀，面色苍白，自汗易于感冒，呼吸气短，语言无力，鼻塞，喷嚏，乏力便溏，四肢浮肿，舌淡有齿印，苔白或腻，脉濡缓或浮滑。

膏方制作：山药150g，炙黄芪、太子参、灵芝、银杏肉、大枣肉、百合、薏苡仁、杏仁各100g，五味子、炙麻黄、苏子各60g，炙甘草30g，西洋参粉20g，饴糖200g。上药（除西洋参粉、饴糖外）先浸泡1小时，煎煮3次，滤汁去渣，合并滤液，加热浓缩成清膏，加入西洋参粉、饴糖收膏即成。

服法：每次服10～15g，每日2次，开水调服。

[肺肾两虚型]

证候特点：哮喘发作渐平，进入缓解期，咳嗽，气急，动则加剧，心慌头晕，腰膝酸软，耳鸣，下肢清冷，舌淡，脉弱无力。

膏方制作：五味子60g，党参、炙黄芪、核桃仁、银杏肉、肉苁蓉、补骨脂、杏仁各100g，苏子50g，炙甘草20g，冬虫夏草粉10g，西洋参粉15g，紫河车粉50g，饴糖200g。上药（除冬虫夏草粉、西洋参粉、紫河车粉、饴糖外）先浸泡1小时，煎煮3次，滤汁去渣，合并滤液，加热浓缩成清膏，加入冬虫夏草粉、西洋参粉、紫河车粉，再加饴糖收膏即成。

服法：每次服10～15g，每日2次，开水调服。

②简易养生膏方

银耳香菇膏：取银耳100g泡发洗净，加水适量，用文火熬煮成黏稠的羹状。取100g香菇，切细，加水适量，煎汁，滤去渣。把香菇煎汁混入银耳羹中，加冰糖30g，再加热后，即煮成银香煎，液体约 500mL，每日服用 50mL。适于肺阴不足之哮喘，干咳无痰，口干，鼻燥等人群。

（3）小儿营养不良：本病系中医学"疳证"范畴，多因脾胃虚损，运化失健，气液耗伤，不能濡养脏腑、经脉、筋骨、肌肤而形成的一种慢性消耗性疾病。临床以形体消瘦，面色不华，精神萎靡或烦躁，饮食异常，大便不调为特征，重者可见腹部胀大，青筋暴露，病势缠绵难愈。多见于 5 岁以下小儿。

①辨证膏方

［脾虚夹滞型］

证候特点：面黄肌瘦，神烦气急，手足心热，食少腹胀，大便干或偏溏，秽臭难闻，舌苔黄腻，脉沉细而滑。宜选用健脾助运，消食导滞之法。

膏方制作：山药、莲子、炒白术、茯苓、白扁豆、焦山楂、焦神曲、炒谷芽、炒麦芽各 100g，鸡内金、枳实各 50g，陈皮、荷叶、炒莱菔子各 60g，炙甘草 15g，砂仁、西洋参粉各 20g，冰糖 200g。上药（除砂仁、西洋参粉、冰糖外）先浸泡 1 小时（砂仁单独浸泡），煎煮 3 次（首次煎煮时，砂仁需后下），滤汁去渣，合并滤液，加热浓缩成清膏，加入西洋参粉、饴糖收膏即成。

服法：每次服 10 ～ 15g，每日 2 次，开水调服。

［脾气虚弱型］

证候特点：面黄少华，形体消瘦，肌肉松弛，毛发枯黄，精神不振，懒言少动，食欲减退或厌食，大便量多夹不消化食物，舌质淡，苔白腻，脉象细而无力。

膏方制作：炙黄芪、党参、黄精、炒白术、大枣各 100g，山药、白扁豆、莲子肉、薏苡仁、龙眼肉、芡实各 150g，炙甘草各 20g，西洋参粉 20g，砂仁、冰糖各 200g。上药（除砂仁、西洋参粉、冰糖外）先浸泡 1 小时（砂仁单独浸泡），煎煮 3 次（首次煎煮时，砂仁需后下），滤汁去渣，合并滤液，加热浓缩成清膏，加入西洋参粉、饴糖收膏即成。

服法：每次服 10 ～ 15g，每日 2 次，开水调服。

［气血两虚型］

证候特点：面色苍白，形体羸弱，发黄干枯，精神萎靡，哭声无力，睡眠露睛，不思饮食，或腹凹如舟，大便溏或大便干结，或有低热，舌质淡，舌苔薄白，脉象细弱，指纹淡。

膏方制作：炙黄芪 150g，党参、当归、熟地黄、黄精、大枣肉、荔枝肉、龙眼肉、薏苡仁各 100g，炙甘草 20g，西洋参粉 20g，阿胶 150g，蜂蜜 200g，黄酒 450mL。上药（除西洋参粉、阿胶、蜂蜜外）先浸泡 1 小时，煎煮 3 次，滤汁去渣，合并滤液，加热浓缩成清膏。再将阿胶加适量黄酒浸泡后隔水炖烊，冲入清膏和匀，加入西洋参粉，最后加蜂蜜收膏即成。

服法：每次服 10 ～ 15g，每日 2 次，开水调服。

②简易养生膏方

莲子膏：莲子 30g，大米 100g。按常法煮粥成膏，每天食用，连服 1 个月。适用于脾虚泄泻型患儿。

怀山药粳米膏：怀山药、粳米各 100g。一起加水煮粥成膏，每天食用，分 3 次服。适用于脾胃虚弱型患儿。

薏苡仁粳米膏：炮姜 6g，白术 15g，花椒、大蒜各少许，粳米、薏苡仁各 30g。前四味先煮 20 分钟，再下粳米、薏苡仁煮粥成膏状，每日分 3 次服用，连服 1～2 周。适用于脾胃虚寒型患儿。

（4）小儿遗尿：遗尿又称尿床，是指 5 岁以上的小儿不能自主控制排尿，经常睡中小便自遗，醒后方觉的一种病证。本病多见于 10 岁以下儿童，男孩多于女孩。其病因主要是以下几方面：一是先天禀赋不足，后天久病失调；二是肺、脾、肾功能不足；三是心肾不交、肝经湿热下注。其中尤以肾气不固、下元虚寒所致病证最为常见。其病位主要在膀胱，与肾、脾、肺相关。病机为三焦气化失司，膀胱约束不利。

①辨证膏方

[肾气不固型]

证候特点：睡中遗尿，醒后方知，发作频繁，甚至一夜数次，或日间也有小便不能控制，小便清长，面色苍白，神疲乏力，腰腿酸软，甚则畏寒肢冷，舌质淡，苔薄白，脉沉迟无力。

膏方制作：熟地黄，山药、炙黄芪各 150g，山茱萸 60g，炒白术、党参、桑螵蛸、覆盆子、益智仁、补骨脂、菟丝子、金樱子、核桃仁、炙甘草各 100g，鹿角胶 100g，饴糖 300g，黄酒 300mL。上药（除鹿角胶、饴糖、黄酒外）先浸泡 1 小时，煎煮 3 次（首次煎煮时，砂仁需后下），滤汁去渣，合并滤液，加热浓缩成清膏，再将鹿角胶加适量黄酒浸泡后隔水炖烊，冲入清膏和匀，最后加饴糖收膏即成。

服法：每次服 10～15g，每日 2 次，开水调服。

[肺脾气虚型]

证候特点：睡中遗尿，小便频数，尿量不多，面色苍白无华，神疲乏力，自汗或盗汗，形体消瘦，食少便溏，舌质淡，苔薄白，脉缓弱。

膏方制作：山药、炙黄芪、浮小麦各 150g，党参、刺五加、益智仁、莲子、大枣肉、茯苓、炒白术、桑螵蛸各 100g，五味子 60g，炙甘草 30g，西洋参粉 20g，鹿角胶 100g，饴糖 300g，黄酒 300mL。上药（除西洋参粉、鹿角胶、饴糖、黄酒外）先浸泡 1 小时，煎煮 3 次，滤汁去渣，合并滤液，加热浓缩成清膏，再将鹿角胶加适量黄酒浸泡后隔水炖烊，冲入清膏和匀，加入西洋参粉，最后加饴糖收膏即成。

服法：每次服 10～15g，每日 2 次，开水调服。

[肝胆火旺型]

证候特点：睡中遗尿，或日间小便也不能自制，尿黄量少味臊，尿时急迫，性情急躁，或有夜间磨牙，面赤唇红，手足心热，口渴欲饮，甚者目惊红赤，舌质红，苔薄黄，脉弦数。

膏方制作：夏枯草 150g，蒲公英、大枣肉各 100g，菊花、竹叶各 60g，黄芩、生甘草各 30g，赤小豆、绿豆各 200g，陈皮 50g，玉米须 300g，补骨脂粉 30g，龟甲胶

100g，冰糖 300g，黄酒 300mL。上药（除补骨脂粉、龟甲胶、冰糖、黄酒外）先浸泡 1 小时，煎煮 3 次，滤汁去渣，合并滤液，加热浓缩成清膏，再将龟甲胶加适量黄酒浸泡后隔水炖烊，冲入清膏和匀，加入补骨脂粉，最后加冰糖收膏即成。

服法：每次服 10 ～ 15g，每日 2 次，开水调服。

②简易养生膏方

鸡蛋枸杞粥：鸡蛋 10 个，枸杞子 300g，加清水适量煮熟呈膏状。每日两次，连服数日。适用于肾阴虚者。

4. 特殊体质膏方　特殊体质多表现为反复感冒、脱发、肥胖、畏寒等。

（1）反复感冒：反复感冒在中医学中归属于"体虚感冒"范畴，多因素体正气亏虚，或大病、久病正气未复，肺卫不固，外邪入侵所致。

①辨证膏方

［正气亏虚型］

证候特点：多有倦怠无力，气短懒言，面色暗白，唇甲色淡，心悸头晕等。

膏方制作：党参、炒白术、茯苓、阿胶各 150g，桂枝、防风、荆芥、前胡、薄荷各 100g，甘草 50g，桔梗 60g，炙黄芪、蜂蜜各 300g，黄酒 200mL。上药（除阿胶、蜂蜜、黄酒外）冷水浸泡约 1 小时（薄荷单独浸泡），煎煮 3 次滤渣（首次煎煮时，薄荷需后下），合并滤液，加热浓缩为清膏。将阿胶加适量黄酒浸泡去腥，隔水炖烊，倒入煮好的清膏中和匀，最后冲入蜂蜜收膏即成。

服法：适宜肺脾气虚容易感冒人群。每次服 10 ～ 15g，每日 2 次，开水调服。

②简易养生膏方

芪术膏：黄芪、炒白术各 30g，防风 15g，加水煎煮取汁，入粳米 100g，熬煮成膏状即可。每日清晨或早晚分服。适用于表虚不固型反复感冒。

（2）脱发：脱发包括生理性脱发和病理性脱发，生理性脱发属于人体正常的新陈代谢，每日脱发量约在 50 根左右，脱落地与新生地发量保持动态平衡。若脱发数量远大于该数字，或见明显脱发速度变快，并见头发枯黄、逐渐稀疏、变细、头油增多等情况，一般属于病理性脱发。中医学认为其病机多为虚实夹杂或本虚标实，多以肝肾亏虚为本，血瘀、血热、湿热为标。

①辨证膏方

［脾胃湿热型］

证候特点：平素嗜食肥甘，头发油湿，鳞屑油腻，头皮发痒，毛发脱落。

膏方制作：黄柏、茯苓、猪苓、泽泻、芦根、炒薏苡仁各 200g，苍术、黄芩、佩兰、藿香、丹参、白花蛇舌草、蒲公英、陈皮、车前子、白蒺藜各 100g，蜂蜜 300g。上药冷水浸泡约 1 小时（车前子用纱布单包，藿香、佩兰单独浸泡），煎煮 3 次滤渣（首次煎煮时，藿香、佩兰需后下），合并滤液，加热浓缩为清膏。最后加蜂蜜收膏即可。

服法：每次服 10 ～ 15g，每日 2 次，开水调服。

［血虚风燥型］

证候特点：头发干枯，稀疏脱落，鳞屑叠加，头皮发痒。

膏方制作：生地黄、熟地黄各 200g，当归、牡丹皮、赤芍、丹参、白蒺藜、炒白术、侧柏叶各 100g，白芍 250g，黄芪、茯苓、防风、桑椹、枸杞子各 150g，甘草 30g，阿胶、黑芝麻各 200g，蜂蜜 300g。上药（除阿胶、黑芝麻、蜂蜜外）冷水浸泡约 1 小时，煎煮 3 次滤渣，合并滤液，加热浓缩为清膏。再将阿胶加适量黄酒浸泡后隔水炖烊，将黑芝麻微炒香并研碎，加入清膏再加蜂蜜收膏即可。

服法：每次服 10～15g，每日 2 次，开水调服。

②简易养生膏方

薏米冬瓜泽泻膏：薏苡仁、冬瓜、泽泻各 100g，加水煎煮呈膏状，加适量白糖搅匀即可。每日清晨或早晚分服。适用于脾胃湿热型脂溢性脱发。

桑椹枸杞膏：桑椹、枸杞子各 15g，大米 50g，加水煎煮成普通粥状，加入适量红糖调匀即可。每日清晨或早晚分服。适用于血虚风燥型脱发。

（3）肥胖：中医学认为，肥胖的形成与先天禀赋、过食肥甘、疏于劳作、七情过度、脾胃虚衰、痰饮水湿等有关。根据 1997 年在北京召开的全国第五届肥胖病研究学术会议制定的标准，将单纯性肥胖分为五型，虚证有脾虚痰湿型、脾肾两虚型、阴虚内热型，实证有胃热湿阻型、肝郁气滞型。

①辨证膏方

［脾肾两亏型］

证候特点：肥胖，脘腹胀满，神疲乏力，饮食如常，大便溏薄，尿少肢肿，腰酸腿软，舌淡胖，脉沉缓。

膏方制作：党参、茯苓、炙黄芪、枸杞子、山茱萸、菟丝子、山楂各 150g，炒白术、泽泻、制半夏、荷叶各 100g，黄精、女贞子各 200g，炒薏苡仁、蜂蜜各 300g。上药冷水浸泡约 1 小时，煎煮 3 次滤渣，合并滤液，加热浓缩为清膏。最后加蜂蜜收膏即可。若肢冷形寒腰酸腿软明显者，加补骨脂、仙茅、淫羊藿各 150g；若尿少水肿明显者，加车前子（包煎）300g，川牛膝、益母草、冬瓜皮各 150g。

服法：每次服 10～15g，每日 2 次，开水调服。

［脾胃湿热型］

证候特点：肥胖，面色红润，多食易饥，胸腹胀满，大便秘结，小便短赤，舌红，苔黄腻，脉滑数。

膏方制作：黄连 50g，黄芩、杏仁、泽泻各 100g，薏苡仁、厚朴各 200g，白术、虎杖、决明子、荷叶各 150g，大黄 60g，夏枯草、蜂蜜各 300g。上药冷水浸泡约 1 小时（大黄单独浸泡），煎煮 3 次滤渣（首次煎煮时，大黄需后下），合并滤液，加热浓缩为清膏。最后加蜂蜜收膏即可。

服法：每次服 10～15g，每日 2 次，开水调服。

［肝气郁滞型］

证候特点：肥胖，急躁易怒，胸胁胀满，妇女月经不调或经少、经闭，舌淡红，苔黄，脉弦。

膏方制作：当归、炒苍术、枸杞子、郁金、炒白术、灵芝各 100g，生地黄、女贞子、茯苓、赤芍各 150g，柴胡、醋香附、川芎、焦栀子、青皮、陈皮各 60g，夏枯草 200g，甘草 50g，蜂蜜 300g。上药冷水浸泡约 1 小时，煎煮 3 次滤渣，合并滤液，加热浓缩为清膏，再加蜂蜜收膏即可。

服法：每次服 10～15g，每日 2 次，开水调服。

②简易养生膏方

黄芪薏米膏：黄芪 30g，薏苡仁 100g。黄芪用纱布包，同薏苡仁加水共煎，煮成膏状，除去黄芪药包。每日清晨或早晚分服。适用于脾肾两亏型肥胖症。

山楂泽泻膏：鲜山楂、泽泻各 20g，蜂蜜 100g。泽泻用纱布包，与鲜山楂加水同煎，煮成膏状，取出泽泻药包，调入蜂蜜收膏即可。清晨或早晚分服。适于脾胃湿热型肥胖症。

赤豆粳米膏：赤小豆 60g，柴胡 30g，粳米 120g。柴胡用纱布包，与赤小豆、粳米加水同煎，煮成膏状，取出柴胡药包。清晨或早晚分服。适于肝失疏泄型肥胖症。

（4）畏寒：畏寒是指在排除外邪侵袭及各种内在疾病状态下，出现的较常人怕冷的表现，尤以冬季较为明显。究其原因主要是阳虚和血虚。阳虚，即阳气不足，是畏寒的主因。人体的肾火——命门之火不足以温煦身体，而表现为形寒肢冷，唇甲色淡，周身浮肿，眩晕耳鸣，腰膝冷痛，大便溏泄或五更泻，小便清长，舌胖淡有齿痕，脉沉弱。血虚通俗讲，是指脉管内循行的血液量少不足以温煦身体，尤以冬季四肢发凉为主要表现，并见面色苍白无华或萎黄，唇色淡白，头晕眼花，心悸失眠，手足发麻，舌质淡，脉细无力等。

①辨证膏方

［肾阳虚型］

证候特点：畏寒肢冷，腰膝酸软，性功能减退，耳鸣，面色淡白，苔薄白，脉沉弱。

膏方制作：炙黄芪、党参、龟甲、鹿角胶各 150g，炮附子、肉桂、五味子、吴茱萸各 60g，仙茅、淫羊藿、锁阳、肉苁蓉、巴戟天、补骨脂、桑寄生、怀牛膝、金毛狗脊、菟丝子、韭菜子、续断、桑螵蛸、当归、白术、茯苓、神曲、川芎各 100g，陈皮、桂枝各 90g，冰糖 300g，黄酒 300mL。上药（除鹿角胶、冰糖、黄酒外）冷水浸泡约 24 小时（附子、肉桂单独浸泡），煎煮 3 次滤渣（首次煎煮时，炮附子须先煎 1 小时，肉桂需后下），合并滤液，用文火加热浓缩为清膏。鹿角胶需加黄酒浸泡炖烊，冰糖趁热一同冲入药膏中收膏，待冷却后收藏。

服法：每次服 10～15g，每日 2 次，开水调服。

［脾阳虚型］

证候特点：四肢不温，大便稀溏，小便不利，舌淡胖，苔白滑，脉沉迟无力。

膏方制作：党参 150g，炒白术、茯苓各 100g，菟丝子、肉苁蓉各 120g，炮附子、桂枝、干姜、吴茱萸各 60g，炙甘草 50g，蜂蜜 300g。上药（除蜂蜜外）冷水浸泡约 24 小时（附子单独浸泡），煎煮 3 次滤渣（首次煎煮时，炮附子须先煎 1 小时），合并滤液，用文火加热浓缩为清膏。最后加入蜂蜜收膏即可。

服法：每次服 10 ～ 15g，每日 2 次，开水调服。

②简易养生膏方

山药菟丝子膏：山药 50g，菟丝子 20g，粳米 100g。先将菟丝子加水煎煮，滤汁去渣，所得汁液中加入山药、粳米再煎煮成膏状即可。每日清晨或早晚分服。适用于脾肾阳虚所致畏寒。

肉桂生姜羊肉膏：羊肉、粳米各 100g，肉桂 15g，生姜 5 片，先将肉桂 、 生 姜加水煎煮，滤汁去渣，所得汁液中加入羊肉、粳米再煎煮成膏状即可。每日清晨或早晚分服。适用于命门火衰、肾阳不足所致畏寒。

（5）肺虚体质：肺虚主要指肺气虚、肺阴虚及肺气阴两虚。《春秋》中谓："膏者，神之液也。"寓意膏方具有润泽和滋润万物的作用。肺阴虚、肺燥人群需要膏方的滋润。

[肺燥型——百合麦冬膏]

证候特点：适宜肺燥咳嗽，伴见鼻咽干燥、口干欲饮等症。

膏方制作：百合、麦冬各 300g，蜂蜜适量。将百合、麦冬浸泡 1 小时后，煎煮 3 次，滤渣取汁，文火浓缩，调入蜂蜜煮沸，候温装瓶。

服法：每次服 15mL，每日 2 次，开水调服。

[气阴两虚型——琼玉膏]

证候特点：适宜气阴两伤证，表现为咽喉干燥、干咳、消瘦乏力等症。

膏方制作：生地黄 120g，西洋参、茯苓、蜂蜜各 1000g。将生地黄、西洋参、茯苓浸泡 1 小时后，文火煎煮 3 次，滤渣取汁，文火浓缩，调入蜂蜜收膏，放入瓷器内备用。

服法：每日 1 次，每次 2 食匙，早晨空腹分服。

[阴虚内热型——枸杞雪梨膏]

证候特点：适宜肺阴虚内热证，表现为干咳，咳声短促，或痰中带血丝，口干等症。

膏方制作：川贝母、百合、蜜款冬花各 60g，枸杞子、麦冬各 100g，雪梨 1000g，冰糖适量。将雪梨榨汁备用，梨渣同上药共煎 2 次，两液合并，兑入梨汁，文火浓缩后加入冰糖，煮沸即可。

服法：每次服 15mL，每次 2 次，开水调服。

[肺肾阴虚型——消渴膏]

证候特点：适宜肺肾阴虚型，症见咳嗽声低无力，出现气短、自汗或咳而无力，或夜间咳嗽加重，出现气促，腰酸等症。

膏方制作：枸杞子、女贞子各 150g，山茱萸 100g，天花粉 60g，蜂蜜 200g。上药浸泡 1 小时后，共煎 3 次，三液合并后加入蜂蜜调味即可。

服法：每次服 15mL，每日 2 次，开水调服。